HORMÔNIOS EM GINECOLOGIA

febrasgo
Federação Brasileira das
Associações de Ginecologia e Obstetrícia

HORMÔNIOS EM GINECOLOGIA

EDITORES
Cristina Laguna Benetti-Pinto
César Eduardo Fernandes
Agnaldo Lopes da Silva Filho

manole
editora

Editora: Cristiana Gonzaga S. Corrêa
Projeto gráfico: Departamento Editorial da Editora Manole
Diagramação: Elisabeth Miyuki Fucuda
Ilustrações: Sirio Jose Braz Cançado
Capa: Departamento de Arte da Editora Manole

CIP-BRASIL. CATALOGAÇÃO NA PUBLICAÇÃO
SINDICATO NACIONAL DOS EDITORES DE LIVROS, RJ

H787

Hormônios em ginecologia / [editores] Cristina Laguna Benetti-Pinto, César Eduardo Fernandes,
Agnaldo Lopes da Silva Filho - 1. ed. - Barueri [SP] : Manole, 2024.

Inclui bibliografia
ISBN 9788520465578

1. Ginecologia. 2. Hormônios. I. Benetti-Pinto, Cristina. II. Fernandes, César Eduardo. III. Silva, Agnaldo.

23-86137 CDD: 612.62
CDU: 612.621.31

Meri Gleice Rodrigues de Souza - Bibliotecária - CRB-7/6439

Edição – 2024

Editora Manole Ltda.
Alameda América, 876
Tamboré – Santana de Parnaíba – SP – Brasil
CEP: 06543-315
Fone: (11) 4196-6000
www.manole.com.br | https://atendimento.manole.com.br/

Impresso no Brasil
Printed in Brazil

Editores

Cristina Laguna Benetti-Pinto
Professora Titular do Departamento de Tocoginecologia da Faculdade de Ciências Médicas da Universidade Estadual de Campinas (Unicamp). Presidente da Comissão Nacional Especializada em Ginecologia Endócrina da Federação Brasileira das Associações de Ginecologia e Obstetrícia (Febrasgo).

César Eduardo Fernandes
Professor Titular de Ginecologia do Centro Universitário da Faculdade de Medicina do ABC (FMABC). Diretor Científico da Federação Brasileira das Associações de Ginecologia e Obstetrícia (Febrasgo).

Agnaldo Lopes da Silva Filho
Professor Titular do Departamento de Ginecologia e Obstetrícia da Universidade Federal de Minas Gerais (UFMG). Presidente da Federação Brasileira das Associações de Ginecologia e Obstetrícia (Febrasgo).

Autores

Adriana Orcesi Pedro
Professora Livre-docente em Ginecologia pela Universidade Estadual de Campinas (Unicamp). Presidente da Comissão Nacional Especializada em Osteoporose da Federação Brasileira das Associações de Ginecologia e Obstetrícia (Febrasgo). Membro Consultivo da International Osteoporosis Foundation – Regional América Latina. Especialista em Menopausa certificada pela The North America Menopause Society.

Agnaldo Lopes da Silva Filho
Professor Titular do Departamento de Ginecologia e Obstetrícia da Universidade Federal de Minas Gerais (UFMG). Presidente da Federação Brasileira das Associações de Ginecologia e Obstetrícia (Febrasgo).

Alexandre Okanobo Azuma
Médico Psiquiatra Colaborador do Programa Saúde Mental da Mulher do Departamento de Psiquiatria do Instituto de Psiquiatria do Hospital das Clínicas da Universidade de São Paulo (IPq-HCFMUSP).

Ana Carolina Japur de Sá Rosa e Silva
Professora Associada do Departamento de Ginecologia e Obstetrícia da Faculdade de Medicina de Ribeirão Preto da Universidade de São Paulo (FMRP-USP). Vice-presidente da Comissão Nacional Especializada em Ginecologia Endócrina da Federação Brasileira das Associações de Ginecologia e Obstetrícia (Febrasgo).

Ana Carolina Maia Teodózio
Endocrinologista Pediátrica. Mestre em Medicina pela Faculdade de Medicina de Ribeirão Preto da Universidade de São Paulo (FMRP-USP).

Andrea Glezer
Responsável pela Unidade de Neuroendocrinologia, Divisão de Endocrinologia e Metabologia, do Departamento de Clínica Médica do Hospital das Clínicas da Faculdade de Medicina da Universidade de São Paulo (HCFMUSP). Doutora e Pós-doutora em Ciências pela FMUSP. Vice-presidente do Departamento de Neuroendocrinologia da Sociedade Brasileira de Endocrinologia e Metabologia (SBEM).

Andrea Marcheti Silveira
Mestranda em Tocoginecologia pela Faculdade de Ciências Médicas da Universidade Estadual de Campinas (Unicamp).

Andréa Messias Britto Fioretti
Pós-graduada e Especialista em Endocrinologia pela Universidade Federal de São Paulo (Unifesp).

Professora de Endocrinologia do Exercício da Unifesp. Vice-Presidente do Departamento de Endocrinologia do Exercício da Sociedade Brasileira de Endocrinologia e Metabologia (SBEM). Coordenadora do Núcleo de Endocrinologia do Exercício da Unifesp. Membro de Departamento de Atividade Física da Sociedade Brasileira de Diabetes (SBD).

Andrea Nácul
Responsável Técnica da Unidade de Reprodução Humana do Hospital Fêmina, Grupo Hospitalar Conceição. Doutora em Endocrinologia pela Universidade Federal do Rio Grande do Sul (UFRGS). Membro da Comissão Nacional Especializada em Ginecologia Endócrina da Federação Brasileira das Associações de Ginecologia e Obstetrícia (Febrasgo).

André Cassiani
Mestre em Ciências da Saúde pelo Instituto Israelita de Ensino e Pesquisa Albert Einstein. Preceptor do Núcleo de Histeroscopia do Hospital Vila Santa Catarina. Instrutor da Disciplina de Saúde da Mulher da Faculdade Israelita de Ciências da Saúde Albert Einstein.

Bianca Gomes Peixoto
Ginecologista Especialista em Endoscopia Ginecológica e Endometriose pela Federação Brasileira das Associações de Ginecologia e Obstetrícia (Febrasgo). Mestranda no Programa de Ginecologia e Obstetrícia da Faculdade de Medicina de Ribeirão Preto da Universidade de São Paulo (FMRP-USP).

Bruno Ramalho de Carvalho
Mestre em Ciências Médicas pela Faculdade de Medicina de Ribeirão Preto da Universidade de São Paulo (FMRP-USP). Diretor da Clínica Bruno Ramalho Reprodução Humana, Brasília. Professor Assistente da Faculdade de Ciências da Educação e Saúde do Centro Universitário de Brasília (CEUB).

César Eduardo Fernandes
Professor Titular de Ginecologia do Centro Universitário da Faculdade de Medicina do ABC (FMABC). Diretor Científico da Federação Brasileira das Associações de Ginecologia e Obstetrícia (Febrasgo).

Clayton Luiz Dornelles Macedo
Doutor em Endocrinologia Clínica pela Universidade Federal de São Paulo (Unifesp). Especialista em Medicina do Esporte pela Unifesp. Coordenador do Núcleo de Endocrinologia do Exercício junto ao Seviço de Medicina do Esporte da Unifesp. Presidente do Departamento de Endocrinologia do Exercício da Sociedade Brasileira de Endocrinologia e Metabologia (SBEM). Coordenador do Departamento de Atividade Física da Associação Brasileira para o Estudo da Obesidade e Síndrome Metabólica (ABESO).

Cristiano Roberto Grimaldi Barcellos
Doutor em Ciências na Área de Endocrinologia pela Faculdade de Medicina da Universidade de São Paulo (FMUSP). Preceptor do Ambulatório de Endocrinologia do Exercício da Universidade Federal de São Paulo (Unifesp). Diretor do Departamento de Endocrinologia do Esporte e do Exercício da Sociedade Brasileira de Endocrinologia e Metabologia (SBEM). Membro de Departamento de Pré-diabetes e Síndrome Metabólica da Sociedade Brasileira de Diabetes (SBD).

Cristina Laguna Benetti-Pinto
Professora Titular do Departamento de Tocoginecologia da Faculdade de Ciências Médicas da Universidade Estadual de Campinas (Unicamp). Presidente da Comissão Nacional Especializada em Ginecologia Endócrina da Federação Brasileira das Associações de Ginecologia e Obstetrícia (Febrasgo).

Daniela Angerame Yela
Professora Associada Livre-docente do Departamento de Tocoginecologia da Faculdade de Ciências Médicas da Universidade Estadual de Campinas (Unicamp). Membro da Comissão Nacional Especializada em Ginecologia Endócrina da Federação Brasileira das Associações de Ginecologia e Obstetrícia (Febrasgo).

Edmund Chada Baracat
Professor Titular da Disciplina de Ginecologia da Faculdade de Medicina da Universidade de São Paulo (FMUSP). Chefe da Divisão de Ginecologia do Hospital das Clínicas (HC) da FMUSP.

Elvira Maria Mafaldo Soares
Médica Ginecologista e Obstetra. Doutora em Ciências da Saúde pelo Centro de Ciências da Saúde da Universidade Federal do Rio Grande do Norte (UFRN). Membro da Comissão Nacional Especializada em Mortalidade Materna da Federação Brasileira das Associações de Ginecologia e Obstetrícia (Febrasgo). Secretária Executiva da Associação de Ginecologia e Obstetrícia do Rio Grande do Norte (SOGORN).

Estella Thaísa Sontag dos Reis
Mestranda em Ciências Médicas pela Faculdade de Medicina de Ribeirão Preto da Universidade de São Paulo (FMRP-USP). Médica Assistente da Clínica Bruno Ramalho Reprodução Humana e da Genesis – Centro de Assistência em Reprodução Humana, Brasília.

Fabíola Zakia Mónica
Farmacêutica Bioquímica. Professora Associada do Departamento de Farmacologia da Faculdade de Ciências Médicas da Universidade Estadual de Campinas (Unicamp). Pós-doutorado pelo Departamento de Bioquímica da George Washington University, EUA. Doutora em Farmacologia pela Faculdade de Ciências Médicas da Unicamp.

Fernando M. Reis
Professor Titular do Departamento de Ginecologia e Obstetrícia da Faculdade de Medicina da Universidade Federal de Minas Gerais (UFMG). Livre-docente em Ginecologia pela Faculdade de Medicina de Ribeirão Preto da Universidade de São Paulo (FMRP-USP). Pesquisador 1-A do CNPq.

Gabriela Pravatta Rezende Antoniassi
Médica do Departamento de Tocoginecologia da Faculdade de Ciências Médicas da Universidade Estadual de Campinas (Unicamp). Membro da Comissão Nacional Especializada em Ginecologia Endócrina da Federação Brasileira das Associações de Ginecologia e Obstetrícia (Febrasgo).

Gil Guerra-Júnior
Professor Titular do Departamento de Pediatria, Divisão de Endocrinologia Pediátrica, da Faculdade de Ciências Médicas (FCM) da Universidade Estadual de Campinas (Unicamp). Coordenador do Grupo Interdisciplinar de Estudos da Determinação e Diferenciação do Sexo (GIEDDS) da FCM e do Hospital de Clínicas (HC) da Unicamp. Coordenador do Serviço de Doenças Raras do HC da Unicamp.

Giovana De Nardo Maffazioli
Doutoranda em Ginecologia e Obstetrícia pela Faculdade de Medicina da Universidade de São Paulo (FMUSP). Research Fellowship em Endocrinologia Pediátrica pelo Massachusetts General Hospital and Harvard Medical School, EUA.

Gustavo Arantes Rosa Maciel
Professor Livre-docente da Disciplina de Ginecologia da Faculdade de Medicina da Universidade de São Paulo (FMUSP). Chefe do Setor de Ginecologia Endócrina da Divisão de Ginecologia do Hospital das Clínicas (HC) da FMUSP. Membro da Comissão Nacional

Especializada em Ginecologia Endócrina da Federação Brasileira das Associações de Ginecologia e Obstetrícia (Febrasgo).

Gustavo Mafaldo Soares
Membro da Comissão Nacional Especializada em Ginecologia Endócrina da Federação Brasileira das Associações de Ginecologia e Obstetrícia (Febrasgo). Professor Associado do Departamento de Tocoginecologia do Centro de Ciências da Saúde da Universidade Federal do Rio Grande do Norte (CCS-UFRN).

Heraldo Mendes Garmes
Professor da Disciplina de Endocrinologia e Metabologia do Departamento de Clínica Médica da Faculdade de Ciências Médicas da Universidade Estadual de Campinas (Unicamp). Diretor do Departamento de Neuroendocrinologia da Sociedade Brasileira de Endocrinologia e Metabologia (SBEM).

Isabella de Melo Pompei
Graduanda em Medicina da Faculdade de Medicina de Jundiaí.

Ivana Fernandes Souza
Especialista em Ginecologia e Obstetrícia pela Federação Brasileira de Ginecologia e Obstetrícia (Febrasgo). Pós-graduada em Medicina do Adolescente. *Fellow* em Ginecologia Pediátrica e da Adolescência pela Federação Internacional de Ginecologia Infanto-Juvenil (FIGIJ). Membro da Comissão Nacional Especializada em Ginecologia Infantopuberal da Federação Brasileira das Associações de Ginecologia e Obstetrícia (Febrasgo). Delegada Regional em Santa Catarina da Associação Brasileira de Obstetrícia e Ginecologia da Infância e Adolescência (SOGIA-BR). Professora do Curso de Medicina da Universidade do Sul de Santa Catarina (Unisul).

Jan Pawel Andrade Pachnicki
Mestre e Doutor em Princípios da Cirurgia pelo Instituto de Pesquisas Médicas da Faculdade Evangélica Mackenzie do Paraná (IPEM-FEMPAR). Professor Adjunto do Departamento de Tocoginecologia da Universidade Federal do Paraná (UFPR). Professor Adjunto de Ginecologia e Obstetrícia da Universidade Positivo. Professor Auxiliar de Obstetrícia da Pontifícia Universidade Católica do Paraná (PUCPR). Professor Assistente Doutor de Ginecologia da FEMPAR.

Joel Rennó Jr.
PhD em Ciências pela Faculdade de Medicina da Universidade de São Paulo (FMUSP). Professor Colaborador do Departamento de Psiquiatria da FMUSP. Diretor do Programa de Saúde Mental da Mulher do Instituto de Psiquiatria (IPq) do Hospital das Clínicas (HC) da FMUSP. Coordenador da Comissão de Saúde Mental da Mulher da Associação Brasileira de Psiquiatria (ABP).

José Maria Soares Júnior
Professor Associado e Chefe do Departamento de Obstetrícia e Ginecologia da Faculdade de Medicina da Universidade de São Paulo (FMUSP). Chefe do Setor de Climatério da Divisão de Ginecologia do Hospital das Clínicas (HC) da FMUSP. Membro da Comissão Nacional Especializada em Ginecologia Endócrina da Federação Brasileira das Associações de Ginecologia e Obstetrícia (Febrasgo).

Julio Cesar Rosa e Silva
Professor Associado e Chefe do Departamento de Ginecologia e Obstetrícia da Faculdade de Medicina de Ribeirão Preto da Universidade de São Paulo (FMRP-USP). Presidente da Comissão Nacional Especializada em Endometriose da Federação Brasileira das Associações de Ginecologia e Obstetrícia (Febrasgo). Diretor de Ensino da Sociedade Brasileira de Endo-

metriose e Ginecologia Minimamente Invasiva (SBE). *Visiting Associate Professor* Yale School of Medicine, EUA. *Research and Clinical Fellow* no IVI e Universidad de Valencia, Espanha.

Laura Olinda Bregieiro Fernandes Costa
Mestre e Doutora na Faculdade de Medicina de Ribeirão Preto da Universidade de São Paulo (FMRP-USP). Professora Adjunta da Disciplina de Tocoginecologia da Faculdade de Ciências Médicas da Universidade de Pernambuco (UPE). Responsável pelos Ambulatórios de Ginecologia Endócrina, Climatério e Transexualidade.

Larissa Garcia Gomes
Médica Assistente da Disciplina de Endocrinologia do Hospital das Clínicas da Faculdade de Medicina da Universidade de São Paulo (HCFMUSP). Responsável pelo Ambulatório de Síndromes Hiperandrogênicas do HCFMUSP. Doutora pela USP, com extensão de Doutorado Sanduíche na Universidade da California, São Francisco (UCSF), EUA.

Lia Cruz Vaz da Costa Damásio
Professora Associada da Disciplina de Ginecologia da Universidade Federal do Piauí (UFPI). Doutora pela Faculdade de Medicina da Universidade de São Paulo (FMUSP). Membro da Comissão Nacional Especializada em Ginecologia Endócrina da Federação Brasileira das Associações de Ginecologia e Obstetrícia (Febrasgo). Chefe da Pós-graduação do Hospital Universitário da UFPI. Advogada.

Lívia Maria de Souza Santos Hatanaka
Especialista em Ginecologia e Obstetrícia pelo Hospital das Clínicas da Faculdade de Medicina de Ribeirão Preto da Universidade de São Paulo (HCFMRP-USP). Mestranda em Tocoginecologia pela Faculdade de Ciências Médicas da Universidade Estadual de Campinas (Unicamp).

Liz Ribeiro Wallim
Doutora em Ciências da Saúde pela Pontifícia Universidade Católica do Paraná (PUCPR). Mestre em Princípios da Cirurgia pelo Instituto de Pesquisas Médicas da Faculdade Evangélica Mackenzie do Paraná (IPEM-FEMPAR). Professora Auxiliar de Clínica Médica e Reumatologia da PUCPR.

Lucia Alves da Silva Lara
Ginecologista, Obstetra e Sexologista. Coordenadora do Serviço de Saúde Sexual do Centro de Reprodução Humana da Faculdade de Medicina de Ribeirão Preto da Universidade de São Paulo (FMRP-USP). Presidente da Comissão Nacional Especializada em Sexologia da Federação Brasileira das Associações de Ginecologia e Obstetrícia (Febrasgo).

Lucia Helena Costa Paiva
Professora Titular de Ginecologia da Faculdade de Ciências Médicas da Universidade Estadual de Campinas (Unicamp). Vice-presidente da Comissão Nacional Especializada em Climatério da Federação Brasileira das Associações de Ginecologia e Obstetrícia (Febrasgo). Diretora Científica de Ginecologia da Associação de Obstetrícia e Ginecologia do Estado de São Paulo (SOGESP). Membro da Diretoria da Sociedade Brasileira de Climatério (SOBRAC).

Luciano de Melo Pompei
Professor Assistente Livre-docente do Departamento de Ginecologia e Obstetrícia do Centro Universitário Faculdade Medicina ABC (FMABC).

Luiz Francisco Cintra Baccaro
Professor Associado do Departamento de Tocoginecologia da Faculdade de Ciências Médicas da Universidade Estadual de Campinas (Unicamp). Doutor em Ciências da Saúde e Mestre em Tocoginecologia pela Faculdade de Ciências Médicas da Unicamp.

Luiz Gustavo Oliveira Brito
Professor Associado do Departamento de Tocoginecologia da Faculdade de Ciências Médicas da Universidade Estadual de Campinas (Unicamp).

Marair Gracio Ferreira Sartori
Professora Titular e Chefe do Departamento de Ginecologia da Escola Paulista de Medicina da Universidade Federal de São Paulo (EPM-Unifesp). Vice-presidente da Associação de Obstetrícia e Ginecologia do Estado de São Paulo (SOGESP). Presidente da Comissão Nacional Especializada em Uroginecologia da Federação Brasileira das Associações de Ginecologia e Obstetrícia (Febrasgo). Membro do Committee on Urogynaecology and Pelvic Floor Disorders da Federação Internacional de Ginecologia e Obstetrícia (FIGO).

Marcelo Luis Steiner
Professor Assistente Doutor do Departamento de Ginecologia do Centro Universitário da Faculdade Medicina do ABC (FMABC). Membro da Comissão Nacional Especializada em Osteoporose da Federação Brasileira das Associações de Ginecologia e Obstetrícia (Febrasgo).

Marco Aurélio Albernaz
Coordenador da Residência Médica do Hospital Estadual da Mulher de Goiânia. Ex-presidente e Membro da Diretoria da Associação Brasileira de Climatério (SOBRAC).

Marcos Felipe Silva de Sá
Professor Titular do Departamento de Ginecologia e Obstetrícia da Faculdade de Medicina de Ribeirão Preto da Universidade de São Paulo (FMRP-USP).

Maria Cândida P. Baracat
Doutora em Ciências pela Faculdade de Medicina da Universidade de São Paulo (FMUSP). Professora Adjunta do Departamento de Ginecologia da Escola Paulista de Medicina da Universidade Federal de São Paulo (EPM-Unifesp).

Maria Celeste Osório Wender
Professora Titular de Ginecologia e Obstetrícia da Universidade Federal do Rio Grande do Sul (UFRGS). Chefe do Serviço de Ginecologia e Obstetrícia do Hospital de Clínicas de Porto Alegre (HCPA). Diretora de Valorização e Defesa Profissional da Federação Brasileira das Associações de Ginecologia e Obstetrícia (Febrasgo). Vice-presidente da Associação Brasileira de Climatério (SOBRAC).

Maria Izabel Chiamolera
Médica Assistente dos Setores de Tireoide, Tireoide e Gestação e Neuroendocrinologia da Disciplina de Endocrinologia da Escola Paulista de Medicina (EPM) da Universidade Federal de São Paulo (Unifesp). Pesquisadora do Laboratório de Endocrinologia Molecular e Translacional da Disciplina de Endocrinologia da EPM-Unifesp. Coordenadora do Programa de Residência Médica em Endocrinologia da Disciplina de Endocrinologia da EPM-Unifesp. Médica Consultora de Endocrinologia do Fleury Medicina e Saúde.

Marta Curado Carvalho Franco Finotti
Professora Adjunta do Departamento de Ginecologia e Obstetrícia da Faculdade de Medicina da Universidade Federal de Goiás (UFG). Doutora em Medicina pela UFG. Vice-presidente da Federação Brasileira das Associações de Ginecologia e Obstetrícia (Febrasgo) – Região Centro-Oeste. Diretora Associada da Clínica Humana Medicina Reprodutiva.

Marta Francis Benevides Rehme
Especialista em Ginecologia e Obstetrícia pela Federação Brasileira das Associações de Ginecologia e Obstetrícia (Febrasgo). *Fellow* em Ginecologia Pediátrica e da Adolescência pela Federação Internacional de Ginecologia In-

fanto-Juvenil (FIGIJ). Presidente da Comissão Nacional Especializada em Ginecologia Infantopuberal da Febrasgo. Delegada Regional no Paraná da Associação Brasileira de Obstetrícia e Ginecologia da Infância e Adolescência (SOGIA-BR). Professora do Curso de Medicina da Pontifícia Universidade Católica do Paraná (PUCPR).

Mona Lúcia Dall'Agno

Médica Ginecologista e Obstetra titulada pela Federação Brasileira das Associações de Ginecologia e Obstetrícia (Febrasgo) e ano opcional de Residência em Ginecologia Endócrina e Reprodução Humana no Hospital de Clínicas de Porto Alegre (HCPA)/Universidade Federal do Rio Grande do Sul (UFRGS). Professora Assistente da Disciplina de Ginecologia e Obstetrícia do Curso de Medicina da Universidade de Caxias do Sul (UCS). Mestre e Doutoranda em Ciências da Saúde – Ginecologia e Obstetrícia – da UFRGS.

Nilson Roberto de Melo

Professor Associado Livre-docente da Disciplina de Ginecologia da Faculdade de Medicina da Universidade de São Paulo (FMUSP).

Pedro Augusto Araújo Monteleone

Doutor pela Divisão de Ginecologia do Hospital das Clínicas da Faculdade de Medicina da Universidade de São Paulo (HCFMUSP).

Raquel Andrade de Siqueira

Médica Endocrinologista Coordenadora e Professora da Unidade de Tireoide do Hospital Geral de Goiânia – Alberto Rassi. Mestre em Ciências da Saúde pela Universidade Federal de Goiás (UFG). *Clinical Fellow* em Câncer de Tireoide no Institute Gustave Roussy, Paris, França, e no Memorial Sloan Kettering, Nova York, EUA. Membro da Diretoria do Departamento de Tireoide da Sociedade Brasileira de Endocrinologia e Metabologia (SBEM).

Rívia Mara Lamaita

Doutora em Ginecologia, Obstetrícia e Mastologia pela Universidade Estadual Paulista Júlio de Mesquita Filho (Unesp). Professora Adjunta do Departamento de Ginecologia e Obstetrícia da Universidade Federal de Minas Gerais (UFMG).

Ricardo dos Santos Simões

Pós-doutorando em Ginecologia e Obstetrícia pela Faculdade de Medicina da Universidade de São Paulo (FMUSP).

Rodolfo Strufaldi

Professor Assistente Doutor do Departamento de Ginecologia do Centro Universitário da Faculdade de Medicina do ABC (FMABC). Membro da Comissão Nacional Especializada em Climatério da Federação Brasileira das Associações de Ginecologia e Obstetrícia (Febrasgo).

Rogério Bonassi Machado

Professor Associado Livre-docente de Ginecologia da Faculdade de Medicina de Jundiaí (FMJ). Presidente da Comissão Nacional Especializada em Anticoncepção da Federação Brasileira das Associações de Ginecologia e Obstetrícia (Febrasgo).

Rosalia do Prado Padovani

Professora Instrutora e Médica Assistente do Serviço de Endocrinologia (Doenças da Tireoide) e do Serviço de Medicina Nuclear da Faculdade de Ciências Médicas da Santa Casa de São Paulo. Coordenadora do Programa de Excelência em Doenças da Tireoide do Hospital A Beneficência Portuguesa de São Paulo. Diretora da Sociedade Brasileira de Endocrinologia e Metabologia (SBEM).

Rosana Maria dos Reis

Professora Associada do Departamento de Ginecologia e Obstetrícia da Faculdade de

Medicina de Ribeirão Preto da Universidade de São Paulo (FMRP-USP). Coordenadora do Ambulatório de Ginecologia Infantopuberal. Membro da Comissão Nacional Especializada em Ginecologia Infantopuberal da Federação Brasileira das Associações de Ginecologia e Obstetrícia (Febrasgo). Diretora Clínica do Centro de Reprodução Humana do Hospital das Clínicas da FMRP-USP.

Rui Alberto Ferriani
Professor Titular do Departamento de Ginecologia e Obstetrícia da Faculdade de Medicina de Ribeirão Preto da Universidade de São Paulo (FMRP-USP). Chefe do Setor de Reprodução Humana do Hospital das Clínicas de Ribeirão Preto. Presidente da Comissão Nacional Especializada em Reprodução Humana da Federação Brasileira das Associações de Ginecologia e Obstetrícia (Febrasgo).

Sebastião Freitas de Medeiros
Professor Titular do Departamento de Ginecologia e Obstetrícia da Faculdade de Medicina da Universidade Federal de Mato Grosso (UFMT). Diretor do Instituto Tropical de Medicina Reprodutiva, Cuiabá, Mato Grosso.

Sérgio Podgaec
Professor Livre-docente pelo Departamento de Obstetrícia e Ginecologia da Faculdade de Medicina da Universidade de São Paulo (FMUSP). Vice-Presidente do Hospital Israelita Albert Einstein (HIAE). Vice-Presidente da Sociedade Brasileira de Endometriose e Ginecologia Minimamente Invasiva (SBE). Diretor Administrativo da Federação Brasileira das Associações de Ginecologia e Obstetrícia (Febrasgo).

Sonir Roberto Rauber Antonini
Professor Titular de Endocrinologia Pediátrica do Departamento de Puericultura e Pediatria da Faculdade de Medicina de Ribeirão Preto da Universidade de São Paulo (FMRP-USP).

Tânia Sanchez Bachega
Médica Assistente e Coordenadora do Ambulatório de Hiperplasia Adrenal Congênita do Hospital das Clínicas da Faculdade de Medicina da Universidade de São Paulo (HCFMUSP). Doutora, Pós-doutora e Livre-docente em Endocrinologia pela FMUSP.

Técia Maria de Oliveira Maranhão
Membro da Comissão Nacional Especializada em Ginecologia Endócrina da Federação Brasileira das Associações de Ginecologia e Obstetrícia (Febrasgo). Professora Titular do Departamento de Tocoginecologia do Centro de Ciências da Saúde da Universidade Federal do Rio Grande do Norte (CCS-UFRN).

Sumário

Prefácio

O potencial da Federação Brasileira das Associações de Ginecologia e Obstetrícia (Febrasgo) e a sua capacidade de produzir material científico e educativo é incomensurável. Para levar adiante essa indelegável atribuição, precisamos de bons projetos editoriais que estejam em plena sintonia com os anseios dos nossos associados. É neste cenário que estamos extremamente orgulhosos em lançar *Hormônios em Ginecologia*, que tem como objetivo ser um livro prático sobre Ginecologia Endócrina, uma área em constante atualização. Sua publicação aborda aspectos da fisiologia associada à prática da avaliação diagnóstica e à terapêutica hormonal feminina, apresentando conteúdo atualizado e alinhado com as mais recentes diretrizes.

Contudo, atualmente, quando da edição de uma obra como esta, uma reflexão se faz imperativa. Este livro é necessário? Por quais razões? Afinal, vivemos tempos de grandes avanços tecnológicos e de difusão mais ágil da informação e dos novos conhecimentos. No campo das ciências médicas não é diferente. Temos à nossa disposição inúmeras fontes de informações com acesso cada vez mais facilitado, a exemplo, entre outros, de estudos controlados, metanálises e revisões sistematizadas, que procuram oferecer respostas com base nas melhores evidências disponíveis às diferentes questões que permeiam o cotidiano do exercício médico na medicina geral e com um aprofundamento ainda maior nas diferentes especialidades médicas. Tudo isso disponível, no mais das vezes, a um simples toque digital em nossos computadores que, prontamente, nos remetem a inúmeros periódicos científicos, sempre muito atualizados e ricos de informação.

Nesta conjuntura, não poderíamos nos valer apenas desses artigos científicos para adquirir novos conhecimentos para o exercício do nosso mister? Cabe considerar ao elaborar essa resposta que os conteúdos da literatura médica oferecidos nas publicações científicas são, muitas vezes, distantes da prática clínica diária, multidisciplinares e, por vezes, mesclando, em um mesmo artigo, nuances de biologia molecular, genética ou bioquímica, aos aspectos clínicos das doenças. Embora essa mescla de conhecimentos possa enriquecer um artigo científico e trazer grande contribuição para a comunidade acadêmica, muitas vezes as informações nele contidas podem ser complexas para o entendimento de profissionais não acadêmicos, que exercem seu ofício cotidianamente. Por conseguinte, e pela sua essência, podem não contribuir, efetivamente, para a competente atuação dos médicos em benefício dos seus pacientes.

Ademais, esse emaranhado de informes e narrativas oferecidas, em particular por artigos científicos especializados facilmente acessíveis, não se fazem, em boa parte dos casos, acompanhar de análise crítica suficiente e isenta para dar a exata dimensão e importância das informações disponibilizadas.

Estas razões consubstanciam a importância da edição de livros-textos, eletrônicos ou impressos. Compêndios como este constituem-se em alternativa eficaz e prática para que o ginecologista e obstetra se atualizem sem que tenham que se perder em um intrincado caminho de artigos científicos pesquisados em periódicos, muitas vezes de compreensão difícil, sem objetividade e com conceitos eventualmente contraditórios. Obras-primas como esta vão, em muito, facilitar a vidas dos colegas que se interessam por essa importante área de nossa especialidade. Portanto, a resposta é, e deverá se manter assim por muito tempo: nada substitui a edição de um livro completo com este, para ser uma fonte confiável de consulta, de informação e de educação médica continuada.

Destarte, de uma ideia denodada, nasceu *Hormônios em Ginecologia*, que hoje, com muito orgulho e satisfação, entregamos aos ginecologistas e médicos interessados na hormonologia feminina de todo o Brasil. Assim, temos plena convicção de que um compêndio com estas características atende aos seus propósitos, de maneira didática por meio de um conteúdo apropriado, que propiciará com agilidade uma atualização qualificada.

Cabe aqui os nossos mais sinceros agradecimentos a todos os autores e coautores de capítulos que, com a sua competência, experiência e inteligência fazem desta uma obra de muito valor.

Concluímos assim mais um propósito da atual gestão da Febrasgo, que sempre se preocupou em estar atenta à todas as necessidades dos nossos colegas médicos. Entregar para a comunidade médica e, particularmente, ao nosso colega de especialidade o livro *Hormônios em Ginecologia* nos faz sentir cumpridores do nosso dever e com os encargos institucionais da nossa querida Febrasgo.

Nossos respeitos a todos que permitiram que este sonho se transformasse em realidade.

Cristina Laguna Benetti-Pinto
César Eduardo Fernandes
Agnaldo Lopes da Silva Filho

1

Endocrinologia do ciclo menstrual: do controle à clínica

Sebastião Freitas de Medeiros
Marco Aurélio Albernaz
Marta Curado Carvalho Franco Finotti

Introdução

O eixo hipotálamo-hipófise-ovariano (HHO) envolve ações interligadas de neurônios do hipotálamo médio basal, gonadotropos hipofisários e células teca-granulosas ovarianas. Suas ações coordenadas são espelhadas no endométrio uterino.

Função hipotalâmica

O hipotálamo forma o assoalho e parte das paredes laterais do terceiro ventrículo. Limita-se anteriormente pelo quiasma óptico e pela lâmina terminal, atrás pelos corpos mamilares, internamente pelo terceiro ventrículo, acima pelo sulco hipotalâmico e externamente pelo subtálamo. As células hipotalâmicas apresentam características tanto de neurônios como de células endócrinas e sintetizam e secretam peptídeos neuro-hormonais.

A vasopressina e a ocitocina seguem os axônios das células em direção ao processo infundibular, onde ficam armazenadas. Os fatores liberadores dos hormônios da adenoipófise são entregues, via axônio, até a eminência média. A partir daí são carreadas para a hipófise anterior através do sistema porta-hipofisário. Em contato com as células-alvo, esses fatores liberadores induzem a produção das respectivas trofinas.

Cerca de 800 a 3 mil neurônios, capazes de sintetizar o hormônio liberador de gonadotrofinas (GnRH), estão distribuídos na área hipofisiotrópica do hipotálamo anterior, núcleo arqueado e núcleos adjacentes periventriculares do hipotálamo médio basal. Esses neurônios constituem o pulso gerador de GnRH e são conectados entre si ou a outros neurônios dentro e fora do hipotálamo. Receptores para os aminoácidos aspartato e ácidos gama-aminobutírico A e B (GABA), kisspeptina e esteroides sexuais são expressos nesse conjunto neuronal. Esses elementos, associados à atividade elétrica episódica espontânea no hipotálamo, exercem funções autócrinas e parácrinas na secreção de GnRH.

Após sua síntese, o GnRH é transportado até a hipófise anterior para se ligar a seu receptor na superfície da gonadotropo. A secreção pulsátil de GnRH ocorre em pulsos que variam entre 1 e 6 horas, segundo a fase do ciclo menstrual e os níveis moduladores de estradiol (E2) e progesterona (P4). Noradrenalina e serotonina, sintetizadas pelos corpos celulares situados no mesencéfalo, influenciam a liberação pulsátil de GnRH no trato tuberoinfundibular ou dentro do sistema porta ou, ainda, em ambos os compartimentos.

Os neurônios com receptores para a kisspeptina, localizados no núcleo arqueado, têm função atenuada pelos estrogênios (retroalimentação negativa) e nos núcleos periventriculares anteroventrais, e têm a função amplificada pelos estrogênios (retroalimentação positiva). A dopamina, neurotransmissor dopaminérgico, inibe a síntese e/ou liberação do GnRH na eminência média e circulação porta-hipofisária. Noradrenalina, kisspeptina, acetilcolina e GABA atuam como neurotransmissores excitatórios na modulação da liberação de GnRH. Dopamina, serotonina, endorfinas e melatonina inibem a liberação desse peptídeo. O sistema opioidérgico, cujos neurônios estão localizados nos núcleos supraótico e paraventricular, inibe o sistema GnRH.

A ação moduladora gonadotrópica-antigonadotrópica dos estrogênios é conhecida desde 1932. No hipotálamo, seu efeito depende da dose e do tempo de ação. Em qualquer concentração, o estradiol exerce efeito de retroalimentação negativa sobre a liberação do GnRH, porém, quando seus níveis estão acima de 200 pg/mL e mantidos nesse patamar por um período mínimo de 50 horas, podem exercer retroalimentação positiva.

A progesterona, em qualquer concentração, atua inibindo a secreção de GnRH, por alterar sua pulsatilidade. No entanto, como exceção, quando em níveis abaixo de 1 mg/mL, pode facilitar a produção de gonadotrofina na fase pré-ovulatória. A transformação da testosterona em 5-alfa-di-hidrotestosterona, pela enzima 5-alfa-redutase, é relevante para a ação negativa dos androgênios em nível hipotalâmico.

Função hipofisária

A hipófise, localizada na fossa hipofisária do osso esfenoide, comunica-se com o hipotálamo através da haste hipofisária. Estruturalmente, é formada pela hipófise anterior ou adenoipófise, de estrutura glandular, e posterior, com aspecto de tecido nervoso. Relaciona-se por cima com o quiasma óptico e por baixo com o seio intercavernoso e parte do teto do seio esfenoidal. Lateralmente, faz contato com os seios cavernosos e estruturas neles contidas. A neuroipófise contém fibras nervosas amielínicas de axônios de neurônios hipotalâmicos secretores de ocitocina e vasopressina. A adenoipófise, responsável pela produção das gonadotrofinas (FSH, LH), prolactina (PRL), hormônio estimulante da tireoide (TSH), hormônio de crescimento (GH) e hormônio adrenocorticotrófico (ACTH), em resposta a moduladores hipotalâmicos específicos, entrega seus produtos tanto na circulação porta como na periférica.

Os gonadotropos, localizados nas regiões laterais da glândula, sob a influência da molécula de GnRH, sintetizam as subunidades alfaglicoproteínas, beta-LH e beta-FSH. Esses receptores para o GnRH são regulados por muitos agentes, como o próprio GnRH, esteroides sexuais, inibina, ativina e peptídeos da família dos fatores transformadores do crescimento. A interação GnRH-receptor no gonadotropo altera o número dos receptores disponíveis e a própria sensibilidade do gonadotropo ao GnRH.

Enquanto a exposição contínua ao GnRH dessensibiliza o gonadotropo, a exposição pulsátil previne a dessensibilização e aumenta a sensibilidade. Pulsos mais frequentes de GnRH favorecem a secreção de LH, e pulsos mais esparsos favorecem a secreção de FSH. Flutuações cíclicas na amplitude e frequência dos pulsos de GnRH, combinadas com mudanças locais na capacidade secretora do gonadotropo e níveis variáveis de esteroides sexuais, respondem pelo perfil de secreção das gonadotrofinas ao longo do ciclo menstrual.

Na hipófise, os esteroides gonadais modulam a resposta do gonadotropo ao GnRH. O estradiol estimula a síntese e o armazenamento das gonadotrofinas, mas impede a liberação dessas glicoproteínas na circulação sistêmica, promovendo, então, o acúmulo dessas moléculas no interior das células.

Atualmente, considera-se que o pico do LH na metade do ciclo menstrual pode constituir também uma resposta à ação direta do estradiol (retroalimentação positiva) sobre a hipófise anterior. Embora o mecanismo dessa ação não seja totalmente conhecido, parece dever-se ao aumento na concentração dos receptores para o GnRH.

A progesterona imprime resposta bifásica, sendo capaz tanto de inibir como de estimular a liberação de LH. Caso o gonadotropo tenha sido previamente exposto a pequenas concentrações de estradiol, há favorecimento da síntese de FSH e LH. Em níveis maiores que 0,8 a 1 ng/mL, inibe a atividade do gonadotropo e, em conjunto com a inibição, os pulsos de GnRH em nível hipotalâmico diminuem a frequência dos pulsos de LH e FSH.

A ação inibitória dos progestagênicos, marcante na secreção de LH, é mínima na síntese de FSH. Os androgênios na hipófise, de modo geral, inibem a síntese de gonadotrofinas.

Função ovariana

A função ovariana basal é contínua, e os ovários têm sua própria atividade e regulação local. A resposta ovariana aos pulsos de LH e FSH ocorre de maneira variável em ciclos de aproximadamente 28 dias. Essa ciclicidade sobrepõe-se à atividade basal gonadotrofina-independente. Logo, hipotálamo e hipófise, via modificações nos níveis de LH e FSH, controlam e modulam a etapa final do crescimento folicular.

Os níveis basais de LH, mais relevantes na fase folicular tardia, permanecem mais estáveis. Após sua secreção, o alvo para FSH é exclusivamente a célula da granulosa; já o LH, além das células da teca, tem múltiplos sítios-alvo, incluindo células do estroma ovariano, células da granulosa do folículo periovulatório e vários tipos de células luteínicas.

Foliculogênese e esteroidogênese

A fase folicular tem início com a elevação de 10 a 30% nos níveis de LH e FSH no final da fase lútea do ciclo anterior. Essa elevação resgata entre 30 e 40 folículos de uma coorte de aproximadamente mil folículos, agora dependentes de ação das gonadotrofinas.

Enquanto os níveis de LH permanecem estáveis, os níveis de FSH declinam a partir da fase folicular média, respondendo à elevação contínua dos níveis séricos de estradiol. Os folículos sensíveis às gonadotrofinas têm em sua estrutura várias camadas de células tecais com receptores para o LH e várias camadas de células granulosas com receptores apenas para o FSH.

As moléculas de LH ligam seus receptores na teca e promovem a captação e clivagem do colesterol, principalmente pela via delta 5, até a síntese de testosterona e androstenediona. Esses androgênios alcançam a circulação periférica, via vasos na teca, e, por difusão, alcançam as células da granulosa como substrato para a formação de estrogênios. As moléculas de FSH ligam seus receptores nas células da granulosa, ativando as enzimas aromatases com aromatização da androstenediona em estrona e da testosterona em estradiol. Localmente, esses estrogênios auxiliam o FSH na formação de seus próximos receptores e induzem mitose com proliferação rápida da granulosa.

Como também alcançam a circulação, à medida que os folículos crescem, os níveis de FSH decrescem pelo mecanismo de retroalimentação negativa entre estradiol, hipotálamo e hipófise. Do equilíbrio dessa função integrada, há diminuição de FSH na fase folicular média, com diminuição do aporte de moléculas de FSH ao grupo de folículos em desenvolvimento. Essa diminuição resulta em níveis de FSH insuficientes para aromatização dos androgênios e proliferação da granulosa dos folículos menos desenvolvidos, levando-os à atresia. No entanto, o folículo mais diferenciado, com maior número de células granulosas e maior densidade de receptores para o FSH em cada célula, não interrompe seu crescimento e, agora dominante, por ação do FSH combinado ao estradiol, forma receptores para LH também nas células da granulosa, evento importante na continuidade de seu desenvolvimento.

Durante a foliculogênese, os níveis séricos de estradiol elevam-se de 40 a 60 pg/mL, na fase folicular precoce, a 200 a 400 pg/mL na fase pré-ovulatória. Esse aumento gradual assegura o efeito de retroalimentação negativa no hipotálamo, diminuindo o aporte de GnRH no sistema porta-hipofisário. No meio do ciclo o estradiol, em seus níveis máximos por 2 dias, assegura a liberação em bólus de GnRH, LH e FSH.

Ovulação

Após a liberação de grande quantidade de moléculas de LH e FSH (picos de LH e FSH) na circulação ovariana e a coexistência no ovário de folículo pré-ovulatório com numerosos receptores para LH nas células teca e granulosa e para o FSH nas células granulosas, ocorre a ovulação. O resultado do estímulo do gonadotropo pelo pico do GnRH cerca de 12 a 24 horas após o pico de estradiol assegura a elevação dos níveis de FSH (de 5 UI/mL para 30 a 40 UI/mL) e de LH (de 5 mUI/mL para 40 a 80 mUI/mL). Essas duas gonadotrofinas complementam suas ações no complexo folículo-oocitário para que ocorra a ativação de múltiplos genes, desencadeando o processo de ovulação em múltiplas etapas entrelaçadas.

Em suas múltiplas etapas, a ovulação implica modificações estruturais no folículo, reinício da meiose do oócito, mucificação do cúmulos-oóforo e ruptura da parede folicular com extrusão do óvulo. O LH inibe a secreção do inibidor da maturação do oócito (hipoxantina, cAMP), induz a síntese do esterol ativador da meiose (MAS), dimetilcolestedienol e dimetilcolestetrienol, a síntese dos fatores epiregulina (ER), anfiregulina (AR) e betacelulina (BTC), ativação da fosfodiesterase-3 (PD3), diminuição da síntese de androgênios e aumento da síntese de progesterona. Além disso, o LH induz a síntese do fator mitogênico ativado pela proteína cinase (MAPK), do sarcoma oncogene Maloney e do fator de transformação do crescimento alfa (TGF-alfa). Todos esses fatores estão envolvidos no reinício da meiose.

A mucificação e a expansão do cúmulos-oocitário são asseguradas pela ação conjunta do FSH e do LH. O FSH responde pelo aumento na síntese do ácido hialurônico em 20 a 30 vezes, dos glicosaminoglicanos em 3 a 4 vezes, do fator de necrose tumoral (TNF), do inibidor sérico interalfatripsina (ITI) e dos proteoglicanos brevicam e versicam, todos envolvidos na expansão e dissociação do complexo oócito-cúmulos da parede folicular. O LH responde ainda pela expressão dos genes COX-2, PGE-2 e ácido hialurono sintetase (HAS-2), também necessários para a expansão do cúmulos.

As modificações morfológicas e bioquímicas que resultam na digestão da parede folicular e extrusão do oócito são determinadas pela ação do LH. Inicialmente, o LH interrompe a proliferação das células da granulosa pela supressão dos genes *IGF-1*, *IGF-1R*, *FSH-R*, ciclina-2 e receptores beta-E2. Simultaneamente, em seu papel de romper a parede folicular, o LH codifica os genes específicos do receptor da progesterona (PR), prostaglandina sintetase-2 (PGF-2), cicloxigenase 2 (COX-2),

CAAT amplificador da proteína de ligação beta (C/EBPB), metaloproteinase com trombospondina (ADAMTS-1) e metaloproteinases matriciais (MMP), todos responsáveis pela transcrição das substâncias que fazem a digestão da parede folicular.

Fase lútea e esteroidogênese

O corpo lúteo, em sua estrutura, compõe-se de células esteroidogênicas e células não esteroidogênicas. As células esteroidogênicas são as células da teca luteinizadas (células pequenas) e da granulosa luteinizadas (células grandes). As células não esteroidogênicas do corpo lúteo incluem células endoteliais, plaquetas, fibroblastos e células do sistema imunológico (linfócitos, macrófagos e neutrófilos). A função lútea espelha o resultado de uma interação harmoniosa funcional desses tipos celulares.

Logo após a rotura do folículo e liberação do óvulo, as células da granulosa se hipertrofiam, assumindo aspecto vacuolizado, característico do acúmulo de lipoproteínas. Nas primeiras 24 horas que seguem a rotura folicular, capilares e fibroblastos da teca proliferam e penetram a granulosa, e pequeno sangramento preenche a cavidade formada. A luteinização das células da teca e granulosa é progressiva, completando-se no sétimo dia pós-ovulação. Os eventos relacionados com a luteinização englobam alteração na responsividade das células luteínicas aos diferentes estímulos hormonais, manifestando-se por atenuação dos receptores para FSH, diminuição transitória dos receptores LH e estimulação prolongada dos receptores para prolactina.

As células esteroidogênicas pequenas, oriundas da teca, mais numerosas no corpo lúteo humano, resgatam os receptores para o LH em resposta à ação da PRL, respondem ao estímulo dessa gonadotrofina e sintetizam androgênios, progesterona e estradiol. Essas células pequenas são responsáveis pela produção pulsátil de progesterona em resposta ao LH.

Durante a fase lútea, algumas células pequenas podem crescer, incorporando-se à população de células grandes. As células grandes, granulosas luteinizadas, estão localizadas na porção mais central e mostram pequena resposta aos estímulos do LH, hCG, cAMP e estrogênios, mas são fonte primária da síntese de esteroides independentes do pulso de LH. As células esteroidogênicas têm maior quantidade de receptores para PGF-2-alfa, PGE e estradiol e respondem pela secreção basal de progesterona.

Entre as células não esteroidogênicas, os macrófagos têm significativa importância na secreção de prostaglandinas, fatores de crescimento e citocinas, modulando a angiogênese, a luteólise e a síntese de progesterona. Logo, o corpo lúteo assim formado secreta androgênios, progestogênios e estrogênios. Enquanto durante a foliculogênese a esteroidogênese resulta principalmente da conversão do colesterol em pregnenolona e de-hidroepiandrosterona (via delta 5), o corpo lúteo utiliza preferencialmente a via delta 4, envolvendo a conversão do colesterol em pregnenolona e progesterona.

De fato, os picos de LH e FSH promovem grande aumento na expressão da enzima 3-beta-hidroxiesteroide desidrogenase, deslocando a esteroidogênese da via delta 5 para a delta 4 e convertendo a pregnenolona principalmente em progesterona. Essa produção de progesterona é crescente, sendo máxima cerca de 8 dias após o pico pré-ovulatório de LH.

A sobrevida, função e manutenção do corpo lúteo por um período normal de aproximadamente 2 semanas dependem de pulsos normais de LH a cada 4 a 6 horas e, provavelmente, de concentrações adequadas de PRL, já que esta parece aumentar a síntese de progesterona. Em adição aos efeitos das gonadotrofinas, a função lútea é modulada também pelos estrogênios, prostaglandinas, inibina, relaxina, ocitocina, fatores de crescimento e citocinas produzidas pelo próprio corpo lúteo.

Função endometrial

O endométrio, tecido que reveste a cavidade uterina, está totalmente diferenciado por volta da 20ª semana de gestação. É derivado do revestimento mucoso dos ductos müllerianos fundidos, sendo um dos tecidos mais complexos do corpo humano. Está sempre mudando, respondendo aos padrões cíclicos de estrogênio e progesterona do ciclo ovariano e interagindo com fatores autócrinos e parácrinos. Morfologicamente, é formado em duas camadas: funcional, que corresponde aos dois terços superiores, e basal, representada pelo terço inferior. A camada funcional, por sua vez, pode ser subdividida em compacta, camada fina formada de tecido conjuntivo disposto densamente em torno das glândulas uterinas, e esponjosa, camada espessa composta de tecido conjuntivo edematoso formada pelas porções tortuosas e dilatadas das glândulas uterinas. O objetivo da camada funcional é preparar o útero para a implantação do blastocisto. A camada basal, formada pelo fundo cego das glândulas uterinas, tem seu próprio suprimento sanguíneo e não se desintegra durante a menstruação, permitindo que o endométrio se regenere após a perda menstrual da camada funcional.

A sequência de alterações hormonais associadas ao ciclo ovulatório imprime alterações anatômicas e funcionais específicas em componentes glandulares, vasculares e estromais do endométrio. De forma resumida, essas mudanças podem ser divididas em três fases: endométrio menstrual, proliferativa e secretor. O endométrio menstrual é um tecido relativamente fino, mas denso. É composto pela camada basal estável e não funcionante e de uma quantidade variável, mas pequena, de estrato esponjoso residual. Na menstruação, este último tecido exibe uma variedade de estados funcionais, incluindo desordem e quebra de glândulas, fragmentação de vasos e necroses no estroma, infiltração de glóbulos brancos e diapedese intersticial de glóbulos vermelhos.

Até dois terços do endométrio funcional são perdidos durante a menstruação. Quanto mais rápida a perda de tecido, menor a duração do fluxo. Descamação atrasada ou incompleta está associada com fluxo mais intenso e maior perda de sangue.

Síntese de DNA ocorre naquelas áreas da basal que foram completamente desnudas nos dias 2 e 3 do ciclo menstrual, dando origem ao novo epitélio de superfície. A rápida reepitelização segue a proliferação das células da camada basal e do epitélio superficial no endométrio ístmico, ostial e tubário. Como os níveis de estradiol estão em seu nível mais baixo durante essa fase de reparo, a resposta inicial pode ser atribuída à própria lesão endometrial em vez de ser mediada por hormônios. No entanto, a camada basal é rica em receptores de estrogênio. Esse "reparo" é rápido, de modo que no dia 4 do ciclo mais de dois terços da cavidade são cobertos com novo epitélio. Por volta dos dias 5 e 6, toda a cavidade está reepitelizada e o crescimento do estroma tem início. A fase proliferativa, com duração de aproximadamente 9 dias, está associada ao crescimento do folículo ovariano e ao aumento da secreção de estradiol e estrona.

Sem dúvida, como resultado dessa ação hormonal, a reconstrução e o crescimento do endométrio são alcançados. As glândulas são mais notáveis nessa resposta. Inicialmente são estreitas e tubulares, revestidas por células epiteliais colunares baixas. Mitoses tornam-se proeminentes e pseudoestratificação é observada. Como resultado, o epitélio glandular se estende perifericamente e liga um segmento da glândula com seu vizinho imediato. O componente estromal evolui de sua condição menstrual celular densa através de um breve período de edema até um estado final semelhante ao sincicial frouxo. Percorrendo o estroma, vasos espirais formam uma rede capilar frouxa. Todos os componentes teciduais (glândulas, células estromais e células endoteliais) demonstram proliferação com pico nos dias 8 a 10 do ciclo, correspondendo ao pico dos níveis de estradiol na circulação e concentração máxima de receptores de estrogênio no endométrio. Essa proliferação é marcada por aumento da atividade mitótica e aumento do DNA nuclear e citoplasmático.

A fase secretora, fase lútea, segue a ovulação e dura aproximadamente 13 dias, coincidindo com a formação, funcionamento e crescimento do corpo lúteo no ovário. Nessa fase, o endométrio revela a ação combinada das atividades do estrogênio e da progesterona produzidos pelo corpo lúteo. O mais impressionante é que a altura total do endométrio é fixada após a ação da progesterona, apesar da disponibilidade contínua de estrogênio. A proliferação epitelial cessa 3 dias após a ovulação. Essa limitação do crescimento está associada a um declínio na mitose e síntese de DNA, significativamente devido á interferência da progesterona na expressão do receptor de estrogênio e estimulação das enzimas 17-beta-hidroxiesteroide desidrogenase e sulfotransferase, que convertem estradiol em sulfato de estrona com menor atividade biológica.

Em síntese, o endométrio é um fiel "espelho" do ciclo ovariano, uma vez que responde de maneira consistente às flutuações das concentrações dos hormônios sexuais. O tempo médio do ciclo menstrual é de 28 dias, sendo o primeiro dia do ciclo determinado quando se inicia o fluxo menstrual. O intervalo dos ciclos normalmente varia em alguns dias. Em 90% das mulheres, a duração do ciclo varia entre 23 e 35 dias. Quase todas essas variações resultam de alterações na duração da fase proliferativa do ciclo menstrual, já que a fase lútea é mais fixa.

Fisiopatologia das condições clínicas associadas às disfunções do eixo H-H-O

Fisiopatologia das disfunções hipotalâmicas

Excluindo as alterações estruturais, as alterações funcionais hipotalâmicas são descritas neste capítulo.

Padrão pulsátil normal durante o ciclo menstrual

Frequência: um pulso a cada 60 a 90 minutos assegura secreção normal de FSH e LH pela hipófise. Esse intervalo entre pulsos se modifica de acordo com a fase do ciclo menstrual, e a amplitude aumenta na fase lútea.

Atenuação nos pulsos de GnRH

A diminuição da frequência e/ou amplitude dos pulsos de GnRH (pulsos com intervalos > 90 minutos) afeta a função hipofisário-ovariana e tem como resultado:

- Normal: na fase lútea, o GnRH pulsa a cada 180 a 240 minutos.
- Anormal: pulsos de GnRH com intervalos > 90 minutos resultam na diminuição da produção de LH, sem modificar a síntese de FSH. As condições clínicas decorrentes são resultantes de:
  - Deficiências do GnRH: genéticas ou polimorfismos. Síndrome de Kallman ou Kallman símiles.
  - Exercícios extenuantes.
  - Distúrbios alimentares:
    - Anorexia nervosa.
    - Bulimia.
  - Drogas: *marijuana*, opioides.

Exacerbação dos pulsos de GnRH

Pulsos de GnRH com intervalos menores que 60 minutos resultam em maior secreção de LH e diminuição na síntese de FSH. São condições clínicas com aumento da pulsatilidade do GnRH:

- Anovulação crônica normo ou hiperandrogênica (síndrome dos ovários policísticos - SOP).
- Pseudociese.

Fisiopatologia das condições resultantes das disfunções hipofisárias

- Síndrome de Sheehan.
- Hiperprolactinemia.

Fisiopatologia das condições associadas às alterações ovarianas

Foliculogênese anormal

São marcadas principalmente pelas alterações no parâmetro intervalo do ciclo menstrual. A foliculogênese pode ser encurtada ou prolongada por:

- Problemas genéticos: existem vários genes que são importantes para a foliculogênese, e uma mutação ou defeito na expressão de qualquer um desses genes pode interromper o processo. Alguns exemplos incluem mutações nos genes *FMR1*, *BMP15* e *GDF9*.
- SOP, endometriose, insuficiência ovariana prematura e algumas doenças autoimunes podem prejudicar a foliculogênese.
- Ação de substâncias tóxicas, como certos medicamentos, drogas, álcool e toxinas ambientais, podem comprometer os ovários e interromper a foliculogênese (disruptores endócrinos).
- Fatores relacionados ao estilo de vida, como estresse, má alimentação e obesidade, podem afetar negativamente a foliculogênese.
- Tratamentos oncológicos utilizando quimioterapia e radioterapia podem danificar os ovários e interromper a foliculogênese.
- Idade: a foliculogênese também pode ser afetada pela idade. Com o envelhecimento, a quantidade e a qualidade dos folículos ovarianos geralmente diminuem, o que pode levar a uma alteração do desenvolvimento do folículo e a uma diminuição na fertilidade.

Uma fase folicular "curta" tem menos de 12 dias de duração. Isso pode afetar a capacidade do óvulo de amadurecer plenamente e impactar a fertilidade. Causas para uma fase folicular curta podem incluir condições médicas, idade, estresse, entre outros.

Fase lútea anormal

Quando a fase lútea é mais curta do que o normal - geralmente menos de 10 dias -, isso é referido como "fase lútea curta" ou "defeito da fase lútea", e pode tornar mais difícil para um óvulo fertilizado se implantar com sucesso no útero, aumentando o risco de aborto espontâneo e reduzindo as chances de gravidez. As causas de uma fase lútea curta podem variar e incluem fatores como idade, estresse, excesso de exercício, disfunção da tireoide ou SOP.

A "fase lútea prolongada" descreve uma situação em que a fase lútea do ciclo menstrual é mais longa do que o normal. A fase lútea normalmente dura entre 12 e 16 dias, com uma média de 14 dias. Essa condição pode afetar a regularidade dos ciclos menstruais e interferir na fertilidade. Porém, é importante notar que a fase lútea prolongada não é uma condição médica comum e não é discutida frequentemente na literatura médica.

Anovulação

O marcador clínico da anovulação é a amenorreia. Como visto, a ovulação exige a inter-relação coordenada da expressão de vários genes que controlam a síntese de peptídeos hipotalâmicos, de gonadotrofinas, esteroides sexuais, fatores de crescimento, enzimas e prostaglandinas em nível ovariano. Logo, alterações hipotalâmicas, hipofisárias e no próprio ovário, quando mais graves, resultam em anovulação. A condição clínica mais frequente é a SOP. Os distúrbios alimentares, o estresse físico, emocional e nutricional podem também ser causas de anovulação e amenorreia.

RESUMO

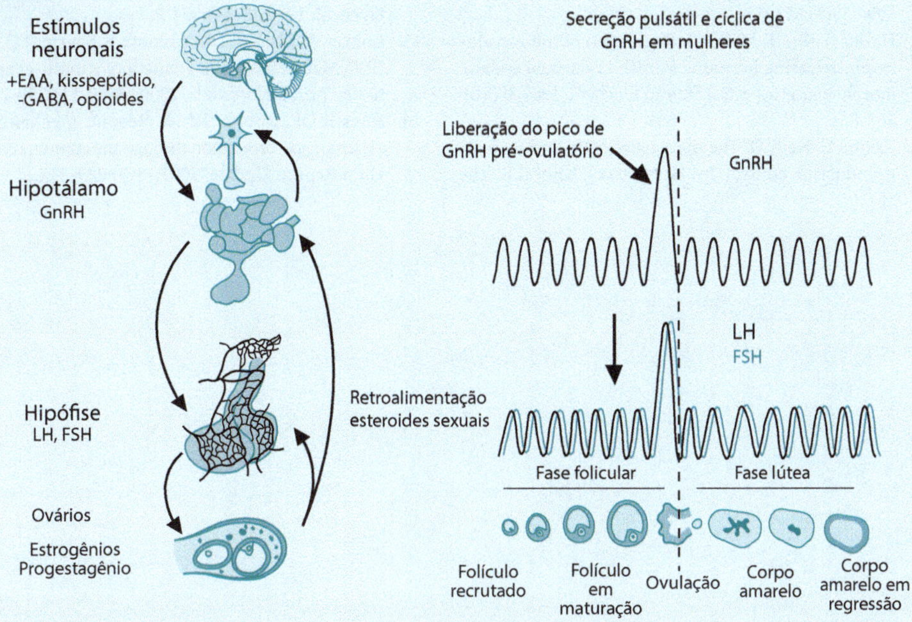

FIGURA 1 Representação gráfica da interação dinâmica entre hipotálamo-hipófise e ovários. EAA: aminoácidos endógenos; FSH: hormônio folículo-estimulante; GABA: ácido gama-aminobutírico; GnRH: hormônio liberador de gonadotrofinas; LH: hormônio luteinizante.

Referências

1. Blumenfeld Z, Ritter M. Inhibin, activin, and follistatin in human fetal pituitary and gonadal physiology. Ann N Y Acad Sci. 2001;943:34-48.
2. Cabral ZAF, Ramos LO, Fonseca AM, Medeiros SF. Função lútea em adolescentes normais com ciclos menstruais regulares. Rev Bras Ginecol Obstet. 2005; 9(27):509-14.
3. de Medeiros SF, Assi PE, de Medeiros MM. Gonadotrophin dynamics during reproductive life. Int J Gynaecol Obstet. 2004;87(1):24-8.
4. de Medeiros SF, Barbosa BB, Medeiros MAS, Yamamoto MMW. Morphology and Biochemistry of Ovulation. Rev Bras Ginecol Obstet. 2021;43(6):480-6.
5. de Medeiros SF, Yamamoto MM. Mecanismos do consumo folicular ovariano. Reprod Clim. 1998;13(1):18-27.

6. Deckel N. Cellular, biochemical and molecular mechanisms regulating oocyte maturation. Moll Cell Endocrinol. 2005;234(1-2):19-25.
7. Dungan HM, Clefton DK, Steiner RA. Microreview: kisspeptin neurons as central processors in the regulation of gonadotropin-releasing hormone secretion. Endocrinology. 2006;147(3):1154-8.
8. Fritz MA, Speroff L. The endocrinology of the menstrual cycle: the interaction of folliculogenesis and neuroendocrine mechanisms. Fertil Steril. 1982;38(5): 509-35.
9. Gougeon A, Ecochard R, Thalabard JC. Age-related changes of the population of human ovarian follicles: increase in the disappearance rate of non-growing and early-growing follicles in aging women. Biol Reprod. 1994;50(3):653-63.
10. Halasz B, Kiss T, Molnar J. Regulation of the gonadotropin-releasing hormone (GnRH) neuronal system: morphological aspects. J Steroid Biochem. 1989;33(4B): 663-8.
11. Knobil E, Neill D. The menstrual cycle and its neuroendocrine control. In: Hotchkiss J, Knobil E. The physiology of reproduction. New York: Raven Press; 1994. p.711-49.
12. Mahesh VB, Brann DW. Neuroendocrine mechanism underlying the control of gonadotropin secretion by steroids. Steroids. 1998;63(5-6):252-6.
13. Mais V, Kazer RR, Cetel NS, Rivier J, Vale W, Yen SSC. The dependency of folliculogenesis and corpus luteum function on pulsatile gonadotropin secretion in cycling women using a gonadotropin-releasing hormone antagonist as a prove. J Clin Endocrinol Metabol. 1986; 62(6):1250-63.
14. Menon M, Peegel H, Katta V. Estradiol potentiation of gonadotropin releasing hormone responsiveness in the anterior pituitary is mediated by an increase in gonadotropin-releasing hormone receptors. Am J Obstet Gynecol. 1985;151(4):534-9.
15. Robker RL, Russell DL, Yoshioka S, Sharma SC, Lydon JP, O'Malley BW, et al. Ovulation: a multi-gene, multi-step process. Steroids. 2000;65(10-11):559-70.
16. Russell DL, Robker RL. Molecular mechanisms of ovulation: co-ordination through the cumulus complex. Hum Reprod Update. 2007;13(3):289-312.

2

Hormônios na anticoncepção

Rogério Bonassi Machado

Introdução

Os anticoncepcionais hormonais representam os métodos contraceptivos mais usados em todo o mundo.[1] Utilizados por diferentes vias de administração, compreendem o uso de progestagênios associados ou não a estrogênios, sumarizados na Tabela 1.

Em doses adequadas, os progestagênios têm a capacidade de bloqueio gonadotrófico e, por esse motivo, representam o principal elemento necessário para o efeito contraceptivo propriamente dito.[2] Por outro lado, o uso isolado de um progestagênio em geral associa-se a padrão de sangramento não programado, motivando a associação de um estro-

TABELA 1 Vias de administração e grupos hormonais utilizados em anticoncepção

Via de administração	Hormônios utilizados
Oral	
■ COC	Estrogênios + progestagênios
■ POP	Progestagênios
Transdérmica	
■ Adesivo contraceptivo	Estrogênio + progestagênio
Vaginal	
■ Anel vaginal	Estrogênio + progestagênio
Intramuscular	
■ Injetável mensal	Estrogênios + progestagênios
■ Injetável trimestral	Progestagênio
Subdérmica	
■ Implante subdérmico	Progestagênio
Intrauterina	
■ DIU hormonal	Progestagênio

COC: contraceptivo oral combinado; DIU: dispositivo intrauterino; POP: pílulas de progestagênio.
Fonte: elaborado pelo autor.

gênio na constituição de um contraceptivo combinado.[3] Dessa forma, os progestagênios são os responsáveis pela atividade antiovulatória característica de um anticoncepcional, enquanto os estrogênios têm como função principal o controle do ciclo, determinando a previsibilidade do sangramento.[2,3]

Tanto estrogênios quanto progestagênios têm especificações bioquímicas individuais, que podem determinar diferentes efeitos clínicos, especialmente sobre os aspectos metabólicos. Este capítulo se propõe a revisar as principais características dos diferentes estrogênios e progestagênios utilizados com finalidade contraceptiva.

Estrogênios

O etinilestradiol (EE) é o estrogênio mais comumente empregado em anticoncepção, disponível nas formulações combinadas administradas pelas vias oral, transdérmica e vaginal. Nos contraceptivos orais combinados (COC) são usados em doses de 15, 20, 30 ou 35 mcg, que representam as pílulas de baixa dose. A dose de 50 mcg, embora disponível, é pouco utilizada em virtude da elevada dose desse esteroide.

O EE é o primeiro estrogênio semissintético oralmente ativo e foi sintetizado em 1938, a partir de estrona, em uma única etapa pela etinilação, correspondendo à substituição no carbono 17 do esteroide estrano, que, juntamente com um grupo etinil, proporcionou a obtenção de um estrogênio resistente à degradação quando administrado por via oral. A partir de então, passou a ser largamente comercializado como componente estrogênico dos COC. O EE é absorvido no intestino delgado e atinge um pico cerca de 2 horas após sua absorção. Sofre metabolismo extenso no fígado, envolvendo o citocromo P450 isoenzima CYP3A4. Devido ao efeito da circulação êntero-hepática, um segundo pico é visto horas mais tarde.[4,5]

O EE não é desdobrado em estradiol (E2). O radical 17-alfa-etinil evita a oxidação do 17-beta-hidroxi grupo, evitando assim a conversão para estradiol ou estrona. Além disso, esse radical bloqueia a enzima 17 beta-esteroide-desidrogenase (17-beta-HSD, ativada pelos progestagênios), o que reduz sensivelmente a taxa de sangramentos do tipo escape dos contraceptivos hormonais. O EE apresenta um rápido aumento após a administração via oral (pico em 1,5 a 3 horas) e é metabolizado no intestino e no fígado. Na circulação, o EE está quase totalmente ligado à albumina plasmática; 98,5% circula ligado à albumina (sem afinidade com a SHBG) e apenas 1% permanece com porção livre. Quando administrado via oral, é capaz de aumentar a angiotensina em 150% na dose de 20 mcg e a SHBG em 100% com a dose de apenas 5 mcg. Em termos comparativos, a dose de 5 mcg de EE equivale a aproximadamente 1 mg do estradiol.[4]

Em anticoncepção, os estrogênios naturais são administrados pelas vias oral e injetável. Na via oral são usados o estradiol 1,5 mg no esquema cíclico 24/4 em associação com o acetato de nomegestrol 2,5 mg e o valerato de estradiol na dose que varia de 1 a 3 mg no esquema quadrifásico associado ao dienogeste.[6,7] Na via intramuscular são usados o valerato e o cipionato de estradiol na dose de 5 mg e o enantato na dose de 10 mg, associados, respectivamente, ao enantato de noretisterona, acetato de medroxiprogesterona e acetofenido de algestona, usados na contracepção injetável mensal.[8] Recentemente foi introduzido à anticoncepção o estetrol, outro estrogênio não sintético. O estetrol (E4) é um estrogênio produzido pelo fígado fetal humano e pela unidade fetoplacentária durante a gestação. A estrutura do E4 difere dos outros estrogênios naturais estrona (E1), estradiol (E2) e estriol

(E3), por um grupo alfa-hidroxi (OH) adicional na posição 15 da molécula. É conhecido como E4, pois possui quatro grupos OH.[9]

A partir de 2001, estudos *in vitro* e *in vivo* mostraram o menor impacto hepático do E4 em comparação ao EE e ao E2. Ainda, estudos pré-clínicos revelaram que o E4 inibe a ovulação de forma dose-dependente, além de agir como um estrogênio no epitélio vaginal, no útero e no tecido ósseo. As doses únicas de E4 tiveram efeito antigonadotrófico pronunciado, confirmando a potência biológica desse estrogênio.[9] Ainda não disponível no Brasil, o estetrol é associado à drospirenona e administrado como um COC.[10] A Figura 1 mostra a estrutura química dos estrogênios utilizados em contracepção.

Progestagênios

Progestagênios são substâncias hormonais que têm a capacidade de transformar o endométrio proliferativo em secretor. Em doses suficientes, têm efeito antiovulatório por bloquear os níveis do hormônio luteinizante (LH).[2] Bioquimicamente, os progestagênios variam de acordo com sua estrutura química de origem, que pode relacionar-se à própria progesterona ou à testosterona.[11]

Os progestagênios estruturalmente relacionados à testosterona, também conhecidos como 19-nortestosterona derivados, provêm de modificações na estrutura da testosterona natural (Figura 2). Nos anos 1950, após a introdução do radical etinil na molécula da testosterona, seguiu-se a remoção do grupamento metil na posição 19 da etinil-testosterona, sintetizando-se, então, a noretisterona ou noretindrone. No ano de 1968 foi concretizada nova modificação na estrutura da noretisterona, com a adição de um grupo metil em sua posição 20, composto denominado norgestrel, cujo componente ativo é o levonorgestrel, classificado como progestagênio 19-nortestosterona derivado de segunda geração.[12] Os progestagênios androgênicos de terceira geração (desogestrel, gestodeno e norgestimato) são derivados diretos do levonorgestrel, e foram introduzidos no mercado na década de 1980.[13]

Por outro lado, os progestagênios estruturalmente relacionados à progesterona podem ser classificados segundo sua atividade em receptores glicocorticoide, androgênico e mineralocorticoide (Figura 3). O acetato de me-

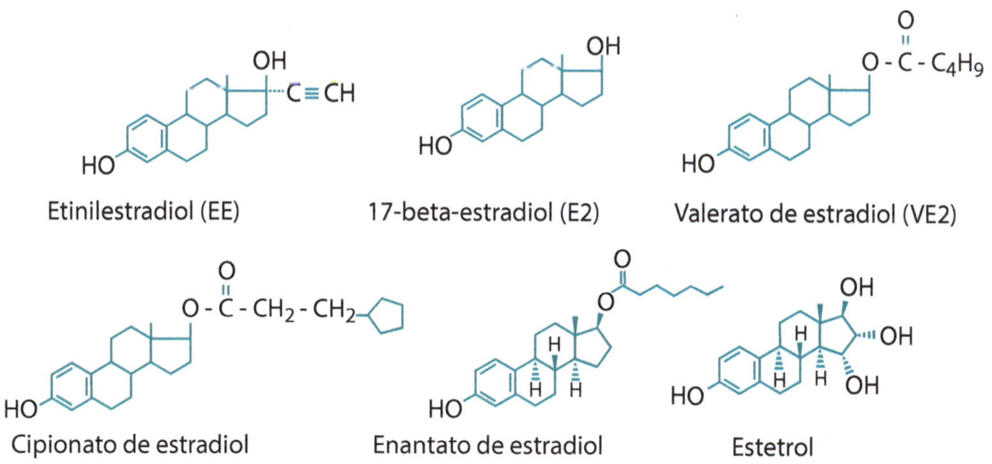

FIGURA 1 Estrogênios empregados em anticoncepção.
Fonte: elaborada pelo autor.

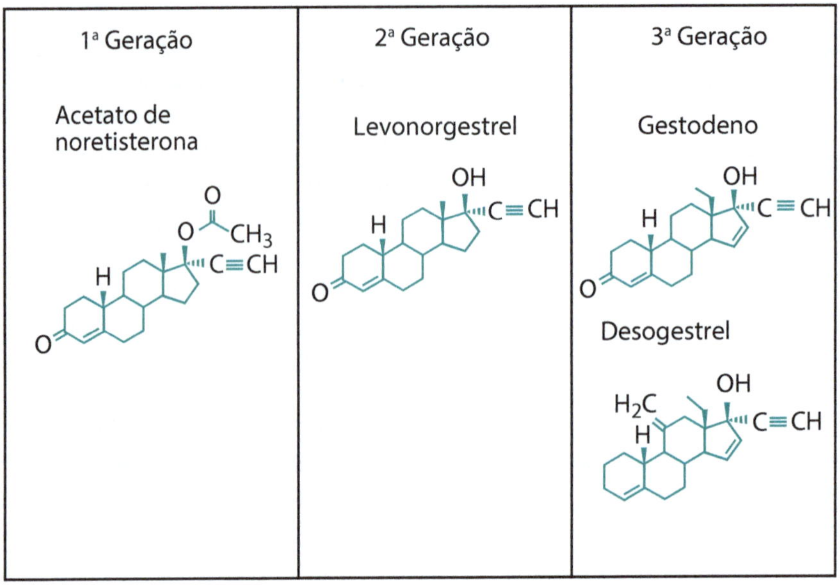

FIGURA 2 Progestagênios estruturalmente relacionados à testosterona.
Fonte: elaborada pelo autor.

droxiprogesterona (AMP) corresponde a progestagênio com atividade glicocorticoide parcial. O acetato de ciproterona (ACP), o acetato de clormadinona (ACM), o dienogeste e a drospirenona exibem atividade antiandrogênica, e a drospirenona, atividade antimineralocorticoide.[11] Por representar o único composto com atividades antiandrogênica e antimineralocorticoide, a drospirenona tem sido classificada como progestagênio de quarta geração.[13]

Entre os esteroides sexuais, os progestagênios são os únicos hormônios que têm capacidade de ligação aos receptores de androgênios, glicocorticoides, mineralocorticoides e estrogênicos, além dos progestagênicos. De fato, a própria progesterona apresenta essa peculiaridade. No entanto, não exibe efeitos androgênico, mineralocorticoide ou glicocorticoide; tem, por outro lado, atuação francamente antiestrogênica e altamente progestacional. Isso se deve à grande afinidade da progesterona em ocupar seu próprio receptor, e à baixa afinidade por outros receptores hormonais. Seguindo esse raciocínio, tem-se o Índice de Seletividade de um progestagênio, definido como a relação entre a afinidade do esteroide pelo receptor de progesterona e por outros receptores.[11] Quanto mais seletivo o progestagênio, maior sua afinidade pelo receptor de progesterona e menor sua afinidade por outros receptores. Esse conceito é particularmente útil na avaliação dos diferentes progestagênios em contracepção oral. De acordo com a estrutura química, os progestagênios relacionados à progesterona tendem a ser mais seletivos que os estruturalmente relacionados à testosterona, pela maior afinidade dos últimos ao receptor androgênico.

Por outro lado, o efeito sobre um receptor pode determinar a atividade farmacológica do progestagênio. Nesse sentido, pode-se classificá-los de acordo com suas características particulares, na maior parte das vezes referindo-se ao efeito progestagênico, estrogênico, glicocorticoide, androgênico, antiandrogênico e antimineralocorticoide.

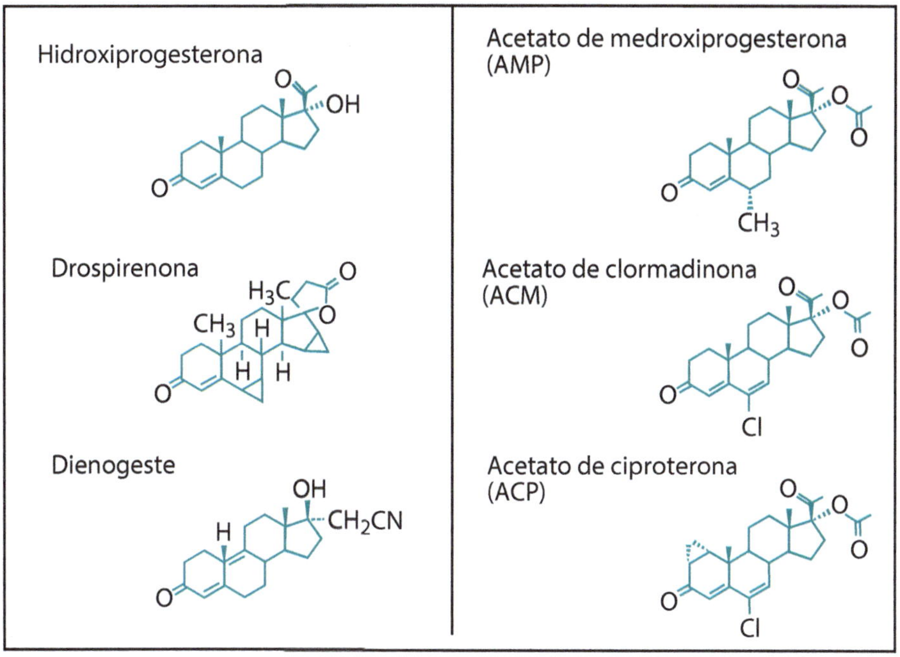

FIGURA 3 Progestagênios estruturalmente relacionados à progesterona.
Fonte: elaborada pelo autor.

Sumariamente, progestagênios 19-nortestosterona derivados, como levonorgestrel, desogestrel e gestodeno, apresentam atividade androgênica, embora sem significância clínica nas doses utilizadas em contracepção. Progestagênios estruturalmente relacionados à progesterona, como o acetato de ciproterona, o acetato de clormadinona e a drospirenona, apresentam efeito antiandrogênico. Desse grupo, a drospirenona é o único composto que revela efeito antimineralocorticoide. Assinale-se, ainda, a elevada seletividade da drospirenona, demonstrado por seu perfil farmacológico bastante próximo ao da progesterona endógena.[11]

A Tabela 2 demonstra a atividade farmacológica dos diferentes progestagênios utilizados em contracepção.

Formulações hormonais em anticoncepção

Diante do grande número de associações hormonais, a Tabela 3 especifica os hormônios empregados na anticoncepção combinada ou quando há apenas o progestagênio usado isoladamente, nas diferentes vias de administração.

TABELA 2 Perfil farmacológico dos progestagênios em doses terapêuticas usadas em contracepção oral[14]

	Atividade farmacológica					
	Progestagênica	Estrogênica	Glicocorticoide	Androgênica	Antiandrogênica	Antimineralocorticoide
Progesterona	+	–	–	–	(+)	+
Drospirenona	+	–	–	–	+	+
Levonorgestrel	+	–	–	(+)	–	–
Gestodeno	+	–	–	(+)	–	(+)
Clormadinona	+	–	–	–	+	–
Desogestrel	+	–	–	(+)	–	–
Dienogeste	+	–	–	–	+	–
Acetato de ciproterona	+	–	(+)	–	+	–

+: atividade; (+): atividade desprezível em doses terapêuticas; –: ausência de atividade.
Fonte: Krattenmacher.[14]

TABELA 3 Hormônios utilizados em anticoncepção de acordo com o método contraceptivo e as vias de administração

Método contraceptivo	Estrogênio (doses)	Progestagênio (doses)
COC	EE (20/30 mcg)	Levonorgestrel (100/150 mcg)
	EE (20/30 mcg)	Drospirenona (3 mg)
	EE (20/30 mcg)	Acetato de clormadinona (2 mg)
	EE (15/20/30 mcg)	Gestodeno (60/75 mcg)
	EE (20/30 mcg)	Desogestrel (150 mcg)
	EE (35 mcg)	Acetato de ciproterona (2 mg)
	E2 (1,5 mg)	Acetato de nomegestrol (2,5 mg)
	VE2 (1/2/3 mg)	Dienogeste (2/3 mg)
	E4 (15 mg)	Drospirenona (3 mg)
Anel vaginal	EE (2,7 mg)	Etonogestrel (11,7 mg)
Adesivo contraceptivo	EE (0,6 mg)	Norelgestromina (6 mg)
Injetável mensal	Enantato de estradiol (10 mg)	Algestona acetofenida (150 mg)
	VE2 (5 mg)	Enantato de noretisterona (50 mg)
	Cipionato de estradiol (25 mg)	Acetato de medroxiprogesterona (25 mg)
DIU hormonal	–	Levonorgestrel (19,5/52 mg)
POP	–	Desogestrel (75 mcg)
	–	Drospirenona (4 mg)
	–	Noretisterona (0,35 mg)
Injetável trimestral	–	Acetato de medroxiprogesterona (150 mg)

COC: contraceptivo oral combinado; DIU: dispositivo intrauterino; E2: estradiol; E4: estetrol; EE: etinilestradiol; POP: contraceptivo somente com progestagênio; VE2: valerato de estradiol.
* Excluídos: dose estrogênica acima de 35 mcg, formulações trifásicas/combifásicas/regimes alternativos com estrogênios na pausa contraceptiva.
Fonte: elaborada pelo autor.

Referências

1. Brynhildsen J. Combined hormonal contraceptives: prescribing patterns, compliance, and benefits versus risks. Ther Adv Drug Saf. 2014;5(5):201-13.
2. Sitruk-Ware R. Pharmacological profile of progestins. Maturitas. 2004 Apr 15;47(4):277-83.
3. Smith OP, Critchley HO. Progestogen only contraception and endometrial breakthrough bleeding. Angiogenesis. 2005; 8:117-26.
4. Kuhl H. Pharmacology of estrogens and progestogens: influence of different routes of administration. Climacteric. 2005;8 (Suppl1):3-63.
5. Goldzieher JW. The history of steroidal contraceptive development: the estrogens. Perspect Biol Med. 1993;36(3):363-8.
6. Mansour D, Verhoeven C, Sommer W, Weisberg E, Taneepanichskul S, Melis GB, et al. Efficacy and tolerability of a monophasic combined oral contraceptive containing nomegestrol acetate and 17β-oestradiol in a 24/4 regimen, in comparison to an oral contraceptive containing ethinylestradiol and drospirenone in a 21/7 regimen. Eur J Contracept Reprod Health Care. 2011 Dec;16(6):430-43.
7. Guida M, Bifulco G, Di Spiezio Sardo A, Scala M, Fernandez LM, Nappi C. Review of the safety, efficacy and patient acceptability of the combined dienogest/estradiol valerate contraceptive pill. Int J Womens Health. 2010;2:279-90.
8. Isotton AL, Wender MC, Czepielewski MA. Influências da reposição de estrógenos e progestágenos na ação do hormônio de crescimento em mulheres com hipopituitarismo. Arq Bras Endocrinol Metabol. 2008;52(5): 901-16.
9. Fruzzetti F, Fidecicchi T, Montt Guevara MM, Simoncini T. Estetrol: a new choice for contraception. J Clin Med. 2021;10(23):5625.
10. Lee A, Syed YY. Estetrol/drospirenone: a review in oral contraception. Drugs. 2022;82(10):1117-25.
11. Sitruk-Ware R. New progestagens for contraceptive use. Hum Reprod Update. 2006;12(2):169-78.
12. Thorneycroft IH. Update on androgenicity. Am J Obstet Gynecol. 1999;180(2 Pt 2):288-94.
13. Petitti DB. Clinical practice: combination estrogen--progestin oral contraceptives. N Engl J Med. 2003; 349(15):1443-50.
14. Krattenmacher R. Drospirenone: pharmacology and pharmacokinetics of a unique progestogen. Contraception. 2000;62:29-38.

3

Hormônios na terapia do climatério

Fabíola Zakia Mónica
Luiz Francisco Cintra Baccaro

Introdução

A queda na produção endógena de hormônios sexuais traz uma série de consequências que podem diminuir a qualidade de vida da mulher que envelhece. O hipoestrogenismo pode causar fogachos frequentes, com pico de incidência no período da perimenopausa (1 ano antes até 2 anos após a última menstruação).[1] Além de palpitação e sudorese, as ondas de calor que ocorrem no período da madrugada podem causar insônia.[2] A terapia hormonal (TH) baseada em estrogênios é capaz de reduzir em 75% a frequência e em 87% a intensidade dos fogachos.[3] Além de reduzir os fogachos, a TH com estrogênio tem efeito benéfico sobre a massa óssea, reduzindo a incidência de fraturas não vertebrais em 27%[4] e de fraturas vertebrais em 33%.[5] Recentemente, a atrofia urogenital decorrente do hipoestrogenismo foi denominada síndrome geniturinária da menopausa (SGM). A TH com estrogênios diminui os sintomas da SGM, melhorando a qualidade de vida de pacientes que apresentam sintomas como dispareunia.[6] Os guias de conduta mais recentes de sociedades médicas nacionais e internacionais orientam que as indicações para o uso de TH no climatério são: fogachos moderados/graves, prevenção da perda de massa óssea e tratamento da SGM e do hipoestrogenismo que ocorre antes dos 40 anos. Para usuárias de TH à base de estrogênios em dose sistêmica com o útero intacto, o uso de progestagênio é fundamental para evitar o desenvolvimento de neoplasia maligna de endométrio.[7] Neste capítulo, será feita uma revisão das bases farmacológicas das medicações hormonais disponíveis no Brasil para a realização de TH para o tratamento de sintomas do hipoestrogenismo, pontuando os principais aspectos farmacodinâmicos e farmacocinéticos dos estrogênios, progestagênios e tibolona.

Farmacologia da terapia hormonal no climatério

Os esquemas terapêuticos com estrogênio e progestagênio incluem o uso de estrogênio isoladamente, estrogênio associado ao progestagênio em esquemas cíclicos (sequenciais) e estrogênio e progestagênio administrados continuamente, sem interrupção. O regime sequencial envolve a alternância entre um período de administração de estrogênio sozinho seguida da administração de estrogênio-progestagênio. No regime contínuo, estrogênios e progestagênios são administrados concomitantemente em esquema diário.

Estrogênios

Produção e metabolismo dos estrogênios

Os estrogênios são classificados de acordo com sua origem (natural ou sintéticos) ou via de administração (oral ou parenteral). Os estrogênios naturais incluem estradiol (E2), estrona (E1), estriol (E3) e estetrol.[8] O E2 é sintetizado pelas vias do citocromo (CYP) P450 pela isoforma CYP19 e pela 17-beta-hidroesteroide desidrogenase (17β-HSB) a partir da androstenediona, testosterona ou estrona. A oxidação do E2 por diferentes isoformas de CYP é a principal via de metabolização, levando à formação de metabólitos hidroxilados. Em condições fisiológicas, o E2, o E1 e o sulfato de estrona (E1S) são mantidos em equilíbrio, principalmente, pela ação das enzimas 17β-HSB, sulfotransferase e sulfatase (ver Figura 1 da referência 9).[9] Apesar de o E2 ser o principal estrogênio produzido pelos ovários, as concentrações plasmáticas da E1S são maiores. Entre os estrogênios naturais, o E2 é o mais potente em ativar os receptores ERalpha (ERα) e ERbeta (ERβ), em comparação ao E1 e E3.[8]

Nas mulheres, a produção de estrógenos ocorre, principalmente, no folículo ovariano e corpo lúteo. As concentrações plasmáticas de E2 variam em cerca de 30 pg/mL na fase folicular, 150-350 pg/mL na fase pré-ovulatória e 100-210 pg/mL na fase lútea. Em mulheres na menopausa, as concentrações de E2 chegam a valores menores do que 15-20 pg/mL. A E1 é produzida, principalmente, a partir do E2 e da aromatização da androstenediona. Durante o ciclo menstrual, os níveis plasmáticos de E1 variam entre 40 e 170 pg/mL. Em mulheres na menopausa, os níveis de E1 e E1S são de, aproximadamente, 30 e 300 pg/mL.[10] Portanto, a razão estradiol:estrona varia em mulheres na perimenopausa e menopausa e em mulheres na menopausa que fazem reposição hormonal. A via de administração também interfere nessa relação (Tabela 1).[10]

Formas farmacêuticas e vias de administração dos estrogênios utilizados na terapia hormonal

De acordo com a lista A (medicamentos indicados como sendo de referência e que contêm um único insumo farmacêutico, atualizada em 10/02/2023) ou o endereço eletrônico[11] da Agência Nacional de Vigilância Sanitária do Brasil (Anvisa), os estrogênios disponíveis no Brasil utilizados na TH na menopausa estão listados na Tabela 2.

A administração de E2 e valerato de estradiol pela via oral é fácil, conveniente e não invasiva. As concentrações plasmáticas de E2 permanecem constantes por longos períodos

TABELA 1 Razão entre a concentração plasmática de estrona (E1) e estradiol (E2) em mulheres na perimenopausa, menopausa e em reposição de estradiol. Os valores não refletem a eficácia ou tolerabilidade das terapias

	Razão E1:E2
Perimenopausa	1:2
Menopausa	2:1
Estradiol (oral)	5:1
Estradiol (adesivo transdérmico)	1:1
Estradiol (gel)	1:1

(Figura 1),[12] principalmente devido à conversão reversível da E1 e E1S em E2. Devido ao alto metabolismo de primeira passagem hepático e à interconversão de E1 e E1S em E2, quando o E2 é administrado pela via oral, observam-se concentrações plasmáticas mais elevadas de E1 e do próprio E2 (Figura 1A), em comparação à administração de E2 pela via transdérmica (Figura 1B). A biodisponibilidade oral de E2 melhora na sua forma éster (valerato de estradiol), o qual é rapidamente hidrolisado pelas esterases, liberando a parte ativa da molécula, ou seja, o E2.

TABELA 2 Estrogênios utilizados na terapia de reposição hormonal em mulheres na menopausa

Princípio ativo	Nome comercial®	Forma farmacêutica	Doses disponíveis
Oral			
Estradiol hemi-hidratado	Natifa	Comprimido	1 mg
Valerato de estradiol micronizado	Primogyna	Comprimido revestido	1 e 2 mg
Estriol	Ovestrion	Comprimido	1 e 2 mg
Transdérmico			
Estradiol	Sandrena	Gel (sachê)	1 mg/g
Estradiol hemi-hidratado	Estreva	Gel	1 mg/g
	Oestrogel	Gel	0,6 mg/g
	Systen	Adesivo	25, 50 e 100 µg
	Estradot	Adesivo	25, 50 e 100 µg
Semissólido uso vaginal			
Estriol	Ovestrion	Creme	1 mg/g
Promestrieno	Antrofi	Creme	10 mg/g
Sólido uso vaginal			
Estradiol hemi-hidratado	Vagifem	Comprimido	10,3 µg
Promestrieno	Colpotrofine	Cápsula mole	10 mg

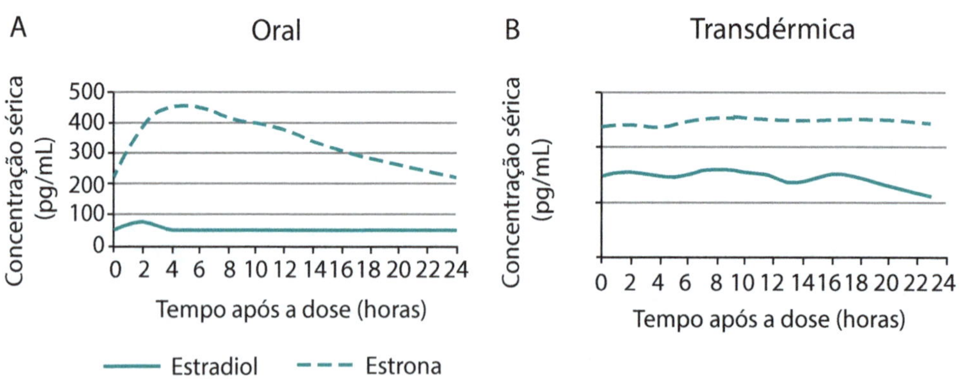

FIGURA 1 Diferenças nas concentrações plasmáticas de estradiol e estrona em função do tempo após administração pela via oral (A, 1 mg/dia) ou transdérmica (B, gel, 0,75 mg/dia) de estradiol em mulheres saudáveis na menopausa.
Fonte: Castelo-Branco C; Soveral I, 2014.[12]

Independentemente da forma farmacêutica (gel ou adesivo) e em decorrência de suas características físico-químicas do E2 (peso molecular < 400 Dáltons, coeficiente de partição [logP]~4,0, bom coeficiente de permeabilidade cutânea e alta potência), o E2 administrado pela via transdérmica será difundido pelo estrato córneo, epiderme e derme até atingir os capilares, atingindo concentrações plasmática adequadas. Os adesivos transdérmicos são controlados por membrana tipo matricial. Nesse sistema, a velocidade de liberação do fármaco é assegurada pelos componentes da matriz, permitindo uma liberação inicial rápida do princípio ativo com posterior liberação constante ao longo do tempo (Figura 2A).[12] A forma farmacêutica interfere no perfil farmacocinético, assim como em alguns parâmetros bioquímicos e de coagulação, entre outros marcadores.[13] Os efeitos mostrados na Tabela 3 podem variar conforme a dose, o tipo de estrogênio e progestagênio utilizados.

A via de administração do estrogênio também pode interferir nos níveis circulantes da globulina de ligação de hormônios sexuais (S-HBG). Por exemplo, estudo randomizado, duplo-cego, prospectivo e cruzado comparou os níveis basais de S-HBG antes e depois de doses crescentes de E2 administrado pelas vias oral e transdérmica, seguido de E2 administrado com a progestina, acetato de medroxiprogesterona em mulheres na menopausa. A administração de E2 pela via oral, mas não pela via transdérmica, aumentou as concen-

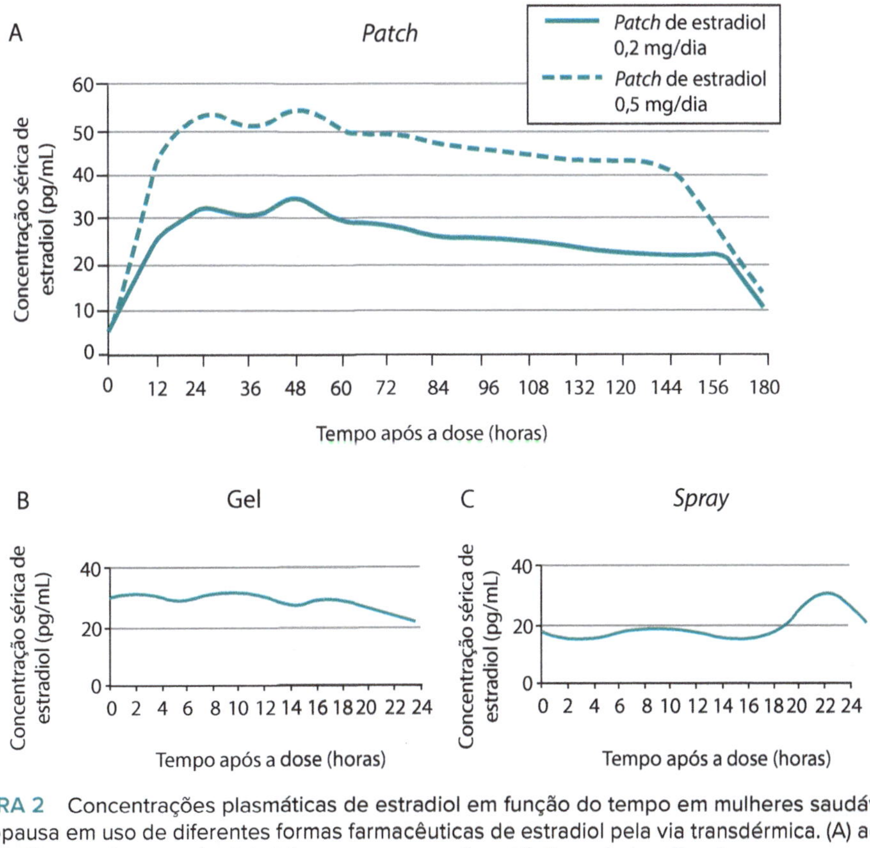

FIGURA 2 Concentrações plasmáticas de estradiol em função do tempo em mulheres saudáveis na menopausa em uso de diferentes formas farmacêuticas de estradiol pela via transdérmica. (A) adesivo, (B) gel, (C) *spray* (acesso aberto). A forma em *spray* não está disponível no Brasil.
Fonte: Castelo-Branco C; Soveral I, 2014.[12]

trações plasmáticas de S-HBG em cerca de 67-171%. A administração da progestina diminuiu os níveis de S-HBG em aproximadamente 14-18% durante o tratamento.[14]

A administração de formas farmacêuticas pela via vaginal disponíveis no Brasil tem como principal objetivo tratar topicamente a síndrome geniturinária da menopausa, portanto as concentrações séricas e os efeitos sistêmicos são significativamente menores em comparação ao estradiol administrado pelas vias oral e transdérmica.

Progestagênios

Os progestagênios formam uma classe de hormônios esteroides e podem ser classificados em naturais (progesterona e 17-hidroxiprogesterona) e sintéticos (progestagênios). A progesterona natural é produzida pelo corpo lúteo, pela placenta e em menores quantidades pelo córtex adrenal. Os progestagênios utilizados na TH na menopausa podem ser quimicamente relacionadas à progesterona (didrogesterona, medroxiprogesterona e ciproterona), à testosterona (noretisterona e levonorgestrel) ou à espironolactona (drospirenona); portanto, os efeitos biológicos dessa classe são diversos.[15] Progestagênios se ligam e ativam os receptores de progesterona (PR), porém apresentam afinidade e atividade biológica por outros receptores esteroides, podendo atuar como agonista, antagonista ou apresentar nenhum efeito clínico nesses receptores (Tabela 4).[16]

TABELA 3 Efeito de diferentes formas farmacêuticas de estrogênio no sistema cardiovascular e em outros parâmetros

Parâmetro	Estrogênio oral	Estrogênio transdérmico
Colesterol total	Reduz	Reduz
Colesterol HDL	Aumento	Neutro
Colesterol LDL	Reduz	Reduz
Triglicérides	Aumento	Neutro ou reduz
Proteína C reativa	Aumento	Reduz
Antitrombina III	Reduz	Reduz
Atividade fator VII	Neutro	Reduz
Fator de von Willebrand	Aumento	Neutro ou reduz

TABELA 4 Atividade biológica dos progestagênios nos diferentes receptores esteroidais

	Progestogênica	Androgênica	Antiandrogênica	Glicocorticoide	Antimineralocorticoide
Progesterona	+	-	±	+	+
Didrogesterona	+	-	±	-	±
Medroxiprogesterona	+	±	-	+	-
Drospirenona	+	-	+	-	++
Noretisterona	++	+	-	-	-
Ciproterona	+	-	++	+	-
Levonorgestrel	++	+	-	-	±

Atividade biológica/afinidade: (++): muito eficaz; (+): eficaz; (±): baixa eficácia; (-): sem eficácia

De acordo com a lista B da Anvisa (medicamentos indicados como sendo de referência contendo dois ou mais insumos farmacêuticos, atualizada em 10/02/2023) ou o endereço eletrônico[11] da Anvisa, os progestagênios associados aos estrogênios aprovados no Brasil estão descritos na Tabela 5. Como progestagênios isolados disponíveis no mercado para administração pela via oral, há o acetato de medroxiprogesterona, progesterona natural e didrogesterona. O levonorgestrel sozinho pode ser também administrado pela via intrauterina. A associação de progestagênio ao estrogênio deve-se ao fato de a primeira classe prevenir a hiperplasia e neoplasia do endométrio induzidas pelos estrogênios. Redução da atividade mitótica nuclear induzida pelos estrogênios e o aumento da expressão e atividade da 17β-HSB tipo 2, a qual converte o E2 no metabólito menos potente (E1), são alguns efeitos induzidos pelos progestagênios para contrabalancear o efeito proliferativo dos estrogênios.[15] A seguir, serão detalhadas as principais características farmacodinâmicas e farmacocinéticas dos progestagênios utilizados na TH na menopausa.

Progesterona

A progesterona apresenta uma potente atividade progestagênica e antiestrogênica no endométrio e no colo do útero, além das atividades antiandrogênica e antimineralocorticoide (Tabela 4). Após a administração pela via oral, a progesterona é rapidamente metabolizada no trato gastrointestinal e no fígado, podendo levar à produção de centenas de metabólitos, alguns deles farmacologicamente ativos. Devido à baixa biodisponibilidade da progesterona, desenvolveu-se uma forma farmacêutica de progesterona micronizada e encapsulada em cápsulas gelatinosas. Após a administração de progesterona micronizada (200 mg) atingiu-se concentração plasmática 12 ng/mL, pico plasmático de 4 horas. Cerca de 17% da progesterona circulante é ligada com alta afinidade pela S-HBG e 80% ligada com baixa afinidade pela albumina.[17] A progesterona utilizada na TH está disponível para administração oral e vaginal.

A Figura 3[18] mostra os perfis plasmáticos da progesterona (A), E2 (B) e E1 (C) após administração pela via oral de estradiol/progesterona (0,5 mg/100 mg/dia ou 1mg/100 mg/dia, 12 meses) em mulheres na menopausa.

Didrogesterona

A didrogesterona apresenta melhor biodisponibilidade pela via oral em relação à progesterona, por isso doses menores são necessárias. É rapidamente absorvida e, posteriormente, metabolizada em derivados da 20-α-hidroxi, como o metabólito ativo 20-α-diidrodidrogesterona (DHD), que possui perfil de ação semelhante ao da didrogesterona. A meia-vida plasmática da didrogesterona é de 5-7 horas e do DHD, de 14-17 horas. Em relação à progesterona, a didrogesterona apresenta maior seletividade, ou seja, não apresenta atividade, por exemplo, no receptor de glicocorticoide (Tabela 4).[17]

Medroxiprogesterona

A medroxiprogesterona apresenta melhor biodisponibilidade pela via oral em relação à progesterona. Após a administração de medroxiprogesterona (10 mg oral), as concentrações plasmáticas máximas são atingidas após 1 a 4 horas na faixa entre 3,4 e 4,4 ng/mL. A concentração cai rapidamente após 6-12 horas e, após 24 horas, as concentrações ficam na faixa de 0,3 a 0,6 ng/mL. A medroxiprogesterona apresenta alta afinidade pelo receptor PR e não se liga aos receptores de estrogênio e mineralocorticoide (Tabela 4).[17]

Drospirenona

A drospirenona atinge picos plasmáticos em 1 a 2 horas após a administração pela via

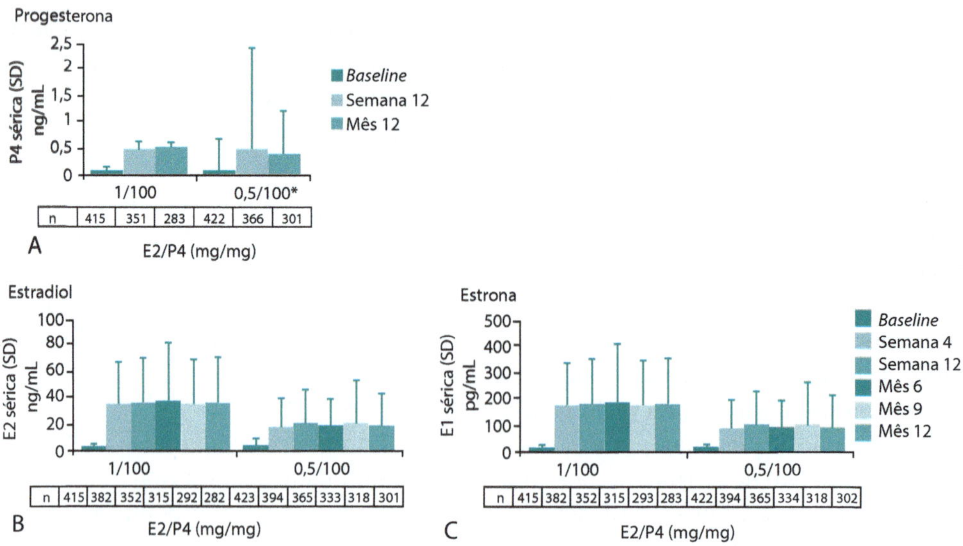

FIGURA 3 Concentrações plasmáticas de progesterona (A), estradiol (B, E2) e estrona (C, E1) no basal e após 12 meses de administração de estradiol/progesterona (0,5 mg/100 mg/dia ou 1 mg/100 mg/dia) pela via oral em mulheres saudáveis e na menopausa.

Fonte: Lobo RA et al., 2019.[18]

oral. A biodisponibilidade da drospirenona é ~76%, meia-vida plasmática terminal ~25-33 horas, e se liga à albumina. Estima-se que a afinidade da drospirenona pelo receptor mineralocorticoide (MR) seja 5 vezes maior em relação à progesterona (Tabela 4) e 8-10 vezes mais potente em antagonizar o MR em comparação à espironolactona. O bloqueio do receptor MR favorece a maior e menor, respectivamente, secreção urinária de sódio e potássio, podendo levar a efeitos benéficos na pressão arterial ambulatorial de 24 horas.[19] É importante monitorar os níveis plasmáticos de potássio, sobretudo em pacientes com função renal reduzida e/ou em uso de inibidores da enzima conversora de angiotensina I, antagonistas dos receptores AT1 da angiotensina II e espironolactona.[17]

Noretisterona

Após a administração pela via oral, o acetato de noretisterona é rapidamente convertido em noretisterona. A biodisponibilidade pela via oral varia entre 40% e 80%. No sangue, a noretisterona apresenta ligação de 60% à albumina e 36% à SHBG. A meia-vida plasmática terminal da noretisterona é ~9,5 horas. A noretisterona apresenta metabolização hepática, e um de seus metabólitos, 5-alfa-diidro-noretisterona, apresenta alta afinidade pelo receptor de andrógeno, levando a uma atividade androgênica moderada. A noretisterona não apresenta atividade glicocorticoide ou antimineralocorticoide (Tabela 4). Após administração pela via oral de noretisterona nas doses de 0,5, 1 e 2 mg, as concentrações plasmáticas atingidas são de cerca de 5 ng/mL, 5-10 ng/mL e 12 ng/mL, respectivamente. A associação com estradiol não altera os parâmetros farmacocinéticos da noretisterona. O uso de adesivos transdérmicos contendo acetato de noretisterona (250 μg) produzirá concentrações plasmáticas entre 0,5 e 1 ng/mL no segundo dia de aplicação do adesivo. Após esse período, as concentrações podem cair para 0,25-0,5 ng/mL.[17]

Ciproterona

O acetato de ciproterona é quase completamente absorvido e biodisponível e liga-se somente à albumina. Entre os progestagênios disponíveis na TH, a ciproterona é a que apresenta a maior atividade antiandrogênica (Tabela 4). Após a administração de 2 mg de acetato de ciproterona, a concentração plasmática atingida é por volta de 11 ng/mL.[17]

Levonorgestrel

O levonorgestrel apresenta biodisponibilidade oral de 95%, meia-vida plasmática terminal de 24 horas e ligação a proteínas plasmáticas (50% albumina e 48% SHBG). O levonorgestrel é um progestagênio com alta potência para ativar os receptores PR e possui moderada atividade androgênica. Não ativa os receptores de glicocorticoide nem antagoniza os MR (Tabela 4). A concentração plasmática de levonorgestrel (300 μg) administrado com estradiol (2 mg) é, aproximadamente, 6,2 ng/mL após 1 hora e meia-vida plasmática de 32 horas.[17] O levonorgestrel administrado pela via intrauterina (Mirena, 52 mg) também é outra opção interessante na TH. O dispositivo intrauterino (52 mg) libera o levonorgestrel a uma taxa de 20 ug/dia, levando a níveis plasmáticos de cerca de 200 pg/mL. Estudo prévio estimou que uma quantidade de 11-13 mg de levonorgestrel permanece no reservatório ao final de 10 anos e essa quantidade liberará cerca de 5 ug/dia de levonorgestrel.[20]

Outra opção terapêutica: tibolona

A tibolona é um esteroide sintético e pró-fármaco, ou seja, é uma molécula que precisa passar pelo processo de biotransformação para liberar metabólitos ativos, os quais podem apresentar atividade estrogênica, progestagênica e androgênica. Também é uma opção para o tratamento dos fogachos e da perda de massa óssea.[21] A tibolona é rápida e extensivamente absorvida após administração oral. No fígado e no intestino, a tibolona é convertida em metabólitos ativos como o 30-alfa- e 3-beta-hidroxitibolona, que apresentam atividade estrogênica nos ossos e na vagina. Outro metabólito, denominado de Δ4-tibolona, produzido em menores concentrações, apresenta atividade progestagênica e androgênica.[10] A idade não interfere nos parâmetros farmacocinéticos da tibolona e de seus metabólitos.[22] No Brasil, a tibolona está presente na forma de comprimido nas doses de 1,25 e 2,5 mg.

Considerações finais

A TH à base de estrogênios/progestagênios é efetiva no controle dos sintomas do hipoestrogenismo, como ondas de calor e síndrome geniturinária da menopausa, além de efeitos benéficos sobre a massa óssea. Diversas opções estão disponíveis para uso, com diferentes posologias e vias de administração. A TH administrada por via oral é de fácil utilização e possivelmente mais acessível à população. Entretanto, estudos observacionais têm sugerido que a administração de hormônios por via transdérmica possivelmente traria melhor relação risco/benefício, pois não há primeira passagem dos hormônios no fígado. A primeira passagem hepática dos estrogênios traz efeitos indesejáveis como aumento na proteína C reativa, proteínas da coagulação, triglicérides e SHBG.[23] Mulheres com maior risco de eventos tromboembólicos, como portadoras de hipertensão, diabetes, obesidade, síndrome metabólica, entre outras, se beneficiariam do uso de hormônios por via transdérmica.[23] A individualização é fundamental para escolher o melhor esquema de tratamento para cada paciente.

TABELA 5 Algumas associações hormonais utilizadas na terapia de reposição hormonal na menopausa

Esquema terapêutico	Medicamento®	Forma farmacêutica	Doses disponíveis
Contínuo (oral) Estradiol hemi-hidratado + drospirenona	Angeliq	Comprimido revestido	1 mg + 2 mg
Estradiol + didrogesterona	Femoston conti	Comprimido revestido	1 mg + 5 mg
Estradiol hemi-hidratado + acetato de noretisterona	Natifa Pro	Comprimido revestido	1 mg + 0,5 mg
Estradiol + acetato de noretisterona	Suprema	Comprimido revestido	2 mg + 1 mg
Valerato de estradiol micronizado + noretisterona	Merigest	Comprimido revestido	2 mg + 0,7 mg
Contínuo (transdérmica) Estradiol hemi-hidratado + acetato de noretisterona	Estalis	Adesivo	50 μg/dia + 140 μg/dia
Estradiol hemi-hidratado + acetato de noretisterona	Systen Conti	Adesivo	3,2 mg + 11,2 mg (todos os adesivos)
Sequencial (oral) Estradiol + didrogesterona	Femoston 1/10	Comprimido revestido	1 mg + 0 mg (branco) + 1 mg + 10 mg (cinza)
Valerato de estradiol (comprimido branco)/valerato de estradiol + acetato de ciproterona (comprimido rosado)	Climene	Comprimido revestido	2 mg (comprimido branco) / 2 mg + 1 mg (comprimido rosado)
Valerato de estradiol + levonorgestrel	Cicloprimogyna	Comprimido revestido	2 mg (comprimido branco) e 2 mg + 0,25 mg (comprimido rosado)
Sequencial (transdérmico) Estradiol hemi-hidratado	Systen Sequi	Adesivo	3,2 mg (adesivo 1)
Estradiol hemi-hidratado + acetato noretisterona			3,2 mg + 11,2 mg (adesivo 2)

RESUMO

O hipoestrogenismo decorrente da diminuição da função ovariana pode trazer consequências indesejadas como fogachos, atrofia da mucosa urogenital e perda de massa óssea. A TH à base de estrogênio reduz a frequência e intensidade dos fogachos, melhora o trofismo urogenital e aumenta a massa óssea, reduzindo a ocorrência de fraturas. Os estrogênios naturais frequentemente usados na TH incluem o estradiol, a estrona e o estriol. Na TH em doses sistêmicas, o estrogênio pode ser administrado por via oral ou transdérmica. A administração de estrogênio pela via oral é fácil, conveniente e não invasiva. A administração por via transdérmica pode ser feita através de gel ou adesivo, e o hormônio é difundido pelo estrato córneo, epiderme e derme, até atingir os capilares, atingindo também concentrações plasmáticas adequadas. Estudos observacionais têm sugerido que a administração de estrogênios por via transdérmica possivelmente traria melhor relação risco/benefício, pois não há primeira passagem dos hormônios no fígado e, com isso, menor produção de proteínas que aumentam a coagulação sanguínea. A administração de estrogênio pela via vaginal tem como principal objetivo tratar localmente a atrofia genital, portanto as concentrações séricas e os efeitos sistêmicos são significativamente menores em comparação ao estrogênio administrado pelas vias oral e transdérmica. Para usuárias de TH à base de estrogênios em dose sistêmica com útero intacto, o uso de progestagênio é fundamental para evitar o desenvolvimento de neoplasia maligna de endométrio. Os progestagênios são uma classe de hormônios esteroides e podem ser classificados em naturais (progesterona e 17-hidroxiprogesterona) e sintéticos (progestagênios). Os progestagênios utilizados na TH na menopausa podem ser quimicamente relacionados à progesterona (didrogesterona, medroxiprogesterona e ciproterona), à testosterona (noretisterona e levonorgestrel) ou à espironolactona (drospirenona). A TH com estrogênio e progestagênio pode ser feita em esquemas sequenciais ou contínuos. A tibolona é um esteroide sintético e pró-fármaco, ou seja, uma molécula que precisa passar pelo processo de biotransformação para liberar metabólitos ativos, os quais podem apresentar atividade estrogênica, progestagênica e androgênica. Também é uma opção para o tratamento dos fogachos e da perda de massa óssea. Diversas opções hormonais estão disponíveis para a realização de TH, com diferentes posologias e vias de administração. A individualização é fundamental para escolher o melhor esquema de tratamento para cada paciente.

Referências

1. Freeman EW, Sammel MD, Sanders RJ. Risk of long-term hot flashes after natural menopause. Menopause. 2014;21(9):924-32.
2. Kaunitz AM, Manson JE. Management of Menopausal Symptoms. Obstet Gynecol. 2015;126(4):859-76.
3. MacLennan AH, Broadbent JL, Lester S, Moore V. Oral oestrogen and combined oestrogen/progestogen therapy versus placebo for hot flushes. Cochrane Database Syst Rev. 2004;2004(4):CD002978.
4. Torgerson DJ, Bell-Syer SEM. Hormone Replacement Therapy and Prevention of Nonvertebral Fractures: a meta-analysis of randomized trials. JAMA. 2001; 285(22):2891-7.
5. Torgerson DJ, Bell-Syer SE. Hormone replacement therapy and prevention of vertebral fractures: a meta-analysis of randomised trials. BMC Musculoskeletal Disorders. 2001;2(1).
6. Faubion SS, Kingsberg SA, Shifren JL, Mitchell C, Kaunitz AM, Larkin L, et al. The 2020 genitourinary syndrome of menopause position statement of The North American Menopause Society. Menopause. 2020;27(9): 976-92.
7. Faubion SS, Crandall CJ, Davis L, El Khoudary SR, Hodis HN, Lobo RA, et al. The 2022 hormone therapy position statement of The North American Menopause Society. Menopause. 2022;29(7):767-94.
8. Chen P, Li B, Ou-Yang L. Role of estrogen receptors in health and disease. Front Endocrinol. 2022;13:839005.
9. Tsuchiya Y, Nakajima M, Yokoi T. Cytochrome P450-mediated metabolism of estrogens and its regulation in human. Cancer Lett. 2005;227(2):115-24.
10. Kuhl H. Pharmacology of estrogens and progestogens: influence of different routes of administration. Climacteric. 2005;8(sup1):3-63.
11. Brasil. Agência Nacional de Vigilância Sanitária. Consultas [Internet]. [acesso em julho de 2023]. Disponível em: https://consultas.anvisa.gov.br/#/medicamentos.
12. Castelo-Branco C, Soveral I. Clinical efficacy of estradiol transdermal system in the treatment of hot flashes in postmenopausal women. Research and Reports in Transdermal Drug Delivery. 2014;3:1-8.
13. Goldštajn MŠ, Mikuš M, Ferrari FA, Bosco M, Uccella S, Noventa M, et al. Effects of transdermal versus oral hormone replacement therapy in postmenopause: a systematic review. Arch Gynecol Obstet. 2022;307(6): 1727-45.
14. Ropponen A, Aittomäki K, Vihma V, Tikkanen MJ, Ylikorkala O. Effects of oral and transdermal estradiol administration on levels of sex hormone-binding globulin in postmenopausal women with and without a history of intrahepatic cholestasis of pregnancy. J Clin Endocrinol Metab. 2005;90(6):3431-4.
15. Genazzani AR, Monteleone P, Giannini A, Simoncini T. Pharmacotherapeutic options for the treatment of menopausal symptoms. Expert Opin Pharmacother. 2021;22(13):1773-91.
16. Stevenson JC, Rozenberg S, Maffei S, Egarter C, Stute P, Römer T. Progestogens as a component of menopausal hormone therapy: the right molecule makes the difference. Drugs Context. 2020;9:2020-10-1.
17. Bińkowska M, Woroń J. Progestogens in menopausal hormone therapy. Prz Menopauzalny. 2015;2:134-43.
18. Lobo RA, Liu J, Stanczyk FZ, Constantine GD, Pickar JH, Shadiack AM, et al. Estradiol and progesterone bioavailability for moderate to severe vasomotor symp-

tom treatment and endometrial protection with the continuous-combined regimen of TX-001HR (oral estradiol and progesterone capsules). Menopause. 2019;26(7):720-7.

19. Regidor P, Mueller A, Mayr M. Pharmacological and metabolic effects of drospirenone as a progestin-only pill compared to combined formulations with estrogen. Womens Health (Lond Engl). 2023;19:17455057221147.
20. Creinin MD, Jansen R, Starr RM, Gobburu J, Gopalakrishnan M, Olariu A. Levonorgestrel release rates over 5 years with the Liletta® 52-mg intrauterine system. Contraception. 2016;94(4):353-6.
21. Lazovic G, Radivojevic U, Milosevic V, Lazovic A, Jeremic K, Glisic A. Tibolone and osteoporosis. Arch Gynecol Obstet. 2007;276(6):577-81.
22. Timmer CJ, Verheul HAM, Doorstam DP. Pharmacokinetics of tibolone in early and late postmenopausal women. Br J Clin Pharmacol. 2002;54(2):101-6.
23. Cho L, Kaunitz AM, Faubion SS, Hayes SN, Lau ES, Pristera N, et al. Rethinking Menopausal Hormone Therapy: For Whom, What, When, and How Long?. Circulation. 2023;147(7):597-610.

4

Hormônios, humor e cognição no climatério

Joel Rennó Jr.
Alexandre Okanobo Azuma

Introdução

Climatério e definições

O final da idade reprodutiva da mulher em sua fase tardia é marcado pelo começo da transição da menopausa, sendo estimada a sua ocorrência mais usualmente entre 44 e 48 anos. Em sua fase inicial, apresenta irregularidades no ciclo menstrual, variando até 7 dias e progredindo na fase tardia para intervalos com amenorreia por mais de 60 dias ou mais de dois ciclos menstruais.[1]

A transição da menopausa, por ser um período de instabilidade nos níveis hormonais com declínio da função ovariana, é acompanhada muitas vezes de sintomas da síndrome climatérica, que envolvem sintomas vasomotores, ou fogachos, alterações de sono, alterações geniturinárias, alterações cognitivas e aumento de riscos clínicos associados, como é o caso de doenças cardiovasculares e de osteoporose.[1-3]

A última menstruação configura a falência ovariana definitiva, também chamada de menopausa. Devido aos períodos longos de amenorreia ao final da transição da menopausa, a última menstruação só é definida a partir de um período de 12 meses sem menstruar, ocorrendo mais habitualmente entre 45 e 55 anos.[1,2]

A depender da idade em que a última menstruação ocorre, ela pode ser classificada em menopausa precoce, se entre 40 e 45 anos, ou menopausa tardia, quando após os 55 anos. Há ainda um quadro chamado insuficiência ovariana prematura, quadro menos comum que afeta até 1% das mulheres e no qual a falência ovariana acontece antes dos 40 anos.[2]

O termo "perimenopausa" compreende o período da transição da menopausa inicial até 1 ano após a menopausa.[1] O climatério engloba o período de declínio da fase reprodutora feminina na pré-menopausa, passando por sua transição até a menopausa, estendendo-se pela pós-menopausa.[1,2]

Saúde mental da mulher e climatério

Evidência de influência dos hormônios na saúde mental da mulher

A influência dos hormônios sexuais femininos no sistema nervoso central em sua homeostase, bem como a flutuação desses hormônios em diferentes fases do ciclo reprodutivo, tem sido objeto de estudo com evidências de períodos de vulnerabilidade para sintomas de humor e prejuízos cognitivos.[3]

Em diferentes momentos em que ocorrem flutuações hormonais no organismo da mulher, há transtornos psiquiátricos com sintomas depressivos associados que apresentam associação de maior risco, como é o caso do transtorno disfórico pré-menstrual, cujos sintomas aparecem na fase lútea e melhoram após a menstruação. Também é observado em taxas mais elevadas de depressão e de sintomas depressivos no período perinatal e na perimenopausa.[3]

Além do risco de desenvolver tais sintomas, estudos transversais indicam um aumento da prevalência de sintomas depressivos em até 70% das mulheres no período climatérico, enquanto o mesmo ocorre em até 31% das mulheres antes dessa fase. Esses achados são corroborados por estudos longitudinais mostrando que o risco de sintomas depressivos aumenta até 1,5 vez na transição menopausal inicial e em até 2,89 vezes na tardia.[4]

A presença de sintomas depressivos nem sempre fecha critérios para apresentar o diagnóstico de transtorno depressivo maior, mas estudo longitudinal utilizando a *Structured Clinical Interview for Depression* identificou um risco de duas a quatro vezes maior desse diagnóstico ao longo da transição menopausal inicial até o início da pós-menopausa. Esse risco é mais evidente em mulheres com histórico prévio de episódio depressivo ao longo da vida, o que caracteriza a perimenopausa como janela de vulnerabilidade para descompensações e recorrência desse quadro.[4]

Fisiopatologia

Mudanças hormonais no climatério

Usualmente, após os 40 anos, os ovários começam a reduzir de volume, acompanhados de uma redução no número e na maturação dos folículos ovarianos, o que leva a diminuição de unidades foliculares. O folículo ovariano antral produz inibina B, a qual age inibindo a produção de FSH, e uma diminuição nas funções desse folículo leva a aumento do FSH.[1,5]

O pico de estradiol está ligado ao fenômeno da ovulação estimulando o pico de LH; por ele estar com produção reduzida na transição menopausal, pode causar ciclo anovulatório e ciclos maiores com amenorreia. No caso de a ovulação ocorrer, o corpo lúteo formado é também menos eficiente, o que contribui para ciclos irregulares e produção diminuída de progesterona.[1,2,5]

Na transição menopausal precoce, os níveis de FSH começam a se elevar, mas apresentando dosagens ainda variáveis. O hormônio antimülleriano e a inibina B apresentam valores reduzidos, o que está ligado a um crescimento e maturação ovarianos também diminuídos, levando a redução progressiva de folículos antrais. Nessa fase, os níveis de estrogênio podem também ser variáveis, inclusive atingindo picos maiores do que em períodos pré-menopausa.[1,2,5]

Já na transição menopausal tardia, o FSH passa a apresentar elevação persistente, com dosagens acima de 25 UI/mL, enquanto permanecem baixos os níveis de inibina e hormônio antimülleriano, levando a ciclos mais erráticos, com alterações no fluxo menstrual, diminuição de progesterona e variações nos níveis de estrogênio que progridem para diminuição em sua produção. Nessa fase, o aparecimento dos sintomas vasomotores é mais provável.[1,2,5]

Essas alterações hormonais ainda podem se perpetuar ao longo da pós-menopausa inicial, e é estimada uma estabilização dos níveis de FSH cerca de 2 anos após a última menstruação.[1,2] Essa transição do ciclo reprodutivo para a falência ovariana é acompanhada, portanto, de flutuações hormonais importantes que resultam em flutuações de estrogênio com um padrão errático e diminuição de progesterona, isso tudo acompanhado de um comportamento também flutuante de níveis de

FSH, com tendência a menos fases lúteas acontecendo. Assim, demonstra a complexa relação entre tais hormônios, com variação hormonal que não é representada somente por diminuição linear em seus níveis. [1,2,5]

Ação neuroendócrina dos hormônios sexuais femininos

O estrogênio apresenta ação sistêmica; receptores para esse hormônio estão presentes em áreas do cérebro importantes na regulação de humor e em processos cognitivos, como o córtex pré-frontal e o hipocampo.[3] Essa ação no sistema nervoso central passa por interações com a ação serotoninérgica e noradrenérgica, o sistema de monoaminas, por diferentes vias em que indiretamente medeia a regulação desses neurotransmissores.[3]

Monoaminoxidases A e B são enzimas cuja função é agir na degradação de serotonina e noradrenalina. O estrogênio possui ação inibitória nessa enzima, o que leva a maior disponibilidade de monoaminas.[3] A triptofano hidroxilase é uma das enzimas envolvidas na síntese de serotonina, e o estrogênio também age de forma a estimular essa ação.[3] O estrogênio também realiza um *upregulation* em receptores serotoninérgicos 5HT-2A e aumenta a densidade de receptores serotoninérgicos no hipotálamo, área pré-óptica e amígdala.[3]

Quanto à produção de noradrenalina, a tirosina hidroxilase envolvida em sua síntese também tem ação estimulada pelo estrogênio. Estudos observando efeitos da administração aguda de estrogênio observaram maior ativação em genes que transcrevem a enzima dopamina-beta-hidroxilase, uma catalisadora na conversão da dopamina em noradrenalina.[3]

A progesterona também apresenta ação neuroendócrina através da alopregnanolona, um de seus derivados e que age como modulador alostérico positivo de receptores GABAa de forma dose-dependente.[5]

O eixo hipotálamo-hipófise-adrenal é diretamente ligado à resposta ao estresse com produção de cortisol estimulada frente a estressores. A homeostase desse sistema ocorre via inibição gabaérgica, a qual regula a resposta ao estresse recuperando o sistema após a resposta de estresse. Um desbalanço nesse sistema é estudado como uma das vias que conferem maior suscetibilidade a desenvolver transtorno depressivo, sendo que a ação da alopregnanolona nos receptores GABAa influencia a regulação desse eixo.[5]

Flutuações hormonais e humor

Há evidências de que as alterações hormonais ao longo do climatério influenciam maior instabilidade no humor, refletindo-se em sintomas depressivos e ansiosos em mulheres com maior sensibilidade.[5]

A quantidade direta dos hormônios, bem como uma menor concentração no organismo da mulher, já foram teorizadas como causadores dessa instabilidade, porém as evidências têm apontado para a influência da variação hormonal mais do que de níveis baixos ou altos dos hormônios como estando relacionadas com vulnerabilidade a variações de humor.[4-6]

Em estudos longitudinais, a dose de estradiol não esteve correlacionada com escores de sintomas depressivos em mulheres na perimenopausa, o que foi observado também quanto à dose de FSH em um estudo de 2014 com 3.302 participantes, em acompanhamento que durou 8 anos e com média de 5 amostragens das doses de hormônios.[5] Em contraste com tais achados, cite-se um estudo realizado com 231 participantes do *Penn Ovarian Aging Study* (POAS) sem histórico de depressão, acompanhando as mulheres também por 8 anos, realizando dez acessos ao longo do período, cada acesso com duas visitas nos primeiros 6 dias após dois ciclos menstruais consecutivos ou duas visitas separadas por 1 mês em mulheres sem ciclos menstruais, resultando em até 20 amostras por participante.[6] Nesse estudo, foi utilizada a escala *Center for Epidemiologic Studies Depression Scale* (CES-D) para avaliar sintomas depressivos, e foi realizado ajuste para os fatores de confusão como má qualidade de sono, índice de massa corpórea, tabagismo, síndrome pré-menstrual, estado civil, estado de saúde e situação de emprego. O diagnóstico de transtorno depressivo foi 2,5 vezes maior na transição da menopausa; mulheres com escores maiores na CES-D tinham 5 vezes mais chance de estarem na transição da menopausa, e, em média, as mulheres tinham 4,58 vezes mais chance de dosagens maiores de FSH, três vezes mais chance de dosagens maiores de LH e 63% mais chance de níveis menores de inibina B. Entre as variáveis hormonais, a maior associação de risco para o diagnóstico de depressão foi a grande variação nas doses de estradiol quando comparada com a dose média da própria mulher, com um OR 2,45, 95% CI 1,54-3,89 e $P = < 0{,}001$.[6]

A influência do estradiol em sintomas depressivos também foi observada em estudo com 56 mulheres assintomáticas na pós-menopausa que tiveram histórico de depressão na perimenopausa. As participantes receberam três semanas de estradiol transdérmico 100 μg/d e posteriormente foram separadas em dois grupos, um recebendo placebo e as demais mantendo o estradiol transdérmico. No grupo que passou a receber placebo, obtiveram-se pontuações maiores para sintomas depressivos na escala CES-D, enquanto o outro grupo permaneceu assintomático.[4]

A alopregnanolona e flutuações em seus níveis também apresentam evidência de influenciar a homeostase do sistema nervoso central. O receptor GABAa é composto por cinco subunidades de 19 possíveis (α1-α6, β1-β3, γ1-γ3, δ, ε, θ, π, ρ1-ρ3), sendo que as subunidades α1 e α3 são mais sensíveis a baixas concentrações de alopregnanolona, enquanto as subunidades α2, α4, α5 e α6 respondem somente a altas concentrações. Uma simulação de ciclo menstrual em roedores com administração de progesterona por 21 dias e posterior diminuição rápida levou a um aumento de subunidades α4 em duas a três vezes e aumento de comportamentos ansiosos.[7]

A flutuação nos níveis hormonais também pode afetar a função da alopregnanolona e o funcionamento dos receptores GABAa. Em roedores, a variação de hormônios ovarianos aumentou a expressão das subunidades α4, β2 e δ nos receptores GABAa, o que modifica a resposta da alopregnanolona, que usualmente potencializa a ação gabaérgica, fazendo que seu efeito iniba ao invés de estimular, contribuindo para uma resposta excitatória no sistema nervoso central e podendo contribuir para desregulação no eixo hipotálamo-hipófise-adrenal e no controle de resposta ao estresse.[5]

A ação da alopregnanolona no humor em humanos também já é observada. A partir da ação desse neuroesteroide em regular o eixo hipotálamo-hipófise-adrenal, foi formulada a hipótese de esse hormônio estar diretamente ligado a sintomas depressivos na depressão pós-parto. Assim, foi realizada a formulação da brexanolona, fármaco com ação semelhante à da alopregnanolona e que é aprovada pelo Food and Drug Administration (FDA) para tratamento de depressão pós-parto.[8]

Portanto, a complexa variação hormonal que ocorre na transição menopausal tem relação relevante no surgimento de sintomas de humor, tornando tal período uma janela de vulnerabilidade para a saúde mental da mulher, principalmente em mulheres com uma sensibilidade maior a essas mudanças hormonais.

Quadro clínico

O período da transição da menopausa apresenta-se como uma janela de vulnerabilidade para o diagnóstico de transtorno depressivo, porém os sintomas envolvidos nesse diagnóstico podem se sobrepor aos existentes na síndrome climatérica e ambos podem apresentar possíveis alterações cognitivas, tornando a compreensão dessas alterações nesse período mais complexa. A Figura 1 mostra como sintomas da depressão e da síndrome climatérica podem se sobrepor.[4]

Síndrome climatérica

Sintomas relacionados à síndrome climatérica podem afetar até 75% das mulheres ao longo da transição menopausal.[9] Os sintomas vasomotores, ou fogachos, podem já ocorrer na transição menopausal inicial, porém aumentam as chances de acometerem as mulheres ao longo da transição menopausal tardia, chegando a afetar até 80% das mulheres na pós-menopausa.[5,12]

Em uma pesquisa de 2019 com 1.409 mulheres entre 45 e 55 anos feita pelo Chartered Institute of Personnel and Development, no Reino Unido, a presença de sintomas vasomotores ocorreu em 72%, sendo que 58% apresentavam sudorese noturna e até 64% tinham dificuldades com o sono. Nessa amostra, 60% das mulheres relataram sentir mais estresse e irritabilidade com colegas com dificuldades de concentração ocorrendo em 65%.[9]

Os sintomas vasomotores podem persistir por até 7 anos e estão relacionados com comorbidades clínicas relevantes como aumento do risco cardiovascular e de osteoporose. Estima-se que até 75% das mulheres na pós-menopausa possam apresentar fadiga acompanhando o quadro.[10]

Aumento de ansiedade e aparecimento de sintomas depressivos também podem acompanhar esse quadro sem necessariamente configurar um diagnóstico de transtorno depressivo ou ansioso. A manifestação de mais sintomas de humor e de cognição tem associação com a presença de sintomas vasomotores ocorrendo de forma mais frequente.[10]

A deficiência estrogênica pode também afetar o trato genital e urinário, levando a sintomas da síndrome geniturinária da menopausa. Sensação de queimação, secura vaginal, dispareunia, aumento de infecções urinárias e disúria podem ocorrer também como efeito da transição menopausal.[10]

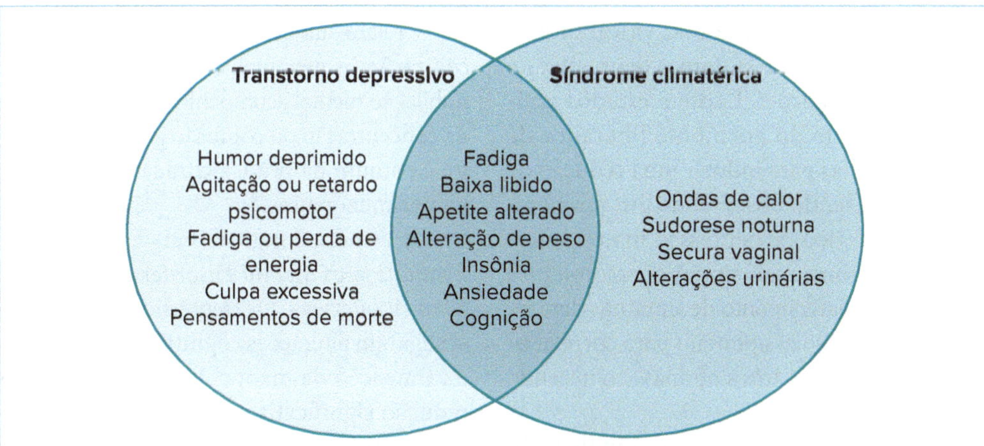

FIGURA 1 Sobreposição de sintomas do transtorno depressivo e da síndrome climatérica.
Fonte: Maki PM et al., 2019;[4] Khan SJ et al., 2023;[10] American Psychiatric Association, 2013.[11]

Transtorno depressivo e depressão perimenopausal

O transtorno depressivo é um diagnóstico mais prevalente em mulheres do que em homens ao longo de todas as fases da vida.[11,13] O *Manual Diagnóstico e Estatístico de Transtornos Mentais*, DSM-5, estabelece que o transtorno depressivo recorrente necessita de pelo menos cinco sintomas dos critérios diagnósticos ocorrendo por 2 semanas e pelo menos um desses sintomas deve ser um dos principais: humor deprimido ou perda de prazer.[11]

Alterações de apetite, podendo ocorrer alteração de peso, alterações de sono, perda de energia, culpa excessiva, capacidade diminuída de pensar e pensamentos recorrentes de morte ou ideação suicida são os demais sintomas envolvidos nesse diagnóstico.[11]

Na literatura, pode-se encontrar o termo "depressão perimenopausal", o qual não apresenta definição clara, por isso pode apresentar certa variabilidade nos critérios, porém geralmente o termo é utilizado para avaliar a presença do diagnóstico de depressão maior no período da perimenopausa. Podem estar associados sintomas típicos da síndrome climatérica, como sintomas vasomotores e geniturinários.[13]

A associação de sintomas vasomotores, distúrbios do sono e sintomas depressivos é alvo de investigações. Existem estudos utilizando agonista do hormônio liberador de gonadotrofinas para induzir uma redução de estrogênio, sendo observadas, em mulheres sem diagnóstico de depressão maior, interrupções no sono, mais sintomas vasomotores noturnos e aparecimento de sintomas depressivos. As evidências apontam para correlação positiva entre esses três sintomas acontecendo simultaneamente.[4]

Em revisão recente de 2020 com inclusão de 37 estudos, constatou-se que os sintomas vasomotores e os distúrbios do sono foram os mais associados entre os sintomas da menopausa e da depressão, porém muitos sintomas são ainda pouco investigados, como é o caso de sintomas envolvendo disfunções sexuais, deixando lacunas ao avaliar a síndrome geniturinária e diminuição de libido. Uma padronização para acessar depressão no período da menopausa poderia melhorar as evidências, porém infelizmente não há ainda um instrumento de específico para esse período.[13]

Cognição

Devido à sobreposição de sintomas do transtorno depressivo e da síndrome climatérica, as alterações cognitivas que ambas podem causar são difíceis de serem separadas quando os diagnósticos ocorrem simultaneamente.[4]

O transtorno depressivo pode afetar a cognição, sendo frequentes sintomas ansiosos acompanharem o quadro. Enquanto a depressão pode gerar uma lentificação da velocidade de processamento, sintomas ansiosos estão ligados com piora na memória, ambas afetando a concentração. Pode ocorrer sobreposição dessas alterações com possíveis déficits cognitivos provenientes da síndrome climatérica, gerando maiores prejuízos para a mulher.[4]

O relato subjetivo de diminuição de concentração, esquecimento e *brain fog*, uma obnubilação mental acompanhada de diminuição de concentração ou confusão por esquecimento, é comum na prática clínica em mulheres na perimenopausa.[14]

Os estudos longitudinais *Primary Care Evaluation of Mental Disorders* e *Structured Clinical Interview for Depression* (SWAN) investigaram alterações cognitivas em mulheres na transição da menopausa, demonstrando redução significativa em aprendizado e memória mesmo ajustando para fatores como idade, sintomas ansiosos e depressivos.[4] Em revisão sistemática de 2021 envolvendo 19 estudos, identificou-se que mulheres com queixas cognitivas na transição da menopausa tinham reduções na memória verbal, atenção e memória de trabalho, além de uma associação com diminuição na função do lobo temporal medial.[9]

No mesmo período de 2021, a revisão sistemática de Hogervorst e colaboradores envolvendo 23 estudos obteve resultados apontando para maior associação da transição da menopausa com déficits em memória verbal e dificuldade de aprendizado, enquanto velocidade de processamento, fluência verbal e memória de trabalho apresentaram menor impacto.[9]

Diferenças nas definições usadas para o acesso da fase da menopausa podem influenciar as diferenças entre as revisões. Outra explicação para os diferentes achados é que alterações cognitivas associadas à transição da menopausa não parecem seguir alterações de forma linear e uniforme e os estudos não apontam um declínio contínuo e progressivo na pós-menopausa com efeitos na cognição que podem ser transitórios.[9]

Quanto à menopausa cirúrgica, o risco do declínio de hormônios sexuais afetando a cognição, com prejuízos na memória verbal e função executiva, é mais pronunciado, principalmente em mulheres que passam a ter a menopausa precocemente por esse motivo.[9] Em um estudo de coorte dinamarquês, o risco de quadro demencial aumentou em 38% nas mulheres com histerectomia, com o dobro de risco quando o procedimento envolveu ooforectomia. Esse achado é congruente com metanálise envolvendo menopausa cirúrgica em mulheres com menos de 45 anos, identificando um risco de demência até 70% maior.[9]

Tratamento

Terapia de reposição hormonal

O uso de terapia hormonal apresenta alguns consensos dentro dos *guidelines* que preconizam seu uso e divergências quanto à sua duração e efeitos no risco de osteoporose, doenças coronarianas, demência, obesidade e câncer de mama.[12] No controle de sintomas vasomotores, é a opção mais eficaz, diminuindo frequência e intensidade em até 90% dentro do primeiro mês de uso, geralmente com boa tolerabilidade.[10]

É consenso na literatura a eficácia da terapia hormonal no tratamento de sintomas vasomotores e geniturinários, mas não existe recomendação para seu uso na prevenção de doenças coronarianas ou câncer de mama. A necessidade de considerar o risco-benefício do seu uso e os riscos clínicos envolvidos inclui variadas recomendações do uso de terapia hormonal na prevenção de osteoporose e diabetes, sendo importante individualizar a conduta.[12]

A maior parte dos *guidelines* orienta considerar o uso de terapia hormonal em mulheres com sintomas da síndrome climatérica com hipogonadismo, menopausa precoce ou insuficiência ovariana prematura.[12] Em termos de risco benefício, usar a menor dose possível próximo à menopausa parece ser a melhor opção e a via de administração pode ser considerada, com a transdérmica diminuindo risco de tromboembolismo e dose baixa via vaginal para sintomas geniturinários.[12]

A administração exógena de estrogênio também influencia a estabilização dos níveis desse hormônio, sendo essa a via da teoria de como ele pode agir diminuindo o impacto das flutuações hormonais em variações de humor.[3] Como na perimenopausa ocorrem as maiores flutuações, é o período em que essa administração apresenta maior tamanho de efeito para redução de sintomas depressivos. Quatro estudos pequenos e dois randomizados controlados com placebo apresentam evidência de benefícios do uso de estrogênio na redução de sintomas depressivos na perimenopausa com melhores efeitos no uso de 17-beta-estradiol.[3]

Em mulheres deprimidas na pós-menopausa, os níveis hormonais tendem a estabilizar, e esses benefícios não foram observados, sugerindo que a perimenopausa é uma janela de oportunidade para a terapia com estrogênio agir em sintomas depressivos.[3]

O efeito do estrogênio exógeno em sintomas depressivos também foi avaliado em recente metanálise envolvendo 14 estudos randomizados controlados que totalizavam 660 mulheres em diferentes fases do ciclo reprodutivo. Essa metanálise envolveu mulheres em diferentes fases do ciclo reprodutivo feminino, incluindo mulheres com diagnóstico de transtorno disfórico pré-menstrual e de depressão pós-parto, além de depressão na perimenopausa e na pós-menopausa.[15]

Há heterogeneidade entre os estudos envolvendo essas fases, exceto na perimenopausa, quando a administração exógena de estrogênio apresentou maior impacto e congruência nas evidências entre os diferentes estudos.[15]

A eficácia da terapia hormonal no controle de sintomas depressivos foi questionada em outra revisão recente de 2022, que obteve heterogeneidade entre os resultados dos estudos que avaliou, porém foi observada ainda a tendência de eficácia quando administrada na perimenopausa, enquanto na pós-menopausa o efeito foi comparável ao do placebo.[14]

Quanto ao uso de terapia hormonal especificamente para melhora de prejuízos cognitivos, modelos animais apontam para possíveis benefícios, porém estudos têm apontado que mulheres mais idosas apresentam declínio cognitivo com o uso de terapia hormonal.[14]

Os dados provenientes de revisões sistemáticas quanto ao uso de terapia hormonal e risco de demência de Alzheimer apresentam divergências, com evidência inconclusiva para apontar uma relação mais precisa, mas há indícios de que o momento de administração e a idade são fatores relevantes nessa questão, com indícios de que a terapia hormonal pode contribuir para um declínio cognitivo em mulheres com mais de 65 anos e apresentando um possível benefício em mulheres mais jovens com menopausa cirúrgica, sem benefícios claros em longo prazo para a cognição no uso desse tratamento na transição da menopausa.[9,12,14]

Antidepressivos

Enquanto a terapia hormonal é conceituada como primeira linha no tratamento de sintomas da síndrome climatérica, os antidepressivos apresentam-se como os mais indicados para tratamento do transtorno depressivo durante o período do climatério.[3,10,16] Com relação ao tratamento de um primeiro episódio depressivo, a eficácia e tolerabilidade tanto de antidepressivos da classe dos inibidores seletivos de recaptação de serotonina (ISRS) quanto dos inibidores de recaptação de serotonina e de noradrenalina (duais) e em quadros de depressão recorrente com múltiplos episódios, a escolha pode ser guiada de acordo com resposta prévia aos tratamentos.[3]

Em mulheres de meia-idade, há estudos principalmente envolvendo quadros mais graves e recorrentes. Sertralina, fluoxetina, citalopram e escitalopram estão entre os ISRS com mais estudos, e desvenlafaxina, venlafaxina, duloxetina e vortioxetina, no caso dos duais.[3]

Em recente metanálise realizada em 2020, foram incluídos somente estudos caso-controle observando a eficácia de antidepressivos no tratamento de transtorno depressivo e de pacientes com sintomas depressivos sem fechar critério para depressão maior ao longo do período menopausal.[16]

Foram incluídos sete estudos envolvendo um total de 992 participantes que usaram antidepressivos e 684 participantes no grupo controle que não utilizavam outras medicações ou terapia hormonal para o controle de sintomas depressivos ou menopausais.[16] O desfecho primário observado foi o de observar mudanças na severidade dos sintomas depressivos, e foi verificada redução significativa no grupo com antidepressivos. Foi usado o g de Hedge para medir tamanho de efeito e calculado em 0,44. Nesse achado, não houve heterogeneidade significativa, e o g de Hedge foi semelhante para ISRS (0,46) e para duais (0,43) – indicando eficácia similar em ambas as classes na melhora desses sintomas. Foram ainda observadas as taxas de resposta (redução de 50% dos sintomas depressivos) e de remissão significativamente maiores no grupo intervenção em ambos os desfechos. A descontinuação do tratamento com antidepressivos aconteceu mais no grupo intervenção, porém, no geral, os efeitos colaterais que levaram a isso foram de leve intensidade e houve boa tolerabilidade do tratamento.[16]

A eficácia dos antidepressivos no tratamento de depressão envolve também o tratamento de sintomas cognitivos relacionados a esse quadro, com evidência de que há melhora global da cognição com melhora em função executiva, atenção, velocidade de processamento e memória verbal e não verbal, principalmente envolvendo antidepressivos da classe dos ISRS, duais e com melhores dados envolvendo bupropiona, escitalopram, duloxetina e vortioxetina nesse efeito cognitivo secundário.[17]

Os antidepressivos também apresentam dados a favor da melhora de sintomas vasomotores como opção alternativa à reposição hormonal nos casos em que há contraindicação. A paroxetina 7,5 mg já é aprovada pela FDA como tratamento desses sintomas. Há crescente evidência de que outros antidepressivos também podem ter um efeito terapêutico nesses sintomas.[18]

Em revisão de literatura de 2021, realizada por Sahni et al., foi observado o efeito de diferentes antidepressivos na redução dos sintomas vasomotores. Entre os ISRS, o citalopram 10-20 mg apresentou alguma evidência apesar de inconsistente; sertralina e fluoxetina tiveram dados inconsistentes, com provável efeito modesto ou insignificante, enquanto escitalopram 10-20 mg possui a melhor evidência do grupo.[18]

Entre os duais, há dados com desvenlafaxina 75-150 mg/d e venlafaxina 37,5-75 mg/d indicando eficácia no controle de sintomas vasomotores. Em análise agrupada com seis estudos, sugeriu-se efeito similar para diminuição de sintomas vasomotores de 17-beta-estradiol 0,5 mg, venlafaxina 75 mg/d e escitalopram 10-20 mg/d.[18]

Em resumo, os dados apontam para uma boa eficácia dos antidepressivos no tratamento de sintomas depressivos no período do climatério, indicando também a melhora dos sintomas cognitivos secundários à depressão, além do possível efeito na redução de sintomas vasomotores.

Depressão na perimenopausa e o papel do ginecologista

A maior prevalência de depressão em mulheres e o período da transição da menopausa abrindo uma janela de vulnerabilidade para quadros depressivos colocam o ginecologista, assim como outros profissionais de saúde envolvidos no cuidado de saúde primário da mulher, em uma posição na qual o treinamento para identificar e rastrear depressão ajuda no manejo e suporte dessas pacientes, promovendo bem-estar e recuperação.[19]

A presença de um episódio prévio de depressão é fator de risco importante em qualquer período de vida, incluindo a perimenopausa, quando se estima que essas mulheres estarão com um risco cinco vezes maior de ter outro episódio depressivo se instalando.[19]

A presença de outros fatores de risco é relevante para identificar pacientes com maior vulnerabilidade, podendo ser importante o profissional se atentar ainda mais a pacientes com pouco estudo, baixa renda, baixo suporte social e familiar, condições de saúde debilitantes e presença de situações de grande estresse ao longo do histórico de vida.[3,19]

O rastreamento de depressão pode ser utilizado com escalas validadas. O inventário de depressão de Beck ou CES-D são alguns bons exemplos, podendo ser complementados com a avaliação de um psiquiatra.[19]

O envelhecimento da população e as consultas de rotina em ginecologistas têm colocado na visão das pacientes que seus ginecologistas estão envolvidos como contato primário para verificar questões de saúde geral, incluindo prevenção de doenças não relacionadas à Ginecologia.

O American College of Obstetricians and Gynecologists (ACOG) recomenda que as visitas anuais ao ginecologista são oportunidades de rastreamento de doenças incluindo a parte de saúde mental. Ginecologistas treinados podem, inclusive, dar suporte no tratamento de depressão, ou mesmo educar as pacientes sobre depressão, normalizando os sintomas e transmitindo a informação de que é passível de tratamento, com medidas que contribuem para reduzir a sintomatologia depressiva.[19]

RESUMO

O climatério é um período com alterações hormonais importantes, passando por flutuações hormonais na transição da menopausa até a falência ovariana definida como menopausa, quando há estabilização dos níveis hormonais e os níveis de estrogênio e progesterona ficam baixos.

A presença de sintomas da síndrome climatérica é muito prevalente e pode envolver desde sintomas leves até mais debilitantes, prejudicando a qualidade de vida e o bem-estar.

A perimenopausa é também um período de vulnerabilidade para sintomas de humor e prejuízos cognitivos. As flutuações hormonais influenciam a desregulação da homeostase de funções neuroendócrinas e, em mulheres com maior sensibilidade a essas flutuações, podem deixar uma janela de vulnerabilidade para a ocorrência de sintomas depressivos.

Muitos sintomas da síndrome climatérica se assemelham com sintomas de um transtorno depressivo. A sobreposição desses sintomas pode dificultar o diagnóstico e influenciar um quadro mais complexo de ser avaliado e tratado.

A transição da menopausa por si só pode influenciar a piora de sintomas cognitivos. Geralmente é um efeito temporário que não resulta em declínio contínuo, porém pode trazer prejuízos na qualidade de vida, e ainda há o risco de sintomas de um quadro depressivo contribuírem ainda mais para a piora cognitiva.

Terapia hormonal é tratamento de escolha para sintomas vasomotores, porém há contraindicações a serem consideradas. Quanto ao seu efeito em sintomas depressivos e cognição, há inconsistência na literatura, porém os dados indicam que a perimenopausa pode ser uma janela de oportunidade para haver uma ação benéfica nesses sintomas.

Os antidepressivos são o tratamento de escolha para o transtorno depressivo e possuem boa eficácia e tolerabilidade, podendo contribuir para a melhora de sintomas cognitivos. Há crescente evidência de que podem ajudar na redução de sintomas vasomotores.

O ginecologista apresenta papel fundamental no cuidado da mulher, com a possibilidade de realizar rastreamento de doenças fora da área ginecológica, contribuindo para a saúde geral e o bem-estar de suas pacientes. Na parte de saúde mental, a abordagem do ginecologista pode contribuir para o acesso a tratamentos eficazes, diminuição do estigma envolvido, trazendo informação para as pacientes e inclusive diminuindo os sintomas depressivos a partir da abordagem realizada.

Referências

1. Federação Brasileira das Associações de Ginecologia e Obstetrícia [Internet]. [acesso em julho de 2023]. Disponível em: https://edisciplinas.usp.br/pluginfile.php/5195884/mod_resource/content/1/Manual_Climaterio.pdf
2. Oliveira JM. Definições e mecanismos básicos e fisiopatológicos do climatério. In: Sociedade Portuguesa de Ginecologia. Consenso Nacional sobre Menopausa 2016. p. 15-22. [acesso em julho de 2023]. Disponível em: http://nocs.pt/wp-content/uploads/2017/10/Consenso_Menopausa_2016.pdf
3. Soares CN. Depression and menopause. Med Clin North Am. 2019;103(4):651-67.
4. Maki PM, Kornstein SG, Joffe H, Bromberger JT, Freeman EW, Athappilly G, et al. Guidelines for the Evaluation and Treatment of Perimenopausal Depression: Summary and Recommendations. J Womens Health (Larchmt). 2019;28(2):117-34.
5. Gordon JL, Girdler SS, Meltzer-Brody SE, Stika CS, Thurston RC, Clark CT, et al. Ovarian Hormone Fluctuation, Neurosteroids, and HPA Axis Dysregulation in Perimenopausal Depression: A Novel Heuristic Model. Am J Psychiatry. 2015;172(3):227-36.
6. Freeman EW, Sammel MD, Lin H, Nelson DB. Associations of Hormones and Menopausal Status With Depressed Mood in Women With No History of Depression. Arch Gen Psychiatry. 2006;63(4):375-82.
7. Hantsooa L, Epperson CN. Allopregnanolone in premenstrual dysphoric disorder (PMDD): Evidence for dysregulated sensitivity to GABA-A receptor modulating neuroactive steroids across the menstrual cycle. Neurobiol Stress. 2020;12:100213.
8. Faden J, Citrome L. Intravenous brexanolone for postpartum depression: what it is, how well does it work, and will it be used? Ther Adv Psychopharmacol. 2020;10: 2045125320968658.
9. Hogervorst E, Craig J, O'Donnell E. Cognition and mental health in menopause: A review. Best Pract Res Clin Obstet Gynaecol. 2022;81:69-84.
10. Khan SJ, Kapoor E, Faubion SS, Kling JM. Vasomotor Symptoms During Menopause: A Practical Guide on Current Treatments and Future Perspectives. Int J Womens Health. 2023;15:273-87.
11. American Psychiatric Association. Diagnostic and Statistical Manual of Mental Disorders. 5. ed. 2013.
12. Pan M, Pan X, Zhou J, Wang J, Qi Q, Wang L. Update on hormone therapy for the management of postmenopausal women. Biosci Trends. 2022;16(1):46-57.
13. Willi J, Ehlert U. Symptoms assessed in studies on perimenopausal depression: A narrative review. Sex Reprod Healthc. 2020;26:100559.
14. Sharma A, Davies R, Kapoor A, Islam H, Webber L, Jayasena CN. The effect of hormone replacement therapy on cognition and mood. Clin Endocrinol. 2022;98(3):285-95.
15. Zhang J, Yin J, Song X, Lai S, Zhong S, Jia Y. The effect of exogenous estrogen on depressive mood in women: A systematic review and meta-analysis of randomized controlled trials. J Psychiatr Res. 2023;162:21-29.
16. Wu CK, Tseng PT, Wu MK, Li DJ, Chen TY, Kuo FC, et al. Antidepressants during and after Menopausal Transition: A Systematic Review and Meta-Analysis. Sci Rep. 2020;10(1):8026.
17. Blumberg MJ, Vaccarino SR, McInerney SJ. Procognitive Effects of Antidepressants and Other Therapeutic Agents in Major Depressive Disorder. J Clin Psychiatry. 2020;81(4):19r13200.
18. Sahni S, Lobo-Romero A, Smith T. Contemporary Non-hormonal Therapies for the Management of Vasomotor Symptoms Associated with Menopause: A Literature Review. touchREV Endocrinol. 2021;17(2): 133-7.
19. Raglan GB, Schulkin J, Micks E. Depression during perimenopause: the role of the obstetrician-gynecologist. Arch Women Ment Health. 2019;23(1):1-10.

5

Hormonoterapia na redesignação sexual em pessoas transgênero

Laura Olinda Bregieiro Fernandes Costa

Introdução

A transexualidade é uma condição na qual o indivíduo se identifica e deseja viver e ser aceito como uma pessoa do gênero oposto ao designado por ocasião do nascimento.[1] Muito frequentemente, as pessoas transgênero buscam o tratamento hormonal para a afirmação de gênero (THAG), com o objetivo de induzir o aparecimento de características sexuais secundárias masculinas/femininas por meio da administração de hormônios sexuais. Ela pode ser realizada em pessoas transgênero que desejam usar a THAG, com ou sem disforia de gênero, avaliadas pelos profissionais da saúde mental, com capacidade plena de decidir pelo tratamento após os esclarecimentos, de forma individualizada, baseada na relação risco/benefício, nas questões sociais e econômicas e nas necessidades específicas de cada um.[2]

De acordo com a última portaria do Ministério da Saúde (MS), GM/MS 2.803, de 19 de novembro de 2013,[3] e da resolução do Conselho Federal de Medicina (CFM) nº 2.265/2019, de 9 de janeiro de 2020,[4] o processo transexualizador no Sistema Único de Saúde (SUS) requer a integralidade de atenção a transgêneros, desde a atenção básica até a especializada, uma equipe multidisciplinar integrada, composta por profissionais da saúde mental, enfermeiros, fisioterapeutas, fonoaudiólogos e médicos endocrinologistas, ginecologistas, urologistas, otorrinolaringologistas, entre outros, envolvidos na criação e institucionalização de um protocolo de cuidados a essas pessoas. Essas portarias também definiram a idade mínima de 16 anos para o início do tratamento hormonal e a presença de um pediatra na equipe multidisciplinar se a terapia hormonal para afirmação de gênero (THAG) for iniciada antes dos 18 anos.

Recomendações para o rastreio de fatores de risco ou de potenciais contraindicações ao uso da THAG têm sido discutidas por várias organizações médicas, mas, pela falta de consenso e evidências, têm sido feitas com base em opiniões de *experts*.[5] Um rastreio através da história clínica pessoal e familiar, exame físico e exames laboratoriais de parâmetros relevantes como função hepática, perfil lipídico e glicídico, assim como um hemograma basal, tem sido recomendado para a identificação de fatores de risco ou de potenciais contraindicações ao uso da THAG.[5] Condições preexistentes, como hipertensão arterial, diabetes e dislipidemia, requerem tratamento prévio. Enzimas hepáticas elevadas sugerem doença hepática preexistente e requerem investigação complementar. Entretanto, como a THAG é essencial para os indivíduos transgêneros com ou sem disforia, tem sido sugerido considerar a THAG mesmo na presença de contraindicações, após detalhada discussão entre a equipe envolvida e o paciente sobre os riscos e benefícios, já que as doenças crônicas, quando adequadamente controladas, não são consideradas contraindicações absolutas, os indivíduos habitualmente são jovens, as contraindicações absolutas são raras e, principalmente, a automedicação não supervisionada por equipe médica habilitada pode trazer, comparativamente, maiores complicações ao paciente.[2]

Terapia hormonal para o homem transgênero

O homem transgênero é um indivíduo designado, por ocasião do nascimento, como uma pessoa do sexo biológico feminino que se identifica, deseja viver e ser aceito como uma pessoa do gênero masculino.[1]

Preparações farmacológicas

Testosterona natural

Diferentes preparações farmacológicas de testosterona têm sido utilizadas para a realização do processo transexualizador, incluindo a injeção intramuscular de curta duração de ésteres da testosterona, injeção intramuscular de longa duração e cápsulas de undecanoato de testosterona, adesivos e gel de testosterona, e sistemas subcutâneos, nem todas as opções disponíveis no Brasil.[6] A 17-metiltestosterona ou fluoximetazona, de administração oral, não são indicadas devido à ampla oscilação dos níveis plasmáticos e toxicidade hepática. As formulações transdérmicas, gel e adesivo, simulam a secreção fisiológica da testosterona, com mínimas variações nos níveis plasmáticos. Ambas as apresentações têm custo elevado, e o adesivo não está disponível no Brasil. O undecanoato de testosterona de administração oral, 80 a 160 mg/dia, não está associado à hepatotoxicidade. O undecanoato de testosterona de administração intramuscular, por ter uma cadeia lateral de carbono mais longa, tem duração mais prolongada, na dose de 800 a 1.000 mg a cada 12 semanas. Mantém níveis plasmáticos estáveis, sem picos após as injeções, e ambas as apresentações estão disponíveis no Brasil, mas o alto custo inviabiliza a utilização, sobretudo nos serviços públicos. A preparação mais utilizada tem sido as injeções intramusculares de curta duração de ésteres da testosterona, o cipionato ou enantato de testosterona, 200 mg a cada 2 ou 3 semanas. São de custo moderado, oferecem boa resposta clínica e tolerância satisfatória, embora não simulem o ritmo circadiano e induzam a um nível plasmático suprafisiológico de testosterona nos primeiros dias após injeção.[6] A testosterona em gel é aplicada na pele, em doses de 50 a 100 mg/dia (um envelope contém 50 mg de testosterona). Os pacientes devem ser alertados sobre o risco de transferência da testosterona para outras pessoas, por isso devem lavar bem as mãos após a aplicação e manter coberta a região do corpo onde a testosterona foi aplicada, para evitar o contato pele a pele com outras pessoas, por no mínimo 4 horas. Os adesivos transdérmicos de testosterona são utilizados nas doses de 2,5 a 7,5 mg/dia, mas, devido ao intenso prurido e à irritação da pele reportado com o uso contínuo dos adesivos, habitualmente são bem menos prescritos que a testosterona em gel. Além disso, os adesivos não estão disponíveis no Brasil. É importante reforçar a recomendação de não fazer a automedicação e/ou usar drogas não autorizadas, como os anabolizantes, disponíveis facilmente no mercado paralelo. Na Tabela 1, são apresentadas as preparações farmacológicas da testosterona para o homem transgênero.

TABELA 1 Preparações farmacológicas da testosterona

Composição (testosterona)	Dose	Vantagens	Desvantagens
Cipionato ou enantato (via intramuscular)	200 mg a cada 2 a 3 semanas	Custo moderado	Não mimetiza ritmo circadiano da testosterona Doses suprafisiológicas nos primeiros dias após a aplicação
Undecanoato de testosterona (via oral)	60 a 160 mg/dia	Única via oral segura Não hepatóxica	2 a 4 doses diárias
Undecanoato de testosterona (via intramuscular)	750 a 1.000 mg a cada 12 semanas	Concentração estável Doses fisiológicas	Alto custo
Gel (1%) (aplicação tópica)	25 a 100 mg/dia	Concentração estável da testosterona	Alto custo Não disponível no Brasil Transferência da droga ao contato interpessoal, pele a pele
Adesivo (aplicação tópica)	2,5 a 10 mg/dia	Concentração estável da testosterona	Alto custo Irritação da pele Não disponível no Brasil

Progestagênios

Se o sangramento menstrual não cessar após o início e ajuste da dose da testosterona, um progestagênio pode ser considerado, como o desogestrel 75 μg ou noretisterona 2,5 mg ao dia. O sangramento durante o uso da testosterona ocorre mais frequentemente com o uso da via transdérmica ou do undecanoato de testosterona por via oral, ambos associados a níveis plasmáticos de testosterona mais baixos, comparados aos da testosterona intramuscular. O uso dos análogos do GnRH é possível, teoricamente, mas raramente feito em transgêneros adultos, devido ao alto custo.[5]

Efeitos terapêuticos

- Nas alterações de humor: o tratamento hormonal androgênico habitualmente tem um efeito benéfico sobre a disforia de gênero dos homens transgêneros, com melhora significativa da ansiedade, sintomas depressivos, labilidade emocional e redução do desconforto com o próprio corpo, comparadas ao estado pré-tratamento,[6] possivelmente pela presença de receptores androgênicos, distribuídos por todo o sistema nervoso central.[7] Entretanto, a explicação mais provável para a melhora dos sintomas psicológicos parece ser a redução da disforia consequente às alterações físicas induzidas pelo tratamento hormonal androgênico.[5,8] Alguns homens transgêneros ainda reservam algum grau de ansiedade e sintomas depressivos, mesmo após o surgimento das alterações físicas induzidas pelo tratamento hormonal, sobretudo aqueles que desejam realizar os procedimentos cirúrgicos para a complementação do processo de redesignação sexual.
- Nas modificações físicas: o impacto da testosterona nas modificações físicas não pode ser antecipado de forma generalizada. Embora muitos homens transgêneros procurem um intenso efeito virilizante com o uso da THAG, outros podem desejar resulta-

dos moderados. Alguns resultados físicos podem não ser obtidos, independentemente da dose da testosterona, assim como o uso intencional de doses suprafisiológicas, em relação aos padrões masculinos, para resultados mais intensos e mais rápidos, implica maiores riscos de complicações.

Um dos efeitos mais rápidos e mais desejados pelos homens transgêneros com o início da terapia androgênica é a interrupção dos ciclos menstruais, o que contribui enormemente para o bem-estar psicológico desses indivíduos.[5] Com as doses de testosterona habitualmente recomendadas, a amenorreia ocorre em até 90% dos indivíduos nos primeiros 6 meses, podendo chegar a 100% dos usuários após 1 ano de tratamento.[5,6] Nesse período de 3 a 6 meses, o indivíduo também pode apresentar aumento da libido, crescimento do clitóris, espessamento da pele, aparecimento dos pelos faciais com progressivo aumento da densidade dos folículos pilosos, da espessura e do ritmo de crescimento dos pelos, acompanhado de acne, e, nos indivíduos com predisposição genética, pode causar alopecia em longo prazo. Após 12 meses já podem ser observados engrossamento de voz, redistribuição da gordura corporal e aumento de massa muscular, efeito dependente do treinamento físico.[2,5] Entretanto, a estatura menor e a estrutura óssea da pelve mais larga que o padrão biológico masculino não podem ser revertidos com a androgenoterapia exógena na maioria dos homens transgêneros, a menos que a testosterona seja administrada durante o período peripuberal.[9]

A Tabela 2 mostra as principais alterações corporais do homem transgênero em uso da testosterona.

Efeitos em órgãos-alvo

- Endométrio: o efeito da testosterona sobre o endométrio de homens transgêneros tem mostrado resultados inconsistentes. Tem sido observado endométrio atrófico, com fibrose estromal significativa, endométrio com padrão histológico proliferativo e secretor, embora com redução da espessura endometrial, após 2 a 9 anos de uso da terapia androgênica.[10,11] Não foi observado nenhum caso de hiperplasia ou adenocarcinoma do endométrio.[10,11]
- Mamas: a análise histológica de amostras do tecido mamário de homens transgêneros usuários da terapia com testosterona submetidos a mastectomia como parte do processo transexualizador mostrou uma redução substancial do tecido glandular e adiposo e aumento do tecido conectivo fibroso.[10-12] Nenhum caso de hiperplasia atípica ou carcinoma foi relatado durante o acompanhamento de homens transgêne-

TABELA 2 Alterações corporais do homem transgênero

Efeitos	Início	Máximo
Supressão dos ciclos menstruais	2 a 6 meses	--
Crescimento/engrossamento dos pelos faciais e corporais	3 a 6 meses	3 a 5 anos
Crescimento do clitóris	3 a 6 meses	1 a 2 anos
Engrossamento da voz	3 a 12 meses	1 a 2 anos
Virilização da estrutura corporal	6 a 12 meses	2 a 5 anos*

* Efeito treino-dependente.

ros submetidos a androgenoterapia por até 19 anos.[12] Novos estudos são necessários para confirmar esses dados.

- Ovários: a influência do tratamento androgênico sobre os ovários tem sido discutida, sem conclusões definitivas. A testosterona pode levar a hiperplasia do estroma, aumento do volume ovariano, aspecto micropolicístico e aspecto morfológico semelhante ao de mulheres cisgênero não portadoras da síndrome dos ovários policísticos.[11] A testosterona leva a disfunções ovulatórias nos primeiros meses de tratamento, mas rapidamente induz a anovulação.[11] Entretanto, ao longo do tratamento, podem ser observados ciclos ovulatórios, imprevisíveis, geralmente associados ao retorno do sangramento, normal ou tipo *spotting*.[13] A presença de folículos maduros e corpo lúteo nos achados histológicos de espécimes ovarianas, obtidas em cirurgia para afirmação de gênero, e a probabilidade de ocorrerem ciclos ovulatórios espontâneos e imprevisíveis sugerem a preservação da fertilidade e reforçam a necessidade de contracepção adicional, em homens transgêneros com práticas sexuais geradoras de esperma, durante o uso da testosterona.[14] Mais estudos são necessários para avaliar o mecanismo da supressão da ovulação e dos eventuais retornos de ciclos ovulatórios durante o uso da testosterona no processo de redesignação sexual.
- Composição corporal: a testosterona habitualmente tende a reduzir a porcentagem de gordura corporal nas regiões ginecoides e aumentar a massa magra, embora o nível das modificações seja dependente da frequência e intensidade da atividade física.[15] O índice de massa corporal basal parece ter uma relação inversa com o grau de modificação da composição corporal.[6,15] Parece haver um aumento da densidade mineral óssea na coluna lombar e colo do fêmur em médio prazo e uma redução dos marcadores de remodelação óssea em indivíduos abaixo de 50 anos.[15]
- Série vermelha: um dos efeitos mais comuns do uso da testosterona em homens transgêneros é a eritrocitose. O acompanhamento em longo prazo dos indivíduos tratados com testosterona mostra um aumento significativo do hematócrito/hemoglobina, dose-dependente, principalmente nos três primeiros meses, sendo considerado eritrocitose quando a hemoglobina e o hematócrito alcançarem valores acima de 18 mg/dL ou 54%, respectivamente.[15]
- Fígado e rins: a terapia com testosterona para afirmação de gênero mostra, em curto prazo, um perfil de segurança renal e hepático adequados.[15]
- Sistema cardiovascular: a avaliação do perfil de risco cardiovascular em transgêneros usuários de testosterona é limitado devido ao baixo nível de evidência dos poucos estudos observacionais, não controlados, de casuística limitada, com vários esquemas de estimulação androgênica, seguimento dos usuários por curto período e por iniciarem o uso da testosterona muito jovens, habitualmente abaixo dos 30 anos, período em que os riscos cardiovasculares são naturalmente reduzidos.[16] Um estudo prospectivo multicêntrico com 10 anos de acompanhamento em homens transgêneros, em uso da testosterona, não observou aumento da glicemia de jejum e redução da sensibilidade à insulina em resposta ao teste oral de tolerância à glicose, nem aumento do risco de tromboembolismo venoso.[15] Entretanto, foi observado aumento do colesterol total, do LDL colesterol e triglicerídeos e uma redução do HDL colesterol. Uma publicação recente da American Heart Association, em um modelo conceitual que descreve os potenciais me-

canismos pelos quais a população LGBTQIA+ teria maiores riscos cardiovasculares, sugere que a exposição a fatores psicológicos estressores cotidianos, como a violência, discriminação, redução da autoestima, rejeição pela família e/ou sociedade e dificuldades financeiras, pode levar a depressão, ansiedade, hábitos de vida inadequados (tabagismo, drogas, sedentarismo) e gerar um perfil de risco cardiovascular desfavorável com consequente aumento da morbimortalidade cardiovascular.[16] Em curto prazo, os efeitos virilizantes parecem ser mais significativos com as apresentações injetáveis, principalmente com os ésteres da testosterona, porém mais uniformes com a testosterona transdérmica.[17] Os efeitos no perfil lipídico e na eritrocitose costumam ser mais intensos com as preparações injetáveis quando comparadas à via transdérmica.[17] Os efeitos sobre o perfil de risco cardiovascular ainda não têm evidências consistentes.

Monitorização e tempo de uso da terapia androgênica

Recomenda-se a avaliação clínica e laboratorial trimestral no primeiro ano de uso com a dosagem de testosterona, estradiol, perfil lipídico, função hepática, glicose e hemoglobina glicada. A seguir, a cada 6 meses, podendo-se passar para acompanhamento anual após a estabilização dos parâmetros clínicos e laboratoriais. A dosagem plasmática de testosterona deve ser realizada no meio do intervalo entre as ampolas, nas apresentações injetáveis e, na via transdérmica, após 7 dias de aplicação diária. Os valores plasmáticos da testosterona não devem ultrapassar os limites fisiológicos do homem cisgênero (300 a 900 ng/mL). A THAG pode ser usada por toda a vida, para manter o efeito virilizante, e parece ser segura até em indivíduos mais velhos, embora mais estudos sejam necessários para evidências definitivas. Uma proposta, ainda sem evidências, seria a redução da dose, após 50 anos.[18]

Terapia hormonal para a mulher transgênero

A mulher transgênero é um indivíduo designado, por ocasião do nascimento, como uma pessoa do sexo biológico masculino que se identifica, deseja viver e ser aceito como uma pessoa do gênero feminino.[1]

Preparações farmacológicas

Estrogênio

O estrogênio é o principal hormônio para THAG da mulher transgênero, e o estradiol deve ser mantido dentro dos limites de normalidade para a mulher cisgênero. O estrogênio em doses fisiológicas, habitualmente, não é suficiente para suprimir a produção endógena de testosterona, portanto o uso concomitante de antiandrogênicos ou análogos do GnRH precisa ser feito na maioria dos indivíduos. Contudo, não há evidências de qual esquema terapêutico ofereça melhores resultados terapêuticos. Na maioria das vezes, o uso isolado do estrógeno requer doses suprafisiológicas de estradiol.[6] A dose de estrogênio geralmente é maior nos indivíduos que não recebem os análogos do GnRH ou que preservam os testículos.[6] A estrogenoterapia deve ser iniciada em baixas doses com aumento progressivo ao longo de 1 ano, similar ao que ocorre na puberdade natural, já que a rápida exposição ao estrógenos pode levar a um insatisfatório crescimento mamário.[19] Os estrogênios podem ser administrados por via oral ou transdérmica. Entretanto, a via oral parece ser mais trombogênica devido à primeira passagem hepáti-

TABELA 3 Preparações farmacológicas do estrogênio

Composição	Dose
17-betaestradiol (oral)	2 a 6 mg/dia
Valerato de estradiol (oral)	2 a 6 mg/dia
Estradiol transdérmico (adesivo)	25 a 200 µg/dia, a cada 3 dias
Estradiol transdérmico (gel)	2 a 6 mg/dia

ca.[19] O estradiol oral deve ser esterificado ou micronizado para aumentar a absorção. Com a preparação transdérmica em adesivo ou gel, o risco de tromboembolismo é minimizado.[2] As apresentações transdérmicas devem ser escolhidas em casos de alto risco para acidentes tromboembólicos.[2] Há evidências de que o etinilestradiol aumenta significativamente o risco de eventos tromboembólicos, portanto não tem sido recomendado para uso na hormonização de mulheres transgênero. Na Tabela 3, encontram-se as principais preparações farmacológicas do estrogênio.

Antiandrogênios

Os antiandrogênios são essenciais para a minimização dos caracteres sexuais masculinos e permitem o uso de menores doses de estrogênio no processo transexualizador da mulher transgênero com testículos preservados. Entretanto, não há uma recomendação definida para um tipo específico de antiandrogênicos. As medicações que bloqueiam a síntese dos androgênios são a primeira linha de tratamento, pois reduzem os níveis e a atividade da testosterona endógena. A ciproterona é um progestagênio antiandrogênico que tem efeito periférico ou central. Entretanto, casos de hepatotoxicidade, hiperprolactinemia, aumento da incidência de depressão e associação com meningiomas multifocais têm sido reportados.[2] Os análogos de GnRH são a primeira escolha nessa linha dos bloqueadores da testosterona, embora tenham alto custo, mas a espironolactona com ou sem finasterida pode ser uma alternativa terapêutica em locais de menor recursos. A espironolactona pode ter um impacto negativo no desenvolvimento da mama na presença de estrogênio porque se comporta como um inibidor competitivo do receptor estrogênico.[6] A Tabela 4 mostra as preparações com antiandrogênios.

TABELA 4 Preparações com antiandrogênios

Composição	Dose
Acetato de ciproterona (oral)	10 a 50 mg/dia
Espironolactona (oral)	100 a 300 mg/dia
Análogos do GnRH (injetável)	3,75 mg/4 semanas ou 11,25 mg/12 semanas SC

SC: subcutâneo.

Progesterona/progestagênios

O uso dos progestagênios no processo transexualizador feminino é controverso.[6] Embora não esteja baseada em evidências, a Endocrine Society e a Standards of Care (SOC-8) não os recomendam.[20] Evidências insuficientes sugerem que a progesterona ajuda no processo de feminização, otimização da maturação mamária, aumenta a formação óssea e tem possível benefício cardiovascular.[6] A progesterona micronizada é, provavelmente, a melhor opção e a mais benéfica, por menores efeitos adversos.[21] A progesterona de depósito, de aplicação a cada 3 meses, apesar do baixo custo tem sido associada a elevado risco cardiovascular e câncer de mama.[6]

Efeitos do tratamento

O uso de estrogênio nas mulheres transgênero leva a crescimento das mamas, aumento do índice de gordura corporal, redução do volume testicular e disfunção erétil, redução

TABELA 5 Alterações corporais da mulher transgênero

Efeitos	Início	Máximo
Crescimento das mamas	3 a 6 meses	2 a 3 anos
Redistribuição da gordura corporal	3 a 6 meses	2 a 3 anos
Redução da massa e da força muscular	3 a 6 meses	1 a 2 anos
Redução dos pelos faciais e corporais	6 a 12 meses	> 3 anos
Redução da libido e da ereção espontânea	1 a 3 meses	3 a 6 meses
Redução do volume testicular	3 a 6 meses	2 a 3 anos

da velocidade de crescimento dos pelos corporais e faciais, embora a complementação com procedimentos cosméticos seja habitualmente necessária. A THAG não altera a forma e o tamanho da laringe e, consequentemente, o tom de voz.[5] O tempo necessário para a obtenção do máximo efeito estrogênico varia, mas ela pode ser alcançada em 18 a 24 meses. A terapia antiandrogênica ajuda a alcançar o máximo efeito estrogênico num prazo mais curto. Apesar de haver significativa variabilidade na resposta a várias doses de estradiol, tem sido observada uma correlação positiva entre as doses do estrogênio e níveis séricos de estradiol, além de uma correlação negativa com testosterona sérica.[6] Todavia, um número significante de mulheres transgênero não alcança uma supressão androgênica desejada, apesar de atingirem níveis satisfatórios de estradiol.[6] A Tabela 5 mostra as principais alterações corporais da mulher transgênero em uso da terapia estrogênica.

Riscos/segurança

- Tromboembolismo venoso (TEV): a estrogenoterapia aumenta o risco de TEV. O risco aumenta ainda mais com a idade e a obesidade. Apesar dos escassos dados sobre a associação entre o TEV e o tipo de estrógeno, dose, via de administração e duração do tratamento, as preparações estrogênicas transdérmicas, em gel ou adesivos, são universalmente recomendadas com base em estudos observacionais em mulheres cisgênero na pós-menopausa.[6] O etinilestradiol, embora não seja recomendado, continua sendo usado pelo preço mais acessível, mas eleva em 6 a 7% o risco de TEV, quando comparado aos tratamentos transdérmicos (0,5 a 1,5%).[5]
- Hiperprolactinemia: um aumento nos níveis de prolactina e a possibilidade de desenvolvimento de um prolactinoma são um efeito adverso que pode ser observado durante o uso de altas doses de estradiol, por longo tempo, quando associado a ciproterona, mas não com a espironolactona.[6] Um aumento do risco, dose-dependente, de meningioma tem sido descrito em pacientes usuárias de acetato de ciproterona.[19]
- Câncer de mama: não há relatos seguros de que a hormonoterapia para afirmação de gênero aumente o risco de câncer de mama, quando comparado ao risco dos homens cisgênero. A incidência geral de neoplasias na mulher transgênero, sob hormonização, parece ser comparável à das mulheres cisgênero.[19]
- Riscos cardiovasculares: ocasionalmente um ganho de peso de 3 a 4 kg pode ser observado. Alguns dados sugerem que a mulher transgênero tem um discreto incremento da pressão arterial e um risco duas vezes maior de desenvolver diabetes *mel-*

litus, além de níveis mais elevados apenas de triglicerídeos,[16,19] quando comparadas às mulheres cisgênero, após o início da terapia hormonal.[16] As alterações desfavoráveis observadas nesses parâmetros clínicos e laboratoriais parecem ser significativamente menos comuns quando as formulações transdérmicas são utilizadas.[2,5] O risco cardiovascular em longo prazo é escasso. No entanto, estudos recentes mostram que, durante a terapia hormonal para afirmação de gênero, há um risco 2,4 e 1,8 vezes maior de isquemia cerebral, quando comparado ao das mulheres e homens cisgênero da mesma idade, respectivamente, e maior incidência de infarto do miocárdio, comparada às mulheres cisgênero, mas comparável à incidência dos homens cisgêneros de mesma idade.[5,19]

Monitorização

Recomenda-se a avaliação clínica e laboratorial trimestral no primeiro ano de uso com a dosagem de estradiol, testosterona, perfil lipídico, função hepática, glicose e hemoglobina glicada. A seguir, a cada 6 meses e, em seguida, acompanhamento anual após a estabilização dos parâmetros clínicos e laboratoriais.[5,19] A dosagem plasmática de estradiol pode ser monitorada nas apresentações oral e transdérmica. Estrógenos conjugados e etinilestradiol não podem ser avaliados pelos testes laboratoriais empregados para a dosagem do estradiol. Os níveis de estradiol devem ser mantidos entre 100 e 200 pg/mL e ajustados de acordo com os valores encontrados e os níveis de testosterona até 55 ng/mL. Para as pacientes em uso de espironolactona, avaliar função renal e eletrólitos, especialmente o potássio.[19] A partir de 50 anos, tem sido recomendada a redução da dose do estradiol, semelhante às alterações hormonais que ocorrem com a idade e manutenção por mais alguns anos para a preservação da massa óssea.[19]

Terapia hormonal para a população não binária

O termo "não binário" refere-se às pessoas que não se percebem como pertencentes exclusivamente a um gênero. Isso significa que sua identidade de gênero e expressão de gênero não são limitadas ao masculino ou feminino.[21]

Os profissionais de saúde, idealmente, devem agir sem juízo de valor, já que, habitualmente, as pessoas transgênero não binárias se sentem desconfortáveis em revelar a identidade de gênero fluida devido aos estigmas gerados por estarem fora do binário de gênero e da cisnormatividade.[21] Assim, os profissionais de saúde podem identificar as necessidades individuais dessa população e considerar estratégias hormonais e não hormonais para esses indivíduos.

Tratamento hormonal para indivíduo masculino ao nascimento que deseja desmasculinização parcial com ou sem feminização

Pode ser proposto acetato de ciproterona, espironolactona ou aGnRH para os indivíduos que desejam desmasculinização com nenhuma feminização, embora baixas doses de estrógeno possam ser necessárias para a preservação da massa óssea, já que a privação androgênica pode levar a perda óssea.[2] Outra opção seriam estratégias não hormonais como os métodos de redução permanente de pelos.[2,21] Alguns indivíduos masculinos ao nascimento desejam feminização parcial sem afetar a função sexual. Para preservar a função erétil, pode ser proposto apenas o tratamento estrogênico ou baixas doses de acetato de ciproterona (10 mg/dia).[2]

Tratamento hormonal para indivíduo feminino ao nascimento que deseja desfeminização parcial com ou sem masculinização

Para esses indivíduos, a testosterona pode ser administrada em baixas doses, embora não existam evidências sobre a efetividade dessa abordagem sobre os riscos metabólicos e ósseos. Quando houver desejo apenas do desenvolvimento de características masculinas e engrossamento de voz, a testosterona pode ser administrada com os inibidores da 5-alfa-redutase ou métodos de remoção definitiva dos pelos, para evitar a distribuição dos pelos de acordo com o padrão androgênico.[2,21] Quan-

TABELA-RESUMO

TERAPIA HORMONAL PARA AFIRMAÇÃO DE GÊNERO

Início: 16 anos (se abaixo de 18 anos, é necessário um pediatra integrando a equipe multidisciplinar)

Portarias: Ministério da Saúde (MS), GM/MS 2.803, 19 de novembro de 2013[3]
Resolução do Conselho Federal de Medicina (CFM), nº 2.265/2019, de 9 de janeiro de 2020[4]

Hormonoterapia com testosterona		
Preparações	**Dose**	
Cipionato ou enantato de testosterona (via intramuscular)	200 mg a cada 2 a 3 semanas	
Undecanoato de testosterona (via oral)	60 a 160 mg/dia	
Undecanoato de testosterona (via IM)	750 a 1.000 mg a cada 12 semanas	
Gel de testosterona (1%) (aplicação tópica)	25 a 100 mg/dia	
Adesivo com testosterona (aplicação tópica)	2,5 a 10 mg/dia	
Efeitos corporais no homem transgênero		
Efeitos	**Início**	**Máximo**
Supressão dos ciclos menstruais	2 a 6 meses	--
Crescimento/engrossamento dos pelos faciais e corporais	3 a 6 meses	3 a 5 anos
Crescimento do clitóris	3 a 6 meses	1 a 2 anos
Engrossamento da voz	3 a 12 meses	1 a 2 anos
Virilização da estrutura corporal	6 a 12 meses	2 a 5 anos
Hormonoterapia com estradiol		
Preparações	**Dose**	
17-betaestradiol (oral)	2 a 6 mg/dia	
Valerato de estradiol (oral)	2 a 6 mg/dia	
Estradiol transdérmico (adesivo)	25 a 200 µg/dia, a cada 3 dias	
Estradiol transdérmico (gel)	2 a 6 mg/dia	

(continua)

(continuação)

Hormonoterapia antiandrogênica			
Preparações		**Dose**	
Acetato de ciproterona (oral)		10 a 50 mg/dia	
Espironolactona (oral)		100 a 300 mg/dia	
Análogos do GnRH (injetável)		3,75 mg/ 4 semana ou 11,25 mg/12 semana SC	
Efeitos corporais na mulher transgênero			
Efeitos		**Início**	**Máximo**
Crescimento das mamas		3 a 6 meses	2 a 3 anos
Redistribuição da gordura corporal		3 a 6 meses	2 a 3 anos
Redução da massa e da força muscular		3 a 6 meses	1 a 2 anos
Redução dos pelos faciais e corporais		6 a 12 meses	> 3 anos
Redução da libido e da ereção espontânea		1 a 3 meses	3 a 6 meses
Redução do volume testicular		3 a 6 meses	2 a 3 anos
Monitorização da terapia hormonal			
Tempo de tratamento	**Frequência**	**Homem transgênero**	**Mulher transgênero**
Primeiro ano	A cada 3 meses	Peso corporal, pressão arterial, testosterona (300 a 800 ng/dL), estradiol (< 50 pg/mL), hematócrito (< 50), hemoglobina (< 18), perfil lipídico, glicemia de jejum e hemoglobina glicada	Peso corporal, pressão arterial, testosterona (até 55 ng/mL), estradiol (100-200 pg/mL), perfil lipídico, glicemia de jejum e hemoglobina glicada, função renal e eletrólitos (potássio)
2° ano em diante	A cada 6 meses ou 1 vez por ano		
Terapia hormonal para a população não binária			
■ Tratamento hormonal para indivíduo masculino ao nascimento que deseja desmasculinização parcial com ou sem feminização: ver texto.			
■ Tratamento hormonal para indivíduo feminino ao nascimento que deseja desfeminização parcial com ou sem masculinização: ver texto.			

do a opção for crescimento dos pelos corporais e faciais, sem modificações significativas na estrutura corporal, considerar o uso da aplicação tópica de minoxidil. Baixas doses de testosterona podem ser suficientes para sustar os ciclos menstruais e obter masculinização parcial. Como estratégias válidas para interromper a menstruação, ainda podem ser oferecidos o acetato de medroxiprogesterona trimestral, os análogos do GnRH, o sistema intrauterino com levonorgestrel ou até mesmo a ablação endometrial.[2,21] Outros estudos precisam ser desenvolvidos para essa parcela da população.

Referências

1. Caughey AB, Krist AH, Wolff TA, Barry MJ, Henderson JT, Owens DK, et al. USPSTF Approach to Addressing Sex and Gender When Making Recommendations for Clinical Preventive Services. JAMA. 2021;326(19):1953-61.
2. Fisher AD, Senofonte G, Cocchetti C, Guercio G, Lingiardi V, Meriggiola MC, et al. SIGIS–SIAMS–SIE position statement of gender affirming hormonal treatment in transgender and non-binary people. J Endocrinol Invest. 2022;45(3):657-73.
3. Brasil. Ministério da Saúde. Portaria nº 2.803, de 19 de novembro de 2013. Brasília, DF: Diário Oficial da União; 2023.
4. Conselho Federal de Medicina. Resolução CFM nº 2.265/2019. [acesso em julho de 2023]. Disponível em: https://sistemas.cfm.org.br/normas/visualizar/resolucoes/BR/2019/2265
5. Meyer G, Boczek U, Bojunga J. Hormonal gender reassignment treatment for gender dysphoria. Dtsch Arztebl Int. 2020;117(43):725-32.
6. Majumder A. Endocrine Therapy of Adult Gender-Incongruent Individuals Seeking Gender Reaffirmation. Indian J Plast Surg. 2022;55(2):149-55.
7. Schiller CE, Johnson SL, Abate AC, Schmidt PJ, Rubinow DR. Reproductive Steroid Regulation of Mood and Behavior. Compr Physiol. 2018;6(3):1135-60.
8. Fisher AD, Castellini G, Ristori J, Casale H, Cassioli E, Sensi C, et al. Cross-Sex Hormone Treatment and Psychobiological Changes in Transsexual Persons: Two-Year Follow-Up Data. J Clin Endocrinol Metab. 2016;101(11):4260-9.
9. Moral-Martos A, Guerrero-Fernández J, Gómez-Balaguer M, Echevarría IR, Campos-Martorell A, Chueca-Guindulain MJ, et al. Clinical practice guidelines for transsexual, transgender and gender diverse minors. An Pediatr. 2022;96(349):e1-e11.
10. Pirtea P, Ayoubi M, Desmedt S, T'Sjoen G. Ovarian, breast, and metabolic changes induced by androgen treatment in transgender men. Fertil Steril. 2021;116(4):936-42.
11. Lin LH, Hernandez A, Marcus A, Deng FM, Adler E. Histologic Findings in Gynecologic Tissue From Transmasculine Individuals Undergoing Gender-Affirming Surgery. Arch Pathol Lab Med. 2022;146(6):742-8.
12. Gooren LJ, van Trotsenburg MA, Giltay EJ, van Diest PJ. Breast cancer development in transsexual subjects receiving cross-sex hormone treatment. J Sex Med. 2013;10(12):3129-34.
13. Taub RL, Ellis SA, Neal-Perry G, Magaret AS, Prager SW, Micks EA. The effect of testosterone on ovulatory function in transmasculine individuals. The effect of testosterone on ovulatory function in transmasculine individuals. Am J Obstet Gynecol. 2020;223(2):229.e1-229.e8.
14. Krempasky C, Harris M, Abern L, Grimstad F. Contraception across the transmasculine spectrum. Am J Obstet Gynecol. 2020;222(2):134-43.
15. Cocchetti C, Romani A, Collet S, Greenman Y, Schreiner T, Wiepjes C, et al. The ENIGI (European Network for the Investigation of Gender Incongruence) Study: Overview of Acquired Endocrine Knowledge and Future Perspectives. J Clin Med. 2022;11(7):1-11.
16. Caceres BA, Corliss L, Lloyd-Jones DM, Matthews PA, Mukherjee M, Poteat T, et al. Assessing and Addressing Cardiovascular Health in Lesbian, Gay, Bisexual, Transgender, and Queer or Questioning (LGBTQ) Adults. Circulation. 2021;142(19):e321-e332.
17. Madsen MC, Den Heijer M, Pees C, Biermasz NR, Bakker LEH. Testosterone in men with hypogonadism and transgender males: a systematic review comparing three different preparations. Endocr Connect. 2022; 11(8):1-19.
18. Libby V, Lee M, Liu JH. Transgender health: Hormonal management at 50 years and beyond. Maturitas. 2019;126:34-7.
19. Prince JCJ, Safer JD. Endocrine treatment of transgender individuals: current guidelines and strategies. Expert Rev Endocrinol Metab. 2020;15(6):395-403.
20. Coleman E, Radix AE, Bouman WP, Brown GR, de Vries ALC, Deutsch MB, et al. Standards of Care for the Health of Transgender and Gender Diverse People, Version 8. Int J Transgend Health. 2022;23(Suppl 1):S1-S259.
21. Bourns A. Sherbourne's guidelines for gender-affirming primary care with trans and non-binary patients. 4. ed. 2019. [acesso em julho de 2023]. Disponível em: https://www.rainbowhealthontario.ca/product/4th-edition-sherbournes-guidelines-for-gender-affirming-primary-care-with-trans-and-non-binary-patients/

6

Disfunções sexuais devidas a distúrbios hormonais

Lucia Alves da Silva Lara

Introdução

A resposta sexual (RS) é multidimensional e resulta da interação complexa de processos fisiológicos, psíquicos, relacionais, sociais e culturais da pessoa que atuam no sentido de promover ou inibir a função sexual. De forma sucinta, a RS compreende as fases do desejo, excitação, orgasmo e satisfação sexual.

A disfunção sexual (DS) é uma síndrome que inclui várias maneiras como uma pessoa pode ter dificuldade de sentir satisfação sexual em atividades sexuais não coercivas que seja recorrente, duradoura e acompanhada de sofrimento (*distress*).[1] A DS deriva de um desequilíbrio no qual ocorre a sobreposição de fatores inibidores sobre fatores promotores de uma ou mais fases da RS.

Este capítulo será dedicado às DS femininas devidas a determinados distúrbios hormonais (hipoestrogenismo, disfunção tireoidiana, hiperprolactinemia). O manejo da DS consequente aos distúrbios hormonais envolve a correção do distúrbio primário e a terapia hormonal (TH) em mulheres na pós-menopausa, podendo ser necessária a associação da terapia com testosterona (T) para as mulheres com desejo sexual hipoativo (DSH) que surgiu após a menopausa natural ou cirúrgica (Figura 1).

Disfunções sexuais devidas ao hipoestrogenismo

O verdadeiro papel do estrogênio (E) na função sexual feminina ainda é motivo de debate na literatura, já que boa parte dos dados disponíveis sobre a motivação sexual feminina atrelada ao nível estrogênico provém, na sua maioria, de estudos experimentais com modelos animais.

As variações estrogênicas durante o ciclo menstrual ou após a menopausa natural ou induzida influenciam a função sexual da mulher. Durante o período reprodutivo, o ciclo hormonal caracteriza-se pela elevação dos níveis estrogênicos na fase folicular, atingindo um pico na ovulação. Estudos evidenciam que o interesse sexual e a frequência sexual da mulher apresentam um aumento crescente durante a fase folicular e atingem um máximo em torno da ovulação, com um declínio na fase lútea, quando é registrada uma redução dramática na frequência sexual no final dessa fase.[2] Com o avanço da idade, a redução dos níveis estrogênicos começa a repercutir na RS da mulher, levando a um declínio da responsividade sexual e do escore da função sexual ao longo da vida. Quando a mulher se encontra na perimenopausa tardia ou na pós-menopausa, outras dificuldades sexuais são agregadas,

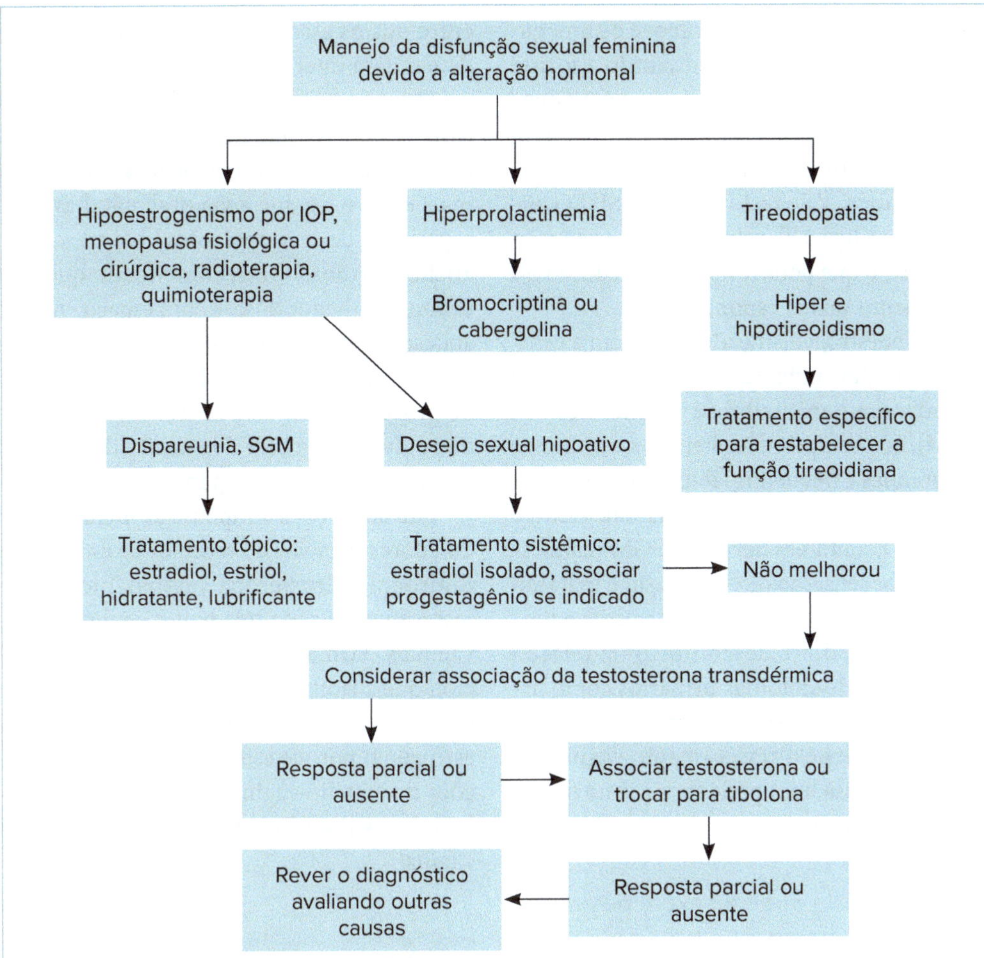

FIGURA 1 Manejo da disfunção sexual feminina relacionada aos distúrbios hormonais.
IOP: insuficiência ovariana prematura; SGM: síndrome geniturinária da menopausa.

relacionadas às dificuldades relacionais e às mudanças físicas e psíquicas nessa fase. As queixas sexuais se acentuam, ocorrendo uma redução na frequência de atividades sexuais, em decorrência de redução do desejo sexual e aumento significativo na dispareunia e disfunções sexuais do parceiro.[3]

Mecanismo da disfunção sexual decorrente do hipoestrogenismo

A deficiência de E devida à menopausa natural ou a ooforectomia, puerpério, radioterapia, quimioterapia, hiperprolactina, medicamentos, entre outros, afeta muitos aspectos do bem-estar geral e da função sexual feminina, levando ao DSH e à disfunção da excitação e do orgasmo.[4] O estrogênio circula nas suas formas não sulfatadas E2 e E1 parcialmente ligados à SHBG (*sex hormone-binding globulin*), portanto as concentrações de SHBG influenciarão a quantidade de estrogênios livres ou biodisponíveis. Assim, as patologias, os hábitos e o uso de medicamentos que aumentam a SHBG interferem na RS feminina. A terapia estrogênica por via oral, mesmo em doses baixas, promove o aumento da produção de SHBG[5] reduzindo a forma livre do E e pode perdurar por meses, podendo afetar a RS da mulher. Esse efeito não foi identificado com a terapia estrogênica por via transdérmica. Vale ressaltar que a SHBG aumentada se liga à T, culminando na redução da T livre, o que pode levar a uma redução no pensamento sexual espontâneo.

O hipoestrogenismo afeta também a genitália, e muitas mulheres podem desenvolver a síndrome geniturinária da menopausa (SGM), que compreende alterações estruturais nos grandes e pequenos lábios, clitóris, vestíbulo e introito vaginal, canal vaginal, uretra e bexiga.[6] Os sintomas devidos à SGM manifestam-se por sensação de queimação e irritação genital, atrofia da semimucosa vulvar e mucosa vaginal, dor e desconforto na relação sexual, além de sintomas urinários como urgência, disúria e infecções recorrentes do trato urinário,[6] e pelo ressecamento vaginal na pós-menopausa, mas pode surgir já no fim da vida reprodutiva.[7]

Tratamento da queixa sexual devida ao hipoestrogenismo

Uma revisão sistemática e metanálise evidenciou que mulheres com sintomas da menopausa ou que se encontravam dentro dos primeiros 5 anos da menopausa obtiveram melhora da DS com o uso de estrogênios isolados ou em combinação com progestagênios.[8] A redução da dor foi um dado associado a melhora da função sexual geral. Portanto, as mulheres que referem redução do desejo sexual, disfunção de excitação e dispareunia após a menopausa devem se beneficiar da TH estrogênica, sendo esse um valor agregado da TH. Se as queixas sexuais permanecerem mesmo após a TH, será necessário rever o diagnóstico e definir outros possíveis fatores – psíquicos, biológicos, relacionais, ambientais, entre outros associados a queixa –, os quais demandam intervenção específica.

Quando a queixa sexual é a dispareunia isolada ou associada a SGM, o tratamento clássico é o uso de estrogênio local, sendo este mais efetivo do que a via oral, não havendo superioridade de formulações à base de creme, anel ou óvulos.[9,10] É recomendado que seja utilizada a menor dose, e com espaço entre as aplicações, podendo ser duas vezes por semana, por um período de até 1 ano, sem o uso do progestagênio.[10] No Brasil, as preparações disponíveis são à base de estriol e de estradiol hemi-hidratado 10 mg para uso local.

Outras opções terapêuticas incluem moduladores seletivos do receptor de estrogênio, diidroepiandrosterona vaginal, hidratante intravaginal a cada três noites e lubrificantes vaginais.[10] Uma revisão da literatura evidenciou que a isoflavona local é efetiva para melhorar as queixas de dor, mas é inferior ao estrogênio porque este promove as modificações no epitélio vaginal e a diferenciação celular,[11] resultando em melhora do trofismo vaginal.

Distúrbios sexuais relacionados aos androgênios

O papel dos androgênios sulfato de diidroepiandrosterona (DHEAS), androstenediona (A) e T na função sexual feminina ainda é motivo de debate na literatura. A T é um hormônio essencial para as mulheres, mas ainda não se sabe o mecanismo de ação pelo qual exerce um efeito positivo na RS feminina, contudo estudos observacionais evidenciam associação entre concentrações baixas de T e queixas sexuais, especialmente o DSH.[12] Porém, não é recomendada a dosagem de T para o diagnóstico de DSH, uma vez que não se encontra correlação entre concentração sanguínea de T e escore do DSH. Portanto, o diagnóstico de DSH é eminentemente clínico, e a terapia androgênica para o tratamento nesses casos é reservado somente para mulheres que referem redução ou ausência progressiva de pensamento sexual, da vontade de ter relações sexuais e menor disposição para a busca de relações sexuais que surgiram na peri e pós-menopausa, sem outros fatores relacionados.

O diagnóstico do DSH é eminentemente clínico, e a decisão de prescrever a T para o tratamento é feita por exclusão, quando a mulher na peri e pós-menopausa refere redução ou ausência progressiva de pensamento sexual, da vontade de ter relações sexuais e indisposição para a busca de relações sexuais sem nenhum outro fator biológico ou psíquico que possa ser atribuído às queixas sexuais da mulher.

Fisiopatologia e diagnóstico

Os androgênios atingem um pico máximo na mulher entre os 18 e 24 anos e declina com o progredir da idade, de maneira que a mulher aos 65 anos já apresenta uma redução de 55% na T total, de 49% na T livre, de 77% na DHEA e de 64% na androstenediona.[13] Mulheres com insuficiência ovariana prematura (IOP) apresentam redução nas concentrações de T, DHEAS e A.[14] Em mulheres na pós-menopausa, esses androgênios servem como substrato para a biossíntese de estrogênio nos tecidos periféricos pelo aumento da atividade de aromatase que converte A e T em estrona e estradiol.[15]

Não é recomendado dosar a T para realizar o diagnóstico de DSH,[16] uma vez que não há dado suficiente na literatura demonstrando correlação entre concentrações androgênicas e DS feminina. Porém, um estudo observacional evidenciou que, em um subgrupo de mulheres entre 19 e 44 anos (n = 389), houve correlação positiva entre a T total e livre e o escore do desejo sexual. A DHEAS teve correlação positiva com o escore do desejo sexual em mulheres com idade entre 25 e 44 anos, mas essa correlação não foi identificada em mulheres com idade entre 45 e 65 anos.[17] Uma metanálise que compilou os dados de estudos observacionais (coorte, estudo transversal e estudos prospectivos) evidenciou associação entre T total e escore do desejo sexual. Entretanto, não houve associação entre desejo sexual e DHEAS.[18]

O uso de androgênios para o tratamento da queixa sexual

Vários estudos randomizados e controlados demonstraram que o uso da T por via transdérmica em mulheres com queixa de DSH que surgiu com a menopausa resulta em melhora do desejo sexual e também da excitação, do orgasmo e da responsividade ao estímulo sexual, além de apresentar melhora significativa da autoimagem.[19] A partir desses estudos, a terapia com T passou a ser considerada para o tratamento de DSH em mulheres na peri e pós-menopausa, desde que sejam afastadas outras possíveis causas do DSH nesse grupo de mulheres.[20] Não se sabe ao certo o mecanismo pelo qual a T melhora o DSH em mulheres, mas sabe-se que o efeito da T deriva da sua ação como ativador do fator de transcrição do receptor de andrógeno (RA), sua conversão na forma mais potente diidrotestosterona ou, ainda, pela aromatização periférica em estradiol.[21]

A T por via transdérmica é a recomendada para o uso em mulheres na dose de 300 microgramas (μg) diários,[22] para atingir e manter os níveis fisiológicos efetivos,[23] não podendo atingir níveis suprafisiológicos. Até o momento, apenas a Austrália tem um produto à base de T aprovada pelo órgão regulador Australian Register of Therapeutic Goods (ARTG) para uso em mulheres na pós-menopausa com DSH. O produto original, com o nome fantasia AndroFeme® 1, é apresentado na forma de creme contendo 1% p/v de testosterona (10 mg de testosterona/mL) em excipiente contendo óleo de amêndoa e hidroxibenzoatos. A dose inicial recomendada é de 5 mg de T (0,5 mL), aplicada 1 vez por dia, aproximadamente a mesma hora todos os dias, na parte superior externa da coxa ou da nádega. Se não houver melhora dos sintomas de DSH após 3 meses, passar para 10 mg/dia (1 mL). É necessário realizar uma dosagem sanguínea basal da T e repetir de 3 a 6 semanas após o início do uso, a fim de manter a T próximo do limite superior normal para a mulher na pré-menopausa. Se, ao dosar a T total, a concentração estiver 50% acima do limite superior do valor de referência para a pré-menopausa, deve-se reduzir a dose.[24]

No Brasil, não existe formulação de T aprovada para uso em mulheres. Na literatura, recomenda-se a prescrição de 1/10 de uma dose masculina padrão para alcançar as concentrações fisiológicas para mulheres na pré-menopausa.[25] Com o uso de medicações manipuladas, recomenda-se dosagem de testosterona previamente ao tratamento e após 4 semanas (Tabela 1). Os dados de absorção em mulheres são pouco conhecidos, mas, em homens, a T base a 1% em gel alcoólico permite a absorção de 9 a 14% da T e resulta em aumento de 2 a 3 vezes os níveis basais após 2 horas da aplicação e de 4 a 5 vezes após 24 horas.[26]

O seguimento em longo prazo deve ocorrer em 12 semanas, e, além da dosagem da T total, deve-se realizar uma avaliação completa da eficácia e segurança do tratamento. As avaliações subsequentes devem ocorrer a cada 6 meses com dosagem da T total e exame clínico.[24]

Efeitos adversos da testosterona

A T e seus ésteres em altas doses utilizados em homens transgêneros (trans) para promover o aparecimento das características masculinas desejadas constituem um modelo importante para avaliação dos efeitos benéficos e adversos do uso da T no corpo feminino com ovários íntegros e funcionantes. A literatura disponibiliza os dados de 17 anos de acompanhamento de homens trans em uso de undecanoato de T, evidenciando alterações no lipidograma com redução do HDLc, elevação do LDLc e dos triglicerídeos, sem aumento do risco de morte na população mais jovem.[27] No entanto, não se sabe os efeitos em longo prazo quando essa população atingir a idade de maior risco cardiovascular. Vale frisar que os níveis virilizantes de T interferem negativamente na RS e promovem a redução da expressão dos RA, além de alterações como supressão da concentração de insulina circulante, aumento das proteínas na via de sinalização da insulina no fígado e fosforilação alterada de proteínas-chave no controle da sensibilidade à insulina, o que resulta em supressão da sinalização da insulina no tecido adiposo branco,[28] levando a resistência insulínica.

TABELA 1 Prescrição da testosterona utilizada no manejo do desejo sexual hipoativo feminino

Droga	Dose e via de administração	Veículo/absorção
Testosterona base	1 a 5 mg/mL (1 dose [*pump*] =1 mL)	Gel Pentravan® absorve 50 a 60% Veículo alcoólico absorve 9 a 14%
Propionato de testosterona	Uso vulvar no clitóris e pequenos lábios 1 a 2%	Gel não alcoólico. Sem dados sobre absorção

Observação: acompanhar com dosagem de testosterona 3 a 4 semanas após o início do tratamento e, depois, a cada 12 a 24 semanas.
Em gel de alta absorção (p.ex., Pentravan®, Versapro®), sugere-se iniciar com as doses menores.

Em mulheres em uso de T em níveis fisiológicos, os efeitos mais comuns incluem acne, oleosidade da pele e crescimento de pelos.[29] Não foram demonstrados eventos adversos graves quando a terapia com T foi usada em doses que atingem níveis fisiológicos encontrados em mulheres na fase reprodutiva.[29]

Tireoidopatias e disfunção sexual

A prevalência de DS, DSH, disfunção de excitação e orgásmica, redução da lubrificação, dispareunia e redução da satisfação sexual varia nos estudos entre 22% e 46% em mulheres com hipotireoidismo. A DS é ainda maior em homens, dos quais 59 a 63% com hipotireoidismo apresentam queixas sexuais, como retardo da ejaculação e disfunção erétil. Da mesma forma, o hipertireoidismo culmina com DS em 44 e 60% das mulheres, e 48 a 77% dos homens apresentam ejaculação precoce e disfunção erétil.[30]

Fisiopatologia

O mecanismo pelo qual a disfunção tireoidiana leva à DS em mulheres é desconhecido, mas parece que decorre de um efeito direto e indireto na função sexual. O hipotireoidismo está associado a uma redução na SHBG, em que seria esperado um aumento da T sérica. Paradoxalmente, ocorre redução na T sérica total e livre, na DHEA, na prolactina e na estrona; já o hipertireoidismo aumenta SHBG, os androgênios e o estradiol.[31,32]

Em ratos, os hormônios tireoidianos (triiodotironina [T3] e tiroxina [T4]) regulam a biodisponibilidade dos esteroides sexuais, ao promoverem o aumento das concentrações de fator nuclear hepático 4α (HNF-4α) que é responsável por aumentar a transcrição da SHBG, com aumento dos níveis séricos dela.[33] A SHBG tem maior afinidade pela T em relação ao estradiol, o que implica um desequilíbrio nas concentrações dos esteroides sexuais biodisponíveis. Adicionalmente, tanto o hipo quanto o hipertireoidismo exercem efeitos sobre os níveis de hormonas sexuais circulantes através de vias periféricas e centrais e podem provocar, indiretamente, alterações psíquicas e autonômicas que podem prejudicar a função sexual.[30]

Tratamento da disfunção sexual relacionada à disfunção tireoidiana

O tratamento do distúrbio tireoidiano com restauração da função da tireoide está associada à resolução da DS, tanto em homens quanto em mulheres.[30]

Hiperprolactinemia

O efeito da hiperprolactinemia na função sexual feminina ainda não está bem estabelecido. Dados indiretos de um estudo evidenciou escore mais baixo do índice da função sexual feminina (IFSF) em mulheres com hiperprolactinemia. O tratamento com bromocriptina normalizou os domínios do desejo e da excitação sexual, da lubrificação, do orgasmo e da satisfação sexual, bem como a dispareunia.[34]

RESUMO

- As disfunções hormonais culminam com o aumento das queixas sexuais na mulher.
- A resposta sexual é multidimensional e resulta da interação dos aspectos fisiológicos, psíquicos, relacionais, sociais e culturais da pessoa.
- É recomendado realizar uma investigação breve da condição psíquica e relacional da mulher antes de atribuir a queixa sexual dela a algum distúrbio hormonal.
- O estrogênio isolado ou combinado com progestagênio melhora as queixas sexuais que surgiram com o instalar da menopausa.
- A testosterona por via transdérmica melhora a resposta sexual de mulheres na peri e pós-menopausa natural e cirúrgica.
- Ao prescrever a testosterona, é necessário afastar todas as causas biológicas, psíquicas, relacionais e outras que podem estar relacionadas com a queixa sexual da mulher.
- Os distúrbios da tireoide resultam em disfunção sexual feminina.
- A hiperprolactinemia é uma causa de desejo sexual hipoativo em mulheres.

Referências

1. ICD-11 for Mortality and Morbidity Statistics [Internet]. [citado 27 de março de 2022]. [acesso em julho de 2023]. Disponível em: https://icd.who.int/browse11/l-m/en#/http%3a%2f%2fid.who.int%2ficd%2fentity%2f411470068.
2. Wilcox AJ, Baird DD, Dunson DB, McConnaughey DR, Kesner JS, Weinberg CR. On the frequency of intercourse around ovulation: evidence for biological influences. Hum Reprod. 2004;19(7):1539-43.
3. Dennerstein L, Dudley E, Burger H. Are changes in sexual functioning during midlife due to aging or menopause? Fertil Steril. 2001;76(3):456-60.
4. Willhite LA, O'Connell MB. Urogenital atrophy: prevention and treatment. Pharmacotherapy. 2001;21(4):464-80.
5. Matsui S, Yasui T, Kasai K, Keyama K, Yoshida K, Kato T, et al. Sex hormone-binding globulin and antithrombin III activity in women with oral ultra-low-dose estradiol. J Obstet Gynaecol. 2017;37(5):627-32.
6. Portman DJ, Gass MLS, Vulvovaginal Atrophy Terminology Consensus Conference Panel. Genitourinary syndrome of menopause: new terminology for vulvovaginal atrophy from the International Society for the Study of Women's Sexual Health and the North American Menopause Society. J Sex Med. 2014;11(12):2865-72.
7. Goncharenko V, Bubnov R, Polivka J, Zubor P, Biringer K, Bielik T, et al. Vaginal dryness: individualised patient profiles, risks and mitigating measures. EPMA J. 2019;10(1):73-9.
8. Lara LA, Cartagena-Ramos D, Figueiredo JB, Rosa-E-Silva ACJ, Ferriani RA, Martins WP, et al. Hormone therapy for sexual function in perimenopausal and postmenopausal women. Cochrane Database Syst Rev. 2023 Aug 24;8(8):CD009672.
9. Lethaby A, Ayeleke RO, Roberts H. Local oestrogen for vaginal atrophy in postmenopausal women. Cochrane Database Syst Rev. 2016;2016(8):CD001500.
10. Faubion SS, Sood R, Kapoor E. Genitourinary Syndrome of Menopause: Management Strategies for the Clinician. Mayo Clin Proc. 2017;92(12):1842-9.
11. Dizavandi FR, Ghazanfarpour M, Roozbeh N, Kargarfard L, Khadivzadeh T, Dashti S. An overview of the phytoestrogen effect on vaginal health and dyspareunia in peri- and post-menopausal women. Post Reprod Health. 2019;25(1):11-20.
12. Randolph JF, Zheng H, Avis NE, Greendale GA, Harlow SD. Masturbation frequency and sexual function domains are associated with serum reproductive hormone levels across the menopausal transition. J Clin Endocrinol Metab. 2015;100(1):258-66.
13. Davison SL, Bell R, Donath S, Montalto JG, Davis SR. Androgen Levels in Adult Females: Changes with Age, Menopause, and Oophorectomy. J Clin Endocrinol Metabol. 2005;90(7):3847-53.
14. Soman M, Huang LC, Cai WH, Xu JB, Chen JY, He RK, et al. Serum androgen profiles in women with premature ovarian insufficiency: a systematic review and meta-analysis. Menopause. 2019;26(1):78-93.

15. Simpson ER. Aromatization of androgens in women: current concepts and findings. Fertil Steril. 2002;77 Suppl 4:S6-10.
16. Davis SR, Baber R, Panay N, Bitzer J, Perez SC, Islam RM, et al. Global Consensus Position Statement on the Use of Testosterone Therapy for Women. J Clin Endocrinol Metab. 2019;104(10):4660-6.
17. Wåhlin-Jacobsen S, Pedersen AT, Kristensen E, Læssøe NC, Lundqvist M, Cohen AS, et al. Is There a Correlation Between Androgens and Sexual Desire in Women? J Sex Med. 2015;12(2):358-73.
18. Maseroli E, Vignozzi L. Are Endogenous Androgens Linked to Female Sexual Function? A Systemic Review and Meta-Analysis. J Sex Med. 2022;19(4):553-68.
19. Islam RM, Bell RJ, Green S, Page MJ, Davis SR. Safety and efficacy of testosterone for women: a systematic review and meta-analysis of randomised controlled trial data. Lancet Diabetes Endocrinol. 2019;7(10): 754-66.
20. Davis SR, Baber R, Panay N, Bitzer J, Perez SC, Islam RM, et al. Global Consensus Position Statement on the Use of Testosterone Therapy for Women. J Clin Endocrinol Metab. 2019;104(10):4660-6.
21. Pihlajamaa P, Sahu B, Jänne OA. Determinants of Receptor- and Tissue-Specific Actions in Androgen Signaling. Endocr Rev. 2015;36(4):357-84.
22. Ganesan K, Habboush Y, Sultan S. Transdermal Testosterone in Female Hypoactive Sexual Desire Disorder: A Rapid Qualitative Systematic Review Using Grading of Recommendations Assessment, Development and Evaluation. Cureus. 2018;10(3):e2401.
23. Krapf JM, Simon JA. A sex-specific dose-response curve for testosterone: could excessive testosterone limit sexual interaction in women? Menopause. 2017;24(4):462-70.
24. myHealthbox. ANDROFEME 1 testosterone 1% w/v (10 mg/mL) cream [Internet]. myHealthbox. [citado 22 de fevereiro de 2023]. [acesso em julho de 2023]. Disponível em: https://myhealthbox.eu/en/androfeme-1-testosterone-1-w-v-10-mg-ml-cream-tubc/ 5602603
25. Parish SJ, Simon JA, Davis SR, Giraldi A, Goldstein I, Goldstein SW, et al. International Society for the Study of Women's Sexual Health Clinical Practice Guideline for the Use of Systemic Testosterone for Hypoactive Sexual Desire Disorder in Women. J Sex Med. 2021;18(5):849-67.
26. Gooren LJG, Bunck MCM. Transdermal testosterone delivery: testosterone patch and gel. World J Urol. 2003;21(5):316-9.
27. Velho I, Fighera TM, Ziegelmann PK, Spritzer PM. Effects of testosterone therapy on BMI, blood pressure, and laboratory profile of transgender men: a systematic review. Andrology. 2017;5(5):881-8.
28. Kothmann KH, Jacobsen V, Laffitte E, Bromfield C, Grizzaffi M, Jarboe M, et al. Virilizing doses of testosterone decrease circulating insulin levels and differentially regulate insulin signaling in liver and adipose tissue of females. Am J Physiol Endocrinol Metab. 2021;320(6):E1107-18.
29. Islam RM, Bell RJ, Green S, Page MJ, Davis SR. Safety and efficacy of testosterone for women: a systematic review and meta-analysis of randomised controlled trial data. Lancet Diabetes Endocrinol. 2019;7(10):754-66.
30. Gabrielson AT, Sartor RA, Hellstrom WJG. The Impact of Thyroid Disease on Sexual Dysfunction in Men and Women. Sex Med Rev. 2019;7(1):57-70.
31. Kjaergaard AD, Marouli E, Papadopoulou A, Deloukas P, Kuś A, Sterenborg R, et al. Thyroid function, sex hormones and sexual function: a Mendelian randomization study. Eur J Epidemiol. 2021;36(3):335-44.
32. Cramer DW, Sluss PM, Powers RD, McShane P, Ginsburg ES, Hornstein MD, et al. Serum Prolactin and TSH in an In Vitro Fertilization Population: Is There a Link Between Fertilization and Thyroid Function? J Assist Reprod Genet. 2003;20(6):210-5.
33. Selva DM, Hammond GL. Thyroid hormones act indirectly to increase sex hormone-binding globulin production by liver via hepatocyte nuclear factor-4alpha. J Mol Endocrinol. 2009;43(1):19-27.
34. Krysiak R, Szkróbka W, Okopień B. The effect of bromocriptine treatment on sexual functioning and depressive symptoms in women with mild hyperprolactinemia. Pharmacol Rep. 2018;70(2):227-32.

7

Nutrição e ciclo reprodutivo – o peso e a puberdade, a reprodução e o risco oncológico

Jan Pawel Andrade Pachnicki
Liz Ribeiro Wallim

Introdução

Os eixos endócrinos do corpo humano são sistemas dinâmicos; frequentemente mostram mudanças em resposta ao estresse, doença ou outros estados patológicos. Por exemplo, durante doenças agudas e crônicas, além de estados de baixa caloria ou fome, os níveis de hormônios da tireoide, esteroides sexuais e hormônio do crescimento são alterados, voltando ao normal à medida que o indivíduo se recupera. Essas alterações hormonais são, portanto, consideradas secundárias ao estado da doença, e sua recuperação é reflexo de respostas homeostáticas. Por vezes essas mudanças "adaptativas" na dinâmica hormonal podem não ser necessariamente apropriadas. Da mesma forma, as medidas terapêuticas destinadas a restaurar o nível sérico "normal" de hormônios, oferecidas na esperança de acelerar a recuperação e melhorar os resultados dos pacientes, geralmente não se mostram benéficas.[1]

O ganho de peso que leva à obesidade é consequência de um balanço energético positivo, que pode resultar do aumento da ingestão energética, diminuição do gasto energético ou ambos. Esse desalinhamento pode ser pensado como uma falha dos mecanismos homeostáticos do corpo. Diferentes fenótipos de obesidade podem ter implicações variáveis para a saúde. Por exemplo, a obesidade abdominal é considerada uma condição mais perigosa do que a obesidade gluteofemoral ou ginecoide. Portanto, ao discutir as complicações e anormalidades metabólicas associadas à obesidade, uma doença crônica, reconhece-se que diferentes fenótipos de obesidade carregam diferentes graus de risco cardiometabólico.[2]

O entendimento da fisiologia do tecido adiposo avançou muito na última década, e uma extensa pesquisa foi dedicada ao estudo das interações entre o tecido adiposo e outros sistemas corporais, em particular o sistema nervoso central. Novos hormônios foram descobertos com papéis potencialmente importantes no balanço energético e na ingestão alimentar. Os papéis de muitos desses hormônios recém-descobertos não foram totalmente elucidados em humanos, mas o futuro promete não apenas melhorar o conhecimento da fisiopatologia da obesidade, mas também desenvolver novas abordagens terapêuticas para complementar o arsenal farmacológico atualmente limitado.[1]

Epidemiologia

A Organização Mundial da Saúde (OMS) afirma: a obesidade é um dos mais graves problemas de saúde para enfrentar. Em 2025, a estimativa é que 2,3 bilhões de adultos ao redor do mundo estejam acima do peso, sendo 700 milhões de indivíduos com obesidade, isto é, com um índice de massa corporal (IMC) acima de 30.[3]

Todos os segmentos demográficos da sociedade, incluindo idade, raça/etnia e gênero, são afetados pela epidemia de obesidade. No geral, a prevalência de obesidade é semelhante em mulheres e homens, com aproximadamente um terço dos adultos nos Estados Unidos sendo obesos. No Brasil, essa doença crônica aumentou 72% nos últimos treze anos, como se percebe na Figura 1, com frequência semelhante em homens e mulheres; nestas, a obesidade diminui com o aumento da escolaridade.[4]

Disparidades de gênero na prevalência de obesidade foram descritas, no entanto, em certas subpopulações. A obesidade parece ser mais prevalente em mulheres mais velhas (> 60 anos) do que homens, bem como as formas mais graves da doença afetam o sexo feminino mais comumente do que o masculino. As razões para as disparidades epidemiológicas de gênero na obesidade não são claras, mas podem resultar de sua fisiopatologia e diferenças sociológicas entre os sexos. Observa-se, por exemplo, que as mulheres podem ter preferências alimentares diferentes dos homens, pois tendem a consumir mais alimentos ricos em açúcares, carboidratos refinados e densidade energética; em tempo, atualmente, há maior disponibilidade desses tipos de alimentos devido ao crescimento econômico das áreas em desenvolvimento, levando a um influxo de produtos alimentícios processados.[3,4]

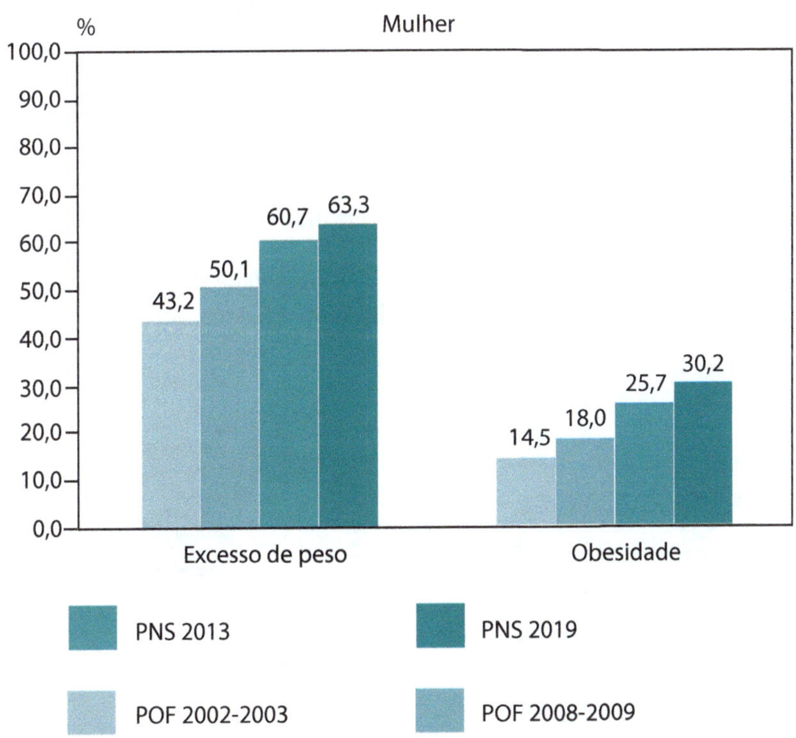

FIGURA 1 Prevalência de excesso de peso em mulheres adultas brasileiras – 2002-2003/2019.
Fonte: Pesquisa Nacional de Saúde 2019.
POF: Pesquisa de Orçamentos Familiares; PNS: Pesquisa Nacional de Saúde.

Fisiopatologia

Em seu nível mais básico, a patogênese da obesidade parece simples: as calorias são consumidas em quantidades que excedem o gasto energético contínuo. Com base nesse conceito, a maioria das pessoas tem percebido historicamente a obesidade como resultado de características pessoais negativas, como gula, preguiça, autoindulgência e falta de força de vontade. No entanto, evidências crescentes indicam que a patogênese da obesidade envolve processos muito mais complexos do que o acúmulo passivo de calorias. É essa complexidade que está no cerne da dificuldade em seu tratamento.[5]

Fundamentalmente, os humanos têm uma "fisiologia evolutiva" predisposta a conservar a gordura corporal como fator de sobrevivência. Essa adaptação fisiológica de fácil acesso a calorias virtualmente ilimitadas criou um grande segmento da humanidade que parece ter biologicamente predisposição ao ganho excessivo de peso. Daí, percebem-se tendências crescentes de adiposidade em comunidades desenvolvidas e em desenvolvimento.[1]

Mas como o sistema de homeostase energética afeta esse assunto? É perceptível a ação de um sistema de homeostase de energia operando adequadamente na estabilidade do peso corporal de indivíduos que não são obesos por longos períodos. Portanto, pessoas com obesidade tendem a defender seu "peso corporal habitual", desequilibrado por inúmeros fatores genéticos, comportamentais e/ou ambientais, por mecanismos idênticos, como se percebe na Figura 2.

Estudos que investigam as respostas adaptativas de humanos e animais, nas mudanças de peso corporal, apoiam o conceito de um importante sistema de homeostase energética.[1] A perda de peso induzida pela restrição calórica, por exemplo, resulta tanto em um aumentado impulso para comer quanto em uma redução do gasto energético. Essas respostas resistem a uma maior perda de peso, favorecem a recuperação do peso perdido e podem persistir por anos, desde que os estoques de gordura corporal não tenham retornado à sua linha de base. Essa perspectiva oferece uma explicação plausível para a recuperação muito frequente do peso perdido que confunde a maioria das formas de tratamento da obesidade.[5]

Obesidade e o eixo hipotálamo-hipófise-ovariano (HHO)

A obesidade altera o curso da puberdade, levando a telarca, adrenarca e menarca pre-

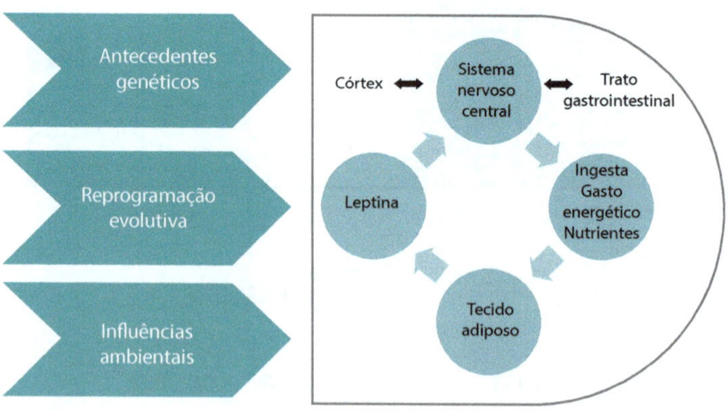

FIGURA 2 A regulação da massa de gordura corporal.
Fonte: o autor.

coces, destacando o potencial para um aumento significativo do risco de cuidados para essas meninas e custos na saúde. A distribuição do tecido adiposo corporal contribui para flutuações na secreção de hormônios esteroides periféricos, impactando o desenvolvimento puberal. Por exemplo, os adipócitos contêm aromatase, que auxilia na produção e na conversão de hormônios esteroides, principalmente androgênios em estrogênios. Pode-se observar, ainda, a diminuição da amplitude do pulso de LH hipofisário, além da liberação média de LH sem alterar sua frequência, levando a uma fase lútea prejudicada; isso acaba por afetar vários componentes do eixo HHO, com efeito direto sobre a função ovariana independente da função hipotálamo-hipofisária. Estudos em reprodução humana mostram o impacto na qualidade oocitária e receptividade endometrial.[2,6]

Obesidade e esteroides sexuais

O aumento no peso corporal e no tecido adiposo está associado a anormalidades nos níveis de esteroides sexuais em mulheres na pré-menopausa e na pós-menopausa. Foi demonstrado que mulheres com obesidade central têm níveis circulantes de androgênios mais elevados, mesmo na ausência de um diagnóstico clínico de síndrome dos ovários policísticos (SOP). Essas mulheres têm níveis de testosterona total e livre mais altos do que mulheres com peso normal e níveis mais baixos de androstenediona e SHBG. Alguns estudos examinando as correlações entre os níveis de testosterona total e as características fenotípicas do hiperandrogenismo, como o hirsutismo, encontraram forte correlação entre eles, independentemente do ensaio usado para avaliação. Acredita-se que o momento da menarca seja afetado principalmente por fatores genéticos, mas a idade média da primeira menstruação dessas meninas tem diminuído, nos últimos 30 anos, em conjunto com mudanças no estado nutricional.[1] Estudos também demonstraram que, quanto mais precoce o início da menarca, maior o risco de desenvolver obesidade e outras comorbidades na vida adulta, independentemente do IMC, como câncer de mama, doença cardiovascular, doença cerebrovascular, diabetes tipo 2 e comportamentos de risco na adolescência. Consequentemente, a mortalidade por todas as causas tem sido associada à menarca precoce.[5,7]

Relação entre a leptina e os hormônios sexuais

O hormônio do adipócito, leptina, que circula em concentrações proporcionais à massa de gordura corporal, desempenha um papel importante na relação entre a obesidade e a homeostase energética. A deficiência de leptina causa grave hiperfagia e obesidade em humanos e animais, com reposição fisiológica de leptina melhorando tanto a hiperfagia quanto a obesidade em pacientes com deficiência. Portanto, não pode haver dúvida de que a manutenção do peso corporal normal em humanos requer neurocircuitos regulados pela leptina intactos. No entanto, tem sido demonstrado que o aumento da leptina exógena não induz necessariamente perda de peso, sugerindo que há uma resistência à ação da leptina ao nível do hipotálamo. Essa dessensibilização à leptina não é um completo bloqueio da sinalização desse hormônio e possivelmente pode ser revertida com perda de peso.[7]

A função homeostática energética da leptina contribui, em parte, para seu efeito na puberdade. A puberdade requer um certo balanço de energia para prosseguir. A leptina tem uma ação permissiva para a progressão puberal, mas não é o iniciador ou o único mecanismo pelo qual a puberdade ocorre. A hiperleptinemia pode, inicialmente, causar maturação reprodutiva precoce, e os níveis elevados prolongados de leptina podem levar à disfunção ovulatória. Por outro lado, baixos níveis de leptina observados em estados de deficiência energética estão associados a atraso puberal.[1]

A leptina afeta os neurônios do pulso de GnRH indiretamente, apesar do GABA e da kisspeptina. Os neurônios de GABA e kisspeptina têm foco no núcleo arqueado, onde os receptores de leptina estão prontamente disponíveis. Modelos nos quais o receptor de leptina, encontrado nos neurônios GABA, está suprimido, exibem puberdade atrasada e diminuição da fecundidade em animais. Da mesma forma, a perda da função, por meio da mutação, no gene da kisspeptina, resulta em puberdade atrasada ou ausente. Os níveis de kisspeptina hipotalâmica geralmente se correlacionam com os níveis de leptina de acordo com estados de baixa energia, tornando esse um caminho alternativo para sinalização da leptina. Ambos em níveis diminuídos, diminuem a secreção de LH pela hipófise, afetando a ovulação.[8,9]

A homeostase normal da leptina é necessária ao equilíbrio fisiológico das funções ao nível do hipotálamo e dos ovários. Enquanto baixos níveis de leptina podem interromper a pulsatilidade do GnRH, níveis suprafisiológicos desse hormônio podem interromper a pulsatilidade ovariana e foliculogênese.[7,8]

Repercussões na mulher

A obesidade leva a graves prejuízos à saúde em ambos os sexos. No entanto, observa-se um risco específico de gênero para o desenvolvimento de comorbidades, podendo ser considerada tanto como um fator influenciador quanto resultante de ao menos sete dos dez principais problemas relacionados à saúde das mulheres publicados pela OMS em 2015: câncer, saúde reprodutiva, saúde materna, infecção pelo vírus da imunodeficiência humana, outras infecções sexualmente transmissíveis, violência contra a mulher, saúde mental, doenças não transmissíveis, ser jovem e envelhecer.[10,11]

O sobrepeso e a obesidade têm demonstrado consistentemente aumentar as taxas de câncer de mama na pós-menopausa e estão associados a taxas de sobrevida mais baixas e maior probabilidade de recorrência. Além disso, revisão sistemática demonstrou uma correlação positiva entre o IMC e o câncer endometrial, da vesícula biliar, do esôfago e do rim em mulheres.[12] Em termos de saúde reprodutiva, a obesidade afeta negativamente a fertilidade e a contracepção devido às suas alterações metabólicas, incluindo hiperinsulinemia e hiperleptinemia, resistência à insulina e hiperandrogenismo. Um dos distúrbios reprodutivos mais comuns em idade fértil, e a principal causa de infertilidade, a SOP, mostra grande correlação com a obesidade visceral.[13] A saúde materna também é afetada negativamente pela obesidade ou ganho de peso anormal durante a gestação. Mulheres jovens e obesas encontram mais dificuldades durante a gravidez, particularmente nos países em desenvolvimento, onde os cuidados ginecológicos são muitas vezes inadequados. A obesidade está relacionada a perda gestacional precoce, taxas mais altas de parto cesáreo e condições obstétricas de alto risco, além de maiores taxas de mortalidade materna e neonatal e malformações congênitas.[14] Ainda importante mencionar, um dos problemas de saúde mental mais comuns em mulheres, de acordo com a OMS, a depressão está intimamente ligada à obesidade em um ciclo vicioso. Em geral, pobre *status* socioeconômico, baixa renda e experiência de violência são fatores de risco específicos de gênero para transtornos mentais comuns em mulheres, incluindo depressão, ansiedade, transtorno de estresse pós-traumático e demência, que também promovem a obesidade.[15] A inflamação sistêmica mediada pelo tecido adiposo leva a um desequilíbrio das citocinas e distúrbio na homeostase metabólica, sendo também um fator importante que contribui para a fisiopatologia do diabetes *mellitus* tipo 2, síndrome metabólica, doenças cardiovasculares, alterações do microbioma intestinal, aumento do refluxo gastroesofágico e surgimento de cálculos biliares, além dos transtornos psiquiátricos anteriormente mencionados.[16]

Com tantos fatores associados à doença de base, é importante ressaltar que as mulheres recebem, ainda, mais medicação psicofarmacológica, muitas vezes levando ao ganho de peso e mantendo o ciclo de causalidade. A Tabela 1 resume os mecanismos que ligam a obesidade com suas comorbidades associadas.

Avaliação e diagnóstico

Existem muitos métodos para diagnosticar corretamente a obesidade, amplamente definida como o aumento da massa de gordura corporal. Todavia, os mais citados nos estudos epidemiológicos são as dobras cutâneas, o IMC e a relação cintura-quadril (RCQ).[5,13]

A espessura da dobra cutânea pode ser medida usando um compasso em dez localizações diferentes no corpo, incluindo o tríceps, subescapular, bíceps, suprailíaca etc. Geralmente, o subescapular esquerdo ou tríceps esquerdo estão recomendados para estudos. Valores médios para cada dobra cutânea e valores percentuais de acordo com a idade foram determinados.

O IMC é o método mais utilizado para diagnóstico e seguimento da obesidade. A fórmula é a seguinte: IMC = peso corporal (kg) / altura $(m)^2$. Para adultos, IMC < 20 indica baixo peso, 20-24,9 normal, 25-29,9 sobrepeso, 30-39,9 obesidade e ≥ 40 obesidade grave.

Recentemente, a RCQ tem sido aceita como o melhor método para indicar a distribuição de gordura, sendo considerada mais importante do que as demais medições na determinação do risco de doença cardiovascular. O valor, calculado como circunferência da cintura dividida pela circunferência do quadril, não deve exceder 1 em homens e 0,8 em mulheres. Pessoas com RCQ alta estão mais propensas a diabetes tipo 2, hipertensão e doença cardíaca coronariana.[13]

Tratamento

O tratamento da obesidade, assim como em toda doença crônica, é um processo contínuo e de longo prazo. Requer a determinação do paciente, sua participação efetiva e apoio da equipe assistente. Entender que comer demais não leva à obesidade, mas, sim, que a obesidade leva a uma ingesta aumentada de calorias, ou que restringir a alimentação não corrige a obesidade, mas tratar a obesidade fará comer menos, consiste no primeiro passo.[5,17]

Uma vez que vários fatores desempenham papel na etiologia da obesidade, uma equipe composta por médico, nutricionista, psicólogo e fisioterapeuta é necessária. Os métodos usados no tratamento podem ser agrupados em cinco categorias: dietoterapia, atividade física, mudança de comportamento, terapia medicamentosa e tratamento cirúrgico.[17] A abordagem é estratificada, exposta na Figura 3.

TABELA 1 Mecanismos que ligam a obesidade a problemas de saúde física e mental em mulheres

Área de atenção	Fatores específicos da obesidade em mulheres
Fatores socioeconômicos	Baixo nível socioeconômico Baixo nível educacional Ideal de "magreza" Restrições culturais
Fatores psicossociais	Probabilidade de casamento ↓ Vergonha Distúrbios do sono Qualidade de vida ↓ Violência contra a mulher
Fatores comportamentais	Atividade física ↓ Nutrição não saudável Dieta frequente Compulsão alimentar Não realização de exames médicos preventivos
Fatores associados ao envelhecimento	Menopausa Alteração do *status* hormonal (estrogênio ↓, SHBG ↓) Redistribuição de gordura
Microbioma intestinal	Disbiose Ativação TLR4 (receptor *Toll-like* 4)
Sistema gastrointestinal	Pressão intra-abdominal ↑ Refluxo gastroesofágico Cálculos biliares
Sistema vascular	Pressão arterial ↑ Aterosclerose
Fisiopatologia intracelular	Espécies reativas de oxigênio ↑ Estresse do retículo endoplasmático ↑ Disfunção mitocondrial
Metabolismo	Glicose ↑ Intolerância à glicose Triglicerídeos ↑
Hormônios	Estrogênio ↑ Insulina ↑, sensibilidade à insulina ↓ Cortisol ↑ IGF-1 ↑ Alterações nos neuropeptídeos
Adipocitocinas	Adiponectina ↓ Leptina ↑ Interleucina-6 ↑ TNF-α ↑
Problemas associados à prática clínica	Efeitos do tratamento ↓ Complicações de cirurgia e radiação ↑ Prescrição inadequada de medicamentos Ganho de peso induzido por medicamentos Terapia hormonal pós-menopausa

Fonte: adaptada de Weschenfelder J et al., 2018.[15]

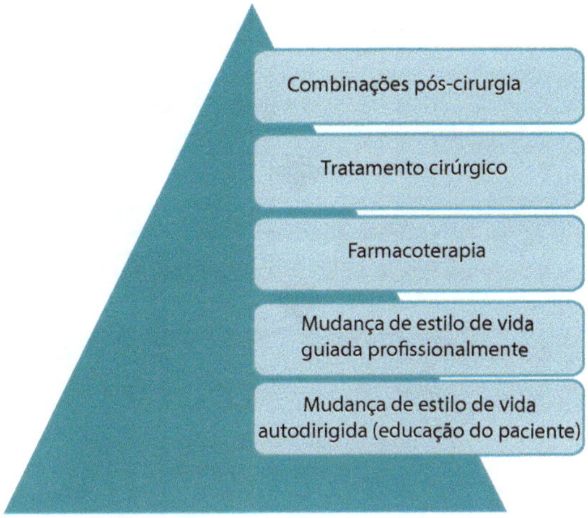

FIGURA 3 Abordagem terapêutica da obesidade, destinada a restaurar a fisiologia normal.
Fonte: o autor.

RESUMO

A obesidade e o sobrepeso são os principais problemas de saúde, bem como constituem a principal causa evitável de morte em países desenvolvidos e em desenvolvimento. A obesidade afeta homens e mulheres de forma diferente devido a fatores biológicos, socioeconômicos, culturais e relacionados ao gênero de cada país. Analisar essas disparidades permite estudar a obesidade como um fator de risco para doenças físicas e transtornos de saúde mental em mulheres. Com a epidemia de obesidade crescente, mais mulheres em idade reprodutiva enfrentarão complicações metabólicas e reprodutivas. A hemostasia da energia corporal está intimamente ligada à função reprodutiva por meio de muitos hormônios, adipocitocinas, citocinas e fatores de crescimento que atuam em cérebro e sistema genital. A obesidade também é um estado de inflamação crônica, que pode afetar diretamente a função ovariana. O aumento da massa de gordura corporal tem demonstrado contribuir para o risco de certos tipos de câncer, incluindo mama, endométrio, vesícula biliar, esôfago e câncer renal. Em termos de saúde reprodutiva, a obesidade afeta negativamente a fertilidade e a contracepção. Além disso, a obesidade está associada a abortamento precoce, taxas mais altas de parto cesáreo e condições obstétricas de alto risco, além de maiores taxas de mortalidade materna e neonatal, e malformações congênitas. Em termos de saúde mental, o IMC elevado está intimamente ligado a depressão, transtornos de ansiedade, doenças neurodegenerativas e distúrbios do sono. Fatores socioeconômicos, psicossociais e comportamentais, fatores associados ao envelhecimento, mecanismos relacionados ao microbioma intestinal e aos sistemas gastrointestinal e vascular, além da fisiopatologia intracelular e o próprio metabolismo corporal, interferem substancialmente nos hormônios e adipocitocinas, levando a condições clínicas com consequências negativas na saúde física e mental.

Fluxograma – A obesidade e os danos à saúde da mulher

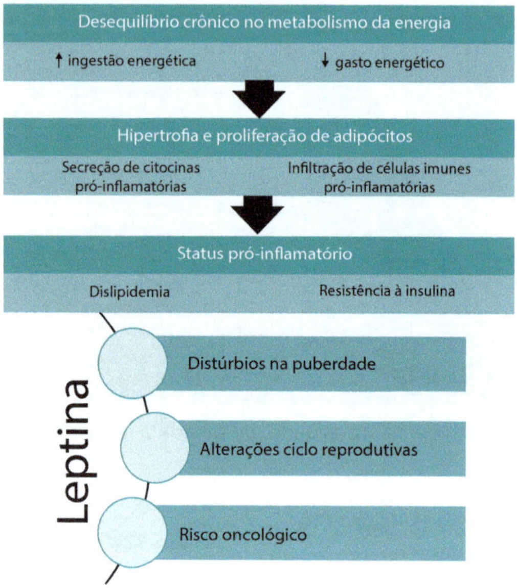

Fonte: o autor.

Referências

1. Ylli D, Sidhu S, Parikh T, Burman KD. Endocrine Changes in Obesity. In: Feingold KR, Anawalt B, Blackman MR, et al., editors. Endotext [Internet]. South Dartmouth: MDText.com, Inc.; 2000.
2. Kita S, Maeda N, Shimomura I. Interorgan communication by exosomes, adipose tissue, and adiponectin in metabolic syndrome. J Clin Invest. 2019;129(10): 4041-9.
3. Brasil. Ministério da Saúde. Secretaria de Vigilância em Saúde. Departamento de Análise em Saúde e Vigilância de Doenças Não Transmissíveis. Vigitel Brasil 2019: vigilância de fatores de risco e proteção para doenças crônicas por inquérito telefônico. Estimativas sobre frequência e distribuição sociodemográfica de fatores de risco e proteção para doenças crônicas nas capitais dos 26 estados brasileiros e no Distrito Federal em 2019. Brasília, DF: Ministério da Saúde, 2020.
4. Brasil. Ministério da Saúde. Secretaria de Vigilância em Saúde e Secretaria de Atenção Primária à Saúde. Pesquisa nacional de saúde 2019: atenção primária à saúde e informações antropométricas - Brasil / IBGE, Coordenação de Trabalho e Rendimento. Rio de Janeiro: IBGE, 2020.
5. Schwartz MW, Seeley RJ, Zeltser LM, Drewnowski A, Ravussin E, Redman LM, et al. Obesity Pathogenesis: An Endocrine Society Scientific Statement. Endocr Rev. 2017;38(4):267-96.
6. Goldsammler M, Merhi Z, Buyuk E. Role of hormonal and inflammatory alterations in obesity-related reproductive dysfunction at the level of the hypothalamic-pituitary-ovarian axis. Reprod Biol Endocrinol. 2018;16(1):45.
7. Kulie T, Slattengren A, Redmer J, Counts H, Eglash A, Schrager S. Obesity and women's health: an evidence-based review. J Am Board Fam Med. 2011;24(1):75-85.
8. 8. Friedman JM. Leptin and the endocrine control of energy balance. Nat Metab. 2019;1(8):754-64.
9. Kang MJ, Oh YJ, Shim YS, Baek JW, Yang S, Hwang IT. The usefulness of circulating levels of leptin, kisspeptin, and neurokinin B in obese girls with precocious puberty. Gynecol Endocrinol. 2018;34(7):627-30.
10. Ngwenya S. Female Obesity and its Consequences: A Review. MOJ Womens Health. 2016;2(6):140-1.
11. Pickett-Blakely O, Uwakwe L, Rashid F. Obesity in Women: The Clinical Impact on Gastrointestinal and Reproductive Health and Disease Management. Gastroenterol Clin North Am. 2016;45(2):317-31.
12. Yoon YS, Kwon AR, Lee YK, Oh SW. Circulating adipokines and risk of obesity related cancers: A systematic review and meta-analysis. Obes Res Clin Pract. 2019;13(4):329-39.

13. Suçlu M, İfakat Tengiz F. Obesity and women's health. FNG & Demiroğlu Bilim Tıp Dergisi. 2019;5(4):184-9.
14. Price SA, Sumithran P, Nankervis A, Permezel M, Proietto J. Preconception management of women with obesity: A systematic review. Obes Rev. 2019;20(4):510-26.
15. Weschenfelder J, Bentley J, Himmerich H. Physical and Mental Health Consequences of Obesity in Women. Adipose Tissue. InTech; 2018.
16. van Hulsteijn LT, Pasquali R, Casanueva F, Haluzik M, Ledoux S, Monteiro MP, et al. Prevalence of Endocrine disorders in obese patients: systematic review and meta-analysis. Eur J Endocrinol. 2020;182(1):11-21.
17. Ebbeling CB, Swain JF, Feldman HA, Wong WW, Hachey DL, Garcia-Lago E, et al. Effects of dietary composition on energy expenditure during weight-loss maintenance. JAMA. 2012;307(24):2627-34.

8

Fatores ambientais e ciclo reprodutivo

Fernando M. Reis

Introdução

Milhões de anos de evolução das espécies conduziram os mamíferos modernos a um padrão reprodutivo cíclico, que alterna períodos férteis com intervalos quiescentes, nos quais a fêmea não ovula e/ou não copula. Os ciclos reprodutivos, embora sejam controlados por sinais neuroendócrinos endógenos, programados no código genético, são também influenciados por fatores externos como luz, temperatura, abundância de alimento e ameaça de predadores, entre outros. Em termos evolutivos, são fatores que impactam fortemente a probabilidade de sobrevivência da prole e que, uma vez captados pelo sistema reprodutivo, permitem aos animais economizar energia para só investi-la na reprodução quando a situação ambiental é mais favorável.

Isto posto, como o ambiente influencia o ciclo reprodutivo humano? O que nos chegou desses mecanismos adaptativos, a ponto de requerer a atenção dos ginecologistas para itens da história clínica como local de residência, deslocamento para o trabalho, estrato social, profissão, práticas desportivas e de lazer, hábitos alimentares, laços afetivos e familiares de suas pacientes, a fim de lhes aconselhar melhor quanto ao ciclo menstrual, puberdade, fertilidade, gestação e climatério? Muito mais do que pode parecer à primeira vista. Em que pesem todos os avanços tecnológicos dos últimos séculos, que levaram uma parcela significativa da população humana a desfrutar de abundância alimentar contínua, proteção contra extremos de temperatura e segurança para criar os filhos sem ameaça de predadores ou agressores, e mesmo considerando que o ciclo reprodutivo humano é mensal, e não sazonal, ainda assim as mulheres podem parar de ovular e, consequentemente, suspender temporariamente a fertilidade, em caso de carência alimentar grave e prolongada, exercícios físicos exagerados, estresse psicossocial crônico e, contrariando a lógica evolutiva, também em decorrência de obesidade. Sobreposta a tudo isso, emergiu nas últimas décadas uma ameaça de grandes proporções, ainda negligenciada, que é a intoxicação por desreguladores endócrinos.

Fisiopatologia

Estresse

Fisiologicamente, o estresse é uma resposta endócrina e autonômica iniciada no hipotálamo e no tronco encefálico que ativam, respectivamente, o córtex e a medula da adrenal e preparam o organismo para fazer frente a ameaças externas (como predadores e desastres naturais) e internas (como hemorragia e infecção). Entretanto, o estresse crônico é prejudicial à saúde porque cria um estado catabólico prolongado, com risco de induzir diabetes, além de imunossupressão e sobrecarga cardiovascular.[1] Paradoxalmente, o estresse crônico também pode induzir aumento de apetite e contribuir para o sobrepeso e a obesidade. Entre os sintomas do estresse crônico, incluem-se distúrbios alimentares, irritabilidade, fadiga, ansiedade e disfunção sexual.[2] Pessoas cronicamente estressadas, identificadas prospectivamente pelo aumento dos níveis de alfa-amilase na saliva, demoram mais para conseguir engravidar espontaneamente, sugerindo que o estresse impacta negativamente a fecundidade humana.[3]

O estresse agudo pode ter diferentes efeitos sobre o ciclo menstrual humano, a depender da época do ciclo em que o evento estressante ocorre, podendo variar de bloqueio da esteroidogênese ovariana até indução do pico pré-ovulatório de hormônio luteinizante (LH) por intermédio da secreção aguda de progesterona pela glândula adrenal; já o estresse psicossocial crônico promove alterações metabólicas sistêmicas decorrentes do excesso de cortisol, como resistência à insulina, perda de massa magra e aumento da deposição de gordura visceral, levando à anovulação, irregularidade menstrual e infertilidade.[1]

Outro mecanismo fisiopatológico atua nos quadros de estresse físico prolongado decorrente de distúrbio alimentar (anorexia/bulimia) e/ou atividade física extenuante. Nesses casos, a ativação do eixo hipotálamo-hipófise-adrenal também está presente, mas prevalecem os efeitos da subnutrição, com baixas reservas de gordura corporal e, consequentemente, baixos níveis de leptina, bloqueio do eixo gonadotrófico, anovulação e amenorreia com hipoestrogenismo de origem central e suas consequências deletérias sobre a massa óssea e a saúde cardiovascular. Quando a baixa reserva energética é associada a exercícios físicos intensos, soma-se à hipoleptinemia outro mecanismo de bloqueio do eixo gonadotrófico, que envolve a participação dos glicocorticoides e catecolaminas liberados pelo estresse físico.

Obesidade

Há farta evidência epidemiológica de que o mundo industrializado vive uma epidemia de obesidade iniciada nos anos 1980 e que o quadro já atingiu proporções pandêmicas ao se alastrar para economias menos desenvolvidas, como a brasileira. Chegamos ao ponto de ter 70% dos cidadãos americanos acima do peso (entre sobrepeso e obesidade), mas apenas metade deles se dá conta de que tem um problema.[4] Muito embora o início da epidemia coincida com alterações na tecnologia doméstica, nos processos de trabalho e na mobilidade urbana, que contribuíram para o sedentarismo cotidiano, ao mesmo tempo houve um aumento na atividade física de lazer. Os estudos não demonstram um impacto importante da mudança no padrão de trabalho, de funções que exigiam grande esforço físico para outras que se beneficiam da automação e exigem pouco gasto energético, sobre a crescente prevalência de obesidade entre adultos e crianças.[5] A maior culpa recai, segundo os estudos mais consistentes, sobre as mudanças de hábitos alimentares que ocorreram nos últimos 40 anos, começando nos países mais industrializados e hoje atingindo grande parte do globo. O vilão atende pelo nome de alimentos ultraprocessados.

Ricos em açúcar, sal e gordura e pobres em micronutrientes e fibras alimentares, os ultraprocessados são um sucesso de vendas porque custam relativamente pouco e são extremamente palatáveis.[4] Um ensaio clínico ofereceu por 2 semanas a dois grupos de voluntários, mediante sorteio, uma dieta saudável baseada em alimentos minimamente processados ou uma dieta de ultraprocessados, com livre demanda. O grupo que teve acesso a ultraprocessados consumiu em média 500 kcal a mais por dia e ganhou quase 1 kg de peso corporal ao longo das 2 semanas do estudo.[6]

Mulheres na idade reprodutiva são muito afetadas pela pandemia de obesidade e sofrem, além de todas as consequências verificadas na população geral, um importante impacto sobre a fecundidade, a saúde reprodutiva e o ciclo menstrual.[7] A fisiopatologia dos distúrbios reprodutivos associados à obesidade na mulher confunde-se em parte com a síndrome dos ovários policísticos, tanto pela frequente associação das duas condições como pelas vias de sinalização hormonal que são afetadas independentemente por uma e por outra (Figura 1).

Mulheres obesas, mesmo menstruando regularmente, apresentam redução da amplitude de pulso do LH, possivelmente devido à interferência de fatores sistêmicos, como citocinas pró-inflamatórias, sobre a liberação hipofisária de LH em resposta ao GnRH hipotalâmico.[8] O ambiente folicular também é alterado, especialmente quando há resistência à insulina e hiperinsulinemia, levando ao estresse oxidativo e ao acúmulo de triglicerídeos, lactato e proteína C reativa no líquido folicular, o que prejudica a resposta ovariana ao estímulo gonadotrófico e danifica a meiose oocitária.[7,9] Baixos níveis de adiponectina, também em decorrência da obesidade, contribuem para tornar o ambiente ovariano mais hostil.[9] Quando se considera também o efeito do estrogênio em excesso produzido por conversão periférica de androgênios, que aumenta em função da maior massa adiposa, tem-se um quadro de anovulação crônica com produção estrogênica sem a contrapartida da progesterona, o que favorece a ocorrência de distúrbios menstruais e aumenta o risco de hiperplasia e adenocarcinoma de endométrio.[10]

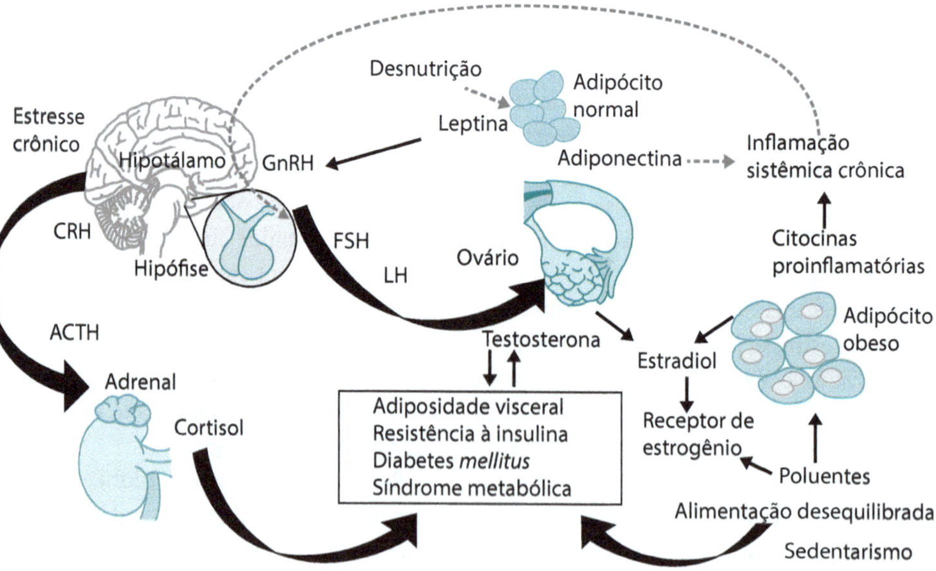

FIGURA 1 Representação esquemática de vias endócrino-metabólicas e reprodutivas alteradas por fatores ambientais, como estresse crônico, desnutrição, alimentação desequilibrada, sedentarismo e poluentes.

Desreguladores endócrinos

Desreguladores endócrinos são substâncias químicas exógenas, ou misturas de substâncias químicas, que interferem em qualquer aspecto da ação hormonal. Estima-se que quase 1.500 produtos químicos gerados pela atividade humana tenham efeito de desregulador endócrino. Os mais conhecidos e de maior impacto na saúde humana são o bisfenol A, os ftalatos e os éteres difenílicos polibromados,[11,12] presentes em inúmeros produtos industrializados, mas sobretudo em alimentos ultraprocessados, cosméticos, produtos de higiene pessoal e de limpeza doméstica contendo fragrâncias, móveis e cortinas com produto antichamas, garrafas e recipientes plásticos.[12] Também merece atenção a crescente contaminação ambiental pelo cádmio, metal pesado presente em baterias, pigmentos e plásticos que contamina o solo, as fontes de água e os alimentos *in natura*. O cádmio também está presente na fumaça do tabaco e atua como competidor dos estrogênios endógenos, podendo causar alterações do ciclo menstrual, toxicidade placentária e distúrbios do crescimento e desenvolvimento fetal.[12]

Os efeitos estrogênicos da exposição ao bisfenol A têm sido estudados há mais de 30 anos,[13] e as evidências acumuladas não deixam dúvida sobre sua toxicidade. Seu impacto negativo abrange desde a formação do fuso meiótico no oócito até a qualidade do embrião, sua implantação, formação da placenta e desenvolvimento fetal.[12] O bisfenol A está presente em vários tipos de plástico, como os usados em mamadeiras, recipientes para guarda de alimentos, enlatados, garrafas plásticas de bebidas, e em brinquedos, aparelhos eletrônicos e até recibos de compras emitidos por caixas de lojas e supermercados. Dados mais recentes obtidos com métodos analíticos de alta precisão indicam que os níveis de contaminação das pessoas nos Estados Unidos são alarmantes, pelo menos 40 vezes maiores que os considerados até então pelas agências regulatórias.[14] Na tentativa de contornar as restrições impostas ao uso de bisfenol A, algumas indústrias criaram substitutos análogos e passaram a rotular os produtos como "livres de bisfenol", porém os análogos também causam danos às células germinativas.[15]

A intoxicação por ftalatos tem efeito estrogenizante e assim aumenta o risco de distúrbios da diferenciação sexual, puberdade precoce e endometriose. Em tratamentos de reprodução assistida, mulheres contaminadas com ftalatos apresentam resultados abaixo da média, como menor número de oócitos captados, menor taxa de gravidez e maior risco de perda gestacional. A contaminação por éteres difenílicos polibromados aumenta os riscos de perda gestacional, baixo peso fetal e nascimento prematuro.[12]

Intervenções individuais

Para reduzir a exposição aos fatores ambientais que afetam negativamente a saúde reprodutiva, é necessário rever hábitos e adaptar a rotina de várias formas. As orientações principais que há muito fazem parte do receituário médico, como alimentação balanceada e variada consumida com calma e em porções pequenas a intervalos não muito longos, atividade física regular (incluindo não só esportes e exercícios, mas também hábitos simples, como subir escadas e caminhar mais nos deslocamentos rotineiros), não fumar, dormir bem e cultivar uma vida social e afetiva são todas poderosas intervenções individuais para reduzir o estresse crônico, a obesidade e a exposição a desreguladores endócrinos. Outras informações importantes devem ser compartilhadas com as pacientes em idade reprodutiva, especialmente as que estão planejando a gravidez. Para reduzir a contaminação por desreguladores endócrinos presentes no ambiente, nos objetos e nos alimentos, aconselha-se reduzir o consumo de ultraprocessados e enlatados e preferir alimentos frescos, cultivados sem pesticidas; guardar alimentos em recipientes de vidro ou aço, evitando os plásticos; jamais levar pratos ou recipientes de plástico ao micro-ondas, pois o aquecimento do plástico promove a liberação de desreguladores endócrinos que contaminam diretamente os alimentos; se possível, preferir produtos de higiene e limpeza sem fragrância e cosméticos sem ftalatos; se estiver grávida, evitar contato com móveis e tecidos novos revestidos com produto antichamas; remover os calçados antes de entrar em casa para reduzir a contaminação do ambiente doméstico com metais pesados e pesticidas.[12]

Intervenções coletivas

Algumas iniciativas comunitárias e estatais mostraram-se muito efetivas para reduzir os índices de obesidade, como a melhoria da merenda escolar e a proibição da venda de ultraprocessados nas escolas.[4] A regulamentação do uso de desreguladores endócrinos está atrasada nesse sentido, pois não cria incentivos econômicos para a substituição de produtos contaminantes, como embalagens plásticas, por outros mais seguros e sustentáveis, como os vidros retornáveis. Tampouco há incentivos fiscais para o consumo de alimentos livres de pesticidas e outros contaminantes ambientais, o que torna esses produtos mais caros que os ultraprocessados. Um maior esforço das autoridades de saúde pública só ocorrerá quando a população assim o exigir, o que essencialmente depende de informação atualizada e qualificada. Essa informação pode chegar por vários meios, e um deles é a consulta médica.

RESUMO

O sistema reprodutor feminino evoluiu assimilando mecanismos para sincronizar a procriação com as melhores condições do ambiente, como abundância de alimento, temperatura adequada e proteção contra agressores. Alguns desses mecanismos persistem na mulher contemporânea e são responsáveis por bloquear o eixo hipotálamo-hipófise-ovário em situações de estresse físico e psíquico extremo, bem como na desnutrição por fome ou distúrbio alimentar. Paradoxalmente, esses mecanismos sofrem a interferência do excesso de gordura corporal, gerando quadros anovulatórios e distúrbios menstruais associados ao sobrepeso e à obesidade. Já na era industrial, poluentes têm agravado o risco de disfunções endócrino-reprodutivas e prejuízos ao desenvolvimento embrionário e fetal.

Algumas medidas profiláticas devem ser incentivadas para mitigar o impacto negativo de fatores ambientais sobre a saúde da mulher, a começar pela adoção de hábitos alimentares saudáveis, que reduzem não apenas o risco de obesidade mas também o de intoxicação por desreguladores endócrinos. No campo da saúde coletiva, urge adotar medidas que restrinjam a utilização de bisfenol A, ftalatos e similares na industrialização de alimentos, utensílios de cozinha e produtos de higiene e limpeza, além de criar incentivos econômicos para o consumo de alimentos livres de pesticidas e outros contaminantes ambientais.

Referências

1. Valsamakis G, Chrousos G, Mastorakos G. Stress, female reproduction and pregnancy. Psychoneuroendocrinology. 2019;100:48-57.
2. Sousa E, Nery SF, Casalechi M, Thimóteo LC, Paiva SP, Silva-Filho AL, et al. Characteristics, prevalence and sources of stress in individuals who discontinue assisted reproductive technology treatments: a systematic review. Reprod Biomed Online. 2023;46(5):819-25.
3. Lynch CD, Sundaram R, Maisog JM, Sweeney AM, Buck Louis GM. Preconception stress increases the risk of infertility: results from a couple-based prospective cohort study – the LIFE study. Hum Reprod. 2014;29(5):1067-75.
4. Meldrum DR, Morris MA, Gambone JC. Obesity pandemic: causes, consequences, and solutions-but do we have the will? Fertil Steril. 2017;107(4):833-9.
5. Temple NJ. The Origins of the Obesity Epidemic in the USA-Lessons for Today. Nutrients. 2022;14(20):4253.
6. Hall KD, Ayuketah A, Brychta R, Cai H, Cassimatis T, Chen KY, et al. Ultra-Processed Diets Cause Excess Calorie Intake and Weight Gain: An Inpatient Randomized Controlled Trial of Ad Libitum Food Intake. Cell Metab. 2019;30(1):67-77.e3.
7. Broughton DE, Moley KH. Obesity and female infertility: potential mediators of obesity's impact. Fertil Steril. 2017;107(4):840-7.
8. Jain A, Polotsky AJ, Rochester D, Berga SL, Loucks T, Zeitlian G, et al. Pulsatile luteinizing hormone amplitude and progesterone metabolite excretion are reduced in obese women. J Clin Endocrinol Metab. 2007; 92(7):2468-73.
9. Snider AP, Wood JR. Obesity induces ovarian inflammation and reduces oocyte quality. Reproduction. 2019;158(3):R79-R90.
10. Haddad-Filho H, Tosatti JAG, Vale FM, Gomes KB, Reis FM. Updates in diagnosing polycystic ovary syndrome-related infertility. Expert Rev Mol Diagn. 2023;23(2):123-32.
11. Vessa B, Perlman B, McGovern PG, Morelli SS. Endocrine disruptors and female fertility: a review of pesticide and plasticizer effects. F S Rep. 2022;3(2):86-90.
12. Segal TR, Giudice LC. Before the beginning: environmental exposures and reproductive and obstetrical outcomes. Fertil Steril. 2019;112(4):613-21.
13. Krishnan AV, Stathis P, Permuth SF, Tokes L, Feldman D. Bisphenol-A: an estrogenic substance is released from polycarbonate flasks during autoclaving. Endocrinology. 1993;132(6):2279-86.
14. Gerona R, Vom Saal FS, Hunt PA. BPA: have flawed analytical techniques compromised risk assessments? Lancet Diabetes Endocrinol. 2020;8(1):11-3.
15. Horan TS, Pulcastro H, Lawson C, Gerona R, Martin S, Gieske MC, et al. Replacement Bisphenols Adversely Affect Mouse Gametogenesis with Consequences for Subsequent Generations. Curr Biol. 2018;28(18):2948-54.e3.

9

Distúrbios da tireoide nas diferentes fases da vida: menacme, gestação, pós-menopausa

Maria Izabel Chiamolera
Raquel Andrade de Siqueira
Rosalia do Prado Padovani

Introdução

A glândula tireoide é responsável pela síntese e liberação dos hormônios tireoidianos (HT), triiodotironina (T3) e tiroxina (T4). O T4 é o principal produto da glândula tireoide, mas o T3 é o hormônio mais ativo. HT são importantes ao longo do crescimento e desenvolvimento da maioria dos organismos, exercendo função essencial no sistema nervoso central, retina, ouvido, sistema cardiovascular, metabolismo energético, sistema osteometabólico, entre outros.[1]

Várias doenças podem afetar a tireoide, como problemas na função da glândula, excesso ou falta de produção hormonal (hiper e hipotireoidismo, respectivamente), doenças autoimunes (tireoidite de Hashimoto), doença nodular tireoidiana, bócio e câncer de tireoide. A grande maioria dessas alterações é mais frequente no sexo feminino. No caso das doenças autoimunes (tireoidite de Hashimoto e doença de Graves), a predominância feminina é atribuída a diferenças sexuais na função imunológica, semelhante a muitas doenças autoimunes.[2]

Distúrbios tireoidianos podem interferir em vários pontos na integração do equilíbrio funcional do organismo da mulher e em todas as fases de seu ciclo de vida. Portanto, é de fundamental importância o conhecimento dessas alterações para melhores diagnóstico e conduta em tempo apropriado.

Neste capítulo, será abordado em detalhes como tais doenças podem se apresentar nas mulheres nas diversas fases da vida.

Fisiologia

A síntese dos HT ocorre na unidade secretora ou funcional da tireoide, que é o folículo tireoidiano. O coloide corresponde a cerca de 30% da massa da glândula tireoide e contém uma proteína denominada tireoglobulina (Tg), que desempenha um papel fundamental na síntese e no armazenamento dos HT. A síntese de hormônios da tireoide ocorre fora da célula folicular e dentro do coloide e tem participação essencial do iodo proveniente da circulação, para a iodação dos resíduos de tirosina da proteína Tg e consequente síntese dos HT T3 e T4.[1]

Os HT exercem seus principais efeitos através da ligação a receptores nucleares. Os receptores de HT são expressos em praticamente todos os tecidos e afetam inúmeros eventos celulares. O T3 entra nas células através de diferentes transportadores e liga-se a receptores nucleares específicos.[1]

A função normal da tireoide é o resultado de um bem regulado eixo hipotálamo-hipófise-tireoide (HPT) em conjunto com fatores externos que mantêm concentrações normais de HT. O TSH, sintetizado e liberado pela hipófise anterior, é o principal regulador do desenvolvimento, crescimento e função da tireoide. O TSH e os HT se regulam mutuamente e apresentam entre si uma relação denominada log-linear, quando ocorrem pequenas modificações na concentração dos HT, grandes alterações na concentração do TSH são obtidas.[1] Além disso, vale ressaltar que o eixo parece sofrer alterações com o decorrer da idade, fazendo que ocorra uma elevação fisiológica do TSH no decorrer da vida.[3]

Os principais efeitos dos HT sobre os órgãos são: estimulam o crescimento e desenvolvimento do osso através da ativação dos osteoblastos e osteoclastos – nesse caso, o excesso de HT pode levar a osteoporose; efeitos inotrópicos e cronotrópicos, com redução da resistência vascular periférica (aumento do débito cardíaco e volume sanguíneo); alterações de frequência cardíaca (aumento com o excesso de HT); indução da diferenciação do tecido adiposo branco com aumento da lipólise; regulação do metabolismo dos triglicerídeos e do colesterol, bem como da hemostasia das lipoproteínas; são necessários para o crescimento e o desenvolvimento dos axônios; atuam na foliculogênese, na sobrevida das células da granulosa, na espermatogênese, na fertilização, na função placentária e na gestação.[1]

A gravidez coloca uma sobrecarga metabólica na tireoide materna, especialmente no primeiro trimestre, principalmente pela exigência imposta pelo concepto. A tireoide fetal torna-se funcionalmente madura apenas por volta da 20ª semana de gestação. Até então, o feto depende da transferência de HT maternos. Tal situação promove uma série de alterações na função tireoidiana, como:

- Aumento da concentração sérica de estrogênios que leva ao aumento da globulina ligadora do HT (TBG) com aumento da fração total do HT e paradoxal redução das frações livres.
- Maior depuração de iodo.
- Maior degradação dos HT pelas desiodases placentárias (enzimas que metabolizam os HT).
- O aumento da concentração sérica de gonadotrofina coriônica (hCG) estimula o tecido tireoidiano por reação cruzada com o receptor do TSH, que pode gerar bócio e hipertireoidismo transitório.[4]

Hipotireoidismo e doença autoimune da tireoide

Epidemiologia e classificação

O hipotireoidismo primário é um distúrbio frequente mundial.[5] De acordo com o brasileiro Estudo Longitudinal de Saúde do Adulto (ELSA-Brasil), as incidências anuais de hipotireoidismo clínico e subclínico no Brasil são cerca de 0,5% e 1%, respectivamente.[6] A prevalência nos Estados Unidos é de ~0,4% para hipotireoidismo, 3,7-9% para hipotireoidismo subclínico (HS) e mesmo superior a 20% entre mulheres ≥ 75 anos. Na gestação, estima-se que o hipotireoidismo ocorra em 4% das gestações (0,5% como hipotireoidismo manifesto e 3,5% como HS).[7] Na pós-menopausa, o hipotireoidismo, especialmente sua forma subclínica, é uma das endocrinopatias mais comuns. Afeta mulheres de 7 a 10 vezes mais do que homens, e sua taxa aumenta com a idade. De acordo com a pesquisa de Wickham, a incidência de TSH elevado é de cerca de 7,6% na população feminina em geral, mas aumenta para 17% em mulheres com mais de 70 anos de idade.[8] Além disso, vários estudos têm demonstrado uma prevalência aumentada de doença autoimune tireoidiana (DAT) em mulheres inférteis, especialmente naquelas com infertilidade inexplicada e síndrome dos ovários policísticos.[9]

O hipotireoidismo é classificado como primário ou secundário/central, dependendo se a disfunção se origina na tireoide ou na hipófise/hipotálamo, respectivamente. O hipotireoidismo primário é o mais comum, e a etiologia mais frequente é a doença autoimune (tireoidite crônica autoimune ou tireoidite de Hashimoto). Outras causas são tratamento prévio com iodo radioativo (I^{131}), cirurgia para doenças benignas ou malignas da tireoide, irradiação externa de tumores malignos de cabeça e pescoço; vários medicamentos, como lítio, amiodarona, interferona e inibidores de tirosina quinase, são outras causas possíveis, e também a deficiência de iodo (um componente essencial dos HT.[3]

Diagnóstico

O hipotireoidismo resulta em uma desaceleração metabólica, afeta vários órgãos e tecidos, e os sintomas são bastante inespecíficos (Figura 1). Consequentemente, existe uma dificuldade em estabelecer o diagnóstico com base apenas nos sintomas, pois pode haver sobreposição, principalmente nas diversas

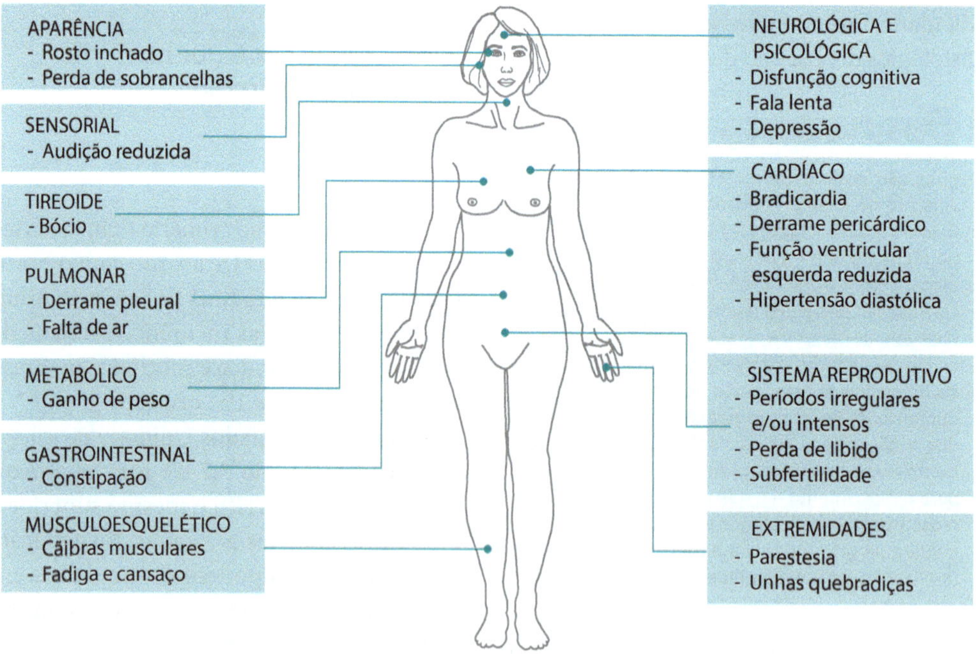

FIGURA 1 Sinais e sintomas comuns associados ao hipotireoidismo.
Fonte: adaptada de Chaker L et al., 2022.[3]

fases da vida da mulher, doenças frequentes como estresse, depressão e o próprio climatério, por exemplo, além de situações normais da vida cotidiana da mulher (a rotina de multitarefas como profissional/esposa/mãe).

Portanto, o diagnóstico do hipotireoidismo é eminentemente laboratorial e depende da dosagem dos níveis séricos do hormônio tireoestimulante (TSH) e da tiroxina livre (T4L). No hipotireoidismo primário:

- Hipotireoidismo manifesto: TSH elevado com T4L abaixo dos valores de referência (VR).
- HS: TSH elevado com T4L dentro dos VR.

Vale ressaltar que o TSH pode apresentar uma certa variabilidade, por isso recomenda-se a confirmação de valores elevados em mais de uma dosagem, em geral com intervalo de 3 meses.[4] Para confirmar a etiologia autoimune, podem-se utilizar as dosagens dos anticorpos antitireoperoxidase (anti-TPO) e antitireoglobulina (anti-Tg) (Figura 2).[3]

Os sintomas do HS podem ser muito escassos (como maior cansaço, pele mais seca e ganho de peso) ou mesmo ausentes. Várias observações documentaram não apenas a ausência de risco cardiovascular, comprometimento da função cognitiva e mortalidade na população acima de 65-70 anos de idade e aumento do TSH, mas também o papel protetor do HS em idosos e maior sobrevida, sugerindo que essa elevação do TSH seja decorrente da senescência do eixo tireoidiano.[3,10,11]

A progressão do HS para o manifesto é de cerca de 2,6% ao ano e pode dobrar em casos com anti-TPO positivo ou TSH > 10 mUI/L. A remissão espontânea do HS afeta até 37-46% dos pacientes com idade ≥ 65 anos durante 2-4 anos de acompanhamento.[10]

Quanto à avaliação na gestação, em locais com plenas condições técnicas e financeiras, o TSH deve ser dosado para todas as gestantes (triagem universal) o mais precocemente possível, idealmente no início do primeiro trimestre. Em locais com menor acesso a exames laboratoriais, a triagem fica reservada para casos com maiores fatores de risco para descompensação tireoidiana, como: tireoidectomia prévia ou terapêutica com radioiodo, diabetes *mellitus* tipo 1 ou outras doenças autoimunes, presença de bócio, história prévia de hipo ou hipertireoidismo ou positividade prévia de ATPO.

A dosagem de TSH deve ser repetida durante toda a gravidez apenas nesses casos. O diagnóstico de hipotireoidismo é feito com TSH superior a 4 mUI/L. Nos casos de pesquisa de DAT durante a gestação com TSH entre 2,5 e 4 mUI/L, se houver condições completas, deve-se medir o ATPO.[4]

De acordo com a literatura, a DAT pode estar relacionada com insuficiência ovariana prematura e endometriose. A relação entre DAT e o aumento do risco de perda da gravidez está bem documentada, apesar de a explicação fisiopatológica dessas observações permanecer obscura; as principais hipóteses são que ocorra infiltração direta dos órgãos reprodutivos pelos anticorpos tireoidianos, coexistência de DAT com outras doenças autoimunes (tanto órgão específico como sistêmico), disfunção imunológica levando à inibição de tolerância imunológica e deficiência relativa de HT.[9] Por isso, existe a recomendação para que todas as mulheres investigando a subfertilidade sejam rastreadas para TSH e ATPO. O anticorpo anti-Tg pode ser adicionado.[12]

Tratamento

O principal tratamento para o hipotireoidismo é a reposição do HT através da levoti-

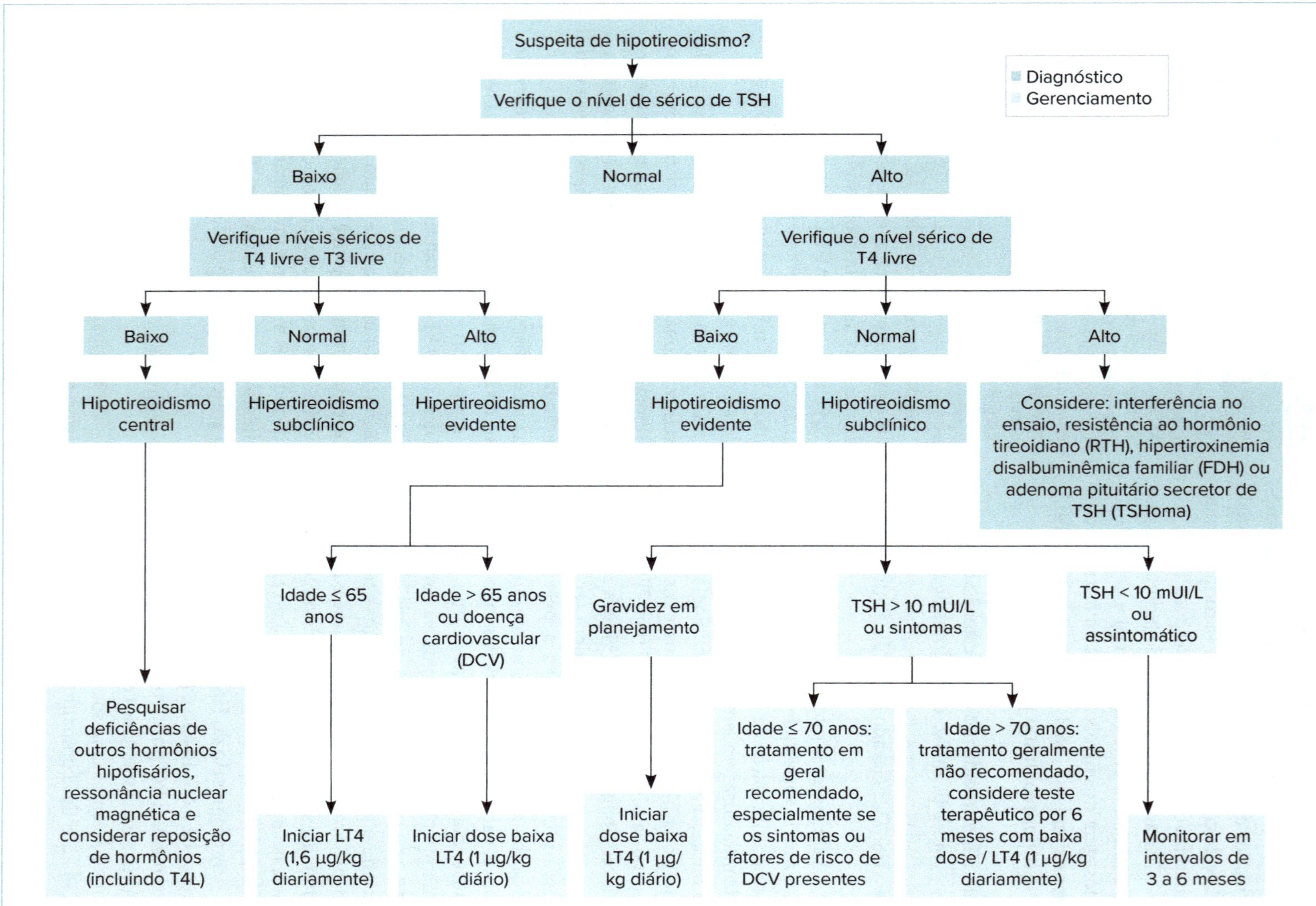

FIGURA 2 Algoritmo diagnóstico para o manejo do hipotireoidismo no adulto.

roxina (LT4), em uma dose de 1,6 a 1,8 µg/kg/dia. Tal tratamento geralmente é suficiente e efetivo na maioria das pacientes, mas uma minoria pode persistir com sintomas apesar de concentrações de TSH e T4L normais com a reposição de LT4. Nesses pacientes, pode-se utilizar a terapia combinada com LT4 e T3.[3] Contudo, no Brasil, não está disponível apresentação comercial de T3, nem mesmo um T3 de liberação prolongada. Portanto, pelos riscos e erros de manipulação do T3 ocorridos no passado, a Sociedade Brasileira de Endocrinologia e Metabologia (SBEM), por enquanto, desencoraja a manipulação desse hormônio.

A terapia do HS é controversa. De acordo com as diretrizes da European Thyroid Association (ETA), em pacientes com HS e idade < 65-70 anos, a terapia com levotiroxina deve ser instituída somente se houver sintomas ou se TSH ≥ 10 mUI/L. Na população com mais de 70 anos e TSH ≥ 10 mUI/L, a terapêutica pode ser considerada quando existem sintomas de hipotireoidismo ou risco cardiovascular. Em pacientes > 70 anos de idade e TSH < 10 mUI/L, devem-se realizar observação e avaliação da função tireoidiana a cada seis meses.[13]

Os alvos do tratamento são adaptados, entre outros fatores, pela etiologia do hipotireoidismo: no hipotireoidismo primário, visa à normalização dos níveis séricos de TSH, e no hipotireoidismo central visa a uma concentração de T4L na metade superior do intervalo de referência. Outro fator importante é a idade; o TSH-alvo varia conforme as faixas etárias: 0,5-2 mUI/L em jovens, 1-3 mUI/L em pacientes com cerca de 50 anos e 2-5 mUI/L em pacientes de 70 a 80 anos.[11]

O tratamento imediato do hipotireoidismo evidente na gravidez é crítico, pois o hormônio da tireoide é essencial para o crescimento normal e desenvolvimento cerebral no início da vida. O hipotireoidismo manifesto na gravidez é identificado quando TSH superior a 10 mUI/L, e o tratamento com levotiroxina é recomendado na dose inicial de 2 µg/kg/dia. Valores de TSH entre 4 e 10 mUI/L requerem medição de T4L com duas possibilidades de diagnóstico: hipotireoidismo manifesto, quando os níveis de T4L estão abaixo do limite inferior da referência laboratorial, ou HS, quando os níveis de T4L estão normais. O tratamento para HS é levotiroxina na dose inicial de 1 µg/kg/dia, e a dose deve ser dobrada no diagnóstico de hipotireoidismo manifesto.[4]

Nos casos de gestante com TSH entre 2,5 e 10 mUI/L e ATPO positivo (acima do limite superior do normal), que apresentam DAT, está indicado o tratamento com LT4 na dose de 50 µg/dia.[4] Mulheres com hipotireoidismo prévio devem ter sua dose de levotiroxina ajustada para atingir TSH < 2,5 mUI/L antes da concepção. Assim que engravidam, precisam de um aumento de 30% no LT4 o mais cedo possível. Na prática, eles devem dobrar a dose habitual em 2 dias por semana.[4]

No período pós-parto, as mulheres com doença prévia devem retomar a dose pré-concepcional. Casos diagnosticados durante a gravidez em uso de LT4 abaixo de 50 µg/dia podem ter a medicação suspensa. Os demais devem reduzir a dose atual em 25% a 50% e repetir a dosagem de TSH em 6 semanas. Casos de ATPO positividade estão em maior risco de desenvolver tireoidite pós-parto.[4]

Os resultados de ensaios clínicos randomizados estudos demonstraram que a suplementação de levotiroxina é ineficaz em prevenir resultados adversos da gravidez em mulheres com DAT, e futuras pesquisas provavelmente deveriam ser direcionadas para a imunoterapia.[9] Contudo, recomendações recentes preconizam algumas condutas:

- Nas mulheres buscando fertilização assistida, iniciar o tratamento com levotiroxina imediatamente naquelas que apresentem disfunção tireoidiana evidente.

- O tratamento com levotiroxina está indicado em mulheres tanto com quanto sem DAT e níveis de TSH acima de 4 mUI/L para manter os níveis séricos de TSH abaixo de 2,5 mUI/L.
- Ajustar a dosagem de levotiroxina em mulheres já tratadas para hipotireoidismo (subclínico) antes da estimulação ovariana para manter os níveis séricos de TSH < 2,5 mUI/L.
- Sugere-se tratar com levotiroxina mulheres com DAT e níveis de TSH > 2,5 e < 4 mUI/L com uma dose baixa de LT4 (geralmente 25 a 50 μg por dia) antes da estimulação ovariana, com avaliação individual, particularmente nos casos de causas ovarianas de subfertilidade, idade avançada (> 35 anos), história de aborto recorrente ou altas concentrações de anticorpos antitireoide.
- Não há recomendação para o tratamento de mulheres eutireoidianas sem DAT antes da estimulação ovariana.[12]

Alguns cuidados devem ser observados na introdução do LT4 na mulher no climatério. Em pacientes com risco cardiovascular e idosos, a dose inicial deve ser baixa (25 μg diariamente) e aumentada lentamente a cada 2-4 semanas por um adicional de 12,5-25 μg de levotiroxina diariamente. Além disso, em mulheres na menopausa que realizam terapia de reposição hormonal (TRH) e que não apresentam doença da tireoide prévia, as concentrações séricas de TSH e T4L parecem não se alterarem; entretanto, em mulheres com hipotireoidismo prévio que iniciam TRH, ocorrem diminuição nas concentrações séricas de T4L e aumento no TSH sérico em cerca de 40% dos casos, de forma que dose de levotiroxina deve ser ajustada nesses casos. Os moduladores seletivos dos receptores de estrogênio (SERM) usados no tratamento de câncer e osteoporose também podem influenciar os níveis de TBG e, assim, afetar a função da tireoide em mulheres pós-menopáusicas.[11]

Tireotoxicose e hipertireoidismo

Epidemiologia

O termo "tireotoxicose" refere-se a uma síndrome causada pelo excesso de HT. O termo "hipertireoidismo" refere-se à produção excessiva de HT na glândula tireoide, enquanto o excesso de HT derivados de fontes extratireoidianas ou tireotoxicose destrutiva é conhecido como tireotoxicose sem hipertireoidismo.[14]

O hipertireoidismo é uma condição comum, com prevalência global de 0,2-1,3%. É quatro a sete vezes mais frequente em mulheres do que em homens, independentemente da causa, e mais comum em mulheres entre 20 e 50 anos.[14] As etiologias principais do hipertireoidismo são a doença de Graves (autoimune) (70%) e o bócio nodular tóxico (16%). O hipertireoidismo também pode ser causado por tireoidite granulomatosa subaguda (3%) e medicamentos (9%) como amiodarona, inibidores de tirosina quinase e imunobiológicos. A gravidade é mais pronunciada no hipertireoidismo de Graves do que no adenoma tóxico ou no bócio multinodular tóxico.

O adenoma tóxico é mais frequente entre 30 e 60 anos, enquanto o bócio multinodular tóxico tende a ocorrer após os 50 anos.[14] Entretanto, vale lembrar que nos idosos há maior incidência de hipertireoidismo induzido por drogas como amiodarona, meios de contraste contendo iodo e uso de quantidades excessivas de L-tiroxina.[15]

Na gestação, a doença de Graves é a causa mais comum de hipertireoidismo, representando 95% dos casos. Ocorre em cerca de 0,2% das gestantes. Tireotoxicose transitória gestacional, ou hipertireoidismo gestacional transitório, é o principal diagnóstico diferencial da doença de Graves e a causa mais comum de tireotoxicose nesse período, ocorrendo em até 5% das gestações e limitadas à primeira metade da gravidez.[16]

Diagnóstico

Os sinais e sintomas do hipertireoidismo são opostos aos do hipotireoidismo (Quadro 1).[14] Na menopausa pode ocorrer confusão com os sintomas do hipertireoidismo, e os sintomas típicos dessa fase da vida da mulher – ansiedade, aumento da sudorese, palpitações e insônia – são comuns nas duas situações. No diagnóstico diferencial, os sintomas importantes do hipertireoidismo incluem emagrecimento, arritmias cardíacas, principalmente fibrilação atrial (FA), bócio, orbitopatia e edema pré-tibial – estas duas últimas características da doença de Graves.[17]

O diagnóstico laboratorial da tireotoxicose/hipertireoidismo ocorre na presença de TSH baixo com valores elevados de HT. A confirmação da baixa concentração de TSH (ou seja, < 0,4 mUI/L) deve ser seguida por um ensaio de T4L (FT4). Valores aumentados de FT4 confirmam tireotoxicose, mas um valor de FT4 dentro da faixa normal pode indicar HS ou intoxicação por T3. O HS é definido como concentração de TSH < 0,4 mUI/L e FT4 e T3 livre (FT3) dentro de suas faixas de referência.[14,15]

Se o hipertireoidismo for confirmado, a causa da tireotoxicose deve ser avaliada. Recomenda-se a dosagem de anticorpos antirreceptor de TSH (TRAb) sempre que houver suspeita de doença de Graves. Conjuntamente com o uso do TRAb, as imagens da tireoide

QUADRO 1 Sintomas e sinais das manifestações sistêmicas do hipertireoidismo

	Sintomas	Sinais
Metabólico	**Aumento de apetite**	**Perda de peso**
Humor e cognição	Nervosismo; ansiedade; depressão; sono perturbado; pobre concentração	Hiperatividade; irritabilidade; labilidade emocional
Neuromuscular	Fadiga; fraqueza; tremor periódico; paralisia	Reflexos tendinosos rápidos; tremor de dedo ou língua, ou ambos; perda de massa muscular
Cardiovascular	Palpitações; edema de tornozelo	Taquicardia; arritmia cardíaca; fibrilação atrial; hipertensão sistólica; insuficiência cardíaca
Gastrointestinal	Fezes soltas; náusea; diarreia	Movimentos intestinais frequentes
Olhos	Olhar fixo	Retração da pálpebra superior
Esquelético	Fraturas por fragilidade	Osteoporose
Respiratório	Falta de ar	Dispneia; taquipneia
Reprodutivo	Menstruação irregular em mulheres; libido prejudicada em homens	Subfertilidade em mulheres; ginecomastia em homens
Pele	Sudorese; intolerância ao calor	Pele quente e úmida; onicólise

Fonte: Dong AC; Stagnaro-Green A, 2019.[7]

por cintilografia ou ultrassonografia são os testes diagnósticos mais eficazes.[15]

O hipertireoidismo manifesto (TSH sérico suprimido; T4L elevado) está associado a um risco aumentado de doença cardíaca isquêmica (DCI), FA, disfunção cardíaca e mortalidade total por DCI, sendo ainda uma causa bem conhecida de fraturas osteoporóticas em mulheres na pós-menopausa e de demência em idosos.[17,18] As consequências do HS para a saúde humana dependem de sua gravidade e da idade do paciente.

A progressão do HS para o manifesto depende do nível de TSH, podendo ser de 2-5% ao ano; pacientes com doença de Graves são mais propensas a progredir do que aquelas com bócio nodular.[17]

Na gestação, o diagnóstico do hipertireoidismo deve ser confirmado quando o TSH estiver suprimido (< 0,1 mUI/L) e o T4L estiver acima do limite superior de normalidade do método utilizado. O principal diagnóstico diferencial será de hipertireoidismo por doença de Graves e tireotoxicose transitória da gestação. Esta última condição é caracterizada por uma redução de TSH, com ou sem aumento de T4L. Nesses casos, o hCG elevado no início da gravidez é a causa do estímulo tireoidiano, causando hipertireoidismo leve e transitório, que pode estar associada à hiperêmese gravídica. Existe um risco maior em condições de alta concentração de hCG, como gravidez gemelar, toupeira hidatiforme e coriocarcinoma.[4] Na suspeita de tireotoxicose transitória gestacional, sempre que possível, deve-se descartar doença de Graves com a medida de TRAb.[16]

Tratamento

O tratamento do hipertireoidismo manifesto é sempre recomendado, quer o paciente seja sintomático ou não. As opções de tratamento para a doença de Graves são drogas antitireoidianas, radioiodoterapia e cirurgia. Para o bócio nodular tóxico, a cirurgia deve ser preferencialmente recomendada.

Os antagonistas beta-adrenérgicos não seletivos aliviam os sinais e sintomas tireotóxicos. Propranolol (10 a 40 mg, 3 a 4 vezes/dia) pode ser usado, e betabloqueadores de ação prolongada ou betabloqueadores cardiosseletivos, como atenolol e metoprolol, podem ser preferidos.[14,15]

Os medicamentos antitireoidianos reduzem a síntese do HT pela inibição da peroxidase tireoidiana. O fármaco antitireoidiano preferido é o metimazol, cuja dose inicial depende da gravidade do hipertireoidismo: 5 a 10 mg/dia são recomendados para concentrações de FT4 1-1,5 vez o limite superior do normal, 10 a 20 mg/dia para concentrações de FT4 1,5 a 2 vezes o limite superior do normal e 30 a 40 mg/dia para concentrações de FT4 2-3 vezes o limite superior do normal. Após cerca de 4 semanas, a dose de metimazol é titulada de acordo com as concentrações de FT4 e FT3. A dose usual de metimazol para manter o eutireoidismo é de 2,5 a 10 mg/dia.[15]

A maioria dos efeitos colaterais dos medicamentos antitireoidianos ocorre nos primeiros 3 meses. Erupção cutânea e artralgia são comuns (1% a 5%); anormalidades no paladar ou olfato e agranulocitose são raras (0,2% a 1%); hepatotoxicidade, icterícia colestática e vasculite tipo lúpus são muito raras (< 0,1%). Em 2019, a pancreatite aguda foi reconhecida como outro efeito colateral do metimazol (mas não do propiltiouracil).[14,15]

A opções de tratamento definitivo são a radioiodoterapia com I^{131} e a cirurgia, tireoidectomia total.[15] A radioiodoterapia não deve ser usada na orbitopatia de Graves ativa, durante a gravidez e durante a amamentação.[14] A tireoidectomia garante a restauração rápida do eutireoidismo à custa de uma taxa baixa

(1 a 2%) de eventos adversos (por exemplo, sangramento pós-operatório, infecção da ferida, hipoparatireoidismo e dano recorrente do nervo laríngeo com problemas de voz). A taxa de complicações é menor em pacientes operados por cirurgiões habilidosos e experientes.[14,15]

Em algumas condições específicas, I^{131} ou cirurgia podem ser preferidos, como doença hepática, insuficiência cardíaca congestiva, grande nódulo tireoidiano, suspeita de câncer de tireoide, velhice com comorbidades, paralisia periódica ou desejo de gestação em curto prazo.[18]

A definição da melhor opção terapêutica está resumida no Quadro 2. O bócio nodular tóxico é tratado principalmente com I^{131} ou tireoidectomia e, algumas vezes, com ablação por radiofrequência. Naqueles com contraindicação ou comorbidades impeditivas às modalidades de tratamento definitivo, recomenda-se manter o equilíbrio da função hormonal com drogas antitireoidianas em baixas doses por tempo indeterminado.[14] A tireotoxicose destrutiva (granulomatosa subaguda ou induzida por amiodarona tipo 2) é geralmente leve e transitória, exigindo esteroides apenas em casos graves.[15]

Na gestação, as doses de drogas antitireoidianas (metimazol e hipertiroxinemia) devem ser as menores possíveis para manter os níveis de T4L no limite superior de normalidade do método utilizado, considerando a passagem dessas medicações pela placenta e o risco de hipotireoidismo fetal. As doses recomendadas de hipertiroxinemia são de 200-400 mg/dia, em três tomadas diárias. Propiltiouracil tem menor teratogenicidade, mas tem maiores

QUADRO 2 Fatores clínicos que favorecem uma modalidade particular de tratamento para hipertireoidismo em doença de Graves

ATD
■ Pacientes com alta probabilidade de remissão (mulheres, doença leve, bócio pequeno, negativo ou títulos baixos de anticorpo receptor de tireotrofina).
■ Idosos ou com comorbidades e risco cirúrgico aumentado ou expectativa de vida curta.
■ Pacientes com oftalmopatia de Graves ativa moderada a grave.
Radioiodo
■ Contraindicação ao uso de ATD (reações adversas graves, doença hepática).
■ Mulheres que planejam engravidar mais de 6 a 12 meses após a RAI.
■ Pacientes com risco cirúrgico aumentado (comorbidades, cirurgia anterior no pescoço ou radiação).
■ Falta de acesso ao cirurgião de tireoide de alto volume.
Cirurgia
■ Pacientes com compressão sintomática ou bócios grandes.
■ Pacientes com baixo RAIU.
■ Quando indicações concomitantes para cirurgia (câncer de tireoide, hiperparatireoidismo, nódulos de tireoide).
■ Pacientes com doença ocular da tireoide ativa moderada a grave.
■ Mulheres que planejam engravidar em menos de 6 meses e desejam evitar doença autoimune tireoidiana.

ATD: medicamento antitireoidiano; RAI: iodo radioativo.
Fonte: Madariaga AG et al., 2014;[5] Vanderpump MP et al., 1995.[8]

efeitos colaterais do que o metimazol. É usado preferencialmente no período pré-concepcional e no primeiro trimestre da gravidez. O metimazol, por sua vez, é recomendado em 10-30 mg/dia, tomados em dose única. O metimazol é preferencialmente usado no segundo e terceiro trimestres da gravidez e durante a amamentação. As gestantes com hipertireoidismo devem ser acompanhadas no pré-natal de alto risco.[16]

Nódulo e câncer de tireoide

Doença nodular tireoidiana

A incidência de nódulos tireoidianos e principalmente de tumores tireoidianos de pequeno volume vem crescendo significativamente nos últimos anos. Uma possibilidade é que isso se atribua à exposição a fatores de risco ambientais e ao uso cada vez mais difundido da tecnologia de diagnóstico por imagem e vigilância médica, juntamente com a melhoria do acesso aos cuidados de saúde em geral.[1,2] A preocupação com o excesso de diagnósticos – *overdiagnosis* – tem levado a um manejo cada vez mais individualizado e conservador adaptado ao risco, de maneira a evitar tratamentos desnecessários – *overtreatment*.[19]

Estima-se que até 1/3 das mulheres adultas tenha nódulos que possam ser detectados pela ultrassonografia. O risco de se ter um nódulo de tireoide aumenta com o passar dos anos.[20] A avaliação inicial de um nódulo tireoidiano inclui ultrassonografia cervical e avaliação de fatores de risco clínicos. Dependendo dos resultados, outras ferramentas de diagnóstico, como punção com agulha fina para avaliação citológica e testes moleculares, podem ser necessárias.[19]

Diagnóstico da doença nodular tireoidiana

Ultrassonografia de tireoide

O ultrassom de tireoide é o exame mais sensível, portanto a ferramenta de primeira linha para avaliação de nódulos de tireoide.[19] Os achados associados à malignidade incluem hipoecogenicidade, margens infiltrativas, irregulares ou lobuladas, microcalcificações, formato mais alto do que largo. Além do próprio nódulo, os estudos ultrassonográficos devem incluir uma avaliação dos compartimentos linfonodais cervicais, e a presença de quaisquer linfonodos suspeitos deve ser observadas. Dentro de cada classe de risco, os limites de tamanho são usados para identificar lesões cuja punção com agulha fina e exame citológico são necessários (Figura 3).[21]

Além da aparência ultrassonográfica do nódulo, outros fatores devem ser considerados na hora de decidir se a investigação deve ou não ser continuada e podem influenciar a decisão de conduta. Fatores de risco reconhecidos para malignidade são exposição à irradiação principalmente durante a infância, história familiar de câncer de tireoide ou síndromes hereditárias que incluem uma predisposição para doenças da tireoide (por exemplo, síndrome do tumor PTEN-hamartoma, complexo de Carney, síndrome de Werner). Nódulos firmes, fixos ou de crescimento rápido requerem avaliação imediata.[19]

Citologia aspirativa com agulha fina

A citologia aspirativa com agulha fina é o próximo passo na triagem de um nódulo tireoidiano. Deve ser reservada para lesões consideradas suspeitas com base em ultrassonografia e achados clínicos. A classificação citológica de Bethesda – O Bethesda System

Composição (1 escolha)		**Ecogenicidade** (1 escolha)		**Margem** (1 escolha)		**Forma** (1 escolha)		**Focos ecogênicos** (mais de 1 escolha é possível)	
Cístico	0 ponto	Anecoico	0 ponto	Suave	0 ponto	Mais largo que alto	0 ponto	Ausente ou cauda de cometa	0 ponto
Espongiforme	0 ponto	Iso ou hiperecoico	1 ponto	Mal definida	0 ponto	Mais alto que largo	3 pontos	Macrocalcificação	1 ponto
Sólido-cístico	1 ponto	Hipoecoico	2 pontos	Lobulada ou irregular	2 pontos			Periféricas	2 pontos
Sólido	2 pontos	Intensamente hipoecoico	3 pontos	Invasão extra-tireoidiana	3 pontos			Focos hiperecogênicos	3 pontos

ACR-TIRADS

0 PONTO	2 PONTOS	3 PONTOS	4 A 6 PONTOS	≥ 7 PONTOS
TR 1 Benigno PAAF não indicada	TR 2 Não suspeito PAAF não indicada	TR 3 Suspeita leve PAAF se ≥ 2,6 cm Seguimento se ≥ 1,5 cm	TR 4 Suspeita moderada PAAF se ≥ 1,5 cm Seguimento se ≥ 1 cm	TR 5 Suspeita alta PAAF se ≥ 1 cm Seguimento se ≥ 0,5 cm

FIGURA 3 Classificação ACR-TIRADS e suas especificações.

ACR-TIRADS: American College of Radiology TIRADS; PAAF: punção aspirativa por agulha fina; TIRADS: Thyroid Imaging Reporting and Data System.

Fonte: adaptada de Tessler e Middleton *et al.*, 2017.

for Reporting Thyroid Cytopathology (BSRTC) – é a mais amplamente empregada nessa avaliação (Quadro 3).[22] Apesar de a citologia ser considerada o exame com maior sensibilidade para diagnóstico de lesões malignas, ela apresenta algumas limitações, podendo levar em alguns casos a resultados falsos positivos, falsos negativos, não diagnósticos ou indeterminados.[22]

O termo "citologia indeterminada" refere-se aos achados de Bethesda classe III ou classe IV, que estão associados a taxas de malignidade esperadas de 10-30% e 25-40%, respectivamente. As opções sugeridas para esses nódulos incluem repetição da punção aspirativa por agulha fina (PAAF) para citologia, teste molecular ou lobectomia diagnóstica. O teste molecular das amostras de PAAF é uma abordagem mais recente que pode reduzir a necessidade de cirurgias diagnósticas.[22]

QUADRO 3 Sistema Bethesda para laudos citopatológicos de tireoide

Categoria diagnóstica	
I	Amostra não diagnóstica
II	Benigno
III	Atipias/lesão folicular de significado indeterminado
IV	Suspeito para neoplasia folicular ou neoplasia folicular
V	Suspeito para malignidade
VI	Maligno

Testes moleculares

Os testes moleculares desenvolvidos ao longo dos últimos 10 anos são baseados em três moléculas principais: testes para mutações somáticas, avaliação da expressão gênica e classificadores baseados em micro RNA.[19]

Câncer de tireoide

Segundo os dados do Instituto Nacional de Câncer (INCA), o câncer de tireoide é o quinto mais comum em mulheres, e estima-se que anualmente serão diagnosticados no nosso país cerca de 16.660 novos casos (1.830 em homens e 11.950 em mulheres).[23]

Os cânceres de tireoide podem apresentar comportamentos clínicos diferentes, variando de indolentes com baixa taxa de mortalidade – o que acontece, felizmente, na maioria dos casos – a muito agressivos, como o tumor anaplásico de tireoide, por exemplo. Pessoas acima de 45 anos com CDT têm um prognóstico mais reservado quando comparado ao de pacientes mais jovens. Cerca de 77% das recidivas são descobertas durante os primeiros 5 anos de tratamento; ainda assim, o paciente deve se manter em seguimento durante toda a vida.[19]

O carcinoma diferenciado de tireoide é o mais comum, correspondendo a mais de 95% dos casos, e se origina das células epiteliais foliculares da tireoide. Estão nesse grupo os carcinomas papilíferos, foliculares e de células de Hürthle. O carcinoma papilífero de tireoide é o subtipo mais comum e normalmente o que apresenta melhor prognóstico. As metástases envolvem mais comumente os linfonodos cervicais e, menos comumente, pulmões e ossos. O carcinoma folicular da tireoide tem uma tendência a metástases a distância com disseminações hematogênicas em particular para pulmões e ossos.[19]

Logo após a cirurgia, a avaliação de risco de mortalidade (TNM) e de recorrência/persistência da doença (ATA 2015) inicial deve ser realizada, e, com base nos resultados, as decisões relativas à necessidade de radioiodoterapia, metas de TSH e frequência de seguimento devem ser tomadas.[19]

Não existe recomendação de suspender o tratamento com radioiodo para câncer de tireoide por motivos de fertilidade. No entanto, é aconselhável que questões de fertilidade e planejamento familiar sejam discutidas antes do tratamento com radioiodo. Além disso, recomenda-se que o tratamento com radioiodo para câncer de tireoide não seja adiado por motivos de fertilidade. No entanto, as mulheres (especialmente > 35 anos) devem ser informadas sobre o impacto do radioiodo na taxa de sucesso das gestações.[12]

Doses supressoras de TSH com HT têm sido tradicionalmente usadas após a cirurgia. Essa abordagem tem como objetivo a redução do risco de recorrência e mortalidade em pacientes com câncer de tireoide diferenciado. As metas de TSH, logo após o tratamento inicial e durante o seguimento, devem ser baseadas no estadiamento de risco pós-cirúrgico e nas avaliações contínuas do risco subsequentes. Pacientes mais velhos têm maior risco de cirurgia devido a comorbidades e menor tolerância a doses supressivas de L-tiroxina.[19]

RESUMO

Doenças da tireoide como hipotireoidismo, hipertireoidismo, doença nodular tireoidiana e câncer são especialmente frequentes em mulheres nas diversas fases da vida, particularmente na pós-menopausa e em idosas. O diagnóstico de disfunção tireoidiana é um desafio devido aos sintomas inespecíficos e à interpretação diferente dos testes de função tireoidiana nas diversas fases da vida da mulher, particularmente na gestação e na menopausa, com variações nos valores de referência do TSH e do T4 livre.

O diagnóstico precoce é importante, sendo essencial em gestantes e nas mulheres na menopausa. Na gestação, a instituição do tratamento no primeiro trimestre ou muitas vezes na fase pré-concepção é importante para evitar os riscos maternos fetais. Nas mulheres após a menopausa, a disfunção tireoidiana aumenta o risco cardiovascular e a mortalidade cardiovascular e geral, e o hipertireoidismo leva ao aumento do risco de fraturas osteoporóticas.

O hipotireoidismo manifesto sempre tem indicação de tratamento com levotiroxina, enquanto o hipotireoidismo subclínico deve levar em conta aspectos como idade para individualizar o tratamento.

O hipertireoidismo por doença de Graves conta com três opções terapêuticas: o uso de drogas antitireoidianas (propiltiouracila e metimazol), o tratamento com radioiodo e cirurgia. Já nas etiologias de bócio nodular tóxico, a preferência fica com as duas últimas opções terapêuticas.

Nódulos de tireoide são muito comuns na população geral e particularmente em mulheres, e a análise através da ultrassonografia de tireoide e de citologia por agulha fina define o risco de malignidade. Na citologia, pode-se definir o diagnóstico.

O câncer de tireoide é, de maneira geral, uma neoplasia maligna de comportamento indolente, mas pode apresentar um desfecho pior de tratamento em mulheres na pós-menopausa do que na população jovem, e o manejo deve ser individualizado.

Referências

1. Ortiga-Carvalho TM, Chiamolera MI, Pazos-Moura CC, Wondisford FE. Hypothalamus-Pituitary-Thyroid Axis. Compr Physiol. 2016;6(3):1387-428.
2. Mammen JSR, Cappola AR. Autoimmune Thyroid Disease in Women. JAMA. 2021;325(23):2392-3.
3. Chaker L, Razvi S, Bensenor IM, Azizi F, Pearce EN, Peeters RP. Publisher Correction: Hypothyroidism. Nat Rev Dis Primers. 2022;8(1):39.
4. Solha STG, Mattar R, Teixeira PFS, Chiamolera MI, Maganha CA, Zaconeta ACM, et al. Screening, diagnosis and management of hypothyroidism in pregnancy. Rev Bras Ginecol Obstet. 2022;44(10):999-1010.
5. Madariaga AG, Palacios SS, Guillén-Grima F, Galofré JC. The incidence and prevalence of thyroid dysfunction in Europe: a meta-analysis. J Clin Endocrinol Metab. 2014;99(3):923-31.
6. Benseñor IM, Sgarbi JA, Janovsky CCPS, Pittito BA, Diniz MFHS, Almeida MCC, et al. Incidence of thyroid diseases: Results from the Brazilian Longitudinal Study of Adult Health (ELSA-Brasil). Arch Endocrinol Metab. 2021;65(4):468-78.
7. Dong AC, Stagnaro-Green A. Differences in Diagnostic Criteria Mask the True Prevalence of Thyroid Disease in Pregnancy: A Systematic Review and Meta-Analysis. Thyroid. 2019;29(2):278-89.
8. Vanderpump MP, Tunbridge WM, French JM, Appleton D, Bates D, Clark F, et al. The incidence of thyroid disorders in the community: a twenty-year follow-up of the Whickham Survey. Clin Endocrinol (Oxf). 1995;43(1):55-68.
9. Tańska K, Gietka-Czernel M, Glinicki P, Kozakowski J. Thyroid autoimmunity and its negative impact on female fertility and maternal pregnancy outcomes. Front Endocrinol (Lausanne). 2023;13:1049665.
10. Somwaru LL, Rariy CM, Arnold AM, Cappola AR. The natural history of subclinical hypothyroidism in the elderly: the cardiovascular health study. J Clin Endocrinol Metab. 2012;97(6):1962-9.
11. Biondi B, Cappola AR. Subclinical hypothyroidism in older individuals. Lancet Diabetes Endocrinol. 2022;10(2):129-141.
12. Poppe K, Bisschop P, Fugazzola L, Minziori G, Unuane D, Weghofer A. 2021 European Thyroid Association Guideline on Thyroid Disorders prior to and during Assisted Reproduction. Eur Thyroid J. 2021;9(6):281-95.
13. Pearce SHS, Brabant G, Duntas LH, Monzani F, Peeters RP, Razvi S, et al. 2013 ETA Guideline: Management of Subclinical Hypothyroidism. Eur Thyroid J. 2013; 2(4):215-28.
14. Azizi F. Long-Term Treatment of Hyperthyroidism with Antithyroid Drugs: 35 Years of Personal Clinical Experience. Thyroid. 2020;30(10):1451-7.
15. Ross DS, Burch HB, Cooper DS, Greenlee MC, Laurberg P, Maia AL, et al. 2016 American Thyroid Association Guidelines for Diagnosis and Management of Hyperthyroidism and Other Causes of Thyrotoxicosis. Thyroid. 2016;26(10):1343-421.
16. Maganha CA, Mattar R, Mesa Júnior CO, Marui S, Solha STG, Teixeira PFS, et al. Screening, diagnosis and management of hyperthyroidism in pregnancy. Rev Bras Ginecol Obstet. 2022;44(8):806-18.
17. Biondi B, Bartalena L, Cooper DS, Hegedüs L, Laurberg P, Kahaly GJ. The 2015 European Thyroid Association Guidelines on Diagnosis and Treatment of Endogenous Subclinical Hyperthyroidism. Eur Thyroid J. 2015;4(3): 149-63.
18. Hoang TD, Stocker DJ, Chou EL, Burch HB. 2022 Update on Clinical Management of Graves Disease and Thyroid Eye Disease. Endocrinol Metab Clin North Am. 2022;51(2):287-304.
19. Haugen BR, Alexander EK, Bible KC, Doherty GM, Mandel SJ, Nikiforov YE, et al. 2015 American Thyroid Association Management Guidelines for Adult Patients with Thyroid Nodules and Differentiated Thyroid Cancer: The American Thyroid Association Guidelines Task Force on Thyroid Nodules and Differentiated Thyroid Cancer. Thyroid. 2016;26(1):1-133.
20. Maia AL, Ward LS, Carvalho GA, Graf H, Maciel RMB, Maciel LMZ, et al. [Thyroid nodules and differentiated thyroid cancer: Brazilian consensus]. Arq Bras Endocrinol Metabol. 2007;51(5):867-93.
21. Pantano AL, Maddaloni E, Briganti SI, Anguissola GB, Perrella E, Taffon C, et al. Differences between ATA, AACE/ACE/AME and ACR TI-RADS ultrasound classifications performance in identifying cytological high-risk thyroid nodules. Eur J Endocrinol. 2018;178(6):595-603.
22. Cibas ES, Ali SZ. The 2017 Bethesda System for Reporting Thyroid Cytopathology. Thyroid. 2017;27(11): 1341-6.
23. Drumond EF, Drummond MCF. Thyroid cancer in Brazil: what the Hospital Cancer Records say and what they don't say. Epidemiol Serv Saude. 2021;30(3) e2020927.

10

Desenvolvimento puberal normal

Ivana Fernandes Souza
Marta Francis Benevides Rehme

Introdução

No contexto do desenvolvimento e da vida humana, a puberdade é definida como o período de transição da infância para a idade adulta. Durante esse processo, ocorrem no indivíduo mudanças importantes no que diz respeito às dimensões somática, mental, comportamental, cognitiva, bem como social e psicológica. Nas meninas, a puberdade tem início a partir dos 8 anos de idade, com a reativação do eixo hipotálamo-hipófise-ovariano (HHO) e é marcada pelo aparecimento dos caracteres sexuais secundários.[1]

Os mecanismos precisos subjacentes à reativação do eixo hipotálamo-hipófise-gonadal não são totalmente conhecidos, no entanto sabe-se que fatores genéticos, nutricionais, ambientais e relacionados ao estresse influenciam o início da puberdade.[2]

Os sinais físicos da puberdade nas meninas incluem a aceleração da velocidade do crescimento, telarca, pubarca e menarca, esta última marcando o fim da puberdade e início da vida reprodutiva (menacme).[3]

É importante ressaltar que um grande número de doenças crônicas pode afetar o início e/ou a progressão da puberdade, entre elas fibrose cística, doenças reumatoides crônicas, doenças inflamatórias intestinais, distúrbios endócrinos, renais, cardíacos e pulmonares.[4]

Desenvolvimento do eixo hormonal

Os neurônios que sintetizam o hormônio liberador de gonadotrofinas (GnRH – *gonadotropin-releasing hormone*) se originam na placa olfatória por volta de 6 a 9 semanas de vida intrauterina e migram para o hipotálamo, que é responsável pela síntese e liberação do GnRH no sistema porta hipofisário. O GnRH se liga a receptores de superfície nos gonadotrofos da hipófise anterior, que sintetizam e armazenam as gonadotrofinas glicoproteicas, hormônio folículo-estimulante (FSH – *follicle-stimulating hormone*) e hormônio luteinizante (LH – *luteinizing hormone*). As concentrações de FSH e LH aumentam progressivamente, atingindo níveis máximos no feto por volta de 24 semanas, para depois diminuírem nas últimas semanas em resposta ao *feedback* negativo dos altos níveis circulantes de estrogênio e progesterona derivados da placenta.

Após o nascimento, com a interrupção da liberação dos hormônios maternos e placentários, o eixo HHO escapa do efeito supressivo, gerando um aumento transitório na secreção de GnRH e das gonadotrofinas (FSH e LH). Esse fenômeno é denominado "crise puerperal" e pode acarretar na recém-nascida o aparecimento de botão mamário, sangramento genital e até mesmo galactorreia. Essa situação transitória e autolimitada, também denominada minipuberdade, pode perdurar por até 2 anos, sem necessitar de intervenção terapêutica (Figura 1). A partir desse período, o eixo entra na fase quiescente, conhecida como "pausa juvenil", que dura toda a infância até a sua reativação a partir dos 8 anos, quando se inicia o processo puberal.[5]

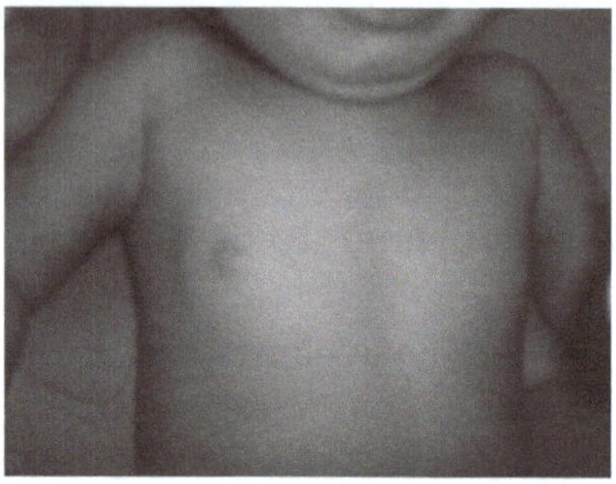

FIGURA 1 Telarca em criança de 1 ano e 8 meses. Gonadotrofinas normais para idade, idade óssea compatível com 2 anos.
Fonte: arquivo pessoal da autora Marta Francis Benevides Rehme.

Alterações qualitativas e quantitativas na secreção de LH resultantes da secreção pulsátil de GnRH ocorrem cerca de 2 anos antes do aparecimento dos caracteres sexuais secundários. Ao longo da puberdade, os pulsos de gonadotrofina sofrem aumento considerável na sua amplitude e frequência, tornando-se aparentes também durante o dia. O estímulo das gonadotrofinas sobre os ovários dá início à produção estrogênica responsável pelo aparecimento das mamas e, posteriormente, das menstruações.[5]

Fatores influenciadores do desenvolvimento puberal normal

Os mecanismos precisos que levam à reativação do eixo HHO após o período de pausa juvenil não são completamente esclarecidos. O hipotálamo sofre ação de vários fatores, entre eles genéticos, inibitórios, estimulatórios, facilitatórios, além de fatores nutricionais, socioambientais e culturais (Figura 2).

Tanto o início como a progressão da puberdade são determinados por variantes genéticas. Alguns desses genes codificam neu-

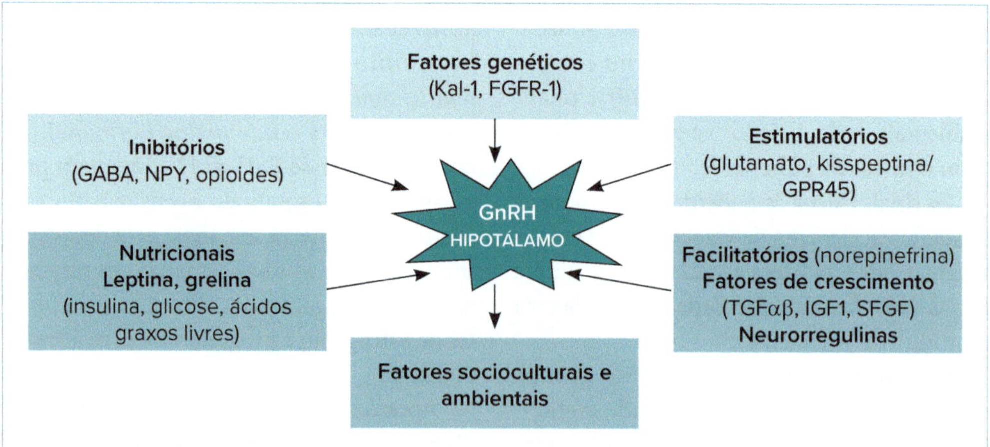

FIGURA 2 Fatores determinantes do início da puberdade.
Fonte: arquivo das autoras.

ropeptídeos, neurotransmissores e seus receptores, que funcionam como um verdadeiro cronômetro atuando no sistema nervoso central na determinação desse processo. De acordo com estudos epidemiológicos, os fatores genéticos são os mais importantes para a variabilidade do início da puberdade.[1,6]

Entre os fatores inibitórios, destacam-se o ácido gama aminobutírico (GABA), a maior molécula inibitória do hipotálamo, o neuropeptídeo Y (NPY) e opioides. O glutamato, junto com a kisspeptina/GPR45 (*G Protein-Coupled Receptor 45*), são neurotransmissores estimulatórios essenciais para a função neuronal do GnRH.[2,5]

Além dos fatores intrínsecos, outros fatores, como aspectos culturais, psicológicos, nutricionais e exposição a produtos químicos ambientais (disruptores endócrinos), desempenham papel substancial no desenvolvimento e progressão da puberdade.[1]

Variações culturais e experiências de vida podem estar relacionadas ao aparecimento mais precoce da puberdade. Outras situações que podem influenciar e antecipar o início da puberdade incluem crianças adotadas, baixa condição socioeconômica, conflitos familiares, maus-tratos e violência. Adolescentes provenientes de países desenvolvidos e de grandes áreas urbanas alcançam a puberdade mais cedo do que adolescentes de países menos desenvolvidos e áreas rurais.[7]

O início da puberdade no sexo feminino também é sensível ao estado nutricional e à quantidade de reservas energéticas do organismo. Essa informação metabólica é percebida e transmitida aos neurônios GnRH do hipotálamo, no entanto o mecanismo exato pelo qual o peso e o percentual de gordura corporal contribuem para o tempo e o ritmo dos eventos puberais ainda é incerto.[8]

A leptina é um hormônio peptídico secretado pelos adipócitos e diretamente relacionado à quantidade de gordura corporal armazenada. Além do controle metabólico, a leptina é um fator permissivo para a ativação da neurossecreção de hormônio regulador das gonadotrofinas (GnRH) na puberdade.[9] No cérebro, a leptina atua nos neurônios pré-mamilares ventrais que sinalizam os neurônios da kisspeptina (Kiss1) para estimular os neurônios do GnRH.[10] A deficiência de leptina diminui a expressão de Kiss1 hipotalâmico, enquanto a administração exógena de leptina aumenta Kiss1 em modelos de roedores com deficiência de leptina. Indivíduos com desnutrição apresentam baixos níveis de leptina com atraso no início da puberdade.[9,10] Outro hormônio que participa do metabolismo energético é a grelina. A grelina plasmática está negativamente correlacionada com o índice de massa corporal (IMC) e percentual de gordura corporal, estando seus níveis diminuídos na obesidade humana. Os níveis baixos de grelina encontrados em pacientes obesas poderiam estar implicados na tendência de antecipação da puberdade e menarca em meninas obesas.[11] Esse hormônio atua também sobre o eixo HHO, estimulando a síntese e secreção do hormônio adrenocorticotrófico (ACTH) na hipófise anterior, ou indiretamente elevando o ACTH por meio da estimulação da síntese e secreção do hormônio liberador de corticotropina hipotalâmico.[9]

Os disruptores endócrinos (DE) são substâncias amplamente utilizadas pela indústria que parecem desempenhar papel importante na desregulação puberal por meio de ações centrais no hipotálamo ou ações periféricas nas mamas e gônadas. Entre os disruptores endócrinos, destacam-se os componentes dos plásticos como bisfenol A (BPA), plastificantes (ftalatos), solventes/lubrificantes, pesticidas, fungicidas, aditivos retardadores de chama dos materiais manufaturados e agentes farmacêuticos, além dos produzidos pela natureza, como os fitoestrógenos.[12] Embora os DE possam afetar os processos subjacentes ao desenvolvimento puberal, ainda é necessário entender melhor em quais momentos da vida a exposição aos DE é crucial para determinar as mudanças na fisiologia puberal e como isso pode afetar a fertilidade em fases posteriores da vida.[1,13,14]

Manifestações clínicas da puberdade

As principais manifestações clínicas da puberdade são o estirão do crescimento, progressão das características sexuais secundárias, desenvolvimento das gônadas e mudanças na composição corporal. Nas meninas, ocorrem mudanças significativas no peso e na composição corporal, especialmente na proporção entre massa magra e massa gorda (adiposidade) com aumento anual do IMC devido ao aumento da adiposidade. Durante o desenvolvimento puberal, são observadas também mudanças na atividade cerebral com aumento no volume do lobo frontal melhorando gradativamente o raciocínio lógico.[15]

Estirão do crescimento e pico de massa óssea

Nas meninas, o surto de crescimento puberal ocorre durante os estágios 2 e 3 de Tanner. O período do estirão dura cerca de 2 anos, com aumento da velocidade de crescimento para 6 cm/ano durante o primeiro ano de puberdade e 8 cm/ano, em média, durante o segundo ano. Inicialmente, ocorre o aumento das porções distais dos membros, pés e mãos, e depois membros proximais e tronco. No final da puberdade, predomina o crescimento do tronco.[16] O pico de acúmulo mineral ósseo ocorre em torno da idade da menarca e aproximadamente 9 a 12 meses após o pico da velocidade de crescimento.[17,18]

Telarca

Embora o aumento do ovário e o estirão de crescimento precedam o desenvolvimento mamário, esses sinais não são aparentes. O marco clínico inicial mais importante do início da puberdade é o aparecimento da telarca, que é o desenvolvimento do tecido mamário glandular.[2]

A primeira revisão sistemática com metanálise que avaliou as mudanças seculares da telarca em todo o mundo, publicada em 2020, constatou que a idade de início da puberdade, com base na telarca avaliada por exame físico ou clínico da mama, diminuiu em média quase 3 meses por década, de 1977 a 2013. O início mais precoce foi nos Estados Unidos (8,8-10,3 anos), variando de 9,8 a 10,8 anos na Europa, de 9,7 a 10,3 anos no Oriente Médio, de 8,9 a 11,5 anos na Ásia e de 10,1 anos a 13,2 anos na África. A telarca parece estar diretamente relacionada ao IMC, com o desenvolvimento precoce da glândula mamária correlacionada a um IMC mais alto.[2] A atual epidemia global de obesidade poderia explicar parcialmente a mudança observada na idade de início da puberdade avaliada pela idade da telarca.[19]

Pubarca

A pubarca (aparecimento dos pelos pubianos) ocorre devido à adrenarca, termo utilizado para descrever o aumento da produção de androgênios pela adrenal em resposta à estimulação pelo ACTH. A adrenarca é um evento independente da maturação do eixo HHO, embora os dois ocorram quase simultaneamente. O estímulo primário para a ocorrência da adrenarca é desconhecido. O melhor indicador da adrenarca é o aumento dos níveis séricos de sulfato de deidroepiandrosterona (SDHEA).[15] Habitualmente, a pubarca segue a telarca, mas pode ser a manifestação inicial em cerca de 15% das meninas.[20]

O sistema de avaliação puberal mais utilizado é o estadiamento publicado por Marshall e Tanner (1969),[21] que consiste na descrição sistematizada do desenvolvimento mamário e de pilificação puberal nas mulheres (Figuras 3 e 4).[21] Os estágios de Tanner empregam o grau de desenvolvimento dos caracteres sexuais e compreendem estágios de 1 a 5, sendo o estágio 1 o estado pré-puberal e o estágio 5, o desenvolvimento adulto completo. Os achados no estadiamento puberal de Tanner estão descritos no Quadro 1.

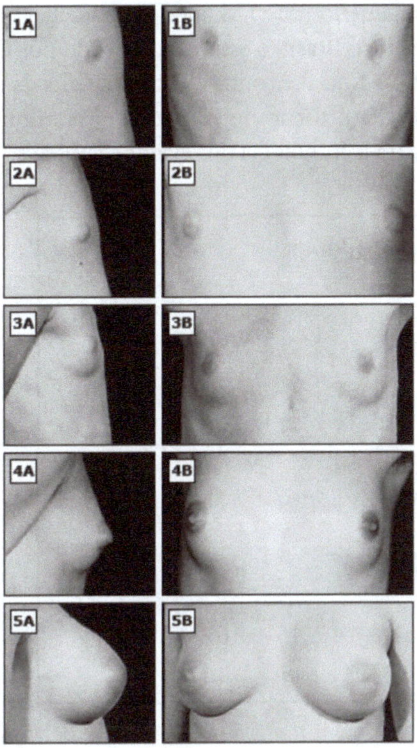

FIGURA 3 Estadiamento de Tanner para mamas.
Fonte: Biro et al., 2023.

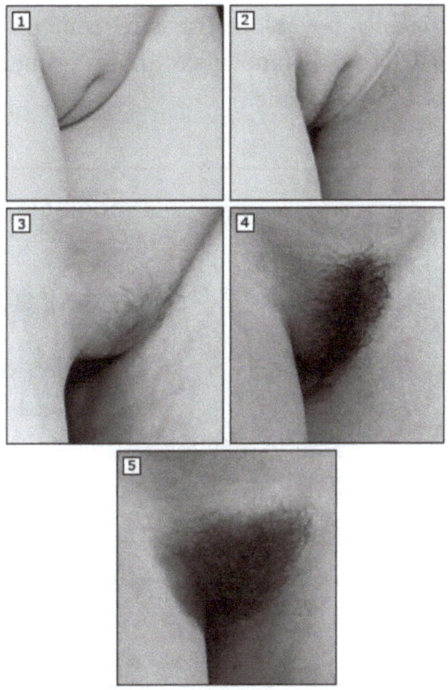

FIGURA 4 Estadiamento de Tanner para pelos pubianos.
Fonte: Biro et al., 2023.

QUADRO 1 Descrição dos achados de telarca e pubarca segundo o estadiamento puberal de Marshall e Tanner

Telarca	Pubarca
M1: ausência de desenvolvimento mamário, estágio infantil. M2: aparecimento do broto mamário. M3: crescimento de mama e aréola, sem separação de contornos. M4: projeção da papila e aréola acima do contorno da mama. M5: projeção apenas da papila e retorno da aréola ao contorno da mama.	P1: ausência de pelos pubianos, estágio infantil. P2: pelos finos e lisos na borda dos grandes lábios. P3: aumento na quantidade de pelos nos grandes lábios e na sínfise púbica, pelos mais escuros e crespos. P4: pelos escuros, crespos, grossos, nos grandes lábios, na sínfise púbica e no períneo P5: pelos terminais abundantes em sínfise púbica, períneo e raiz das coxas.

Fonte: elaborado pelas autoras com base em Marshall; Tanner, 1969.[21]

Menarca

Vários fatores ambientais e genéticos estão envolvidos na regulação da menarca.[6] A menarca, primeira menstruação, ocorre em média de 2 a 2,5 anos depois do início do processo puberal e é o último evento, marcando o fim da puberdade e início do período reprodutivo (menacme). É provocada por estímulo estrogênico no endométrio e frequentemente associada a ciclos anovulatórios nos primeiros 2 anos que a sucedem.

A partir do início do século XX, com a melhoria das condições socioeconômicas e higiênicas, observou-se uma tendência secular de antecipação do início da puberdade em meninas, refletida na idade da menarca.[12] O estudo de Herman-Giddens (1997) encontrou a idade média da menarca de 12,2 anos para meninas afro-americanas e 12,9 anos para meninas brancas.[22] No Brasil, o estudo conduzido por Castilho e Nucci encontrou a idade média da menarca em torno de 12,2 anos.[23] A Figura 5 ilustra a cronologia dos eventos puberais.

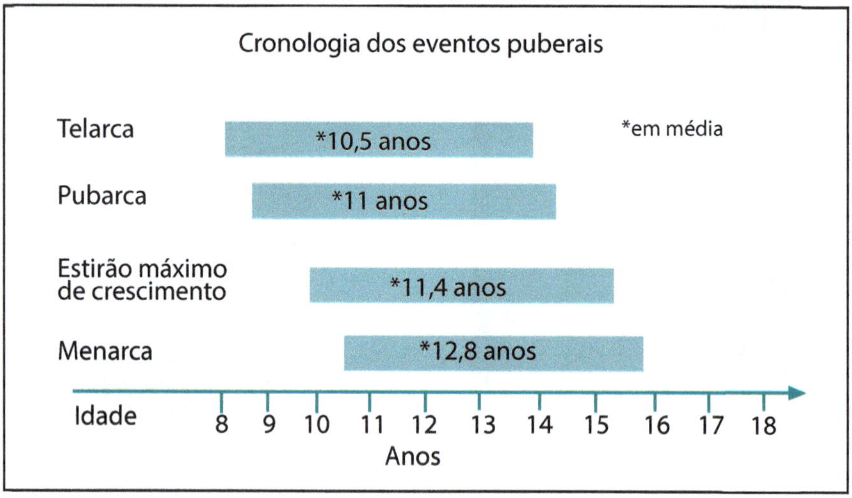

FIGURA 5 Cronologia dos eventos puberais.
Fonte: baseada em Taylor et al., 2020.[5]

RESUMO

- A puberdade normal é caracterizada pelo aparecimento dos caracteres sexuais secundários nas meninas a partir dos 8 anos de idade decorrente da reativação do eixo hipotálamo-hipófise-ovário.
- Esse eixo se desenvolve durante a vida fetal e se torna totalmente funcionante no momento do nascimento. Durante a infância, torna-se quiescente até o início da puberdade.
- Vários fatores influenciam o hipotálamo e são determinantes do início da puberdade, como fatores genéticos, estimulatórios, inibitórios, psicossociais e culturais. Os fatores genéticos são os principais determinantes do processo puberal.
- Telarca, pubarca, estirão de crescimento e menarca são os principais eventos puberais observados clinicamente. A menarca é o último evento e marca o fim da puberdade e início da vida reprodutiva (menacme).

Referências

1. Kiess W, Hoppmann J, Gesing J, Penke M, Körner A, Kratzsch J, et al. Puberty – genes, environment and clinical issues. J Pediatr Endocrinol Metab. 2016;29(11):1229-31.
2. Eckert-Lind C, Busch AS, Petersen JH, Biro FM, Butler G, Bräuner EV, et al. Worldwide Secular Trends in Age at Pubertal Onset Assessed by Breast Development Among Girls: A Systematic Review and Meta-analysis. JAMA Pediatr. 2020;174(4):e195881.
3. Lucaccioni L, Trevisani V, Marrozzini L, Bertoncelli N, Predieri B, Lugli L, et al. Endocrine-Disrupting Chemicals and Their Effects during Female Puberty: A Review of Current Evidence. Int J Mol Sci. 2020;21(6): 2078.
4. Latronico AC, Brito VN, Carel JC. Causes, diagnosis, and treatment of central precocious puberty. Lancet Diabetes Endocrinol. 2016;4(3):265-74.
5. Taylor HS, Pal L, Seli E. Normal and abnormal growth and pubertal development. In: Speroff's Clinical Gynecology Endocrinology and Infertility. 9. ed. Filadélfia: Wolters Kluwer; 2020.
6. Zhu J, Kusa TO, Chan YM. Genetics of pubertal timing. Curr Opin Pediatr. 2018;30(4):532-40.
7. Graham EA. Economic, racial, and cultural influences on the growth and maturation of children. Pediatr Rev 2005;26(8):290-4.
8. Castellano JM, Tena-Sempere M. Metabolic control of female puberty: potential therapeutic targets. Expert Opin Ther Targets. 2016;20(10):1181-93.
9. Shi L, Jiang Z, Zhang L. Childhood obesity and central precocious puberty. Front Endocrinol (Lausanne). 2022;13:1056871.
10. Childs GV, Odle AK, MacNicol MC, MacNicol AM. The Importance of Leptin to Reproduction. Endocrinology. 2021;162(2):bqaa204.
11. Brix N, Ernst A, Lauridsen LLB, Parner ET, Arah OA, Olsen J, et al. Childhood overweight and obesity and timing of puberty in boys and girls: cohort and sibling-matched analyses. Int J Epidemiol. 2020;49(3):834-44.
12. Papadimitriou A, Papadimitriou DT. Endocrine-Disrupting Chemicals and Early Puberty in Girls. Children (Basel). 2021;8(6):492.
13. Predieri B, Alves CAD, Iughetti L. Novos insights sobre os efeitos de produtos químicos desreguladores endócrinos em crianças. J Pediatr. 2022;98(S1):S73-S85. E
14. Supornsilchai V, Jantarat C, Nosoognoen W, Pornkunwilai S, Wacharasindhu S, et al. Increased levels of bisphenol A (BPA) in Thai girls with precocious puberty. J Pediatr Endocrinol Metab 2016;29(11):1233-9.
15. Sturman DA, Moghaddam B. The Neurobiology of Adolescence: Changes in brain architecture, functional dynamics, and behavioral tendencies. Neurosci Biobehav Rev. 2011;35(8):1704-12.
16. Magarey AM, Boulton TJ, Chatterton BE, Schultz C, Nordin BE, Cockington RA. Bone growth from 11 to 17 years: relationship to growth, gender and changes with pubertal status including timing of menarche. Acta Paediatr. 1999;88(2):139-46.
17. McKay HA, Bailey DA, Mirwald RL, Davison KS, Faulkner RA. Peak bone mineral accrual and age at menarche in adolescent girls: a 6-year longitudinal study. J Pediatr. 1998;133(5):682-7.
18. Kelly A, Shults J, Mostoufi-Moab S, McCormack SE, Stallings VA, Schall JI, et al. Pediatric Bone Mineral Accrual Z-Score Calculation Equations and Their Application in Childhood Disease. J Bone Miner Res. 2019;34(1):195-203.
19. Li W, Liu Q, Deng X, Chen Y, Liu S, Story M. Association between obesity and puberty timing: a systematic review and meta-analysis. Int J Environ Res Public Health. 2017;14(10):E1266.
20. Susman EJ, Houts RM, Steinberg L, Belsky J, Cauffman E, Dehart G, et al. Longitudinal development of secondary sexual characteristics in girls and boys between ages 91/2 and 151/2 years. Arch Pediatr Adolesc Med. 2010;164(2):166-73.
21. Marshall WA, Tanner JM. Variations in pattern of pubertal changes in girls. Arch Dis Child. 1969;44(235): 291-303.
22. Herman-Giddens ME, Slora EJ, Wasserman RC, Bourdony CJ, Bhapkar MV, Koch GG, et al. Secondary Sexual Characteristics and Menses in Young Girls Seen in Office Practice: A Study from the Pediatric Research in Office Settings Network. *Pediatrics*. 1997;99(4): 505-12.
23. Castilho SD, Nucci LB. Age at menarche in schoolgirls with and without excess weight. J Pediatr. 2015;91(1):75-80.

11

Crescimento normal e alterado

Sonir Roberto Rauber Antonini
Ana Carolina Maia Teodózio

Introdução

O crescimento é um processo dinâmico e contínuo que leva ao aumento do tamanho corporal do indivíduo, desde a concepção até ao término do crescimento linear. O crescimento humano é influenciado por fatores intrínsecos (genéticos) e extrínsecos (ambientais) ao indivíduo.[1] A avaliação do crescimento é um dos aspectos mais importantes na assistência médica a crianças e adolescentes, já que é um dos principais indicadores de saúde nessa faixa etária. Dessa forma, a avaliação rotineira da estatura permite a identificação precoce e custo-efetiva de comorbidades eventualmente tratáveis.[2]

Crescimento fetal

O crescimento intrauterino é o período de crescimento mais acelerado na vida do indivíduo e compreende três fases: a primeira, de proliferação celular, na qual se observa crescimento longitudinal e acelerado do feto; a segunda, na qual processos de proliferação e hipertrofia celular ocorrem concomitantemente; e a terceira, aproximadamente a partir da 32ª semana de gestação, na qual se observam processos de hipertrofia isolados, com aumento do peso fetal.[3]

Apesar de desempenhar um papel importante no tamanho do feto, a informação genética transmitida pelos pais não é o principal determinante do crescimento fetal. Nesse momento são os fatores externos ao feto os mais importantes.[4] Entre eles, estão os fatores maternos, como o estado de saúde e nutricional da mãe, o uso de tabaco, álcool e drogas ilícitas e a exposição a situações de hipóxia (p. ex., em lugares de elevada altitude).[4,5] Os fatores placentários também são determinantes: a invasão trofoblástica desempenha um papel essencial no crescimento fetal, garantindo adequado fluxo sanguíneo uteroplacentário, adequado crescimento da placenta e o transporte de nutrientes através da barreira placentária.[3,5] Por fim, participam os fatores hormonais, sendo os hormônios produzidos pela placenta e pelo próprio feto os mais determinantes no crescimento fetal (Figura 1).[5,6]

A placenta produz uma variante de hormônio de crescimento (*growth hormone*, GH) humano placentário (GH-V), que a partir da 15-17ª semana de gestação inibe o eixo somatotrófico materno, e o hormônio lactogênio placentário humano (*human lactogen placental hormone*, hPL).[5,6] Estes estimulam, de forma autócrina e parácrina, a produção de fatores de crescimento insulina-símile 1 e 2 (*insulin-like growth factor* 1 e 2, IGF-1 e IGF-2), que são os agentes que parecem desempenhar um papel mais determinante no crescimento fetal, induzindo o crescimento somático, proliferação celular e influenciando o transporte de nutrientes pela placenta. Têm origem materna, placentária e, principalmente, fetal, cuja função é mais elucidada. Os níveis de IGF-2 são mais elevados que os de IGF-1 ao longo de toda a gestação, no entanto o IGF-1 é quem mais parece se correlacionar com o peso ao nascimento, enquanto o IGF-2 parece exercer um papel mais importante no crescimento da placenta (Figura 1, linha verde claro).[5,7] Os IGF vão se ligar aos receptores específicos: o receptor de IGF tipo 1 (*IGF type 1 receptor*, IGF-1R), que se une ao IGF-1 (com maior afinidade), ao IGF-2 e à insulina; o receptor de IGF tipo 2 (*IGF type 2 receptor*, IGF-2R),

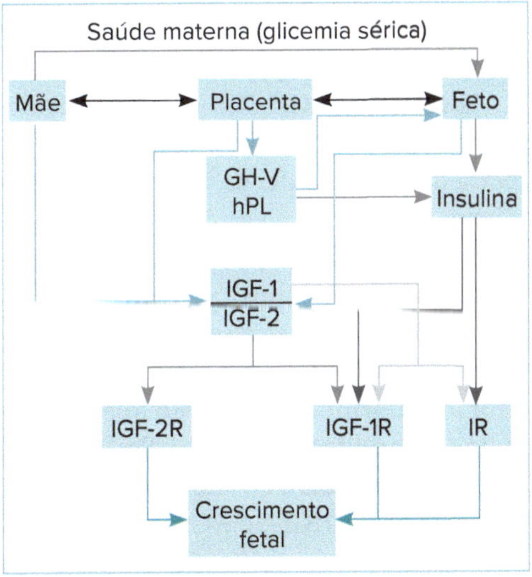

FIGURA 1 Regulação hormonal do crescimento fetal.

GH-V (variante de hormônio de crescimento humano placentário); hPL (hormônio lactogênio placentário humano); IGF-1 (fator de crescimento insulina-símile tipo 1); IGF-2 (fator de crescimento insulina-símile tipo 2); IGF-1R (receptor de IGF tipo 1); IGF-2R (receptor de IGF tipo 2); IR (receptor de insulina).

Fonte: elaborada pelos autores.

com alta afinidade pelo IGF-2 e incapaz de se ligar ao IGF-1 ou à insulina (Figura 1, linhas cinza escuro e cinza claro). Além disso, por sua similaridade com o IGF-1R, o IGF-1 também é capaz de se ligar ao receptor de insulina (IR) (Figura 1, linha cinza claro).[5]

Por fim, outro hormônio que tem um papel importante no crescimento intrauterino é a insulina de origem fetal, secretada pelas células beta pancreáticas durante a segunda metade da gestação.[5,7] A insulina exerce ação somática no feto e na placenta tanto diretamente, por sua união com receptores específicos de insulina e receptores de IGF tipo 1, como indiretamente, pela regulação da secreção de IGF (Figura 1, linha verde escuro).[5] Por sua vez, sua secreção é estimulada pelo hPL e pelo próprio estado de saúde materno: a hiperglicemia observada em gestantes diabéticas é responsável pelo aumento da insulina fetal e, posteriormente, por uma eventual macrossomia. Por outro lado, a deficiência insulínica é responsável pela redução do crescimento fetal, já que a obtenção de nutrientes necessários ao crescimento estará comprometida (Figura 1, linha cinza claro).[7]

Crescimento pós-natal

Após o nascimento, o crescimento se dá alternando períodos de parada e de saltos e não de forma contínua. Além disso, passa por períodos de crescimento mais acelerado e por períodos de crescimento mais lento.

Os fatores que determinam o crescimento terão diferentes graus de influência ao longo da infância e adolescência.[4,8] O primeiro fator a ser considerado na avaliação do crescimento é a influência genética: por um lado, pela possibilidade da presença de mutações ou anomalias estruturais que possam alterar o crescimento; por outro, pelo histórico familiar.[9] A estatura representa um dos mais importantes traços genéticos herdáveis, de alta complexidade e de herança poligênica. Estima-se uma herdabilidade da estatura adulta de até 70 a 98%: essa herdabilidade é menor na primeira infância e aumenta progressivamente com a idade, atingindo um pico durante a adolescência.[8]

Por outro lado, no início da vida (principalmente até o final do 1° ano de vida) observa-se que os fatores ambientais desempenham um papel determinante no crescimento, de até 48 a 49%. Essa influência diminui posteriormente e se estabiliza na adolescência.[8] Como fatores ambientais, entende-se principalmente a alimentação, o nível socioeconômico, a exposição a situações de estresse psicossocial, a atividade física e a presença de doenças crônicas, por exemplo.[3,4] Esses fatores podem ter repercussão importante na estatura adulta, como se pode observar pela tendência secular de aumento da estatura média da população, atribuída, em parte, às melhorias nas condições sociais, econômicas e sanitárias.[10]

Por fim, quanto à influência hormonal, o eixo GH/IGF-1 é o principal regulador do crescimento linear no período pós-natal, notadamente a partir do final do primeiro ano de vida. O GH é secretado pelas células somatotróficas da hipófise anterior a partir da estimulação pelo hormônio liberador de GH (*GH releasing hormone*, GHRH). A união do GH a seu receptor específico (*GH receptor*, GHR) induz o aumento da expressão de IGF-1 e de sua proteína ligadora específica, o IGFBP-3 (*IGF binding protein type 3*). Esses receptores são expressos em diversos tecidos, especialmente no fígado, no osso, no tecido adiposo e no tecido muscular. O GH tem importante efeito metabólico, estimulando a hipertrofia de massa muscular, regulando o metabolismo lipídico, de carboidratos e os níveis corporais de água. No entanto, um de seus principais efeitos na infância e adolescência é a promoção do crescimento linear na zona de crescimento das epífises ósseas (Figura 2), tanto diretamente (por meio da indução da proliferação e diferenciação de condrócitos) como indiretamente, por meio da ação do IGF-1 (que atua nas zonas proliferativa e hipertrófica da placa de crescimento).[11]

O IGF-1 com ação endócrina é secretado majoritariamente a nível hepático, onde será transportado pela circulação para promover o crescimento nas epífises ósseas. Também pode ser secretado em outros tecidos, como no tecido cartilaginoso, onde exercerá uma ação parácrina e autócrina. O IGF-1 circula no sangue ligado principalmente à IGFBP-3, responsável pelo transporte dos IGF até os tecido-alvo e pela modulação da interação dos IGF com seus receptores específicos. Os IGF exercem sua ação mediante a interação com os dois tipos de receptores já descritos: o IGF-1R e o IGF-2R. A maioria das ações conhecidas dos IGF é mediada via IGF1-R, não sendo ainda claro o papel do IGF2-R.[11]

Além do eixo GH/IGF-1, outros hormônios participam no crescimento linear na placa de crescimento: os hormônios tireoidianos, tanto na zona de crescimento como na de maturação; os esteroides sexuais (estrógenos e andrógenos), promovendo o fechamento das epífises ósseas. Por outro lado, os glicocorticoides em excesso e de forma crônica inibem o crescimento linear, diminuindo a proliferação celular. Esses agentes também influenciam no crescimento atuando sobre o eixo GH/IGF-1.[9,12] Citocinas inflamatórias, fatores de crescimento parácrinos, a matriz extracelular e as proteínas de sinalização intracelular também são determinantes para o adequado crescimento linear, e mutações ou desregulações afetando cada um desses grupos poderão ser causa do comprometimento do crescimento.[9]

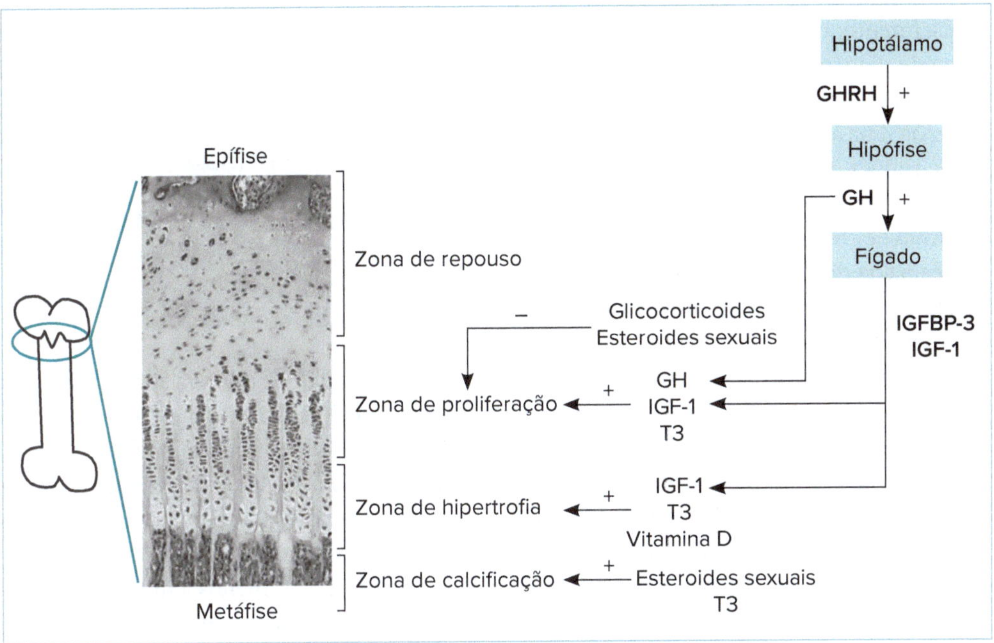

FIGURA 2 Regulação do crescimento pós-natal.
GH: hormônio de crescimento; IGF-1: fator de crescimento insulina-símile tipo 1; IGFBP-3: proteína ligadora de IGF tipo 3; T3: tri-iodotironina.
Fonte: elaborada pelos autores, adaptada de Nilsson et al.[12]

Monitorização do crescimento pós-natal

Comprimento/estatura

A técnica adequada, a capacitação dos profissionais de saúde e o uso de instrumentos de medição precisos são essenciais para a avaliação da estatura. Recomenda-se a aferição do comprimento em crianças menores de 2 anos, posicionando a criança em decúbito supino em uma superfície horizontal e rígida, e utilizando um estadiômetro infantil horizontal. O pescoço deverá ser tracionado gentilmente, a coluna e os joelhos deverão estar em extensão, os pés deverão estar juntos e a planta dos pés deverá estar apoiada no estadiômetro, a 90 graus do plano horizontal.

Após os 2 anos, recomenda-se a aferição da estatura com a criança em ortostase, desde que ela já colabore durante o procedimento. O instrumento deverá ser um estadiômetro vertical e fixo, graduado em milímetros e com um braço horizontal deslizável, a 90 graus do solo e independentemente da balança. O paciente deverá estar descalço, com as plantas dos pés completamente apoiadas no chão, calcanhares juntos e encostados na parede. Os joelhos, a bacia, a coluna e o pescoço deverão estar alinhados e em extensão. Por fim, a cabeça deverá ser posicionada de forma neutra, alinhando a linha que une o canto externo do olho e a implantação superior do pavilhão auricular (linha de Frankfurt) de forma perpendicular ao resto do corpo. De modo a diminuir o erro na aferição, sugere-se que a aferição seja realizada três vezes, pelo mesmo profissional, e que seja considerada a média dessas três aferições.[13]

A Organização Mundial da Saúde (OMS) recomenda que o comprimento/estatura seja avaliado pela primeira vez até 24 horas após o nascimento, uma medida durante a 1ª semana de vida, outra no 1º, 2º, 4º, 6º, 9º e 12º mês de vida. Após completar 1 ano, deverá ser realizada uma aferição a cada 6 meses até completar 4 anos e, posteriormente, de forma anual até os 19 anos. Caso a criança apresente algum distúrbio de crescimento, essa aferição deverá ser realizada de forma mais regular.[13]

Para a avaliação do crescimento deverão ser utilizadas curvas de crescimento específicas. Esse método de avaliação se baseia na comparação da estatura aferida com a esperada para crianças da mesma idade e sexo, já que a estatura é uma variável que segue uma distribuição normal.[8,14] O ideal é que cada população elabore seus próprios gráficos de crescimento, de acordo com suas características étnicas e ambientais. No entanto, caso não se disponha desses gráficos, recomenda-se a utilização de curvas de ampla utilização.[13] O Ministério da Saúde adotou as curvas da OMS de 2006 (para crianças abaixo de 5 anos) e de 2007 (para crianças entre 5 e 19 anos), presentes nas Cadernetas de Saúde da Criança.[1] Outra curva frequentemente utilizada é a do CDC (Centers for Disease Control and Prevention, EUA), de 2000, criada a partir de uma reelaboração da curva do NCHS de 1977.[13]

Estatura alvo e canal familiar

Devido ao forte traço genético na estatura de um indivíduo, conforme comentado anteriormente, faz-se necessário aferir a estatura dos pais biológicos sempre que possível, com a mesma técnica já descrita para aferição da estatura em ortostase. Com base nesses dados é possível calcular a estatura alvo e o canal familiar previsto para o paciente pelas fórmulas propostas por Tanner et al. em 1970 (ver a seguir), que são cálculos estatísticos que orientam sobre o potencial de estatura adulta. É recomendável que a partir dos 2 anos esse alvo genético seja plotado no gráfico de crescimento para avaliar se o paciente cresce em direção a esse intervalo.[15]

$$\text{Meninas: } \frac{[\text{estatura da mãe} + (\text{estatura do pai} - 13)]}{2} \pm 8{,}5 \text{ cm}$$

$$\text{Meninos: } \frac{[\text{estatura do pai} + (\text{estatura da mãe} + 13)]}{2} \pm 9{,}5 \text{ cm}$$

Velocidade de crescimento

Além do valor de estatura apresentado pela criança, é de igual importância a avaliação do ritmo de crescimento. A velocidade de crescimento (VC) é calculada em centímetros por ano e recomenda-se um intervalo de 6 meses entre duas medidas, sendo aceitável um intervalo menor de pelo menos 4 meses, no entanto com maior chance de erro. Para fazer o cálculo da VC, deve-se projetar a diferença de estatura observada em dado período para o período de 12 meses (p. ex., se uma menina cresceu 3 cm em 6 meses, prevê-se que cresça 6 cm em 12 meses, ou seja, ela apresenta uma VC de 6 cm/ano).

No período pós-natal, a criança apresenta ritmos de crescimento diferentes ao longo da vida, conforme demonstrado na Tabela 1: apresenta um crescimento acelerado até os 2 anos de vida, podendo ser observada nesse período VC aumentada (*catch-up*) em crianças que nasceram pequenas para a idade gestacional (PIG) ou diminuída (*catch-down*) em crianças nascidas grandes para a idade gestacional (GIG), para recanalização na curva de crescimento; desaceleração progressiva na fase pré-escolar e escolar, atingindo um valor mínimo imediatamente antes do início da puberdade; uma nova fase de aceleração do crescimento durante a puberdade.[16]

As meninas tendem a iniciar a puberdade antes dos meninos e iniciam o estirão de crescimento antes, a partir dos 9 a 10 anos. Por outro lado, os meninos iniciam esse estirão a partir dos 11 a 13 anos. A VC média de pico

TABELA 1 Variação aproximada da velocidade de crescimento média ao longo da vida

1º ano	25 cm/ano
2º ano	12 cm/ano
2-6 anos	5-7 cm/ano
6 anos – começo da puberdade	5 cm/ano
Puberdade	Meninas: 8-12 cm/ano
	Meninos: 9-14 cm/ano

Fonte: adaptada de Rogol et al.[16]

máximo de VC é menor nas meninas que nos que meninos (8,3 cm/ano *vs.* 9,5 cm/ano). Essas diferenças são responsáveis por uma variação média de 13 cm de estatura adulta entre os sexos feminino e masculino. A maturação sexual não ocorre de forma igual em todas as crianças, sendo possível observar crianças com um padrão de maturação precoce (estirão de crescimento mais cedo, com valor médio de VC maior e parada de crescimento mais precoce) e outras com padrão de maturação tardia (estirão de crescimento mais tardio, com valor médio de VC menor e parada de crescimento também mais tardia). No entanto, observa-se que em ambos os casos os indivíduos não têm prejuízo da estatura adulta.[17] Dessa forma, se o padrão de puberdade e crescimento puberal iniciou-se dentro da faixa considerada normal (a partir dos 8 anos nas meninas e 9 a 9,5 anos nos meninos), não se observa diferença estatural significativa entre indivíduos que começaram mais cedo ou mais tarde esse processo. Uma ferramenta útil para a avaliação da VC são as curvas específicas propostas por Tanner et al. em 1966. Para sua utilização, deve-se marcar no gráfico o ponto correspondente à VC calculada na idade média entre os períodos observados (p. ex., na Figura 3, ponto verde-claro: se uma menina cresceu 6 cm/ano entre os 6 e os 7 anos, o ponto deverá ser marcado na linha correspondente à idade de 6 anos e 6 meses).

Na Figura 3 também se pode observar a representação do padrão de variação da VC em maturadores precoces (linha tracejada) e tardios (linha pontilhada).

Avaliação da proporcionalidade corporal

Alterações no crescimento secundárias a doenças na placa de crescimento, e consequente prejuízo dos ossos longos, manifestam-se por baixa estatura associada à desproporcionalidade entre os segmentos corporais superior (distância púbis-cabeça ou estatura sentada) e inferior (distância púbis-pé) da criança. Para tanto, perante a suspeita de distúrbio de crescimento, deverá ser realizada a aferição dos segmentos corporais. O segmento superior (SS) representa o crescimento da coluna e é aferido pela medida do esqueleto axial ou da estatura sentado. Por sua vez, o segmento inferior (SI) representa o crescimento dos membros e é aferido pela distância púbis-pé (medida entre borda superior da sínfise púbica e calcâneo), com a criança em ortostase ou, preferencialmente, em decúbito dorsal. Por fim, para avaliação da proporcionalidade, recorre-se à determinação da relação SS/SI. No momento do nascimento, essa relação é de 1,7 e vai diminuindo progressivamente, atingindo um valor de aproximadamente 1,3 por volta dos 3 anos de idade e de 0,9 a 1 no começo da puberdade.[13,14]

Outra medida para avaliar a proporcionalidade é a aferição da envergadura, que é a distância entre a ponta do dedo médio da mão direita e da mão esquerda. A medida deve ser realizada com a criança abrindo os braços em extensão máxima, na altura dos ombros, formando uma linha paralela ao chão. A partir dessa medida, calcula-se a diferença entre a envergadura e estatura. Ao nascimento, a envergadura é aproximadamente 3 cm maior, no começo da puberdade se aproxima do valor

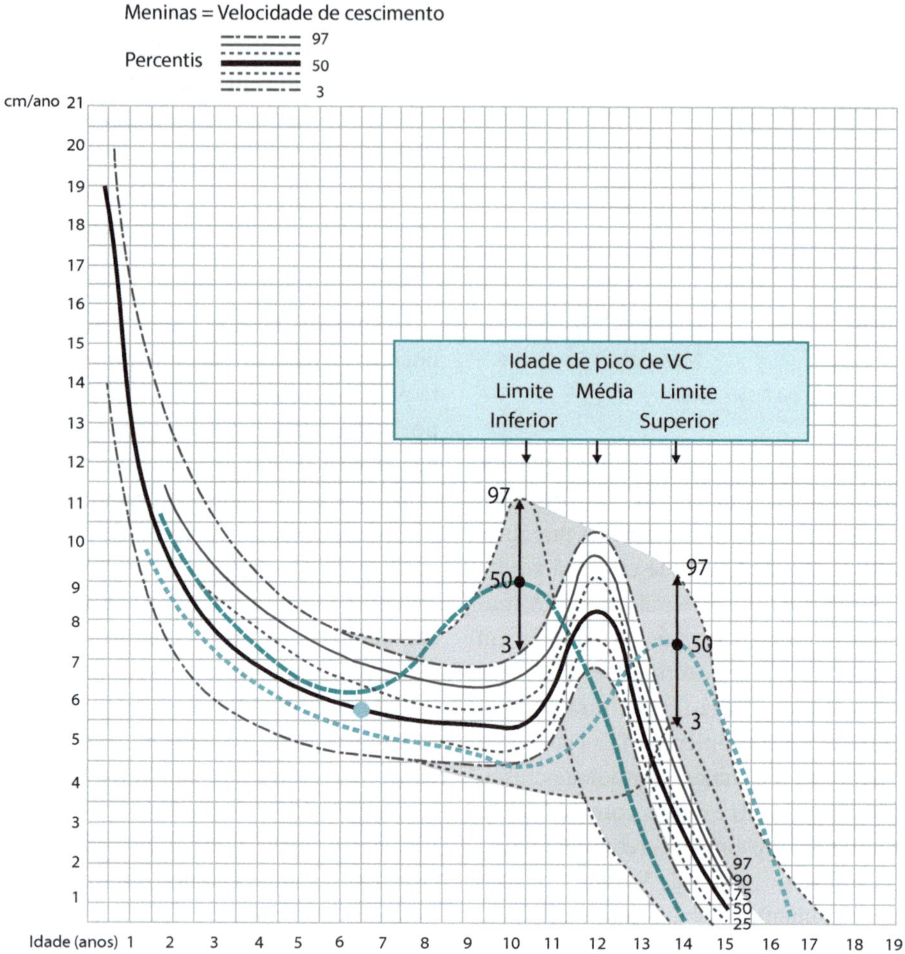

FIGURA 3 Curva de velocidade de crescimento de meninas.
Fonte: elaborada pelos autores, adaptada de Tanner e Davies.[17]

da estatura e no final do crescimento é cerca de 4 cm maior que a estatura no sexo masculino e 1,5 a 2 cm maior no sexo feminino. Um indivíduo apresenta uma proporção eunucoide quando a envergadura apresenta um tamanho maior do que o esperado, o que sugere uma situação com menor concentração de esteroides sexuais, prejudicando o fechamento das epífises ósseas.[13,18]

Maturação esquelética

A avaliação da maturação esquelética é uma ferramenta útil na avaliação complementar de indivíduos com alta ou baixa estatura, alterações na VC ou alterações puberais, já que o desenvolvimento corporal da criança se relaciona mais ao grau de maturação esquelética do que propriamente à idade cronológica. Para isso, recorre-se à determinação da idade óssea por meio de uma radiografia de mão e punho esquerdo, pela comparação do desenvolvimento dos centros de ossificação e do formato dos ossos com padrões preestabelecidos em atlas específicos, sendo o método de Greulich-Pyle o mais comumente utilizado. A partir daí, classifica-se a idade óssea como atrasada, compatível ou avançada em relação à idade cronológica. A Tabela 2 mostra possíveis causas por detrás de uma idade óssea atrasada ou avançada.[19]

TABELA 2 Causas de alteração da idade óssea

Idade óssea atrasada
- Atraso puberal.
- Hipogonadismo.
- Deficiência de GH.
- Hipotireoidismo.
- Doenças crônicas.
- Desnutrição.
- Anorexia.
- Algumas síndromes genéticas (Turner, Silver-Russell, Down).

Idade óssea avançada
- Puberdade precoce.
- Doenças que cursam com elevação de esteroides sexuais (tumor adrenal, hiperplasia adrenal congênita, tumor ovariano, tumor de Leydig).
- Exposição a estrógenos exógenos (medicação oral, injetável ou tópica).
- Hipertireoidismo.
- Sobrepeso/obesidade.
- Mutações associadas a genes que regulam a placa de crescimento (p. ex., ACAN).

Fonte: elaborado pelos autores, adaptado de Cavallo et al.[19]

Crescimento alterado

As causas que levam à alteração do crescimento, tanto excessivo como diminuído, são múltiplas. Para isso, durante a avaliação médica, é imprescindível a realização de uma anamnese completa, incluindo o levantamento de dados obstétricos e perinatais, familiares (incluindo o desenvolvimento puberal e a estatura dos pais, aferida por profissional capacitado) e de desenvolvimento neuropsicomotor. A aferição das medidas antropométricas também deverá ser rigorosa e o exame físico completo, buscando sempre alterações em cada sistema, presença de dismorfias e avaliação da genitália para estadiamento puberal.[14]

Alta estatura

Define-se como alta estatura aquela criança com estatura acima de 2 desvios padrão (DP) da mediana da população ou acima do percentil 97 para idade e sexo, ou com diferença entre a estatura e estatura alvo maior que 2 DP. Na maioria dos casos, a criança é saudável e a alta estatura surge como uma variante da normalidade: alta estatura familiar ou avanço constitucional do crescimento e da puberdade (ACCP). Na alta estatura familiar, pelo menos um dos pais tem alta estatura, e a criança cresce de acordo com o alvo genético previsto. Já no ACCP, observa-se crescimento acelerado logo após o nascimento, atingindo um pico por volta dos 2 a 4 anos, e depois cresce sempre seguindo os limites superiores dos gráficos de crescimento e acima do canal familiar até aproximadamente 9 anos, apresentando desaceleração da VC e recanalização da estatura. Além disso, é frequente observar um padrão de maturação puberal precoce e/ou obesidade associada. No entanto, o diagnóstico dessas causas é por exclusão de patologias genéticas, alterações cromossômicas ou hormonais que possam levar a essa alteração.[18]

Baixa estatura

Define-se como baixa estatura (BE) aquela que se encontra 2 DP abaixo da mediana da população ou abaixo do p3, em função da idade e sexo do indivíduo.[16] É uma queixa clínica comum e mais frequente que a alta estatura por gerar maior impacto psicossocial, e deve ser avaliada cuidadosamente, já que tanto a BE como prejuízos do crescimento (previsão de estatura adulta fora do canal familiar e/ou desaceleração da velocidade de crescimento, não justificada por outros motivos, como retardo puberal ou deflexão fisiológica pré-puberal) podem ser o primeiro sinal de uma doença oculta.[14]

De forma didática, inicialmente se pode classificar a BE em um dos três diferentes grupos:

- BE isolada, em crianças aparentemente saudáveis e assintomáticas.
- BE em crianças com achados sindrômicos, dismorfias e desproporções corporais, sugerindo etiologia genética.
- BE como primeiro ou mais evidente sinal de uma patologia crônica, oculta e eventualmente tratável.[14]

As causas de BE são mais amplas que as de alta estatura, e seu diagnóstico diferencial requer, conforme comentado anteriormente, uma anamnese completa, exame físico detalhado e complementação laboratorial e radiológica direcionada em função da suspeita clínica inicialmente levantada.[14,18] No entanto, a maioria das crianças é saudável e apresenta BE em um contexto de variante da normalidade: a BE familiar, que representa uma situação em que a criança tem um canal familiar compreendendo medidas abaixo da população geral e apresenta um crescimento compatível com esse alvo; o retardo constitucional do crescimento e da puberdade (RCCP), que seria uma situação espelho do ACCP, na qual se observam crianças com potencial genético compatível com a média populacional, porém com VC inicialmente mais baixa, maturação esquelética e desenvolvimento puberal mais tardios, nas quais ocorre uma aceleração do crescimento que promove a recanalização da estatura no canal familiar.[14,16] A Tabela 3 enumera, de forma simplificada, as principais etiologias que entram no diagnóstico diferencial de BE.[14]

TABELA 3 Causas de baixa estatura

BE isolada (> 60%): BE familiar, RCCP, BE idiopática
BE sindrômica (≈ 5%)
Síndrome de Turner (≈ 2% em meninas)
Displasias esqueléticas (≈ 2%)
Crianças PIG (≈ 2%)
Hipotireoidismo primário (< 1%)
Doença celíaca (< 1%)
Privação psicossocial (< 1%)
Alterações do eixo somatotrófico (≈ 2%): deficiência de GH, GH bionativo, insensibilidade ao GH, defeitos de complexo ternário, deficiência de IGF, IGF-1 bionativo, insensibilidade ao IGF-1

BE: baixa estatura; GH: hormônio de crescimento; IGF-1: fator de crescimento insulina-símile tipo 1; PIG: pequena para a idade gestacional; RCCP: retardo constitucional do crescimento e da puberdade.
Fonte: elaborada pelos autores, adaptada de Collett-Solberg et al.[14]

RESUMO

Fatores genéticos, individuais e ambientais influenciam no crescimento. A avaliação do crescimento é um aspecto importante do atendimento de crianças e adolescentes. A adequada avaliação permite detectar precocemente causas que podem levar a crescimento excessivo e reduzido, indicando tratamentos que reduzam seu comprometimento.

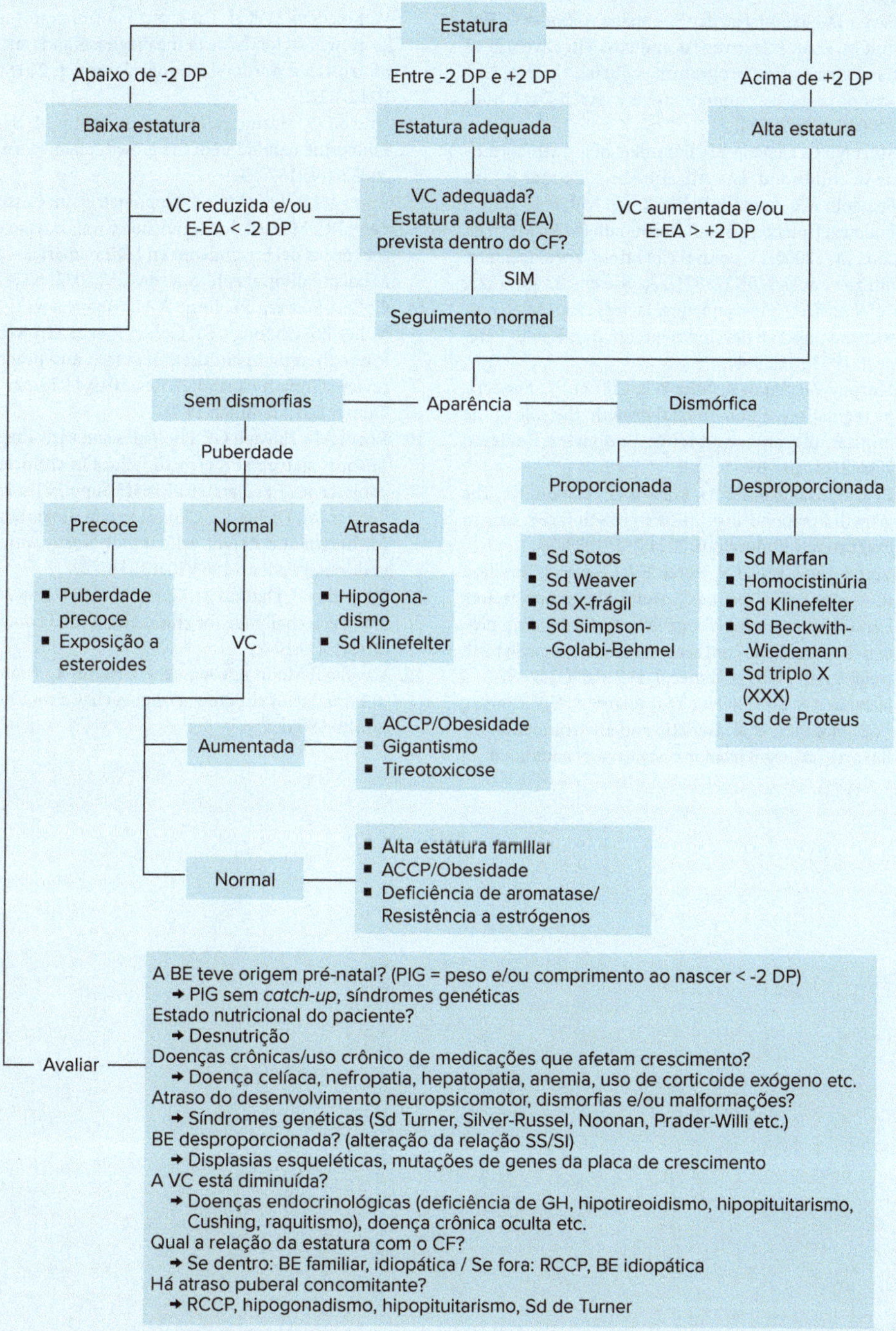

Referências

1. Brasil. Ministério da Saúde. Secretaria de Atenção à Saúde. Departamento de Atenção Básica. Saúde da criança: crescimento e desenvolvimento – Cadernos de Atenção Básica, n. 33. Brasília: Ministério da Saúde; 2012
2. Fayter D, Nixon J, Hartley S, Rithalia A, Butler G, Rudolf M, et al. Effectiveness and cost-effectiveness of height-screening programmes during the primary school years: a systematic review. Arch Dis Child. 2008;93(4):278-284.
3. Murray PG, Clayton PE. Disorders of growth hormone in childhood. [Atualizado em 2022 mar 9.] In: Feingold KR, Anawalt B, Blackman MR, et al. (eds.). Endotext [Internet]. South Dartmouth (MA): MDText.com, Inc.; 2000. Disponível em: https://www.ncbi.nlm.nih.gov/books/NBK278971/. Acesso em: 23 abr. 2023.
4. de Waal HAD. Environmental factors influencing growth and pubertal development. Environ Health Perspect. 1993;101:39-44.
5. Murphy VE, Smith R, Giles WB, Clifton VL. Endocrine regulation of human fetal growth: the role of the mother, placenta, and fetus. Endocrine Reviews. 2006;27(2):141-69.
6. Kaur H, Muhlhausler BS, Roberts CT, Gatford KL. The growth hormone-insulin-like growth factor axis in pregnancy. J Endocrinol. 2021;251(3):23-39.
7. Verhaeghe J, Bree RV, Herck EV, Laureys J, Bouillon R, Assche FAV. C-peptide, insulin-like growth factors I and II, and insulin-like growth factor binding protein-1 in umbilical cord serum: correlations with birth weight. Am J Obstet Gynecol. 1993:169(1):89-97.
8. Jelenkovic A, Sund R, Hur YM, Yokoyama Y, Hjelmborg JVB, Möller S, et al. Genetic and environmental influences on height from infancy to early adulthood: an individual based pooled analysis of 45 twin cohorts. Sci Rep. 2016;6:28496.
9. Jee YH, Baron J. The biology of stature. J Pediatr. 2016; 173: 32-38.
10. Bozzoli C, Deaton A, Quintana-Domeque C. Adult height and childhood disease. Demography. 2009;46(4): 647-69.
11. Blum WF, Alherbish A, Alsagheir A, Awwa AE, Kaplan W, Koledova E, et al. The growth hormone-insulin-like growth factor-I axis in the diagnosis and treatment of growth disorders. Endocr Connect. 2018;7(6): R212-R222.
12. Nilsson O, Marino R, De Luca F, Phillip M, Baron J. Endocrine regulation of the growth plate. Horm Res. 2005;64(4):157-65.
13. Reyes MLR, León RC. Antropometría. In: Cassorla F, León RC. Manual de diagnóstico y tratamiento de los trastornos del crecimiento en Latinoamérica – SLEP. México: Editorial Alfil, S.A. de C.V; 2022. p.13-26.
14. Collett-Solberg PF, Jorge AAL, Boguszewski MCS, Miller BS, Choong CSY, Cohen P, et al. Growth hormone therapy in children; research and practice: a review. Growth Horm IGF Res. 2019;44:20-32.
15. Tanner canal familiar. 1970.
16. Rogol AD, Hayden GF. Etiologies and early diagnosis of short stature and growth failure in children and adolescents. J Pediatr. 2014;164(5 Suppl):S1-14.
17. Tanner JM, Davies PS. Clinical longitudinal standards for height and height velocity for North American children. J Pediatr. 1985;107(3):317-29.
18. Corredor B, Dattani M, Gertosio C, Bozzola M. Tall stature: a challenge for clinicians. Curr Pediatr Rev. 2019;15(1):10-21.
19. Cavallo F, Mohn A, Chiarelli F, Giannini C. Evaluation of bone age in children: a mini-review. Front Pediatr. 2021;9:58031.

12

Puberdade precoce e tardia

Rosana Maria dos Reis

Introdução

O processo puberal representa a transição da infância para a vida adulta e está relacionado ao desenvolvimento físico, psicológico e social em ambos os sexos. Esse complexo processo biológico caracteriza-se pela ativação do eixo gonadotrófico, desenvolvimento dos caracteres sexuais secundários, aceleração do crescimento e maturação gonadal, ovários ou testículos, com o consequente início da vida reprodutiva.[1]

A puberdade fisiológica é um processo sequencial de maturação com ativação de uma rede neuroendócrina que leva à diminuição da expressão do gene *MKRN3*, responsável pela produção da proteína *MRKN3* (*makorin ring finger 3*), que bloqueia a liberação do hormônio liberador de gonadotrofina (GnRH) do hipotálamo.[2] Com a diminuição da proteína *MRKN3*, ocorre elevação na kisspepsina 1, um peptídeo derivado de uma proteína codificada pelo gene *KISS1*, com atuação importante na regulação da secreção de GnRH, e resulta na liberação pulsátil do GnRH na hipófise anterior.[3]

A estimulação do GnRH leva, nas meninas, à liberação do hormônio luteinizante (LH) e hormônio folículo-estimulante (FSH), com consequente estímulo nos ovários para a produção de estrogênio. Os estrogênios estimulam o desenvolvimento das mamas, o crescimento do útero, ovários, e transformações na vagina, tornando-a mais longa, com mucosa mais espessa e de coloração rósea.

Neste capítulo serão abordados os desvios do processo puberal, como puberdade precoce, seja ela central ou periférica, ou eventos isolados, como telarca precoce, pubarca precoce ou menarca precoce; e a puberdade tardia.

Puberdade precoce

Introdução

O início dos caracteres sexuais secundários antes dos 8 anos em meninas e dos 9 anos em meninos tem sido classicamente considerado precoce, embora exista uma tendência a considerar o desenvolvimento das mamas para precocidade antes dos 7 anos em meninas, em face das mudanças nos eventos da puberdade, mais notáveis no sexo feminino, com declínio mais acentuado no início do desenvolvimento das mamas.[4-6]

A diminuição da idade da puberdade em meninas tem sido acompanhada de um aumento significativo na prevalência de obesidade,[7,8] dados menos consistentes em meninos.

Essa associação tem sido justificada pelos níveis elevados de leptina[9] e adipocinas,[10] assim como pela resistência à insulina, levando ao aumento da produção de androgênio adrenal e da atividade da enzima aromatase no tecido adiposo, com conversão periférica de androgênios em estrogênios.[11] Desta maneira, seja por meio destes ou de outros mecanismos, o aumento da adiposidade pode contribuir para a puberdade precoce central dependente de GnRH ou mesmo para a telarca e a pubarca isoladas, pela ação dos estrogênios ou androgênios.

Telarca significa o primeiro aparecimento de desenvolvimento mamário, definido como estágio 2 de Tanner. Pubarca é o aparecimento de pelos pubianos enegrecidos, definido como estágio 2 de Tanner.[12]

Fisiopatologia

Na puberdade precoce central (PPC) ou verdadeira, existe a ativação do eixo hipotálamo-hipófise-ovariano (HHO), acompanhada de todo o espectro de mudanças físicas e hormonais da puberdade. A ativação do eixo HHO pode ser decorrente de causa orgânica, com lesão irritativa ou expansiva do sistema nervoso central, como infecções e suas sequelas, tumores, malformações ou traumas; ou por processo de ativação do eixo HHO de causa idiopática, que ocorre na maioria dos casos em meninas, cerca de 90% dos casos. A grande quantidade de casos idiopáticos sugere a presença de outros mecanismos envolvidos, como fatores genéticos, epigenéticos e/ou ambientais. As causas de origem genética vêm sendo bastante estudadas recentemente, sendo as mais comuns as mutações inativadoras no gene *MKRN3*, de origem familial; e as mutações da kisspeptina são eventos muito raros.

Na puberdade precoce periférica, ou pseudopuberdade, ocorre a produção de esteroides sexuais independentemente do eixo hipotálamo-gonadal. Tem como causas:

- A administração exógena de esteroides sexuais, geralmente acidental.
- A hiperplasia adrenal congênita não clássica, sendo a deficiência da enzima 21-hidroxilase o mais representativo, responsável por mais de 90% dos defeitos.
- A síndrome de McCune-Albright, uma doença rara, causada por uma mutação somática ativadora no gene *GNAS1*, com consequente hiperfunção endócrina e maior risco de malignidade, que é caracterizada pela tríade manchas café com leite na pele, alterações ósseas do tipo displasia fibrosa poliostática, puberdade precoce consequente a cistos ovarianos autônomos, além de outras endocrinopatias, como hipertireoidismo, síndrome de Cushing, acromegalia, entre outras. As lesões causadas por essa síndrome são de evolução progressiva, com surgimento de novas lesões ao longo da vida, e apresenta como principal morbidade as frequentes fraturas.
- O hipotireoidismo primário, que, na presença de concentrações muito elevadas de hormônio estimulador da tireoide (TSH), pode levar à formação de cistos ovarianos, telarca e menarca. Tem sido sugerido que o TSH atua nos receptores de FSH e estimula a esteroidogênese ovariana. Essa é a única causa de PP que é acompanhada por crescimento deficiente e atraso na idade óssea.[13]
- E, por fim, os cistos ovarianos e os tumores ovarianos ou adrenais secretores de esteroides sexuais.

Dentre os eventos do desvio puberal que se apresentam isoladamente e portanto não são considerados puberdade precoce, têm-se a telarca isolada, a pubarca isolada e a menarca isolada. A telarca isolada é um processo reversível ou parcialmente reversível, sem associação de outros eventos da puberdade, sendo mais comum em meninas até os 2 anos de idade e relacionada a um evento fisiológico da liberação de FSH nos primeiros 2 anos de vida, com estímulo à formação de cisto ovariano e à produção temporária de estradiol, denominada minipuberdade. A pubarca isolada pode estar associada a hiperplasia adrenal congênita de manifestação tardia, mas na maioria das vezes tem sido atribuída à maturação prematura da zona reticular da córtex adrenal, com aumento da produção de androgênios. A menarca isolada é o mais raro desses eventos, e pode estar relacionada a atividade endometrial ou mesmo a um processo inflamatório local, sendo inapropriadamente chamada de menarca prematura.

Avaliação e diagnóstico

É fundamental observar a época de aparecimento dos sinais e sintomas e a progressão dos caracteres sexuais secundários para auxiliar no direcionamento dos exames complementares.

São considerados sinais de puberdade precoce, quando presentes precocemente em meninas:

- Alargamento da mama, inicialmente unilateral, sendo o primeiro e mais comum sinal de puberdade precoce.
- Pelos pubianos e axilares podem aparecer antes, concomitantemente ou após o aparecimento da mama.
- Odor axilar, que usualmente aparece concomitantemente ao surgimento dos pelos pubianos.
- O crescimento estatural ocorre no início do processo puberal precoce e já é evidente na avaliação inicial.
- A menarca é evento tardio e não costuma ocorrer antes de 2 a 3 anos da telarca.

Exame físico

Avaliar estatura e peso, e comparar com curva padronizadas para a crianças da mesma idade e sexo, como curvas de desenvolvimento de altura e peso da CDC. Avaliar a velocidade de crescimento no último semestre ou no último ano. Considerar o ganho estatural de crianças de 2 a 8 anos, estabelecido entre 5 e 6 cm ao ano. Avaliar se o crescimento está sendo proporcional.

Realizar o cáculo do canal familiar:

$$[\text{estatura pai (cm)} + \text{estatura mãe (cm)} - 13] / 2 \pm 8{,}5 \text{ cm}$$

Procurar por manchas café com leite no corpo. Realizar o estadiamento do desenvolvimento de mamas e pelos utilizando os critérios de Tanner.[12]

Na presença de telarca ou pubarca isolada, torna-se relevante observar por um período de 3 a 6 meses se o processo puberal precoce é progressivo, tanto em relação à progressão do evento puberal isolado como na presença de associação dos demais eventos do processo puberal.

Exames complementares

Dosagem hormonal de LH basal, com ensaios de terceira geração que detectam valores ≤ 0,1 UI/L, é considerada bom teste de triagem para PPC quando níveis são ≥ 0,3 UI/L pelo método de quimioluminescência (ICMA) (sensibilidade de 89% e especificidade de 100%).[14] Na fase precoce de ativação do eixo HHO, elevações intermitentes de LH podem não ser detectadas. Diante de níveis basais de LH pré-púberes, é indicado realizar teste do GnRH ou do análogo do GnRH com 500 mcg subcutâneo, e valores após estímulo ≥ 4 Ul/L[15] ou ≥ 5 Ul/L[16] podem ser considerados padrão de resposta puberal. Ausência de elevação de LH após teste de estímulo hipofisário é sugestivo de puberdade precoce periférica. Os níveis de estradiol são geralmente elevados, mas são indicadores pouco confiáveis da origem do processo puberal.[15] Níveis de LH e FSH baixos na presença de estradiol elevado são indicativos de puberade precoce periférica.

Dosagem de hormônios androgênicos, testosterona e sulfato de de-hidroepiandrosterona (S-DHEA) estão indicados na presença de pubarca precoce. Valores de testosterona e S-DHEA acima de 30 ng/dL e 20-150 mcg/dL, respectivamente, são considerados pré-púberes; e valores acima de 100 ng/dL ou 500 mcg/dL, respectivamente, precisam ser investigados para diagnóstico diferencial de tumores secretores de androgênios.

Dosagem de TSH não é realizada de rotina, pois hipotiroidismo leve a moderado não causa puberdade precoce, o que pode ocorrer raramente com o hipotiroidismo grave. No hipotiroidismo grave ocorre parada e não aceleração do crescimento, bócio e sintomas típicos como fadiga, intolerância ao frio e ganho de peso.

A radiografia de idade óssea de mão e punho não dominante é um exame rápido e útil para estimar a aceleração da idade óssea e a velocidade de progressão. O método mais utilizado é o de Greulich e Pyle. Deve-se levar em consideração o desvio padrão para a idade. Idade óssea avançada em 2 anos em relação à idade cronológica é considerada avanço da idade óssea.

A ressonância magnética de crânio é recomendada na PPC para procurar tumor ou hamartoma do sistema nervoso central, mas evidências mostram ser muito pouco provável que revele alguma patologia relacionada a PPC em meninas entre 6 e 8 anos de idade.[17]

A ultrassonografia pélvica transabdominal é pouco elucidativa na PPC; seus achados são de aumento de ovários bilaterais, com múltiplos pequenos cistos folículos, útero aumentado e linha endometrial evidente. No entanto, é essencial na suspeita de puberdade periférica em face da história clínica e de exames hormonais, para a detecção de cisto ou tumor ovariano. A radiografia de ossos longos ou ossos do crânio, na busca de cistos ósseos, está indicada na suspeita da síndrome de McCune-Albright, como puberdade precoce progressiva atípica, com períodos de remissão dos sintomas, manchas café com leite na pele ou na presença de cistos ovarianos.

Tratamento

O tratamento da puberdade precoce é distinto de acordo com a etiologia da puberdade precoce.

Puberdade precoce central idiopática

Inicialmente é preciso se certificar de que se trata de um processo puberal progressivo. Para tanto, um período de observação de 3 a 6 meses pode ser necessário. Porém, se a menina apresenta mamas no estágio 3 de Tanner e aceleração da idade óssea, pode-se dispensar o período de observação para iniciar o tratamento.

A primeira linha de tratamento é o bloqueio do eixo HHO com análogo de GnRH de depósito. Os análogos do GnRH se ligam de forma competitiva aos receptores de GnRH dos gonadotróficos e levam à redução do número (*down-regulation*) e à sensibilização deles. Os produtos mais utilizados são a leuprorrelina, na apresentação de 3,75 mg/mensal, 11,25 mg/trimestral intramuscular (IM) e 45 mg/semestral subcutânea (SC); e a triptorrelina 3,75 mg/mensal, IM. A histrelina na dose de 50 mg/anual, implante subdérmico, tem como dose ideal 75 a 100 mcg/kg. O fluxograma do uso do análogo do GnRH na PPC idiopática está ilustrado na Figura 1.

A monitorização do tratamento é realizada pela avaliação clínica, a cada 3 a 6 meses, com avaliação da regressão ou estabilização do crescimento linear, dos caracteres sexuais secundários pelos critérios de Tanner, e da tolerância ou efeitos adversos do análogo do GnRH. A idade óssea deve ser avaliada a cada 12 meses. Para avaliar o bloqueio hipofisário nos primeiros 3 a 6 meses, é recomendado realizar dosagem de LH, com coleta de sangue 2 horas após

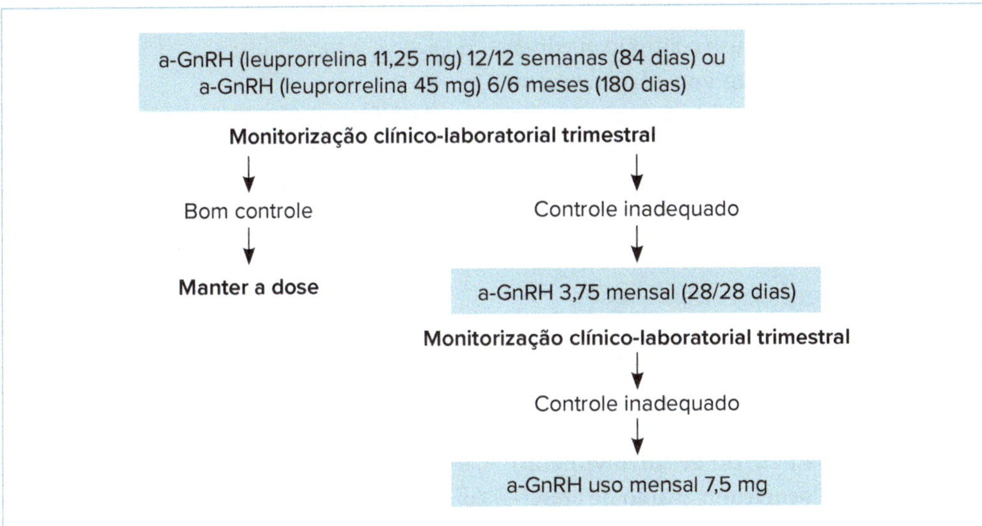

FIGURA 1 Fluxograma do tratamento com a-GnRH na puberdade precoce central idiopática.
a-GnRH: análogo do hormônio liberador de gonadotrofinas.

a aplicação de análogo de GnRH, e valores > 4 mUI/mL são sugestivos de bloqueio incompleto do eixo hipotálamo HHO e há necessidade de aumentar a dose da medicação.[14]

Os efeitos colaterais do análogo do GnRH são raros, podendo ocorrer sangramento após a primeira administração, reações alérgicas locais ou abscessos, em cerca de 10 a 15%, e ocasionalmente são relatados cefaleia e fogachos. Nenhuma alteração foi encontrada no metabolismo ósseo nessas usuárias após curto tempo da suspensao da medicação, e não tem sido relatado efeito negativo sobre função reprodutiva e composição corporal.[18,19]

É recomendada a suspensão do tratamento entre 11 e 12 anos de idade com boa adaptação psicossocial e melhor ganho de estatura.[18] No entanto, a adequação psicológica e o desejo da paciente e dos familiares também devem ser considerados.

Puberdade precoce central de causa orgânica

O tratamento deve ser conduzido pelo neurologista ou neurocirurgião. Os hamartomas raramente apresentam conduta cirúrgica, com exceção dos tumores volumosos, com sintomas de hipertensão intracraniana ou com epilepsia refratária ao tratamento clínico. Não havendo abordagem cirúrgica, o bloqueio do eixo HHO com análogo do GnRH pode ser uma opção terapêutica. Os tumores de células germinativas são abordados com radioterapia.

Puberdade precoce periférica

O tratamento é específico da causa. No caso de exposição a hormônios exógenos, identificar e remover a fonte. Na hiperplasia adrenal congênita de manifestação tardia, utilizar glicocorticoides. No hipotiroidismo, utilizar levotiroxina. Os cistos ovarianos funcionais podem ter regressão espontânea e nos tumores ovarianos benignos, realizar cirurgia conservadora para preservar a gônada comprometida. Tumores ovarianos ou adrenais funcionantes, sempre que possível ser conservador na abordagem cirúrgica. Na síndrome de McCune-Albright, o tratamento visa bloquear a produção de estradiol oriundo do cisto ovariano autônomo. O letrozol, um inibidor da aromatase, de uso contínuo, na dose de 1,25 a 2,5 mg/dia, em uma série de casos na literatura, evidenciou bons resultados no bloqueio do estradiol e na estatura final. O tamoxifeno, um potente antiestrogênio, pode ser outra opção terapêutica.

Acompanhamento e repercussões

O processo puberal desencadeado precocemente pode ocasionar inúmeros problemas. A repercussão mais impactante é sobre a estatura final. No início do desenvolvimento puberal precoce ocorre um estirão de crescimento inicial que repercute na elevação da estatura, mas, devido à rápida maturação óssea, ocorre uma parada precoce do crescimento linear, que leva à baixa estatura na vida adulta. Outras repercussões, não menos importantes, estão relacionadas às alterações psicossociais, que causam sofrimento para essas meninas, decorrentes do desenvolvimento precoce das mamas e mesmo das menstruações. A obesidade não deve limitar o uso de análogo de GnRH, pois essa medicação não piora o *status* do peso nas meninas com PPC.[19]

Puberdade tardia

Introdução

Puberdade tardia refere-se à ausência de maturação sexual no tempo esperado. As adolescentes com puberdade tardia podem sofrer *bullying* e muitas vezes precisam de ajuda para conviver e resolver as preocupações sociais. Ausência de desenvolvimento das mamas aos 13 anos, ou mais de 3 anos decorrentes entre o início da telarca e o aparecimento da menarca, ou ausência de menstruação aos 15 anos, na presença de características sexuais secundárias normais, caracteriza um quadro de amenorreia primária.

Fisiopatologia

As diferenças no momento da puberdade podem estar associadas com a raça e a etnia nas meninas. A puberdade começa mais cedo em meninas negras e hispânicas em comparação com meninas brancas.[4]

O atraso puberal pode resultar de atraso constitucional, que ocorre com frequência em adolescentes com história familiar de retardo de crescimento. A velocidade de crescimento pré-puberdade é normal, mas há atraso no amadurecimento ósseo e no estirão puberal; e, embora seja normal o amadurecimento dos caracteres sexuais, ele é tardio. Outras causas de puberdade tardia são doenças genéticas, como as disgenesias gonadais e as disfunções do sistema nervoso central, como malformações do sistema nervoso central e tumores hipotalâmicos ou hipofisários que comprometem a secreção das gonadotrofinas, radioterapia do sistema nervoso central, certas doenças crônicas (diabetes *mellitus*, doenças intestinais inflamatórias, nefropatias, fibrose cística), síndrome de Kallman, desnutrição/transtornos alimentares e excesso de atividade física.[20]

Avaliação e diagnóstico

A avaliação inicial da puberdade tardia deve consistir em anamnese completa e exame físico para avaliar o desenvolvimento puberal, o estado nutricional e o crescimento.

Na anamnese, os sintomas e sinais de possíveis doenças crônicas incluem alteração abrupta no crescimento, desnutrição, desenvolvimento puberal atípico, como aparecimento de pelos pubianos sem desenvolvimento mamário ou desenvolvimento puberal que se inicia e não progride.

Sintomas neurológicos, como cefaleia e alteração na visão, polidipsia e/ou galactorreia, podem sugerir um distúrbio do sistema nervoso central. Hiposmia ou anosmia pode indicar síndrome de Kallman.

Sintomas gastrointestinais podem sugerir doença inflamatória intestinal. Alteração da imagem corporal, como a falsa convicção de que está com excesso de peso, sugere a necessidade de avaliar distúrbio alimentar.

O surgimento de pelos pubianos não está relacionado à puberdade tardia porque é um sinal de adrenarca. Por outro lado, meninas que não têm evidências de progressão puberal, denominada também puberdade interrompida, por um período prolongado de tempo maior que 1 ano, mesmo que antes do limite de idade estabelecido para puberdade tardia, devem ser avaliadas.

A vigência de um quadro de amenorreia primária pode sugerir a presença de disgenesia gonadal, alteração do sistema nervoso central ou mesmo distúrbio dos hormônios hipofisários ou gonadais.

No exame físico o estadiamento de Tanner[12] para caracterizar o desenvolvimento de mamas e pelos, e a aferição de pelo e altura, envergadura, velocidade de crescimento, comparação com curva de crescimento de estatura, peso e índice de massa corporal, para a mesma idade e sexo, e o cálculo do canal familiar são necessários no diagnóstico.

Exames complementares: dependendo dos achados clínicos, deve-se considerar exames laboratoriais para outras causas do crescimento lento, com na suspeita de:

- Hipotireoidismo – avaliar TSH.
- Doenças renais – dosar creatinina e eletrólitos.
- Condições inflamatórias e imunes – anticorpos antitireoglobulina, anticorpos antitransglutaminase tecidual, proteína C-reativa.
- Doenças hematológicas – hemograma completo.

Na amenorreia primária com ausência de caracteres sexuais, o diagnóstico laboratorial inicia-se com dosagem dos hormônios hipofisários, principalmente do FSH. A dosagem de FSH é importante para o diagnóstico do hipogonadismo primário por apresentar meia-vida mais longa, por ser mais sensível e por mostrar menos variabilidade que o LH. Níveis de FSH > 20 mUI/mL sugerem disfunção gonadal. No entanto, em alguns casos as dosagens de LH e de estradiol ou testosterona podem ajudar no diagnóstico.

A ultrassonografia pélvica está indicada na amenorreia primária com caracteres sexuais presentes, para determinar a presença do útero. Se há desenvolvimento uterino e mamário, é provável que haja uma obstrução no trajeto com colo uterino malformado, presença de septo(s) transversal(is) ou agenesia de vagina. Diante do achado de útero e vagina normais, deve-se avaliar se o atraso puberal é constitucional, ou se não estamos diante de um distúrbio nutricional e menos frequentemente de um distúrbio hormonal, como síndrome dos ovários policísticos (SOP) ou hiperprolactinemia, condições endócrinas que raramente causam amenorreia primária e cursam com outras manifestações clínicas, como hiperandrogenismo e galactorreia, respectivamente.

A ressonância nuclear de crânio e/ou sela túrcica é indicada para excluir tumores e anomalias estruturais na suspeita de hipogonadismo hipogonadotrófico.

Exames genéticos são solicitados na suspeita de disfunção gonadal, sendo o cariótipo de células periféricas o mais comum. Se o útero está ausente, também se deve realizar análise do cariótipo e testosterona para avaliar se há anomalias cromossômicas. Um cariótipo 46,XY pode indicar deficiência de 5-alfarredutase ou uma síndrome de insensibilidade androgênica completa; um cariótipo 46,XX pode indicar agenesia mülleriana. O fluxograma do diagnóstico está na Figura 2.

Tratamento

O tratamento, quando necessário, envolve correção dos distúrbios metabólicos ou hormonais específicos, como levotiroxina no hipotireoidismo, inibidores dopamina (cabergolina ou bromocriptina) na hiperprolactinemia, sensibilizadores da insulina e drogas androgênicas na SOP e reposição hormonal com estrogênio nos casos da síndrome de insensibilidade aos androgênios, ou associação de estrogênio e progesterona na presença de útero nas disgenesias gonadais.

Diante da necessidade de desenvolver os caracteres sexuais secundários, no hipogonadismo, iniciar com terapia estrogênica em baixa dose a partir de 11 a 12 anos. Aumentar a dose a cada 6 meses se não houver progressão satisfatória dos caracteres sexuais. Aguardar 2 a 3 anos para associar a progesterona, na presença do útero, ou imediatamente após um sangramento vaginal desse período. A progesterona pode ser associada de maneira contínua ou por 12 a 14 dias ao mês na dependência do desejo da paciente de menstruar. A terapia hormonal pode atingir doses suprafisiológicas na necessidade de atingir desenvolvimento das mamas adequado; e o uso da terapia hormonal deve ser mantido até o período correspondente à menopausa fisiológica, em torno dos 50 anos. Após esse período, a terapia hormonal deve ser individualizada, pois a literatura é carente de dados de segurança. A Tabela 1 mostra as principais apresentações de terapia hormonal para o desenvolvimento puberal e para manutenção da terapia hormonal.

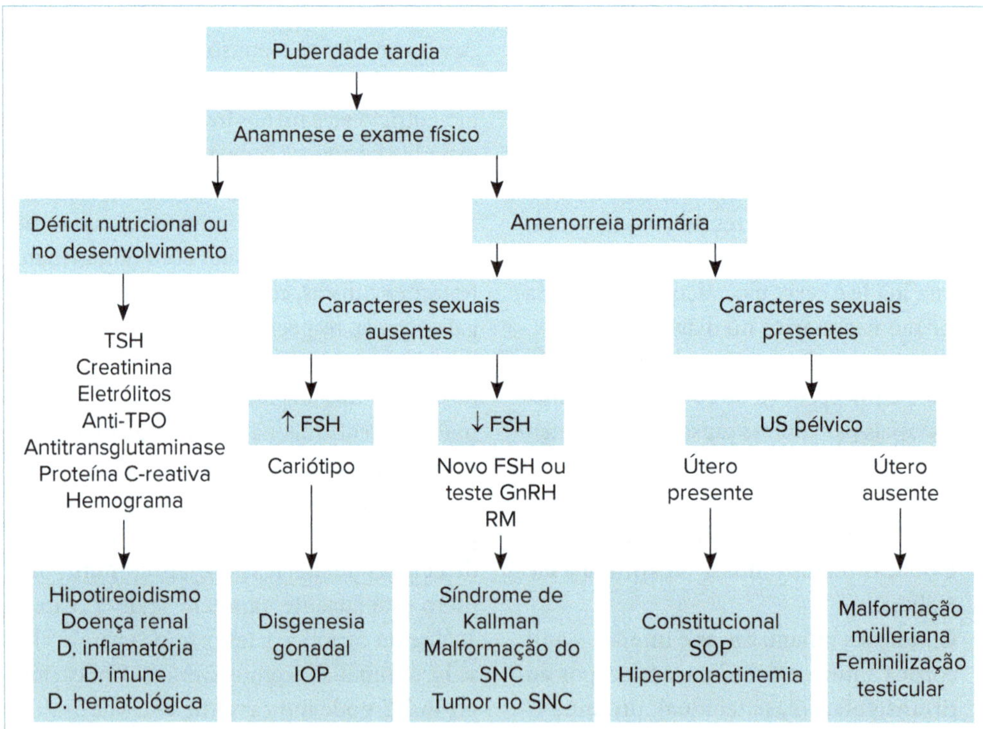

FIGURA 2 Fluxograma do diagnóstico da puberdade tardia.

Anti-TPO: anticorpo antitireoglobulina; FSH: hormônio folículo-estimulante; GnRH: hormônio liberador de gonadotrofinas; IOP: insuficiência ovariana prematura; RM: ressonância magnética; SNC: sistema nervoso central; SOP: síndrome dos ovários policísticos; TSH: hormônio estimulador da tireoide; US: ultrassom.

Acompanhamento e repercussões

Adolescentes com puberdade tardia devido a hipogonadismo primário, de causa ovariana ou decorrente de alteração no SNC irreversível, como na síndrome de Kallman ou malformações/tumores hipotalâmicos ou hipofisários, necessitarão de terapia hormonal no período de vida correspondente à vida reprodutiva. O risco a longo prazo do hipoestrogenismo não tratado é o comprometimento da massa óssea, com maior incidência de osteoporose e risco de fratura.

TABELA 1 Terapia hormonal para indução do processo puberal e manutenção da terapia hormonal de reposição

Indução do desenvolvimento puberal	Terapia hormonal de manutenção
1) 17-beta-estradiol (adesivo):	**Adesivos transdérmicos combinados** (cíclica ou contínua)
0-6 meses: 6 mcg/semana (1/4 de adesivo de 25 mcg/semana) 6-12 meses: 12,5 mcg (1/2 adesivo de 25 mcg)/semana 12-18 meses: 25 mcg (1 adesivo de 25 mcg)/semana 18-24 meses: 37,7 mcg (3/4 adesivo de 50 mcg)/semana > 24 meses: 1 adesivo de 50 mcg/semana	50 mcg de 17-beta-estradiol + noretisterona
2) Estrogênio equino conjugado (oral)	**Combinado (oral)**
Iniciar 0,3 mg/dia A cada 6 meses aumentar progressivamente até 1,25 mg/dia	17-beta-estradiol (TH ou contraceptivo) Valerato de estradiol + noretisterona Estradiol gel (2-2,25 mg/dia) + progestagênio oral
3) Valerato de estradiol (oral): desvantagem é não iniciar com baixa dose, sem mimetizar o processo puberal	
Iniciar com 1 mg/dia. Aumentar dose até 2-4 mg/dia.	

Equivalências:
- Adesivo de 50 mcg de 17-beta-estradiol = 17-beta-estradiol 1 mg oral.
- 1 mg valerato de estradiol oral = 0,75 mg de estradiol oral.

RESUMO

Caracterizar a puberdade precoce é o primeiro passo importante na condução dessa doença, assim como saber identificar as variantes da puberdade fisiológica. A identificação da origem central ou periférica do processo puberal precoce por meio de um diagnóstico racional da puberdade progressiva é fundamental para a condução adequada do caso. O tratamento está relacionado à etiologia da puberdade precoce com o objetivo de minimizar as repercussões sobre a estatura final e os distúrbios psicossociais.

Anamnese e exame físico são fundamentais para avaliar o desenvolvimento puberal, o estado nutricional e o crescimento. O hormônio FSH é particularmente importante no hipogonadismo. A radiografia da idade óssea pode auxiliar na avaliação inicial. Exames de imagem da hipófise, ultrassonografia pélvica e exames genéticos são importantes no diagnóstico etiológico da puberdade tardia. A terapia hormonal é necessária para induzir a puberdade ou como reposição hormonal em longo prazo.

Referências bibliográficas

1. Grumbach MM. The neuroendocrinology of human puberty revisited. Horm Res. 2002;57(Suppl 2):1-14.
2. Roos EJ. The Global Library of Women's Medicine. ISSN: 1756-2228.
3. Roa J,Aguilar E, Dieguez C, Pinilla L, Tena-Sempere M. New frontiers in Kisspeptin/GPR54 physiology as fundamental gatekeepers of reproductive function. Front Neuroendocrinol. 2008 Jan;29(1):48-69.
4. Herman-Giddens ME, Slora EJ, Wasserman RC, Bourdony CJ, Bhapkar MV, Koch GG, et al. Secondary sexual characteristics and menses in young girls seen inoffice practice: a study from the Pediatric Research in Office Settings network. Pediatrics. 1997 Apr. 99(4):505-12.
5. Kaplowitz PB, Oberfield SE. Reexamination of the age limit for defining when puberty is precocious in girls in the United States: implications for evaluation and treatment. Drug and Therapeutics and Executive Committees of the Lawson Wilkins Pediatric Endocrine Society. Pediatrics. 1999 Oct. 104(4 Pt 1):936-41.
6. Eckert-Lind C, Busch AS, Petersen JH, Biro FM, Butler G, Brauner EV, et al. Worldwide secular trends in age at pubertal onset assessed by breast development among girls: a systematic review and meta-analysis. JAMA Pediatr. 2020;174(4):e195881.
7. Aksglaede L, Juul A, Olsen LW, Sørensen TI. Age at puberty and the emerging obesity epidemic. PloS One. 2009;4(12):e8450.
8. Liu Y, Yu T, Li X, Pan D, Lai X, Chen Y, et al. Prevalence of precocious puberty among Chinese children: a school population-based study. Endocrine. 2021;72(2):573-81.
9. Gueorguiev M, Góth ML, Korbonits M. Leptin and puberty: a review. Pituitary. 2001;4(1-2):79-86.
10. Nieuwenhuis D, Pujol-Gualdo N, Arnoldussen IAC, Kiliaan AJ. Adipokines: a gear shift in puberty. Obes Rev. 2020;21(6):e13005.
11. Huang A, Reinehr T, Roth CL. Connections between obesity and puberty: invited by Manuel Tena-Sempere, Cordoba. Curr Opin Endocr Metab Res. 2020; 14:160-8.
12. Marshall WA, Tanner JM. Variations in pattern of pubertal changes in girls. Arch Dis Child. 1969 Jun. 44(235):291-303.
13. Cabrera SM, Dimeglio LA, Eugster EA. Incidence and characteristics of pseudoprecocious puberty because of severe primary hypothyroidism. J Pediatr. 2013;162(3):637-9.
14. Brito VN, Spinola-Castro AM, Kochi C, Kopacek C, Silva PCAD, Guerra-Junior G. Central precocious puberty: revisiting the diagnosis and therapeutic management. Arch Endocrinol Metab. 2016;60(2):163-72.
15. Junqueira FRR, et al. J Pediatric Adolesc Gynecol. 2015.
16. Sathasivam A, Garibaldi L, Shapiro S, Godbold J, Rapaport R. Leuprolide stimulation testing for the evaluation of early female sexual maturation. Clin Endocrinol (Oxf). 2010 Feb 23.
17. Pedicelli S, Alessio P, Scire G, Cappa M, Cianfarani S. Routine screening by brain magnetic resonance imaging is not indicated in every girl with onset of puberty between the ages of 6 and 8 years. J Clin Endocrinol Metab. 2014 Dec;99(12):4455-61.
18. Carel JC, Eugster EA, Rogol A, Ghizzoni L, Palmert MR, Espe-LWPES GnRH Analogs Consensus Conference Group, et al. Consensus statement on the use of gonadotropin-releasing hormone analogs in children. Pediatrics. 2009 Apr.;123(4):e752-62.
19. Tenedero CB, Oei K, and Palmert MR. An approach to the evaluation and management of the obese child with early puberty. Journal of the Endocrine Society. 2022;6(1):1-11.
20. Howard SR, Dunkel L. The genetic basis of delayed puberty. Neuroendocrinology. 2018;106(3):283-91.

13

Distúrbios da diferenciação do sexo

Gil Guerra-Júnior

Introdução

Os distúrbios da diferenciação do sexo (DDS) são anomalias congênitas raras que se caracterizam pelo sexo cromossômico, gonadal ou anatômico atípico.[1] Podem se apresentar por ambiguidade genital externa, puberdade precoce, atrasada ou incongruente com o sexo social, amenorreia primária ou infertilidade.[1]

Diferenciação sexual normal: a chave para entender os DDS[2]

Até 7 a 8 semanas de gestação, embriões 46,XY e 46,XX estão em um estado denominado sexualmente neutro, em que as estruturas que dão origem ao aparelho reprodutor são idênticas em ambos os sexos e compostas por gônadas indiferenciadas, primórdios dos genitais internos masculinos (dutos de Wolff) e femininos (dutos de Müller) e rudimentos dos genitais externos (tubérculo genital, pregas genitais, saliências labioescrotais e seio urogenital).

Em embriões 46,XY, a expressão do gene *SRY* inicia um processo de ativação de genes da via da diferenciação testicular e repressão dos genes da via ovariana na formação do testículo; enquanto nos 46,XX a ausência do *SRY* determina um processo oposto na formação do ovário. Também atuam ativamente nesse processo genes da família *SOX*, *DAX1* (atualmente denominado *NR0B1*), *FOXL2*, *RSPO1*, *WNT4* e beta-catenina (Figura 1).

Em embriões 46,XY, a diferenciação testicular leva à secreção do hormônio antimulleriano (HAM) pelas células de Sertoli, que se liga ao seu receptor regredindo os dutos de Müller. Esse processo ocorre de forma parácrina, ou seja, cada testículo é responsável pela regressão dos dutos de Müller do seu lado. A testosterona é secretada pelas células de Leydig por estímulo da gonadotrofina coriônica (hCG) na primeira metade da gestação e por estímulo do LH da hipófise fetal na segunda metade da gestação. A ligação da testosterona ao receptor de andrógenos (RA) nos dutos de Wolff leva à diferenciação dos genitais internos masculinos, também por ação parácrina. A testosterona é convertida pela 5-alfa-redutase tipo 2 em diidrotestosterona (DHT), que se liga ao RA e masculiniza os genitais externos, dessa vez por ação endócrina (Figura 2).

Em embriões 46,XX, não há secreção de HAM, e os dutos de Müller se diferenciam nos genitais internos femininos (trompas, útero e porção superior da vagina). Como não há secreção de testosterona, não há diferenciação dos dutos de Wolff, e, como não há secreção de DHT, os genitais externos se diferenciam

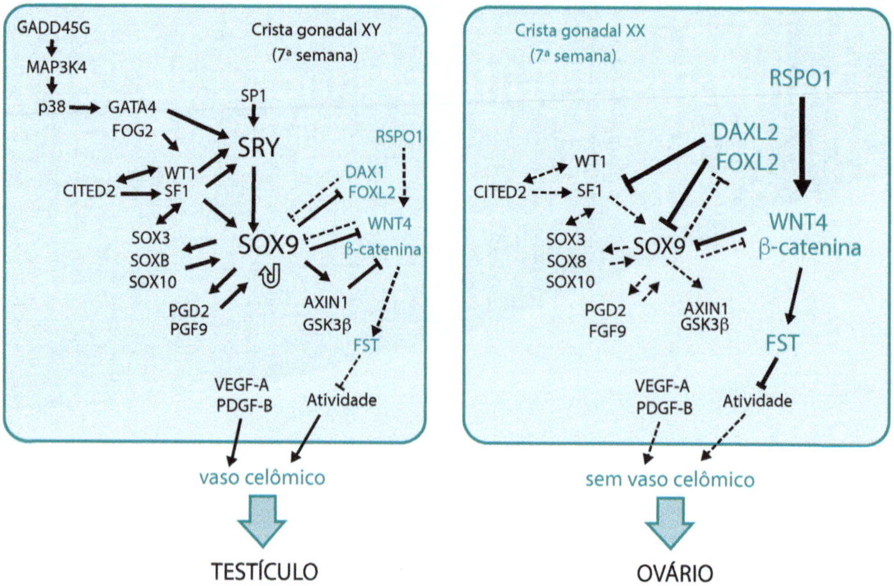

FIGURA 1 Esquema dos principais genes e fatores de transcrição envolvidos na formação testicular e ovariana fetal.

Fonte: adaptada de Rey R et al., 2020.[3]

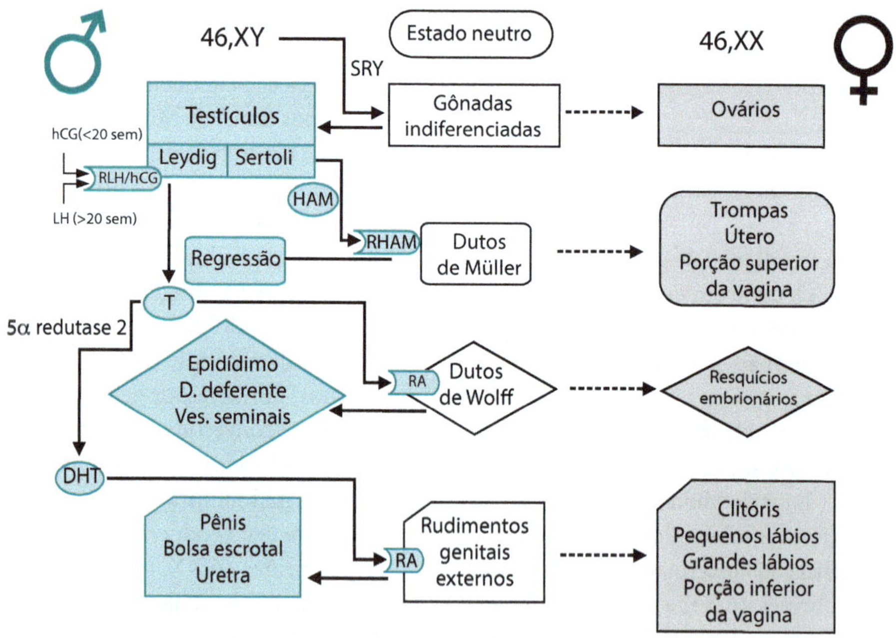

FIGURA 2 Esquema da diferenciação sexual normal.

D: duto; DHT: diidrotestosterona; HAM: hormônio antimulleriano; hCG: gonadotrofina coriônica humana; LH: hormônio luteinizante; RA: receptor de andrógenos; RHAM: receptor do HAM; RLH/hCG: receptor LH/hCG; T: testosterona; Ves: vesículas.

Fonte: adaptada de Maciel-Guerra AT; Guerra-Júnior G, 2019.[2]

em estruturas femininas (Figura 2). Os genitais são tipicamente masculinos ou femininos 13 semanas após a fertilização, porém o crescimento do pênis e a fase inguinoescrotal da descida testicular dependem da continuidade da secreção de testosterona pelas células de Leydig, que na segunda metade da gestação dependem do estímulo do LH fetal (Figura 2).

Dez sinais de alerta para investigar DDS[1,2,4]

- Ambiguidade genital evidente.
- Genitália de aspecto masculino com micropênis* e(ou) hipospádia proximal grave (médio-peniana, penoescrotal ou escrotal) e(ou) ambas as gônadas não palpáveis.
- Genitália de aspecto masculino com hipospádia distal (peniana próximo à glande) e uma das gônadas fora da bolsa escrotal.
- Genitália de aspecto feminino com clitoromegalia** e/ou fusão de grandes lábios (parcial ou total) e/ou gônada(s) palpável(is).
- Discordância entre o sexo genético (por cariótipo ou sexagem) e a genitália externa (por ultrassonografia fetal e/ou exame pós-natal).
- Puberdade atrasada (ou incompleta) masculina ou feminina com aumento de FSH.
- Puberdade feminina com predomínio de virilização ou puberdade masculina com predomínio de feminização.
- Infertilidade masculina ou feminina com FSH aumentado.
- História familiar de DDS.
- Baixa estatura de causa inexplicada em meninas.

* Pênis esticado < 2,5 cm no recém-nascido, ou < 4 cm do 3º ao 6º ano, ou < 5 cm até a puberdade.

** Clitóris visível com as pernas totalmente fechadas.

Nomenclatura e classificação atuais dos DDS[1,2,4]

Desde o consenso publicado em 2006, o termo "intersexo" foi substituído por DDS. O termo hermafroditismo foi substituído por DDS ovariotesticular (DDS-OT) e homem XX por DDS XX testicular.

Os DDS foram classificados em três grupos, de acordo com o cariótipo: anomalias dos cromossomos sexuais (que incluem somente distúrbios da diferenciação gonadal [DDG]), 46,XY (subdivididos em DDG e DDS XY com distúrbios na secreção ou ação dos hormônios testiculares) e 46,XX (subdivididos em DDG e DDS XX com exposição a andrógenos intraútero) (Quadro 1).

Principais causas de DDS levando a ambiguidade genital: situações de interesse para o obstetra[2]

No Quadro 2, estão apresentadas as principais causas de DDS que podem se apresentar com ambiguidade genital de acordo com cariótipo, genitália externa, local das gônadas, tipo de gônadas, presença ou não de útero, possibilidade de puberdade e fertilidade espontâneas (desde que o tratamento da causa de base seja adequado) e sexo de criação preferencial.

Principais causas de DDS levando a amenorreia primária com ou sem alteração de outros marcos da puberdade: situações importantes para o ginecologista saber[2]

No Quadro 3, estão apresentadas as principais causas de DDS que podem se apresentar com amenorreia primária com ou sem pelos pubianos ou mamas. Estão salientadas

QUADRO 1 Classificação atual dos distúrbios da diferenciação do sexo

Anomalias de cromossomos sexuais	DDS 46,XY	DDS 46,XX
Distúrbios da diferenciação gonadal	**Distúrbios da diferenciação gonadal**	**Distúrbios da diferenciação gonadal**
45,X – síndrome de Turner e variantes	Disgenesia gonadal completa	Disgenesia gonadal completa
47,XXY – síndrome de Klinefelter e variantes	Disgenesia gonadal parcial	DDS XX testicular
45,X/46,XY – disgenesia gonadal mista ou DDS-OT	Regressão testicular	DDS-OT
46,XX/46,XY – DDS-OT	DDS-OT	
	Distúrbios da síntese ou ação dos hormônios testiculares	**Excesso de andrógenos**
	Defeitos no receptor LH/hCG, na síntese de testosterona, deficiência da 5-alfa-redutase 2	Origem fetal: deficiência da 21-OHase, da 11-OHase...
	Defeito na ação androgênica (ITA, IPA)	Origem fetoplacentária: deficiência da aromatase placentária ou da POR
	Defeito na síntese ou ação do HAM	Origem materna: tumor, exógeno
	Outros	**Outros**

DDS-OT: DDS ovariotesticular; HAM: hormônio antimulleriano; IPA: insensibilidade parcial a andrógenos; ITA: insensibilidade total a andrógenos; POR: P450 oxidorredutase.
Fonte: adaptado de Lee PA et al., 2006.[1]

apenas as causas de DDS que cursam com genitália externa tipicamente feminina ou com ambiguidade genital muito leve parecendo feminina.

Exames genéticos em DDS[2]

O cariótipo com bandamento G, resolução de 450 a 500 bandas e análise de 20 células continua a ser o exame de escolha para definição do sexo genético em DDS. Na suspeita clínica de síndrome de Turner, devem ser analisadas ao menos 32 células pela alta frequência de mosaicismo. O FISH (*fluorescence in situ hibridization*) com sondas para centrômero de X e Y é útil na investigação de mosaicismo e na definição da origem de cromossomos marcadores (estruturalmente anômalos e de origem indefinida).

A análise cromossômica em *microarrays* (ACM) identifica ganhos e perdas de material cromossômico não detectáveis no cariótipo. É útil em DDS com outras anomalias congênitas, atraso de desenvolvimento e cariótipo normal e na investigação da etiologia de DDS-OT 46,XX e DDS XX testicular *SRY*(-). A ACM não deve ser utilizada no diagnóstico

QUADRO 2 Características clínicas das principais causas de distúrbios da diferenciação do sexo com ambiguidade genital

Diagnóstico	Cariótipo	Genitália externa	Local das gônadas	Tipo de gônadas	Útero	Puberdade espontânea	Fertilidade espontânea	Sexo de criação
Disgenesia gonadal parcial	46,XY	A/M	Ab/I/LS	D+TD/2TD	+/-	M(V)	-	F/M
Disgenesia gonadal mista	45,X/46,XY	A	Ab/I/LS	D+TD/2TD	+/-	M(V)	-	F/M
DDS ovotesticular	Variável[1]	A	Ab/I/LS	T/O/OT	+/-	F	+(F)	F
DDS 46,XX testicular	46,XX	A/M	I/LS	T	-	M	-	M
Síndrome de regressão testicular	46,XY	F/A/M[2]	-	T	-	-	-	F/M
Defeito de secreção de LH	46,XY	M[3]	Ab/I	T	-	-	-	M
Defeito de ação de LH/hCG	46,XY	A	Ab/I	T	-	-	-	F/M
Defeito da síntese de testosterona	46,XY	A	Ab/I	T	-	-	-	F/M
Insensibilidade total a andrógenos	46,XY	F	I/LS	T	-	F	-	F
Insensibilidade parcial a andrógenos	46,XY	A/M	I/LS	T	-	F+M(V)	-	F/M
Deficiência de 5-alfa-redutase tipo 2	46,XY	A/F	I/LS	T	-	M	-	M
Defeito de produção/ação do HAM	46,XY	M	Ab/I	T	+	M	+	M
Hiperplasia adrenal congênita	46,XX	A	Ab	O	+	F[4]	+[4]	F
Defeito na aromatase placentária	46,XX	A	Ab	O	+	F[4]	+[4]	F
Defeito na P450 oxidorredutase	46,XX	A	Ab	O	+	F[4]	+[4]	F

[1]46,XX, 46,XY, anomalia de cromossomos sexuais; [2]com ou sem micropênis; [3]com micropênis; [4]se tratada; A: ambígua; Ab: abdominal; D: disgenética; F: feminino; I: inguinal; LS: labioescrotal; M: masculino; O: ovário; OT: ovotestis; T: testículo; T: testículo regredido; V: variável.

Fonte: adaptado de Maciel-Guerra AT; Guerra-Júnior G, 2019.[2]

de síndrome de Turner nem na pesquisa da origem de cromossomos marcadores por não detectar mosaicismo de baixo grau.

A reação em cadeia da polimerase (PCR) pode ser utilizada na detecção de *SRY* e outras sequências específicas do Y em síndrome de Turner (incluindo definição da origem de marcadores se FISH não disponível), DDS-OT 46,XX e DDS XX testicular. O sequenciamento de Sanger é utilizado quando há suspeita específica de determinada causa monogênica de DDS (p. ex.: insensibilidade androgênica, deficiência da 5-alfa-redutase tipo 2).

Exames de sequenciamento de nova geração (NGS), como painéis e exoma, são úteis em fenótipos complexos e de diagnóstico diferencial muito amplo. O exoma permite reanálise quando novos genes candidatos são identificados. Em painéis e exoma, resultados negativos não excluem totalmente o diagnóstico: o painel pode não incluir todos os genes envolvidos; o exoma pode não detectar alguns éxons; painéis e exomas não analisam regiões não codificantes (regulatórias).

Antes do exoma, as famílias devem ser orientadas sobre a possibilidade de achados incidentais (detecção de variantes de predisposição a câncer, cardiopatias e doenças metabólicas). Antes de ACM, painéis e exoma, as famílias devem ser orientadas sobre a possibilidade de encontro de variantes de significado incerto; esses casos dependem de reanálise futura.

Outras avaliações em DDS

Em alguns casos, a suspeita de DDS pode surgir na gestação devido a alterações características da síndrome de Turner na ultrasso-

QUADRO 3 Características clínicas e laboratoriais das principais causas de distúrbios da diferenciação do sexo com amenorreia primária

Etiologia	Cariótipo	PP	Mamas	Menstruação	Útero	LH	FSH	E2	Testosterona total	Outros
Síndrome de Turner	45,X ou variantes	+	+/-	+/-	+	↑	↑↑↑	↓	↓	-
DG completa	46,XX ou 46,XY	+	-	-	+	↑	↑↑↑	↓	↓	-
ITA	46,XY	-	+	-	-	↑↑↑	NI/↑	↑	↑↑	-
Deficiência completa de *CYP17A1*	46,XX ou 46,XY	-	-	-	- = XY + = XX	↑↑	NI/↑	↓	↓	Prog↑↑
Deficiência de *HSD17B3*	46,XY	+	-	-	-	↑↑	NI/↑	↓	↓	Andro↑↑
Deficiência de 5-alfa-redutase tipo 2	46,XY	+	-	-	-	↑	NI/↑	↓	↑	DHT↓↓
Defeito *LHCGR*	46,XY	+	-	-	-	↑↑↑	NI/↑	↓	↓	-

Andro: androstenediona; *CYP17A1*: gene que codifica as enzimas 17-hidroxilase e 17-20 liase; DG: disgenesia gonadal; DHT: diidrotestosterona; E2: estradiol; *HSD17B3*: gene que codifica a enzima 17β-hidroxiesteroide desidrogenase tipo III; ITA: insensibilidade total aos andrógenos; *LHCGR*: gene que codifica o receptor para o LH e para o hCG; NI: normal; PP: pelos pubianos; ↓: diminuído; ↑: aumentado; -: ausente; +: presente.

Fonte: adaptado de Maciel-Guerra AT; Guerra-Júnior G, 2019.[2]

nografia (US) morfológica (aumento da transluscência nucal, higroma cístico, alterações cardíacas ou renais etc.), alterações na genitália externa impossibilitando a definição do sexo ou discordância entre o sexo ao US e o resultado da sexagem. Esses casos devem ser avaliados logo ao nascimento com exame clínico, cariótipo e todos os exames complementares.[1,2,4]

Todo caso suspeito de DDS com ou sem ambiguidade genital deve ter uma anamnese detalhada, incluindo histórico de consanguinidade entre os pais e casos semelhantes na família, bem como dados precisos da gestação e do recém-nascido. No exame físico, deve ser avaliada em detalhes a genitália externa e a presença ou não de dismorfismos ou malformações. Dependendo da faixa etária, descrever adequadamente o desenvolvimento puberal.[1,2,4]

As dosagens hormonais devem ser direcionadas de acordo com a suspeita diagnóstica e com o resultado do cariótipo. As dosagens adrenais basais são suficientes para diagnóstico, pois os defeitos de síntese adrenal são todos na forma clássica. As dosagens de LH, FSH, testosterona total (TT) e DHT somente têm validade se realizadas na minipuberdade (Figura 3),[5] na puberdade ou se estiverem elevadas. Em caso de dosagens pré-puberais, o teste de estímulo com hCG pode ser realizado para avaliação da secreção de TT, e das relações entre TT/DHT e TT/androstenediona (Quadro 4).[6]

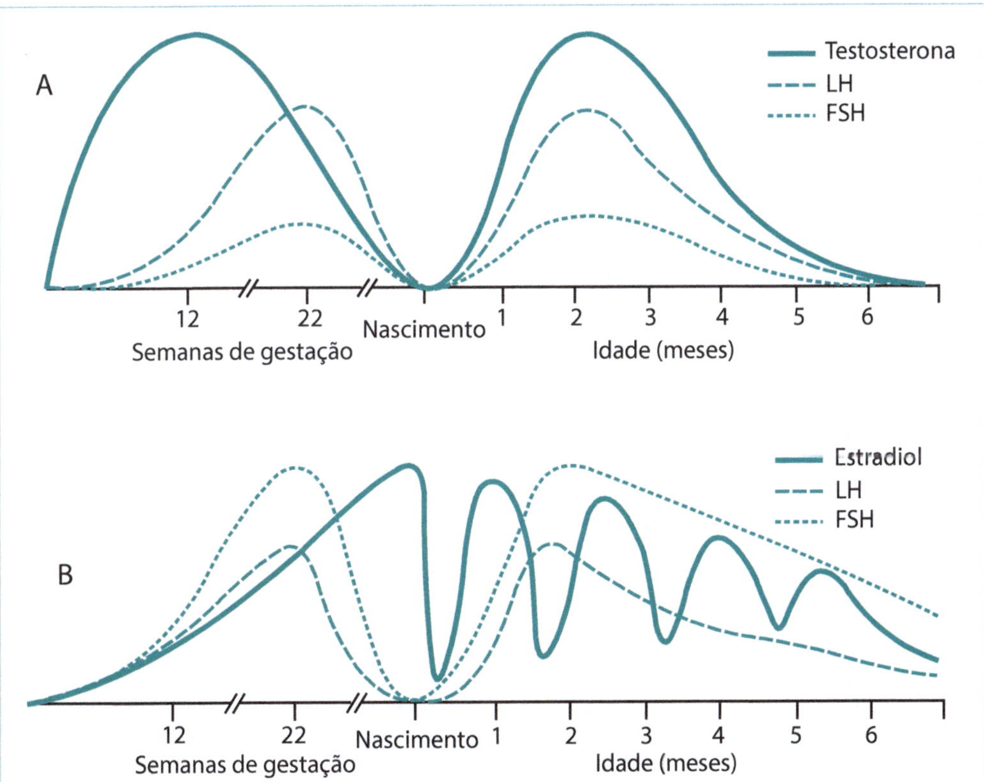

FIGURA 3 Padrão de secreção de LH, FSH, testosterona total e estradiol na minipuberdade masculina (A) e feminina (B). Os valores desses hormônios são compatíveis com os níveis de estádios 2 e 3 de Tanner.

Fonte: adaptada de Lanciotti L et al., 2018.[5]

QUADRO 4 Testes de estímulo com hCG

Tipo e concentração de hCG	Teste e coletas
uhCG – 1.500 UI	1 ampola IM por dia por 3 dias e coleta 24 horas após a 3ª dose
uhCG – 5.000 UI	1 ampola IM dose única e coleta 72 horas após a aplicação
rhCG – 250 µg	1 ampola SC dose única e coleta 7 dias após a aplicação
O que coletar?	Coletar pré-teste: LH, FSH, TT, DHT e androstenediona
	Coletar pós-teste: βhCG, TT, DHT e androstenediona
Valores normais	TT > 100 ng/dL; TT/DHT < 10; TT/androstenediona > 0,8

Fonte: adaptado de Bertelloni S et al., 2018.[6]

A avaliação da genitália interna deve ser realizada preferencialmente por cistoscopia e laparoscopia.[7] A biópsia gonadal está indicada quando houver anomalias de cromossomos sexuais com ambiguidade genital, DDS XX com gônada(s) palpável(eis), DDS XY com ambiguidade genital e útero, DDS XY com ambiguidade genital e FSH aumentado ou DDS XY sem etiologia definida após extensa investigação.[1,2,4] A avaliação histológica da gônada deve ser realizada por um patologista experiente na área.[2]

RESUMO

O DDS é um grupo de doenças raras, complexas e que exigem uma equipe multidisciplinar especializada para diagnóstico e conduta corretos. O obstetra e o ginecologista podem se deparar a qualquer momento na sua prática diária com uma dessas etiologias de DDS.

Referências

1. Lee PA, Houk CP, Ahmed SF, Hughes IA, in collaboration with the participants in the International Consensus Conference on Intersex organized by the Lawson Wilkins Pediatric Endocrine Society and the European Society for Paediatric Endocrinology. Consensus statement on management of intersex disorders. Pediatrics. 2006;118(2):e488-500.
2. Maciel-Guerra AT, Guerra-Júnior G, editores. Menino ou menina? Os distúrbios da diferenciação do sexo. 3. ed. Curitiba: Editora e Livraria Appris Ltda.; 2019.
3. Rey R, Josso N, Racine C. Sexual Differentiation. Endotext [Internet]. 2020.
4. Lee PA, Nordenström A, Houk CP, Ahmed SF, Auchus R, Baratz A, et al. Global Disorders of Sex Development update since 2006: perceptions, approach and care. Horm Res Paediatr. 2016;85(3):158-80.
5. Lanciotti L, Cofini M, Leonardi A, Penta L, Esposito S. Up-to-date review about minipuberty and overview on hypothalamic-pituitary-gonadal axis activation in fetal and neonatal life. Front Endocrinol (Lausanne). 2018;9:410.
6. Bertelloni S, Russo G, Baroncelli GI. Human chorionic gonadotropin test: old uncertainties, new perspectives, and value in 46,XY Disorders of Sex Development. Sex Dev. 2018;12(1-3):41-9.
7. Tafazzoli K, Wünsch L, Bouteleux M, Lindert J, Schulz T, Birnbaum W, et al. Endoscopy and laparoscopy in Disorders of Sex Development. Sex Dev. 2018;12(1-3):100-5.

14

Amenorreia primária

Lia Cruz Vaz da Costa Damásio

Introdução

A amenorreia pode ser definida como a ausência das menstruações no período em que elas deveriam acontecer, ou seja, em mulheres na idade reprodutiva (menacme).[1] Para que seja caracterizada como amenorreia primária, é necessário que não estejam em uso de medicamentos que interfiram no ciclo menstrual ou no aparelho reprodutivo e ocorra na ausência de condições que justificam essa ausência de ciclos menstruais, como infância, pós-menopausa, gestação, lactação e procedimentos cirúrgicos.[2,3]

Classicamente, a amenorreia é classificada em primária (não ocorreu a menarca) ou secundária (a mulher já apresentou menarca e/ou menstruações e depois apresenta ausência das menstruações).[4] A idade média da menarca no Brasil é de 11,7 anos.[5] A amenorreia primária pode ser definida como a ausência da menarca – primeira menstruação espontânea – aos 15 anos ou após 3 anos de mamas em estágio Tanner 2.[4]

Em mais de 80% das mulheres, o primeiro sinal de puberdade é a aceleração da velocidade de crescimento (estirão puberal), seguida pelo surgimento do broto mamário (telarca) e o aparecimento de pelos pubianos (adrenarca) e então a menarca; o tempo médio entre a telarca e a menarca é de 2,5 anos.[6] Portanto, há a possibilidade de iniciar a investigação antes dos 15 anos, caso não haja indícios de que a menarca irá ocorrer nessa idade.[6,7] Pode-se iniciar a investigação da amenorreia primária de acordo com um dos seguintes critérios:[3,4]

1. Ausência da menarca aos 15 anos, na presença de adequado desenvolvimento de caracteres sexuais secundários.
2. Ausência da menarca aos 13 anos, se o desenvolvimento dos caracteres sexuais secundários estiver ausente.
3. Ausência da menarca 3 anos após a telarca, caso esta tenha ocorrido antes dos 10 anos de idade.

Além desses critérios de definição da amenorreia primária, duas situações merecem destaque especial. Primeiro, na presença de evidências altamente sugestivas de determinadas etiologias, como malformações genitais, genitália ambígua e estigmas de síndromes genéticas, a investigação clínica pode ser iniciada independentemente da idade.[8] Segundo, situações sugestivas de obstrução do trato genital, como ausência de exteriorização da menstruação antes dos 15 anos, mas com adequado desenvolvimento dos caracteres sexuais secundários e ocorrência de dor pélvica cíclica, também requerem pronta investigação.[9] A prevalência geral da amenorreia não relacionada a gestação, lactação ou menopausa é de cerca de 3-4%.[8] Inicialmente, devem ser descartadas as causas mais comuns de ausência da menstruação, como gravidez, alterações da tireoide e hiperprolactinemia.[10] Todas as causas que se apresentam classicamente como amenorreia secundária também podem se manifestar eventualmente como primária, como a síndrome dos ovários policísticos (SOP).[7] Excluídas essas situações, a prevalência da amenorreia primária é muito baixa, e mesmo grandes centros de referência atendem poucas pacientes por ano.[10]

A incidência e os relatos têm aumentado em virtude de melhora nas notificações, melhor utilização dos cuidados de saúde, educação em sexualidade e maior conscientização devido às mídias sociais.[1]

Fisiopatologia

Para que o ciclo menstrual ocorra e haja exteriorização do fluxo, há necessidade de integridade e perfeito funcionamento do complexo eixo hipotálamo-hipófise-ovariano e sua integração com toda a via de saída, desde útero, cavidade endometrial, colo, vagina, hímen e todas as demais estruturas.[3] Além disso, há tantos, e ainda não completamente conhecidos e compreendidos, receptores, hormônios, neurotransmissores, moduladores hormonais, genes, *locus* e outros fatores que também interferem na menstruação e podem causar amenorreia.[11] A amenorreia é um sintoma que reflete alguma alteração subjacente em qualquer parte do eixo hipotálamo-hipófise-ovário-uterino.[8]

A amenorreia primária é geralmente resultado de alguma anormalidade genética ou anatômica. As etiologias mais comuns são disgenesia gonadal, incluindo síndrome de Turner (43%), agenesias müllerianas (15%), atraso constitucional da puberdade (14%), SOP (7%), septo vaginal transverso (7%), distúrbios alimentares (2%) e hipopituitarismos (2%).[7] Causas menos comuns de amenorreia primária, com menos de 1% cada, incluem hímen imperfurado, insensibilidade aos androgênios, hiperprolactinemia/prolactinoma, outros tumores hipofisários, hiperplasia adrenal congênita, distúrbios do sistema nervoso central, craniofaringioma e doença de Cushing.[7] Em áreas com alta incidência de tuberculose, a tuberculose pélvica deve ser lembrada como possível causa de amenorreia.[1]

Avaliação e diagnóstico

A avaliação da amenorreia primária deve ser muito meticulosa, incluindo história detalhada, exame físico, avaliação hormonal, imagem pélvica (ultrassonografia ou ressonância magnética) e outros exames de maneira racional e individualizada.[1,6] Na anamnese, as pacientes devem ser investigadas em relação a aspectos importantes que podem orientar quanto à etiologia, como:[1,7,10]

- Antecedentes na gestação, período neonatal e saúde geral na infância: suspeita de crise adrenal e genitália ambígua ou virilização tardias sugerem hiperplasia adrenal congênita; doenças graves na infância ou saúde frágil podem apontar causa hipotalâmico-hipofisária.
- Padrões alimentares: investigação de causas hipotalâmicas, como anorexia e bulimia.
- Surgimento, idade e tempo de marcadores puberais, como odor axilar, pelos pubianos e axilares e broto mamário: falhas no desenvolvimento puberal sugerem deficiência de secreção de estradiol, por causas hipotalâmicas, hipofisárias ou ovarianas, ou alterações cromossômicas.

- Atividade física, frequência e intensidade: investigação de causas hipotalâmicas, como síndrome da mulher atleta e exercício extenuante.
- Mudanças de peso corporal: investigação de causas hipotalâmicas.
- Uso de medicações: diversas medicações podem interferir no eixo e/ou aumentar a prolactina, como antipsicóticos, antidepressivos, corticoides, imunossupressores, anti-hipertensivos, quimioterápicos etc.
- Presença de galactorreia: sugere hiperprolactinemia.
- Sintomas de hiperandrogenismo, como acne, hirsutismo ou outros sinais de virilização: pensar em SOP e afastar outras causas de hiperandrogenismo em casos mais graves, como tumores secretores de androgênio de ovário ou suprarrenal e deficiência de 5-alfa-redutase.
- Sinais e sintomas de distúrbios tireoidianos.
- Sintomas vasomotores, como fogachos.
- Resposta de sangramento ao teste de progesterona, caso realizado.
- Sintomas sugestivos de doenças sistêmicas.
- História de tuberculose.
- História familiar de amenorreia primária ou secundária.
- Déficit cognitivo.

O exame físico deve incluir medidas de peso, altura, índice de massa corpórea (IMC), cálculo da altura-alvo de acordo com o padrão familiar, presença ou ausência de caracteres sexuais secundários, palpação da tireoide, estadiamento de Tanner de mamas e de pelos pubianos e exame da genitália externa.[1,7] O exame pélvico mais detalhado pode ser necessário na investigação de malformações müllerianas e outras alterações anatômicas.[1] A inspeção permite avaliar se o hímen e a vagina são pérvios ou não – constituem manobra válida nessa avaliação o afastamento e a leve tração dos grandes lábios.[4] Aspectos sugestivos de causas da amenorreia, como acantose *nigricans*, estigmas de Turner, implantação baixa de orelhas, baixa estatura e outros devem ser averiguados.[10] O diagnóstico de hímen imperfurado pode ser feito por inspeção vulvar, no qual se visualiza membrana abaulada e arroxeada, ou mesmo evidências de hematocolpo ou hematométrio.[2,3] O

QUADRO 1 Desenvolvimento puberal (mamas e pelos púbicos) segundo os estágios de Marshal e Tanner

Estágio	Mamas	Pelos pubianos
1	Pré-puberal, elevação das papilas	Pré-puberal, ausência ou a área tem pelos velares, similares aos do antebraço
2	Broto mamário – elevação da mama e aréola como pequena protuberância; alargamento da aréola	Presença de pelos longos, macios, ligeiramente pigmentados, ao longo dos grandes lábios
3	Maior aumento da mama, sem separação dos contornos da aréola	Pelos mais escuros, ásperos, encaracolados, espalhando-se esparsamente pela região púbica
4	Projeção da aréola e das papilas para formar saliência secundária sobre a mama	Pelos do tipo adulto, mas área coberta consideravelmente menor, sem atingir a face interna da coxa
5	Aspecto adulto, com o contorno areolar novamente incorporado ao contorno da mama, com saliência apenas das papilas	Aspecto adulto, em quantidade e distribuição, invadindo a face interna da coxa

Fonte: adaptado de Welt CK; Barbieri RL, 2022;[10] Amies Oelschlager AME, 2018.[11]

diagnóstico de vagina curta pode ser avaliado pela introdução de cotonete ou de histerômetro através do introito vaginal.[3]

Na avaliação laboratorial, o teste de gravidez (beta-hCG) deve ser solicitado sempre que houver qualquer dúvida ou qualquer probabilidade.[1] Exames para investigação de causas comuns de amenorreia (secundária e primária) devem ser solicitados, como dosagem de prolactina sérica (PRL), hormônio folículo-estimulante (FSH) e hormônio tireoestimulante (TSH).[3] Outras dosagens incluem testosterona total e livre, sulfato de deidroepiandrosterona (SDHEA) e 17-hidroxiprogestreona (17-OH-P).[1,4,7] Em casos selecionados, outros exames podem incluir hemograma completo, painel metabólico, teste de Mantoux, raio x de tórax, histeroscopia, biópsia endometrial e PCR para tuberculose ou outras doenças infecciosas, os quais podem ser feitos de acordo com o raciocínio clínico de cada caso.[4]

Os exames de imagem contribuem para a confirmação da presença ou ausência de útero, investigação de anomalias müllerianas e avaliação dos órgãos genitais internos, sendo o principal a ultrassonografia pélvica ou transvaginal.[1,4] Nos casos em que a ultrassonografia é inconclusiva, a ressonância nuclear magnética (RNM) de pelve pode complementar a investigação.[1] Em casos selecionados, histeroscopia e laparoscopia podem auxiliar na investigação e no manejo.[1]

A investigação do cariótipo está indicada em todos os casos em que a ausência do útero é confirmada, nos distúrbios da diferenciação sexual, e sugerido também na suspeita de disgenesia gonadal e sinais de hiperandrogenia.[4] A avaliação permite classificar a amenorreia primária em cinco grandes grupos, de acordo com os órgãos envolvidos na fisiopatologia:[6]

- Grupo 1 – desordens do compartimento 1: alterações ou obstrução do trato genital; falha ou ausência de órgão da via de saída – útero, endométrio, colo uterino, vagina, vulva.
- Grupo 2 – desordens do compartimento 2: ovários.
- Grupo 3 – desordens do compartimento 3: causas hipofisárias.
- Grupo 4 – desordens do compartimento 4: causas hipotalâmicas.
- Grupo 5: outras causas.

No Quadro 2, estão exemplificadas algumas causas de amenorreia primária, de acordo com o compartimento envolvido na etiologia.

Correlacionando alguns achados às principais causas relacionadas, em pacientes com amenorreia primária, após a história detalhada, exame físico, ultrassonografia e avaliação laboratorial inicial individualizada que pode incluir beta-hCG, TSH, FSH e/ou prolactina, o primeiro passo deve ser a investigação da presença ou não de útero.[6,7,10] Os três principais pontos na investigação da amenorreia primária são a presença ou ausência de útero, a presença ou ausência de desenvolvimento mamário adequado (Tanner ≥ 2) e os níveis de FSH.[2,9]

Nos casos de útero ausente, o cariótipo é o próximo passo propedêutico.[7] Se o cariótipo for 46XX, a causa emblemática é a agenesia mülleriana, sendo a forma completa a síndrome de Mayer-Rokitansky- Kuster- Hauser. A síndrome de Rokitansky tem incidência de 1:4.500 recém-nascidos do sexo feminino e manifesta-se com ausência congênita de útero e dos dois terços superiores da vagina, com diferenciação normal da genitália externa, desenvolvimento normal das mamas, pelos pubianos de aspecto normal e níveis séricos de testosterona e FSH normais para o sexo feminino.[6] A etiopatogenia é multifatorial, sendo um defeito congênito do desenvolvimento dos ductos müllerianos resultante de uma combinação de fatores genéticos e ambientais. Os principais genes conhecidos

QUADRO 2 Causas de amenorreia primária

Compartimento 1 (via de saída)	Compartimento 2 (ovários)
Anomalias müllerianas: agenesias, hipoplasias, alterações anatômicas	Síndrome de Turner ou variantes (45,X0)
Agenesia útero-ovário (completa: síndrome de Mayer-Rokitansky-Kuster-Hauser)	Disgenesia gonadal pura (46, XY: síndrome de Swyer)
Defeitos congênitos do desenvolvimento do seio urogenital	Outras disgenesias gonadais (46, XX)
Síndrome de insensibilidade aos androgênios (total ou completa: CAI, síndrome de Morris; parcial ou incompleta: PAIS)	Insuficiência ovariana adquirida: autoimune, quimioterapia, radiação
Sinéquias uterinas (p. ex.: síndrome de Asherman, endometrite tuberculosa)	Síndrome dos ovários policísticos (SOP)
Hímen imperfurado	
Septo vaginal transverso	
Estenose cervical	
Compartimento 3 (hipófise)	**Compartimento 4 (hipotálamo)**
Hiperprolactinemia: adenomas, medicamentosa, secundária	Atraso constitucional da puberdade
Síndrome da sela túrcica vazia	Funcional: transtorno alimentar, estresse, exercício vigoroso, perda de peso
Síndrome de Sheehan	Deficiência de gonadotrofinas (p. ex.: síndrome de Kallmann)
Outros: doenças autoimunes, radiação, tumores, infecções, doenças infiltrativas, trauma	Outros: doenças autoimunes, radiação, tumores, infecções, doenças infiltrativas, trauma
Outras causas: doenças crônicas (diabetes *mellitus*, doença celíaca, doença inflamatória intestinal, insuficiência renal), tumores secretores de androgênios (ovarianos ou de suprarrenal), hiperplasia suprarrenal não clássica, medicamentos, drogas ilícitas, anormalidades de receptores ou deficiência de enzimas a nível de ovário ou adrenal, outras desordens da diferenciação sexual (DDS).	

Fonte: modificado de Kriplani A et al., 2017;[1] Passos EP et al., 2023.[2]

implicados, de acordo com a literatura atual, incluem: 1q21.1 (gene *RBM8A*), 1p31-1p35 (gene *WNT4*), 7p15.3 (gene *HOXA*), 16p11 (gene *TBX6*), 17q12 (genes *LHX1* e *HNF1B* genes), 22q11.21 e Xp22.[12]. Em geral, há agenesia de útero e colo, mas 7-10% apresentam útero rudimentar.[11]

As pacientes com útero ausente e cariótipo 46XY podem apresentar diversas causas. As mais comuns nesse cenário incluem a insensibilidade completa aos androgênios e a deficiência de 5-alfa-redutase. A síndrome da insensibilidade completa aos androgênios, conhecida como síndrome de Morris ou feminização testicular, de incidência rara – 1:20.000-64.000 recém-nascidos com genótipo XY –, deve-se a defeito nos receptores androgênicos com resistência à testosterona e apresenta fenótipo feminino, genitália externa feminina, desenvolvimento normal das mamas, ausência ou escassez de pelos pubianos e axilares, ausência de órgãos genitais femininos internos, gônadas ectópicas e níveis séricos de testosterona compatíveis com os parâmetros para o sexo masculino.[7] As insensibilidades parciais apresentam fenótipos bem variáveis.[13] Na deficiência de 5-alfa-redutase, há falha na conversão de testosterona em diidrotestosterona (DHT), com genitália feminina ou ambígua ao nascimento e virilização por ocasião da puberdade, com níveis de testosterona compatíveis com taxas do sexo masculino.[7]

Nas pacientes com útero presente, o próximo passo propedêutico deve ser a dosagem das gonadotrofinas. Se houver níveis de FSH elevados e características compatíveis com deficiência de 17-alfa-hidroxilase (17-OH-P), hiperplasia adrenal congênita nas formas clássica ou tardia, a síndrome deve ser adequadamente investigada, inclusive com pesquisa de deficiência de *CYP17*, caso disponível.[7] Caso não haja evidências ou alterações na dosagem de 17-OH-P, deve ser feita a avaliação do cariótipo da paciente. Nesses casos, o cariótipo 46XX sugere insuficiência, agenesia ou disgenesia gonadal.[2,7] O cariótipo 46XY é indicativo de disgenesia gonadal; a disgenesia gonadal pura ou completa, representada pela síndrome de Swyer, apresenta estatura menor que a média masculina e maior que a feminina, pouco ou nenhum desenvolvimento mamário, pelos pubianos e axilares normais, genitália externa feminina, útero pequeno e sem anexos palpáveis.[7] O cariótipo nessas pacientes com amenorreia primária, útero presente e elevados níveis de FSH pode diagnosticar a síndrome de Turner, com o cariótipo clássico 45,X ou mosaicos 45,X/46,XX ou 45,X/46XY, sendo os estigmas clássicos da síndrome os seguintes: baixa estatura, hipertelorismo ocular, ptose palpebral orelhas de implantação baixa, pescoço curto ou alado, hipertelorismo mamário, entre outros.[2,4,7]

Já nas pacientes com útero presente e níveis normais ou baixos de FSH, um importante item para o correto diagnóstico é a avaliação dos caracteres sexuais secundários, notadamente se a paciente apresenta ou não estadiamento de Tanner em mamas ≥ 2.[2,7] Nos casos com adequado desenvolvimento mamário, alterações anatômicas devem ser investigadas no exame físico e, se necessário, com exames de imagem. As etiologias incluem causas obstrutivas da via de saída do trato genital, como hímen imperfurado, septo vaginal transverso e outras. Nesses casos, a ultrassonografia ou RNM detectam o acúmulo de sangue no útero (hematométrio) ou na vagina (hematocolpo).[7]

Nas pacientes com útero presente e níveis normais ou baixos de FSH que não apresentam desenvolvimento mamário adequado, recomendam-se nova dosagem do FSH e avaliação de LH. No caso de ambas as gonadotrofinas apresentarem níveis bem baixos em relação aos valores de referência, alguns diagnósticos possíveis incluem deficiência congênita de GnRH, atraso constitucional da puberdade e outras desordens hipotalâmicas ou hipofisárias.[2,7] Se o LH está em níveis baixos e o FSH normal, deve ser investigado hipogonadismo hipogonadotrófico, como amenorreia hipotalâmica funcional, doenças sistêmicas (por exemplo, diabetes tipo 1 e doença celíaca) e outros. Em ambas as situações, é válida a avaliação hipofisária e todo o raciocínio propedêutico de investigação do eixo hipotálamo-hipófise-ovário-via de saída.[2,4]

Tratamento

A amenorreia é apenas um sintoma, e o tratamento só será adequado se o diagnóstico etiológico estiver correto.[3,4] O tratamento deve ter três objetivos bem definidos: o seguimento adequado de acordo com a causa, a avaliação das possibilidades de fertilidade e a prevenção de complicações (como a osteoporose secundária ao hipoestrogenismo).[7,13]

O acolhimento delicado e respeitoso e o acompanhamento psicológico adequado são essenciais sempre, notadamente nos casos em que não será possível a gravidez espontânea, nas malformações e na presença do cromossomo Y.[13] As causas mais prevalentes e importantes são abordadas com detalhes em outros capítulos. Nesta seção, há destaque de alguns aspectos e exemplos.

Na síndrome de Rokitansky com agenesia de útero e vagina, o tratamento preferencial é com a utilização de dilatadores vaginais (técnica de Frank), sendo possível também o tratamento cirúrgico com várias técnicas de neovaginoplastia.[4,9,11] Como não há útero, a possibilidade do transplante uterino é atualmente estudada como alternativa, mas ainda em nível experimental.[9]

Em causas como síndrome da insensibilidade completa aos androgênios (Morris) e outras com presença do cromossomo Y, há associação a alto risco de desenvolvimento de gonadoblastoma e disgerminoma. A retirada cirúrgica das gônadas pode ser necessária, recomendada após o desenvolvimento puberal.[7] Na síndrome de Turner, como em outras disgenesias e insuficiências gonadais, está indicada terapia hormonal, em diversos esquemas de indução puberal, reposição estrogênica e progestagênica e avaliações adicionais, como a necessidade de uso de hormônio do crescimento.[1]

No hímen imperfurado, o tratamento é cirúrgico.[1] O reparo de um hímen imperfurado pode ser realizado em qualquer idade, e a cirurgia é ideal no período neonatal ou no período pós-púbere/pré-menarca (na janela de 2 a 3 anos desde o início do desenvolvimento das mamas até a primeira menstruação, por já ter havido ação estrogênica no tecido, o que facilita o procedimento).[7,13]

Entretanto, em geral o diagnóstico é tardio, já com o acúmulo de sangue na vagina.[13] A correção cirúrgica, realizada sob anestesia, consiste em incisão elíptica na membrana próxima ao anel himenal seguida de evacuação do material obstruído.[7,11] O tecido extra-himenal é excisado com eletrocautério para criar um orifício de tamanho normal, e a mucosa vaginal é suturada ao anel himenal para prevenir a aderência e a recorrência da obstrução.[7] Uma simples incisão e drenagem não é um tratamento adequado, pois pode não permitir a saída completa do sangue menstrual acumulado e levar a uma infecção ascendente.[6]

Entre as causas hipofisárias, a mais comum é a hiperprolactinemia. O tratamento, após o correto diagnóstico, inclui agonistas dopaminérgicos e, eventualmente, radioterapia ou ressecção cirúrgica.[10] Nas causas hipotalâmicas, muitas vezes, o tratamento específico da doença de base e a correção de desvios, como terapia comportamental, reposição calórica, ajuste do peso e redução do estresse físico e/ou emocional, são capazes de restabelecer os ciclos ovulatórios e as menstruações espontâneas.[2,9]

RESUMO

A amenorreia primária tem o potencial de afetar aspectos físicos, mentais, psicológicos, sexuais e sociais das meninas e mulheres jovens, bem como o seu ambiente familiar.[7,10,11] A abordagem – cuidadosa, respeitosa e humanizada – idealmente envolve equipe multidisciplinar e as áreas da Ginecologia, Pediatria, Genética e Saúde Mental.[13]

O diagnóstico etiológico correto e precoce deve ser o objetivo, pois o tratamento e prognóstico, inclusive da fertilidade e suas possibilidades, dependem dessa etapa. A conduta iniciada no momento certo permite um desenvolvimento adequado, prevenção do surgimento de cânceres, opções quanto à fertilidade e maturação óssea apropriada.[1,13,14]

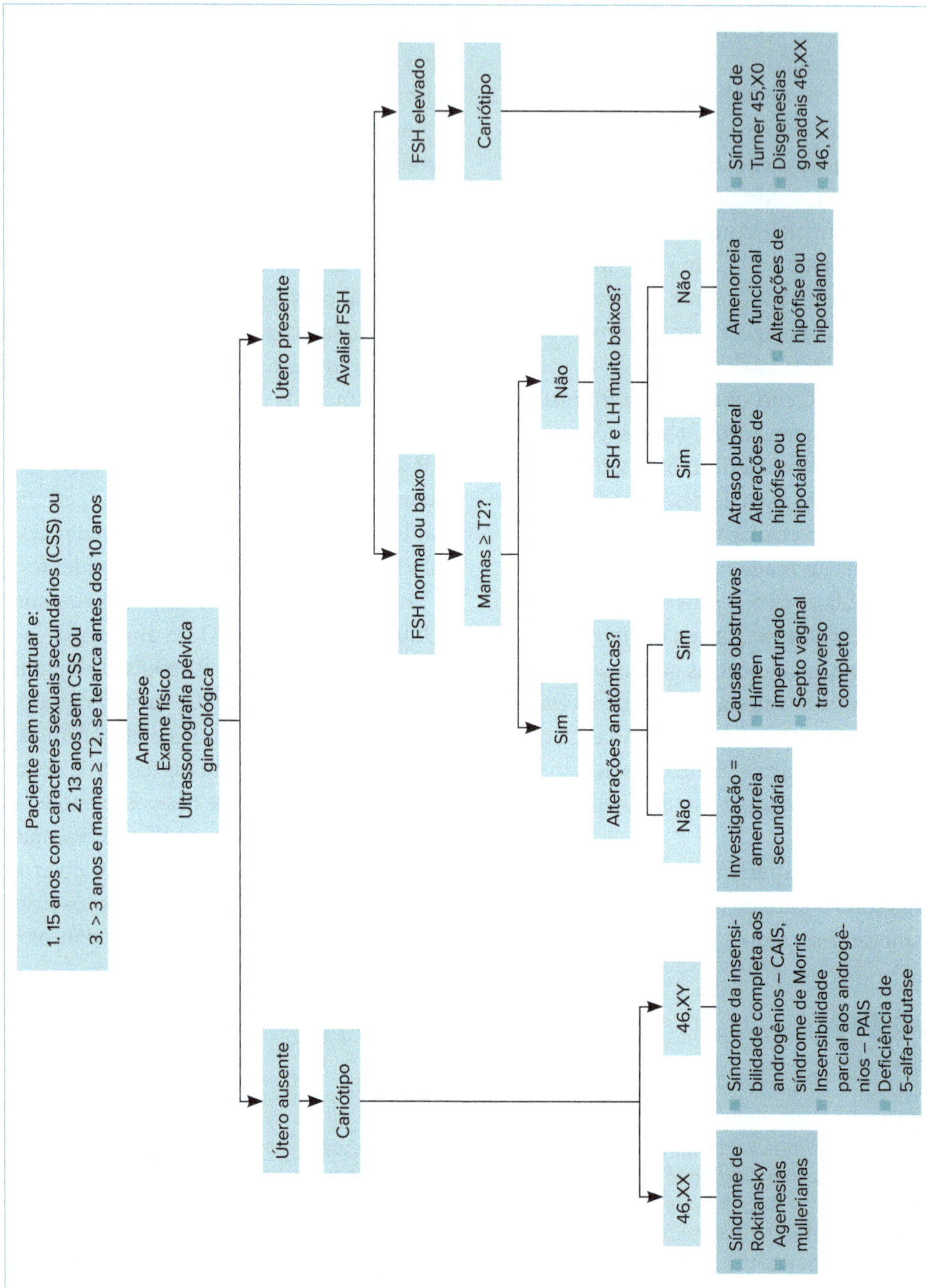

FIGURA 1 Fluxograma.

Referências

1. Kriplani A, Goyal M, Kachhawa G, Mahey R, Kulshrestha V. Etiology and management of primary amenorrhoea: A study of 102 cases at tertiary centre. Taiwan J Obstet Gynecol. 2017;56(6):761-4.
2. Passos EP, Montenegro IS, Salazar CC, Passos LG, Voigt LR. Amenorreia. In: Passos EP, Martins-Costa SH, Magalhães JA, Ramos JGL, Opperman MLR, Wender MCO, editores. Rotinas em Ginecologia. 8. ed. Porto Alegre: Artmed; 2023. p. 437-49.
3. Federação Brasileira das Associações de Ginecologia e Obstetrícia (FEBRASGO). Amenorreia. São Paulo: FEBRASGO; 2021. (Protocolo FEBRASGO-Ginecologia, n. 25/Comissão Nacional Especializada em Ginecologia Endócrina).
4. Varughese R, Ryan F, Makaya T. Fifteen-minute consultation: A structured approach to the child with primary amenorrhea. Arch Dis Child Educ Pract Ed. 2021;106(1):18-22.
5. Barros BS. Média de idade da menarca no Brasil e sua associação com o estado nutricional e resistência insulínica em adolescentes: Projeto ERICA. 91 f. Dissertação [Mestrado em Ciências Médicas] – Universidade do Estado do Rio de Janeiro, Rio de Janeiro; 2017.
6. Taylor HS, Pal L, Seli E. Amenorrhea. In: Speroff's Clinical Gynecologic Endocrinology and Infertility. 9. ed. Wolters Kluwer Lippincott Williams & Wilkins; 2020. p. 821-1002.
7. Welt, Corrine K; Barbieri RL. Evaluation and management of primary amenorrhea. Waltham: UpToDate; 2023.
8. The Practice Committee of the American Society for Reproductive Medicine. Current evaluation of amenorrhea. Fertil Steril. 2008;90(5 Suppl.):219-25.
9. Benneti-Pinto CL, Soares Júnior JM, Yela DA A. Amenorreia. In: Fernandes CE, Sá MFS, editores. Tratado de Ginecologia da FEBRASGO. 1. ed. Rio de Janeiro: Elsevier; 2019. p. 435-48.
10. Welt CK, Barbieri RL. Evaluation and management of primary amenorrhea. Waltham: UpToDate; 2022.
11. Amies Oelschlager AME. ACOG Committee Opinion No. 728 Summary: Müllerian Agenesis: Diagnosis, Management, and Treatment. Obstet Gynecol. 2018;131(1):196-7.
12. Triantafyllidi VE, Mavrogianni D, Kalampalikis A, Litos M, Roidi S, Michala L. Identification of Genetic Causes in Mayer-Rokitansky-Küster-Hauser (MRKH) Syndrome: A Systematic Review of the Literature. Children. 2022;9(7):961.
13. Klein DA, Paradise SL, Reeder RM. Amenorrhea: a systematic approach to diagnosis and management. Am Fam Physician. 2019;100(1):39-48.
14. Sampaio DB, Farias RN. Amenorreia primária e malformações genitais femininas. 2022.

15

Amenorreia secundária

Marcos Felipe Silva de Sá

Introdução

A menstruação talvez seja um dos mais importantes marcadores biológicos da mulher. Ela é o produto de uma complexa interação entre sistema nervoso central (SNC), hipotálamo, hipófise, ovário e endométrio. Todo esse sistema, por sua vez, pode ser influenciado por disfunções ocorridas em outros órgãos, glândulas e tecidos (como tireoide, fígado, tecido gorduroso e outros) que podem, direta ou indiretamente, influenciar nos fenômenos envolvidos com a menstruação. Quando o padrão menstrual se apresenta de forma regular, ele pode ser um dos indicadores do estado de saúde da mulher. A menstruação, quando presente, serve sobretudo para informar que a mulher não está grávida.

Amenorreia secundária é a ausência de menstruação por um período de três meses consecutivos após a menarca ou em uma mulher que já tenha tido ciclos menstruais.[1] Gravidez, lactação e menopausa são causas comuns e fisiológicas de amenorreia secundária. A prevalência de amenorreia secundária devido a todas as demais causas corresponde aproximadamente a 2 a 5%.[2,3] Portanto, a amenorreia é uma queixa comum encontrada em mulheres nos ambulatórios de Unidades Básicas de Saúde e consultórios de ginecologia. Amenorreia não é uma doença, e sim, excetuadas as causas fisiológicas, um sintoma de que há algo funcionando erroneamente no organismo da paciente. Não basta diagnosticá-la, pois pode ser decorrente de alguma doença grave, portanto é obrigatória a investigação clínica para descobrir sua etiologia.

Não se pretende neste capítulo detalhar as diferentes doenças que têm a amenorreia secundária como um de seus sintomas, pois os demais capítulos contidos neste livro fornecem os detalhes referentes a diferentes etiologias, diagnósticos e tratamentos. Objetiva-se aqui apenas chamar a atenção do leitor para os detalhes mais frequentes que são importantes de observar ao atender uma paciente em amenorreia secundária e propor um roteiro em seu atendimento, focado na anamnese e exame físico detalhados e nas manifestações clínicas associadas. Essa etapa, se bem executada, pode poupar a paciente de realizar uma série de exames complementares (alguns invasivos), desnecessários para o diagnóstico.

Considerando que a amenorreia secundária acomete mormente mulheres na plenitude de sua vida reprodutiva, com atividade sexual frequente ou ocasional, usuária ou não de métodos contraceptivos, torna-se obrigatório para o médico que a assiste, como primeira medida, verificar se a paciente não se encontra grávida, independentemente da história clínica, mesmo que ela tenha relatado teste negativo para a gravidez feito em casa ou na farmácia.

A amenorreia secundária está frequentemente associada a ciclos anovulatórios, e nesses casos as pacientes costumam apresentar uma história de períodos menstruais infrequentes ou irregulares, o que sugere anovulação. Os fatores influenciadores e desencadeantes da amenorreia secundária se confundem com aqueles que são pesquisados como causas de anovulação crônica. Mas, se a amenorreia ocorreu de forma mais abrupta, deve-se verificar se houve algum evento que pudesse desencadeá-la como procedimentos na cavidade uterina, como curetagem e ablação, traumas, endometrite, ou se a paciente foi acometida recentemente de alguma doença geral mais grave ou sofreu algum procedimento cirúrgico. Deve-se verificar se há relação cronológica da amenorreia com o uso de algum medicamento ou a introdução de algum método contraceptivo.

Achados que devem ser valorizados na avaliação da amenorreia secundária

Uso de drogas/medicamentos

Quimioterapia

Muitas drogas podem interferir diretamente nas secreções hormonais hipotalâmico-hipofisárias e ovarianas, enquanto outras atuam de maneira indireta, interferindo no metabolismo ou mecanismo de ação dos hormônios envolvidos no ciclo menstrual, ou podem interferir diretamente no endométrio, que é o órgão "marcador" do ciclo menstrual.

O sucesso do uso de agentes quimioterápicos no tratamento de diferentes tipos de câncer ou doenças autoimunes em mulheres jovens tem elevado suas taxas de sobrevida, porém com reflexos importantes sobre seu ciclo reprodutivo. Devido à gonadotoxicidade dos quimioterápicos utilizados, ocorre depleção das reservas foliculares, e é comum se instalar uma insuficiência ovariana e amenorreia, que pode ser temporária, perdurando por meses ou após o tratamento (insuficiência ovariana prematura – IOP), ou pode se tornar permanente, com a instalação precoce da menopausa.[4,5] Nessa mesma linha de raciocínio, tratamentos radioterápicos em tumores de órgãos pélvicos ou no SNC são causas importantes de amenorreia pelas lesões que a irradiação pode ocasionar no útero (endométrio), ovários (morte folicular) e no eixo hipotalâmico-hipofisário.

Nessas situações, o médico deve atentar para o fato de que a resultante desse quadro de hipoestrogenismo é a significativa perda de massa óssea, com o aparecimento de osteopenia ou osteoporose precocemente e que merece atenção especial.[6]

Uso de métodos contraceptivos hormonais

Os métodos contraceptivos hormonais têm interferência sobre o eixo hipotálamo-hipófise-ovariano, inibindo a ovulação, e impactam diretamente sobre a fisiologia uterina, especialmente pelos efeitos inibidores da progesterona sobre a proliferação endometrial. No caso dos contraceptivos orais combinados, que são os mais utilizados pelas mulheres, em sua concepção e modo tradicional de uso está previsto um período de pausa mensal para que ocorra o sangramento menstrual. Entretanto, hoje há uma tendência ao uso de contraceptivos orais combinados em regime estendido ou contínuo, que reduzem a frequência dos episódios menstruais e podem levar as pacientes a quadros de amenorreia.[7-9]

Os métodos contraceptivos contendo somente progestagênios (implante liberador de etonorgestrel, sistema intrauterino liberador de levonorgestrel – SIU-LNG – ou injetáveis, como AMP e outros), além de interferir nos fenômenos ovulatórios, podem restringir com maior intensidade a proliferação endometrial, por sua ação isolada sem o contraponto dos estrogênios, levando as pacientes a quadros de amenorreia em 20 a 60% das usuárias. Cerca de 46% das usuárias de acetato de medroxiprogesterona – Depot (DMPA) podem apresentar amenorreia 90 dias após a quarta dose. Para os implantes de levonorgestrel, o número chega a 13%. Já 20% das usuárias do SIU-LNG podem apresentar amenorreia com 12 meses e 40% após 24 meses de uso.[10,11]

Uso de androgênios

O uso cada vez mais frequente dos exercícios físicos tem despertado nas mulheres motivações para se apresentarem com o perfil corporal magro e atlético. Para alcançar esses objetivos em curto período, elas têm utilizado, como auxiliares, substâncias que exercem interferência direta sobre o aparelho musculoesquelético, especialmente os androgênios. O abuso dessas drogas entre os esportistas recreacionais está crescendo, chegando a 18,4%.[12,13]

Particularmente no Brasil, a busca pelo corpo perfeito tem levado mulheres à utilização do chamado "*chip* da beleza", implantes hormonais à base de gestrinona e outros hormônios como testosterona, progesterona e estrogênios que têm como efeitos colaterais, além das manifestações clínicas próprias do hiperandrogenismo, a irregularidade menstrual e a amenorreia. Tais implantes não são regulamentados pela Agência Nacional de Vigilância Sanitária (Anvisa) e são contraindicados pelo Conselho Federal de Medicina (CFM), pela Federação Brasileira das Associações de Ginecologia e Obstetrícia (Febrasgo) e pela Sociedade Brasileira de Endocrinologia e Metabolismo (SBEM).[14] Esses aspectos são importantes considerando que os medicamentos contendo esteroides sexuais devem ser minuciosamente investigados, pois o quadro de hiperandrogenismo em decorrência de seu uso deve ser levado em conta no diagnóstico diferencial com a síndrome dos ovários policísticos (SOP), conforme será visto mais adiante.

Outros medicamentos

Estrogênios, cocaína, anestésicos, bloqueadores da dopamina (fenotiazinas, haloperidol, metoclopramida domperidona, sulpiride, butirofenonas), depletores da dopamina (reserpina, metildopa, inibidores da MAO), inibidores seletivos de recaptação de serotonina (SSRI), opiáceos, anfetaminas, alucinógenos, cimetidina, terapia de reposição hormonal (TRH) e outras drogas de uso corriqueiro podem interferir na secreção dos neurotransmissores hipotalâmicos (DA, endorfinas, hormônio liberador de gonadotrofinas – GnRH – e outros), comprometendo a secreção de prolactina (PRL) e/ou das gonadotrofinas e resultando em amenorreia secundária.[15,16]

Hábitos de vida/índice de massa corporal

Deve-se, sempre, avaliar a rotina da paciente, por exemplo, prática de exercícios físicos, estresse, alimentação, ganho de peso ou emagrecimento. Há uma relação importante entre dieta, peso corporal e alterações do ciclo menstrual. A anorexia nervosa é a que melhor representa essa associação, mas é bom lembrar que dietas que ocasionam a perda de 10 a 15% do peso, dietas vegetarianas e a desnutrição crônica associadas ao exercício físico levam ao estado amenorreico. A tríade da mulher atleta, hoje conhecida como RED-S (*Relative Energy Deficiency in Sports*), é uma combinação de desordens alimentares, amenorreia e osteoporose em mulheres atletas, consequentes à baixa disponibilidade energética para o exercício físico.[2,17]

Ao exame físico é importante sempre estimar o índice de massa corporal (IMC), pois há o outro lado da balança, que são as pacientes obesas. A obesidade tem sido uma preocupação constante em termos de saúde pública, pois está associada a muitas comorbidades, e, pelas tendências atuais, parece inevitável que as doenças relacionadas à obesidade se tornem cada vez mais prevalentes. A obesidade está associada ao aumento de testosterona e insulina e é fator de risco para o desenvolvimento de diabetes, síndrome metabólica, doenças cardiovasculares e por consequência piora da qualidade de vida e aumento das taxas de mortalidade. O hiperandrogenismo resultante enriquece o quadro clínico das pacientes com distúrbios menstruais, incluindo a amenorreia, e infertilidade, hirsutismo, acne, queda de cabelos, hipertrofia de clitóris, engrossamento da voz e acantose *nigricans*.[18] Essas manifestações são encontradas com frequência em pacientes com a SOP, uma das mais importantes causas de amenorreia secundária e que acomete cerca de 10% das mulheres.[19]

Galactorreia/hiperprolactinemia

Considerando o papel primordial do eixo SNC-hipotálamo-hipófise no sistema reprodutivo, deve-se atentar para as queixas da paciente que envolvem esse segmento. A prolactina (PRL) é um dos principais hormônios produzidos pela hipófise e está com níveis aumentados em uma série de situações fisiológicas (gestação, lactação, exercício físico, coito etc.). Entretanto, a hiperprolactinemia está presente em situações patológicas e é a disfunção hipotalâmico-hipofisária mais comum, sendo uma importante causa de amenorreia e infertilidade. A amenorreia por hiperprolactinemia frequentemente pode vir acompanhada de galactorreia. Toda secreção de leite pelas mamas fora do período de lactação não é normal e deve ser considerada como galactorreia. A quantidade de secreção é variável, mas não há correlação entre a quantidade de leite ejetado pela mama, espontaneamente ou à expressão, com os níveis de PRL. A galactorreia é um sinal clínico importante e indicador para a dosagem de prolactina.

Embora a hiperprolactinemia em quase metade de sua frequência seja considerada de causa desconhecida (idiopática), está frequentemente associada ao uso de medicamentos (ver acima) e ao hipotireoidismo. A causa patológica mais importante de hiperprolactinemia são os tumores hipofisários secretores de PRL (prolactinomas). Outros tipos de tumores, menos frequentes, em diferentes áreas do SNC, também podem causar amenorreia por compressão do eixo hipotálamo-hipófise, com pequenas elevações da PRL e comprometimento da secreção de gonadotrofinas com queda dos níveis de hormônio folículo-estimulante (FSH). Assim, descartadas as causas fisiológicas de hiperprolactinemia, o uso de medicamentos e o hipotireoidismo, pacientes com níveis de PRL acima de 50 ng/mL devem ser investigadas para a presença de tumores, prolactinoma ou outros tipos, a partir de exames de imagem da hipófise/SNC como a ressonância nuclear magnética ou a tomografia computadorizada.[15,16]

Sinais de hiperandrogenismo

Queixa de hirsutismo, acne, alopecia e pele oleosa são sinais de excesso de ação androgênica. Excesso de ação não significa necessariamente excesso de produção de androgênios. Deve-se considerar que o metabolismo dos androgênios é extremamente complexo, visto que sua produção pode ter origem em múltiplos órgãos (como ovários, adrenais) e tecidos periféricos, como a gordura e a pele. Com frequência os sinais de hiperandrogenismo são reflexos de alterações em seu metabolismo, seja em seu transporte sanguíneo, ligados a proteínas carreadoras, ou na conversão intracelular de um androgênio "fraco" em outro mais potente ou a maior ou menor interação com seus receptores, que pode variar de tecido para tecido. Também depende da boa função de seus órgãos excretores, como fígado e rins. Com muita frequência as dosagens de androgênios no sangue, particularmente testosterona, são encontradas com valores dentro da faixa de normalidade em mulheres com nítido quadro clínico de hiperandrogenismo. O problema pode realmente não estar no excesso, mas em alterações em seu complicado metabolismo, conforme explicitado acima. Ademais, outro fator a explicar essa dissonância entre o quadro clínico e a dosagem de testosterona pode ser atribuído a falha na metodologia utilizada na dosagem de testosterona. Os métodos rotineiros (imunoensaios) utilizados para sua dosagem em mulheres devem ser interpretados com reserva, uma vez que os *kits* utilizados na prática diária foram desenvolvidos tendo como referência básica os valores observados em homens, portanto muito superiores, em média, aos valores de mulheres normais, o que torna esses métodos pouco sensíveis para tal finalidade. Assim, do ponto de vista prático, sinais de hiperandrogenismo clínico devem ser valorizados, independentemente dos resultados laboratoriais. Por isso, nos critérios de diagnóstico da SOP, o hiperandrogenismo pode ser diagnosticado por avaliação clínica e/ou laboratorial. Na Figura 1, estão apresentados os pontos cruciais que devem ser buscados por meio da anamnese e do exame físico em pacientes com amenorreia secundária.

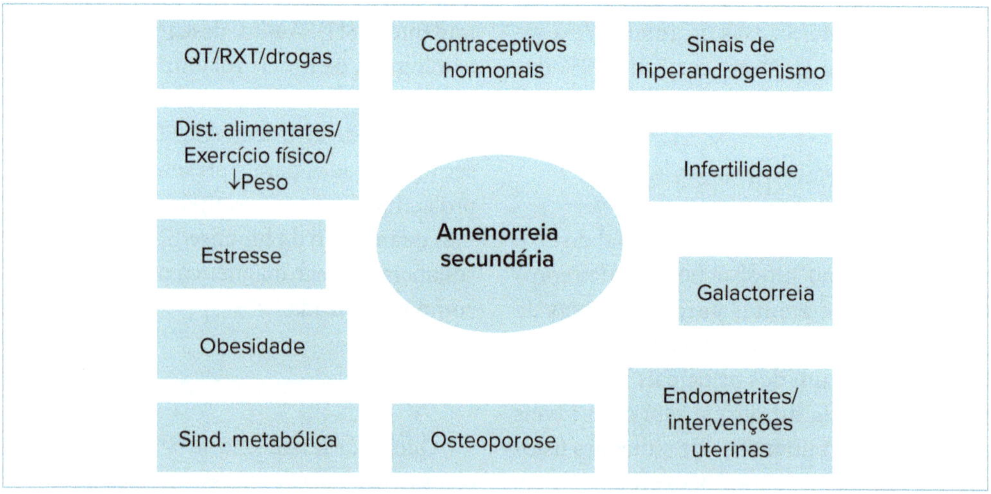

FIGURA 1 Principais informações que devem ser observadas na avaliação da amenorreia secundária.

RESUMO

Uma boa anamnese e um completo exame físico podem oferecer importantes informações para o diagnóstico em uma paciente com amenorreia secundária. Entretanto, o que se vê na prática médica é um excessivo número de exames realizados desnecessariamente, sem qualquer valor ou contribuição para o diagnóstico da causa da amenorreia secundária. Daí a necessidade de uma boa compreensão da etiologia e dos mecanismos fisiopatológicos que levam à amenorreia secundária. Os exames subsidiários devem se restringir a um número mínimo, suficiente para balizar o raciocínio do médico. No diagrama exposto na Figura 2, pode-se verificar que o roteiro parte de uma dosagem do FSH plasmático. Ele é o melhor marcador para iniciar a avaliação endocrinológica nessas pacientes. Com base nos princípios básicos do *feedback* entre os hormônios do eixo hipotálamo-hipófise-ovariano, quando os níveis de FSH estão altos, atentar para a insuficiência ovariana (população folicular baixa ou ausente). Se os níveis estão baixos, os problemas devem ter origem no eixo hipotalâmico-hipofisário. Nesses casos, deve-se excluir a possibilidade de um tumor, funcionante ou não, por meio de exames por imagem (RNM ou TC). Entretanto, na maioria das vezes os níveis de FSH estão dentro da faixa de normalidade, o que significa que o eixo H-H-O deve estar íntegro, porém existem problemas nos mecanismos de controle entre os diferentes hormônios. As informações obtidas na anamnese e no exame físico (Figura 1) vão dirigir, portanto, o raciocínio do clínico. Nesses casos, alguns exames bioquímicos complementares são necessários para chegar ao diagnóstico final. No roteiro pode-se verificar que são adicionados a PRL e o hormônio estimulador da tireoide (TSH) e a dosagem de alguns androgênios, principalmente a testosterona, dependendo das manifestações clínicas relatadas e/ou observadas nas pacientes.

AMENORREIA SECUNDÁRIA
ABORDAGEM SIMPLICADA PARA O DIAGNÓSTICO

Boa anamnese e exame físico geral
Verificar o uso de medicamentos, métodos contraceptivos e drogas ilícitas
Excluir gravidez

↓

Dosagens de FSH + PRL + TSH

↓

FSH elevado → Repetir em 1 mês → elevado → IOP/menopausa natural

FSH normal ou diminuído

1. Verificar desordem alimentar, exercício físico excessivo, ↓estado nutricional → (excluir doença crônica debilitante) → Considerar a amenorreia hipotalâmica funcional.
2. Evidências de hiperandrogenismo → Dosar testosterona, DHEAS e 17OH progesterona.
   - 17OH progesterona elevado → Hiperplasia adrenal congênita, forma tardia.
   - Critérios consistentes → Síndrome dos ovários policísticos → Pesquisar doença metabólica.
3. Dosar PRL → Elevada → Excluir o uso de drogas → Dosar TSH → TSH normal → RNM da hipófise (excluir tumor).
   TSH alterado → avaliar função tireoideana → Alterada → Tratar e reavaliar FSH/ PRL.
4. FSH diminuído → Sempre considerar a possibilidade de TU intracraniano → RNM/TC crânio.
5. História de procedimentos intrauterinos (obstétricos ou ginecológicos) → Avaliação da cavidade uterina → Histeroscopia, histerossonografia.

FIGURA 2 Roteiro simplificado para diagnóstico de amenorreia secundária.

DHEAS: de-hidroepiandrosterona; FSH: hormônio folículo-estimulante; IOP: insuficiência ovariana prematura; PRL: prolactina; RNM: ressonância nuclear magnética; TC: tomografia computadorizada; TSH: hormônio estimulador da tireoide.

Referências

1. Practice Committee of the American Society for Reproductive Medicine. Current evaluation of amenorrhea. Fertil Steril. 2004;82(1):266-72.
2. Martini MG, Solmi F, Krug I, Karwautz A, Wagner G, Fernandez-Aranda F, et al. Associations between eating disorder diagnoses, behaviors, and menstrual dysfunction in a clinical sample. Arch Womens Ment Health. 2016;19(3):553-7.
3. Chandeying P, Pantasri T. Prevalence of conditions causing chronic anovulation and the proposed algorithm for anovulation evaluation. J Obstet Gynaecol Res. 2015;41(7):1074-9.
4. Absolom K, Eiser C, Turner L, Ledger W, Ross R, Davies H, et al. Ovarian failure following cancer treatment: current management and quality of life. Human Reproduction. 2008;23(11):2506-12.
5. Davies M, Anderson R, Bartlett J, Braat D, Cartwright B, Cifkova R, et al. ESHRE guideline: management of women with premature ovarian insufficiency. The ESHRE Guideline Group on POI. Human Reproduction. 2016;31(5):926-37.
6. Benetti-Pinto CL, Soares Júnior JM, Maciel GA, Nácul AP, Yela DA, Rosa e Silva ACJS. Febrasgo Position Statement: premature ovarian insufficiency: a hormonal treatment approach. Rev Bras Ginecol Obstet. 2020;42(08):511-8.
7. Szareviski AL, von Stenglin A, Rybowski S. Women's attitudes toward monthly bleeding: results of a global population-based survey. Eur J Contracept Reprod Health Care. 2012;17(4):270-83.
8. Guazelli CAF, Carboni LFB, Guazelli TF. Quando o regime contínuo pode fazer a diferença? In: Girão MJBC, Machado RB, Pompei LM (eds.). Manual de ginecologia da Sogesp. São Paulo: Editora dos Editores; 2019. p.275-80.
9. Teal S, Edelman A. Contraception selection, effectiveness, and adverse effects: a review. JAMA. 2021;326(24): 2507-18.
10. Hubacher D, Lopez L, Steiner MJ, Dorflinger L. Menstrual pattern changes from levonorgestrel subdermal implants and DMPA: systematic review and evidence-based comparisons. Contraception. 2009;80(2):113-8.
11. .Schreiber CA, Teal SB, Blumenthal PD, Keder LM, Olariu AI, Creinin MD. Bleeding patterns for the Liletta levonorgestrel 52 mg intrauterine system. Eur J Contracept Reprod Health Care. 2018;23(2):116-20.
12. Sagoe D, Pallesen S. Androgen abuse epidemiology. Curr Opin Endocrinol Diabetes Obes. 2018;25(3):185-94.
13. Christou MA, Christou PA, Markozannes G, Tsatsoulis A, Mastorakos G, Tigas S. Effects of anabolic androgenic steroids on the reproductive system of athletes and recreational users: a systematic review and meta-analysis. Sports Med. 2017;47(9):1869-883.
14. Rodrigues ARN, Morais RVP, Magalhães LP, Britto RL, Brito MB. Implantes com gestrinona: suas controvérsias. Femina. 2022;50(9):532-4.
15. Capozzi A, Scambia G, Pontecorvil A, Lello S. Hyperprolactinemia: pathophysiology and therapeutic approach. Gynecological Endocrinology. 2015;3(7):506-10.
16. Glezer A, Bronstein MD. Hyperprolactinemia. Endotext. 2022 Jan 5. Disponível em: https://www.endotext.org/section/neuroendo/.
17. Coelho AR, Cardoso G, Brito ME, Gomes IN, Cascais MJ. The female athlete triad/relative energy deficiency in sports (RED-S). Rev Bras Ginecol Obstet. 2021;43(5):395-402.
18. Seif MW, Diamond K, Nickkho-Amiry M. Obesity and menstrual disorders. Best Practice & Research Clinical Obstetrics & Gynaecology. 2015;29(4):516-52.
19. Teede HJ, Misso ML, Costello MF, Dokras A, Laven J, Moran L, et al. Recommendations from the international evidence-based guideline for the assessment and management of polycystic ovary syndrome. Fertil & Steril. 2018;110(3):364-79.

16

Disgenesias gonadais

Gil Guerra-Júnior

Introdução

O termo "disgenesia gonadal" se refere a uma falha no desenvolvimento gonadal fetal (ver capítulo 13 Distúrbios da diferenciação sexual), em que não ocorre a formação normal do testículo ou do ovário. Existem algumas possibilidades: não formação de tecido gonadal funcionante (gônada em fita, ou disgenética, ou *streak*), formação de tecido testicular disgenético ou formação de tecido ovariano e testicular no mesmo indivíduo. Há ainda a possibilidade de formação testicular, com posterior regressão uni ou bilateral.[1]

Até 2006, quando foi publicado o primeiro consenso sobre distúrbios da diferenciação do sexo,[2] a classificação das disgenesias gonadais ocorria de acordo com o tipo histológico da gônada (Quadro 1). A partir de 2006, a classificação passa a levar em conta, além

QUADRO 1 Classificação das disgenesias gonadais: passado e presente

Terminologia antiga	Cariótipo	Histologia antiga	Terminologia atual	Cariótipo	Histologia atual	Fenótipo
Síndrome de Turner	45,X e variantes	2 GD	Síndrome de Turner	45,X e variantes	2 GD	F
DG completa ou pura	46,XX ou 46,XY	2 GD	DG completa ou pura	46,XX ou 46,XY	2 GD	F
PHM disgenético	46,XY	2 TD	DG parcial	46,XY	2 TD ou 1 GD + 1 TD	A
DG mista ou assimétrica	46,XY ou 45,X/46,XY	1 GD + 1 TD	Disgenesia gonadal mista	45,X/46,XY	2 TD ou 1 GD + 1 TD	A
Regressão testicular	46,XY	Sem TG	Regressão testicular	46,XY	Sem TG	F/A/M
Síndrome de Klinefelter	47,XXY e variantes	2 TD	Síndrome de Klinefelter	47,XXY e variantes	2 TD	M
Homem XX	46,XX	2 TD	DDS XX testicular	46,XX	2 TD	M
Hermafroditismo verdadeiro	Todos	O + T (ou OT)	DDS ovário-testicular	Todos	O + T (ou OT)	A

A: ambíguo; DG: disgenesia gonadal; F: feminino; GD: gônada disgenética; M: masculino; O: ovário; OT: ovotestis; PHM: pseudo-hermafroditismo masculino; T: testículo; TD: testículo disgenético; TG: tecido gonadal.

do tipo histológico, o cariótipo, com mudança da terminologia (Quadro 1).[1] Neste capítulo, serão abordadas apenas disgenesias gonadais com fenótipo (interno e externo) feminino.

Síndrome de Turner

Aspectos genéticos

A síndrome de Turner (ST) é definida pela presença de um cromossomo X e perda total ou parcial do segundo cromossomo sexual em mulheres com características clínicas dessa síndrome. Sua incidência é estimada em 1:2.130 recém-nascidas do sexo feminino. Esse número corresponde, porém, a pequena fração das concepções humanas com ST, pois cerca de 99% dos conceptos 45,X são abortados espontaneamente.[3]

A ST não está associada a idade materna avançada. Na verdade, em 75% dos casos, o cromossomo X presente é o materno, indicando falta de disjunção cromossômica predominantemente na espermatogênese ou alterações estruturais no cromossomo sexual de origem paterna.[4] A ausência total ou parcial do segundo cromossomo sexual leva à haploinsuficiência de genes comuns aos cromossomos X e Y e que escapam à inativação na mulher normal (46,XX),[5] afetando o desenvolvimento embriológico, o crescimento e a função gonadal.

A deleção do braço curto dos cromossomos sexuais (Xp ou Yp) é suficiente para levar ao fenótipo da ST. Neles está, entre outros, o gene *SHOX*, localizado nas porções distais de Xp e Yp, a chamada região pseudoautossômica (do inglês *pseudo-autosomal region 1* [PAR1]). Sua expressão no período embrionário é evidente no desenvolvimento da porção média dos brotos dos membros, principalmente em cotovelo, punho, úmero, tíbia e joelho, e do primeiro e segundo arcos branquiais.

A ST é quase sempre um evento esporádico nas famílias, ou seja, seu risco de recorrência é muito baixo. Além do cariótipo 45,X, podem ser encontradas as seguintes anomalias cromossômicas:

- Mosaicos com uma linhagem 45,X associada a uma ou mais linhagens com dois ou mais cromossomos X íntegros, como 45,X/46,XX, 45,X/47,XXX e 45,X/46,XX/47,XXX.
- Anomalias estruturais do cromossomo X em cariótipos homogêneos ou em mosaico com linhagens 45,X e (ou) 46,XX – como os isocromossomos de braço longo desse cromossomo [46,X,i(Xq)], os cromossomos X em anel [46,X,r(X)] e as deficiências de braço curto [46,X,del(Xp)].
- Linhagens contendo um ou mais cromossomos Y, íntegros ou não – mosaicos 45,X/46,XY e 45,X/47,XYY ou anomalias estruturais do cromossomo Y, como 45,X/46,X,i(Yp) e 45,X/46,X,del(Yq).
- Translocações X;X, X-autossomo e Y-autossomo, que podem ser herdadas ou *de novo*.
- Cromossomos marcadores (estruturalmente anômalos e de origem indefinida), geralmente em mosaico com linhagem 45,X, e que quase sempre são derivados de um cromossomo X ou Y (45,X/46,X,+mar).

Diante do achado de fragmentos cromossômicos de origem indefinida (os chamados cromossomos marcadores) ou pequenos cromossomos em anel de origem também indefinida – em um cariótipo 46,X,+mar, 45,X/46,X,+mar ou 45,X/46,X,r(?), por exemplo – está indicado o uso da hibridação *in situ* fluorescente (no inglês *fluorescent in situ hybridization*, FISH) com sondas para os centrômeros de X e Y para identificar sua origem. O uso somente de sonda para o *SRY* com essa finalidade não está indicado, uma vez que o *locus* do gonadoblastoma foi mapeado próximo ao centrômero do Y em região que não inclui o *SRY*. O uso de FISH e da reação em cadeia da polimerase (no inglês *polymerase chain reaction*, PCR) com múltiplas sondas Y-específicas pode detectar material genético do cromossomo Y em até 12% dos casos.[3]

Aspectos clínicos

A baixa estatura é o sinal mais constante, presente em cerca de 95% dos casos. A média de estatura final espontânea observada em estudos internacionais é cerca de 20 cm menor que a da respectiva população e correlaciona-se positivamente com a estatura dos pais.[6]

Como já mencionado, a haploinsuficiência do gene *SHOX* é responsável não só por grande parte da deficiência de crescimento na ST, mas também por características como desproporção corporal, cúbito valgo, joelho valgo, deformidade de Madelung e encurtamento dos quartos metacarpos. No primeiro e segundo arcos branquiais, a falta de um dos alelos do *SHOX* leva a palato ogival, micrognatia, pavilhões auriculares inclinados para trás e hipoacusia neurossensorial. Outras características clínicas decorrentes do distúrbio do crescimento esquelético na ST são pescoço curto, peito escavado, tórax em escudo, luxação congênita de quadril, encurtamento de quarto e quinto metacarpos e metatarsos, joelho valgo e escoliose.[7]

Outros sinais dismórficos observados nessas pacientes são considerados resultado de obstrução linfática jugular na vida embrionária. Essa obstrução, decorrente de falha na conexão das estruturas linfáticas e venosas em nível jugular, leva à distensão linfática nucal (higroma cístico) e ao aumento da pressão no sistema linfático. Esse processo geralmente resulta em hidropisia fetal e óbito intraútero; no entanto, caso o edema regrida, leva a diversas manifestações clínicas, como pavilhões auriculares inclinados para trás; implantação baixa dos cabelos na nuca; pescoço alado ou, na recém-nascida, redundância de pele no pescoço (resultantes da redução do higroma cístico intrauterino); linfedema em dorso de mãos e/ou pés; unhas hiperconvexas; displasia ungueal grave. Também podem ser observados nessas pacientes mamilos hipoplásicos, invertidos ou aumento da distância intermamilar, pregas epicânticas, ptose palpebral, estrabismo e múltiplos nevos pigmentados.[3]

Além dos dismorfismos já mencionados, as portadoras da ST podem apresentar anomalias decorrentes de distúrbios da embriogênese cujo mecanismo fisiopatológico ainda é indefinido, como descrito a seguir.

- Anomalias cardiovasculares: estão presentes em 23 a 50% dos casos e são a principal causa de óbito precoce. São tipicamente encontradas no lado esquerdo do coração – as mais comuns são válvula aórtica bicúspide (15% a 30%) e coarctação da aorta (7% a 18%). A válvula aórtica bicúspide é geralmente assintomática em pacientes jovens, porém leva a risco maior de endocardite infecciosa, disfunção valvar (estenose ou insuficiência) e aneurisma aórtico, que por sua vez pode evoluir para dissecção ou ruptura, complicações fatais também observadas nas portadoras de coarctação da aorta. Outras anomalias congênitas menos frequentes incluem anomalias de valvas mitral e pulmonar, comunicação interventricular, comunicação interatrial, persistência de canal arterial e anomalias congênitas de artérias coronárias. Há ainda maior prevalência de hipertensão arterial sistêmica, cardiopatia isquêmica e acidentes vasculares encefálicos, além de anomalias de condução e repolarização ao eletrocardiograma.[3,8]
- Anomalias renais e renovasculares: estão presentes em 24% a 42% dos casos e incluem rim em ferradura, rim pélvico, ectopia cruzada, agenesia renal, rim multicísti-

co, duplicação do sistema coletor, obstrução da junção ureteropélvica e da junção uretrovesical, refluxo vesicoureteral, hidronefrose, anomalias de rotação e anomalias vasculares como artérias renais múltiplas. Algumas dessas anomalias, como obstruções e refluxo, podem estar associadas a infecção de trato urinário de repetição.[3,8]

- Deficiência auditiva: pode ser condutiva (consequente à otite média recorrente), neurossensorial ou mista, e sua frequência aumenta com a idade. Em adolescentes, esses diferentes tipos de hipoacusia ocorrem em 14 a 36% dos casos.[3]

Há, ainda, aumento na frequência de várias doenças autoimunes, principalmente tireoidite linfocítica crônica, hipotireoidismo, hipertireoidismo e doença celíaca e também, em menor grau, diabetes tipo 1, alopecia areata, artrite reumatoide juvenil, uveíte e doença inflamatória intestinal.[3] Observa-se maior tendência à obesidade, sendo também encontrados maiores índices de hipercolesterolemia, principalmente nas pacientes obesas. Alterações assintomáticas nos níveis de enzimas hepáticas são comumente observadas, e sua prevalência aumenta com a idade. A origem dessas alterações ainda é desconhecida, porém vários estudos mostraram melhora ou normalização dos níveis enzimáticos com a terapia de reposição hormonal, independentemente da via de administração.[3] Embora sejam raros os casos de progressão acentuada da disfunção hepática, o risco de cirrose na ST é seis vezes maior que na população geral.[3] A osteoporose também está entre as anomalias encontradas em mulheres adultas com ST e tem sido considerada resultante da ausência do desenvolvimento puberal e, consequentemente, dos baixos níveis de estrógenos circulantes. Em relação a neoplasias extragonadais, o risco de melanoma é duas a três vezes maior que o da população e o de tumores neurogênicos em geral é 4,3 a 6,6 vezes maior; no caso do meningioma, especificamente, o risco é 12 a 14 vezes maior.[3] Por outro lado, o risco de câncer de mama é inferior, sendo estimado em cerca de 30% daquele da população geral.[3] De modo geral, a inteligência é normal, semelhante à dos demais membros da família. Essas pacientes têm um perfil neurocognitivo peculiar, com dificuldade na resolução de problemas espaciais, embora não se observe diferença no nível final de escolarização entre elas e suas irmãs – muitas delas completam o curso superior e obtêm empregos estáveis. Estudos a respeito dos aspectos psicológicos da ST indicam risco aumentado de dificuldades psicossociais, como ansiedade, depressão, imaturidade, problemas de relacionamento interpessoal e amoroso e baixa autoestima.[9]

Disgenesia gonadal

A falência gonadal é observada na maioria das mulheres com ST, que apresentam níveis elevados de gonadotrofinas hipofisárias, hormônios luteinizante (LH) e folículo-estimulante (FSH), além de baixa concentração de estradiol. Em grande parte dos casos, a elevação das gonadotrofinas (particularmente FSH) pode já ser observada no período neonatal e até os primeiros 2 a 5 anos, seguindo-se diminuição dos níveis séricos até cerca de 10 a 11 anos, quando há nova elevação, bastante rápida e acentuada.[10] Trabalhos recentes com ensaios ultrassensíveis indicam que as concentrações de FSH frequentemente se mantêm acima dos níveis pré-puberais mesmo durante a infância.[11] As gônadas da maior parte das portadoras da ST mostram ausência das células germinativas e daquelas responsáveis pela produção dos esteroides sexuais; encontram-se apenas estroma ovariano e tecido conjuntivo cicatricial, caracterizando, assim, uma gônada disgenética.

Inicialmente se acreditava que o hipogonadismo hipergonadotrófico estava presente em praticamente todos os casos. Sabe-se, hoje, que ao menos 20 a 40% das pacientes apresentam algum grau de desenvolvimento mamário espontâneo e que 10 a 20% chegam a apresentar desenvolvimento puberal completo com menstruação. A evolução da puberdade espontânea na ST é em geral lenta ou incompleta, e os ciclos menstruais, quando ocorrem, costumam ser irregulares e com fases de amenorreia secundária.[3] Mais recentemente, o seguimento de meninas diagnosticadas na infância, antes que estivesse caracterizado o atraso puberal, mostrou que a frequência de puberdade espontânea pode ser ainda maior, chegando a 50%.[12] Níveis reduzidos do hormônio antimülleriano (HAM) em meninas pré-púberes são indicativos de ausência de desenvolvimento puberal; já níveis normais para a idade e o estadio puberal estão associados à presença de folículos ovarianos e, portanto, de sinais puberais espontâneos.[13] Fertilidade espontânea pode ocorrer em 4,8 a 7,6% das mulheres com ST, mas a frequência de abortos espontâneos é alta (30,8 a 45,1%).[3] Óbitos perinatais ocorrem em 7% e anomalias fetais, incluindo a síndrome de Down e a própria ST, em 20%.[14]

O surgimento de gonadoblastomas e/ou disgerminomas nas gônadas disgenéticas das pacientes com ST limita-se, invariavelmente, àquelas com cromossomo Y em sua constituição cromossômica. Nesses casos, o risco de desenvolvimento tumoral uni ou bilateral foi recentemente estimado em 10%. Embora os gonadoblastomas não sejam tumores agressivos, o mesmo não é verdadeiro no que se refere aos disgerminomas e outros tumores malignos que podem se desenvolver a partir de células do gonadoblastoma. Por esse motivo, é consenso na literatura que deve ser feita gonadectomia profilática em toda paciente com ST e material genético derivado do cromossomo Y.[3]

Acompanhamento clínico

Uma vez confirmado o diagnóstico de ST, é necessário que as pacientes sejam submetidas a diversos procedimentos diagnósticos adicionais visando à detecção de anomalias congênitas e adquiridas. O Quadro 2 inclui os exames preconizados atualmente e sua periodicidade. Em relação, especificamente, à avaliação cardiovascular, é importante que a paciente seja avaliada no momento do diagnóstico por cardiologista com experiência em cardiopatias congênitas. A avaliação deve incluir eletrocardiograma, ecocardiograma e, sempre que possível, ressonância magnética do coração. Na ausência de alterações, novo ecocardiograma ou ressonância deve ser realizado a cada 5 anos até os 16 anos, a cada 5 a 10 anos em idades maiores que 16 anos e logo antes da programação de uma gestação (seja espontânea ou *in vitro* com óvulo doado). Na presença de valva aórtica bicúspide, coarctação da aorta, dilatação da aorta e(ou) hipertensão arterial, os exames de imagem devem ser repetidos anualmente antes dos 16 anos ou a cada 2 a 3 anos após essa idade ou mesmo em intervalos menores, quando a dilatação da aorta for mais acentuada e a gestação está contraindicada.[3] O tratamento das pacientes com ST inclui promoção do crescimento, reposição de esteroides sexuais e tratamento das anomalias congênitas e patologias adquiridas.

A terapia com hormônio de crescimento (hGH) em doses suprafisiológicas pode aumentar a velocidade de crescimento e a altura final. Recomenda-se atualmente que o hGH seja introduzido precocemente, a partir do momento em que a paciente diminui a velocidade de crescimento para aquelas com diagnóstico antes de 4 anos de idade ou a partir do diagnóstico para aquelas com diagnóstico após os 4 anos de idade.[3]

Já a terapia de reposição hormonal (TH) com esteroides sexuais é necessária não só

QUADRO 2 Recomendações para triagem de pacientes com síndrome de Turner no momento do diagnóstico e ao longo da vida

	Ao diagnóstico	Após o diagnóstico (infância)	Após o diagnóstico (vida adulta)
Peso/IMC e medida da pressão arterial	+	Em cada consulta	Em cada consulta
Função tireoidiana	+	Anualmente	Anualmente
Perfil lipídico			Anualmente
Função hepática e hemoglobina glicada com ou sem glicemia de jejum		Anualmente > 10 anos	Anualmente
25-hidroxivitamina D		A cada 2-3 anos > 9-11 anos	A cada 3-5 anos
Pesquisa de doença celíaca		A cada 2 anos	Se houver sintomas
Ultrassom de rins	+		
Audiometria	+	A cada 3 anos	A cada 5 anos
Avaliação oftalmológica	+		
Avaliação dentária	+		
Pesquisa de luxação congênita do quadril	+ (em RN)		
Exame da pele	+	Anualmente	Anualmente
Densitometria óssea			A cada 5 anos
Avaliação esquelética (cifose, escoliose, joelho valgo)		5-6 anos e 12-14 anos	

IMC: índice de massa corporal; RN: recém-nascida.
Fonte: adaptado de Gravholt CH *et al.*, 2017.

para o desenvolvimento puberal e a manutenção dos caracteres sexuais secundários, mas também para permitir mineralização óssea adequada. Tem, ainda, o efeito de melhorar a autoestima e o bem-estar das pacientes. A TH deve ser iniciada entre 11 e 12 anos, o que permite mimetizar o desenvolvimento puberal normal sem prejudicar a estatura final. O estradiol deve ser iniciado em baixas doses para iniciar a feminização, promover o desenvolvimento mamário e o crescimento uterino; a dose deve ser aumentada gradualmente, a cada 6 a 12 meses, de modo a atingir a dose de adulto dentro de 2 a 3 anos. A progesterona deve ser adicionada após 2 anos de terapia estrogênica para induzir a menstruação ou antes, se já ocorrer sangramento.[3] Uma vez que pode haver puberdade espontânea, a TH só deverá ser iniciada quando os níveis de FSH estiverem claramente elevados.

Atualmente, a esterilidade pode ser contornada, visto que as pacientes com ST podem se beneficiar de técnicas de fertilização assistida com doação de óvulos. A taxa de sucesso desse procedimento nas portadoras de ST é semelhante à de outros grupos de pacientes. É fundamental, porém, que ele seja precedido de avaliação cardiovascular rigorosa, uma vez que anomalias cardíacas congênitas, dilatação aórtica e hipertensão sistêmica contraindicam a gestação. Mesmo na ausência de alterações cardiovasculares prévias, é importante que estejam cientes de que há maior risco de doença hipertensiva própria da gestação.[3]

Quanto ao tratamento das anomalias congênitas e adquiridas, varia logicamente segundo a patologia específica. Nos casos em que há dismorfismos significativos do ponto de vista estético, como pescoço alado e pavilhões auriculares proeminentes, a realização de uma cirurgia plástica pode ser cogitada; porém, deve ser levado em consideração o fato de algumas pacientes com ST apresentarem tendência à formação de queloides ou cicatrizes hipertróficas.[3] Por esse mesmo motivo, a retirada de nevos deve ser encarada com cautela, exceto aqueles localizados em áreas de atrito com as roupas, que devem ser removidos profilaticamente.

Finalmente, essas pacientes podem se beneficiar de acompanhamento psicológico que aborde questões relacionadas a timidez, isolamento social, ansiedade e baixa autoestima.[9]

Disgenesia gonadal completa (ou pura)

A designação "disgenesia gonadal completa" (DGC) representa um grupo heterogêneo de condições, aplicada a indivíduos com genitais externos e internos femininos e hipogonadismo hipergonadotrófico devido a gônadas disgenéticas (*streaks*). Corresponde a cerca de 19% dos casos de amenorreia primária[15] e difere da ST por não estar associada a baixa estatura e quadro dismórfico e pela presença da constituição cromossômica normal, 46,XX ou 46,XY – classificada, respectivamente, em DGC XX e DGC XY.

Disgenesia gonadal completa XX

A DGC XX é hoje classificada como a forma mais grave de insuficiência ovariana primária, condição na qual há ausência, não funcionalidade ou depleção precoce dos folículos ovarianos.[16] Pode ocorrer de forma esporádica (32%) ou com recorrência familial (68%), e há evidências de grande heterogeneidade genética, sendo que a maior frequência de consanguinidade entre os genitores e recorrência em irmãs indicam que seja herdada predominantemente de forma autossômica recessiva.[1] De fato, têm sido descritos casos decorrentes de variantes patogênicas bialélicas (em homozigose ou heterozigose composta) no gene que codifica o receptor do FSH (*FSHR*), e também nos genes *PSMC3IP*, *MCM9*, *SOHLH1* e *NR5A1*.[1,17] Também já foram descritas variantes patogênicas em heterozigose nos genes *NR5A1* e *NOBOX*, além de variantes patogênicas em heterozigose no gene *BMP15*, localizado no braço curto do cromossomo X.[1]

A DGC XX pode se apresentar associada a diversos quadros sindrômicos. Um deles é a síndrome de Perrault, de herança autossômica recessiva, cuja caraterística mais marcante é a associação de disgenesia gonadal a hipoacusia neurossensorial. É geneticamente heterogênea, e em alguns casos há manifestações neurológicas como ataxia, diplegia espástica, epilepsia e nistagmo, além de deficiência intelectual.[18] Outro exemplo é a síndrome blefarofimose, ptose e epicanto inverso (BPES), de herança autossômica dominante e decorrente de variantes patogênicas em heterozigose no gene *FOXL2*, na qual, além dessas alterações palpebrais, pode haver alterações oculares e alguns outros dismorfismos faciais. A disgenesia gonadal não é um sinal obrigatório, o que faz com que a BPES seja subdividida em um tipo com e outro sem essa característica (tipos I e II, respectivamente).[19] Tanto na síndrome de Perrault como na BPES, as alterações gonadais são limitadas aos indivíduos do sexo feminino.

Como tratamento, tanto nas formas isoladas quanto nas sindrômicas, está indicada a terapia de reposição com hormônios sexuais, visando ao desenvolvimento e à manutenção de caracteres sexuais secundários. Tendo em vista as perspectivas criadas pelas técnicas de fertilização assistida, as pacientes devem ser orientadas sobre a possibilidade de fertilização *in vitro* com doação de óvulos.

Disgenesia gonadal completa XY

A DGC XY, também conhecida como síndrome de Swyer, é uma condição geneticamente heterogênea, com incidência estimada em 1 em cada 80 mil nascimentos.[20] Seu fenótipo é idêntico ao da DGC XX, porém com alto risco de desenvolvimento de tumores gonadais.

Nessa condição clínica, indivíduos de sexo genético masculino não desenvolvem testículos na vida embrionária, apresentando somente gônadas disgenéticas (*streaks*). Como não há secreção de HAM nem de testosterona, a diferenciação tanto dos genitais internos quanto dos externos é tipicamente feminina. O diagnóstico é usualmente feito na adolescência, por amenorreia primária e hipogonadismo hipergonadotrófico.[20] Mais recentemente, casos de incongruência entre a sexagem fetal (fetal) e a ultrassonografia pré-natal genital (feminina), com a presença de útero, fazem pensar fortemente nesse diagnóstico, antes mesmo do nascimento.

Há alto risco de neoplasias, em geral gonadoblastomas e/ou disgerminomas, que incidem em 23% a 45% dos indivíduos.[20,21] Como alguns desses tumores têm capacidade de secreção hormonal, pode haver sinais de masculinização ou feminização. Assim, por exemplo, a presença de tecido mamário ou sangramento uterino pode ser indicativa da presença de um tumor secretor de estrógeno.[22] É fundamental, portanto, a realização de gonadectomia profilática assim que confirmado o diagnóstico, pois a idade de manifestação da neoplasia pode ser muito precoce, até mesmo aos 10 anos de idade.[20]

Embora a frequência de variantes patogênicas no gene *SRY* seja frequentemente referida como em torno de 20% dos casos,[21] esta pode chegar a 70% em amostras rigorosamente selecionadas para evitar a inclusão de outros distúrbios da diferenciação do sexo 46,XY com fenótipo feminino.[22]

Variantes patogênicas no gene *NR5A1* também são causa de DGC XY, tanto quando estão em homozigose[17,23] quanto em heterozigose.[17] Outro gene no qual variantes patogênicas vêm sendo identificadas em diversos casos é o *MAP3K1*.[24] Apesar de muito raros, existem formas sindrômicas de DGC XY, como:

- Displasia campomélica: com manifestações esqueléticas, principalmente campomelia, ou seja, encurvamento dos ossos longos de membros superiores e inferiores (em particular, fêmur e tíbia) e pé torto equinovaro, além de hipoplasia escapular, mineralização deficiente dos pedículos torácicos, 11 pares de costelas e anomalias dos ossos da pelve. Em cer ca de 10% dos casos, não há encurvamento dos ossos longos; para eles é utilizada a denominação "displasia campomélica acampomélica". São observados, ainda, macrocefalia, sequência de Pierre Robin e palato fendido, ponte nasal achatada, orelhas de implantação baixa, laringotraqueomalácia e depressões cutâneas (*dimples*) em região pré-tibial. Na maioria dos casos, o óbito ocorre no período neonatal em decorrência de insuficiência respiratória.[25] A displasia campomélica é herdada de modo autossômico dominante e decorrente de variantes patogênicas no gene *SOX9*, localizado em 17q24.3-q25.1.
- Síndrome de Frasier: caracterizada por duas gônadas disgenéticas (*streaks*), genitais internos e externos femininos e hipo-

gonadismo hipergonadotrófico. As pacientes apresentam ainda síndrome nefrótica, com proteinúria que se inicia na infância e aumenta com a idade principalmente, devido a glomeruloesclerose focal e segmentar, levando a insuficiência renal durante a segunda ou terceira década de vida. Há ainda alto risco (próximo a 60%) de ocorrência de gonadoblastoma, mas não de tumor de Wilms. O cariótipo é 46,XY, e são detectadas variantes patogênicas no sítio de *splicing* do íntron 9 do gene *WT1* com perda da isoforma KTS (+).[26]

Além da gonadectomia profilática, a conduta inclui terapia de reposição com hormônios sexuais e procedimentos de fertilização assistida com doação de óvulos; estes têm resultado no nascimento de crianças saudáveis, embora a necessidade frequente de partos cesarianos tenha sugerido possível relação com uma conformação androide da pelve.[16]

RESUMO

Toda paciente com atraso puberal e/ou amenorreia primária com aumento de FSH deve ter seu cariótipo analisado.

Referências

1. Maciel-Guerra AT, Guerra-Júnior G, editores. Menino ou menina? Os distúrbios da diferenciação do sexo. 3. ed. Curitiba: Editora e Livraria Appris Ltda.; 2019.
2. Lee PA, Houk CP, Ahmed SF, Hughes IA; International Consensus Conference on Intersex organized by the Lawson Wilkins Pediatric Endocrine Society and the European Society for Paediatric Endocrinology. Consensus statement on management of intersex disorders. Pediatrics. 2006;118(2):e488-e500.
3. Gravholt CH, Andersen NH, Conway GS, Dekkers OM, Geffner ME, Klein KO, et al. Clinical practice guidelines for the care of girls and women with Turner syndrome: proceedings from the 2016 Cincinnati International Turner Syndrome Meeting. Eur J Endocrinol. 2017;177(3):G1-G70.
4. Zhong Q, Layman LC. Genetic considerations in the patient with Turner syndrome--45,X with or without mosaicism. Fertil Steril. 2012;98(4):775-9.
5. Zinn AR, Ross JL. Turner syndrome and haploinsufficiency. Cur Opinion Genet Dev. 1998;8(3):322-7.
6. Lemos-Marini SHV, Morcillo AM, Baptista MTM, Guerra-Junior G, Maciel-Guerra AT. Spontaneous final height in Turner's syndrome in Brazil. J Pediatr Endocrinol Metab. 2007;20(11):1207-14.
7. Ross JL, Scott CJ, Martilla P, Kowal K, Nass A, Papenhausen P, et al. Phenotypes Associated with SHOX Deficiency. J Clin Endocrinol Metab. 2001;86(12):5674-80.
8. Carvalho AB, Guerra-Junior G, Baptista MTM, Marques-de-Faria AP, Lemos-Marini SHC, Maciel-Guerra AT. Cardiovascular and renal anomalies in Turner syndrome. Rev Assoc Med Bras. 2010;56(6): 655-9.
9. Suzigan LZ, Silva RB, Maciel-Guerra AT. Aspectos psicossociais da síndrome de Turner. Arq Bras Endocrinol Metab. 2005;49(1):157-64.
10. Conte FA, Grumbach MM, Kaplan SL. A diphasic pattern of gonadotropin secretion in patients with the syndrome of gonadal dysgenesis. J Clin Endocrinol Metab. 1975;40(4):670-4.
11. Carpini S, Carvalho AB, Lemos-Marini-SHV, Guerra-Junior G, Maciel-Guerra AT. FSH may be a useful tool to allow early diagnosis of Turner syndrome. BMC Endocr Disord. 2018;18(1):8.
12. Carpini S, Carvalho AB, Guerra-Junior G, Baptista MTM, Lemos-Marini SHV, Maciel-Guerra AT. Spontaneous puberty in girls with early diagnosis of Turner syndrome. Arq Bras Endocrinol Metab. 2012;56(9): 653-7.
13. Lunding SA, Aksglaede A, Anderson RA, Main KM, Juul A, Hagen CP, et al. AMH as predictor of premature ovarian insufficiency: a longitudinal study of 120 Turner syndrome patients. J Clin Endocrinol Metab. 2015;100(7):E1030-8.
14. Tarani L, Lampariello S, Raguso G, Colloridi F, Pucarelli I, Pasquino AM, et al. Pregnancy in patients with

Turner's syndrome: six new cases and review of literature. Gynecol Endocr. 1998;12(2):83-7.
15. Timmerck LS, Reindollar RH. Contemporary issues in primary amenorrhea. Obst Gynecol Clin N Am. 2003;30(2):287-302.
16. Fortuño C, Labarta E. Genetics of primary ovarian insufficiency: a review. J Ass Reprod Genet. 2014;31(12): 1573-85.
17. Lourenço D, Brauner R, Lin L, De Perdigo A, Weryha G, Muresan M, et al. Mutations in NR5A1 associated with ovarian insufficiency. N Engl J Med. 2009;360(12): 1200-10.
18. Lerta J, Jonard L, Loundon N, Christin-Maitre S, Lacombe D, Goizet C et al. An application of NGS for molecular investigations in Perrault Syndrome: study of 14 families and review of the literature. Hum Mutat. 2016;37(12):1354-62.
19. Nuovo S, Passeri M, Di Benedetto E, Calanchini M, Meldolesi I, Di Giacomo MC, et al. Characterization of endocrine features and genotype-phenotypes correlations in blepharophimosis-ptosis-epicanthus inversus syndrome type 1. J Endocrinol Invest. 2016;39(2): 227-33.
20. Michala L, Goswami D, Creighton SM, Conway GS. Swyer syndrome: presentation and outcomes. Bri J Obst Gynecol. 2008;115(6):737-41.
21. Rocha VB, Guerra-Junior G, Marques-de-Faria AP, Mello MP, Maciel-Guerra AT. Complete gonadal dysgenesis in clinical practice: the 46,XY karyotype accounts for more than one third of cases. Fertil Steril. 2011;96(6):1431-34.
22. Soardi FC, Coeli FB, Maciel-Guerra AT, Guerra-Junior G, Mello MP. Complete XY gonadal dysgenesis due to p.D293N homozygous mutation in the NR5A1 gene: a case study. J Appl Genet. 2010;51(2):223-4.
23. Andonova S, Robeva R, Sirakov M, Mainhard K, Tomova A, Ledig S, et al. A novel SRY gene mutation p.F109L in a 46,XY female with complete gonadal dysgenesis. Sex Dev. 2015;9(6):333-7.
24. Granados A, Alaniz VI, Mohnach L, Barseghyan H, Vilain E, Ostrer H, et al. MAP3K1-related gonadal dysgenesis: Six new cases and review of the literature. Am J Med Genet Part C Semin Med Genet. 2017;175(2): 253-9.
25. Unger S, Scherer G, Superti-Furga A. Campomelic Dysplasia. 2008 [Atualizado em 2023]. In: GeneReviews. Seattle: University of Washington, Seattle. Disponível em: https://www.ncbi.nlm.nih.gov/books/NBK1760/
26. Barbaux S, Niaudet P, Gubler MC, Grünfeld JP, Jaubert F, Kuttenn F, et al. Donor splice-site mutations in WT1 are responsible for Frasier syndrome. Nat Genet. 1997;17(4):467-70.

17

Síndrome de insensibilidade androgênica completa

Gustavo Arantes Rosa Maciel
José Maria Soares Júnior
Maria Cândida P. Baracat
Edmund Chada Baracat

Introdução

A síndrome de insensibilidade completa aos androgênios é uma condição genética rara, com herança ligada ao cromossomo X, que resulta em uma das formas clínicas dos distúrbios de desenvolvimento sexual (DDS). Afeta indivíduos geneticamente XY, mas que, fenotipicamente, apresentam genitália externa feminina e mamas. Possuem gônadas masculinas de funcionamento normal, mas com incapacidade de produzir seu efeito biológico devido a mutações no gene que codifica o receptor de androgênio. A incidência da síndrome da insensibilidade aos androgênios é estimada em entre 1:20.000 e 1:50.000 pessoas.[1,2] É considerada a causa mais comum de distúrbios de diferenciação sexual 46XY e a terceira causa mais frequente de amenorreia primária, depois das disgenesias gonadais e das malformações vaginais.[3]

Pode se apresentar sob três formas clínicas diferentes: insensibilidade completa aos androgênios (CAIS), a forma parcial (PAIS) e a forma leve (MAIS). Neste capítulo será feita uma revisão preferencialmente focada na forma completa (CAIS).

Etiologia

A síndrome de insensibilidade aos androgênios é causada por alterações no gene do receptor de androgênio (AR), que determina um quadro de resistência à ação desse hormônio. Há, pois, prejuízo total (forma completa, CAIS) ou parcial (PAIS) do processo normal de masculinização intraútero da genitália devido à alteração da função do receptor.[4] (Melo, 2005). Existem mais de 600 mutações descritas do gene que codifica o receptor de androgênio, sendo 70% delas de origem familiar (herdadas) e 30% mutações *de novo*.[1] O gene do receptor androgênico contém 8 éxons e 3 domínios e variantes alélicas nesse gene podem ocorrer em qualquer um dos domínios e também nos éxons, independentemente do fenótipo, levando a uma relação genótipo-fenótipo bastante pobre.[5]. A investigação genética dos casos de insensibilidade seria desejável, principalmente levando-se em conta essa variabilidade de apresentações clínicas e mesmo de desfechos a longo prazo. No entanto, a disponibilidade dos testes e o custo ainda limitam sua implementação em larga escala.

Fisiopatologia

A fisiopatologia da síndrome é baseada nos princípios de diferenciação sexual masculina e na impossibilidade de realização de uma de suas etapas. Essa síndrome é causada por mutações no gene do receptor de androgênios localizado no cromossomo X. Essas mutações resultam em diferentes graus de insensibilidade dos tecidos aos androgênios, levando a uma variabilidade de apresentações clínicas. A gravidade da mutação determina o grau de insensibilidade dos tecidos à ação dos androgênios e, portanto, o grau de comprometimento do processo de masculinização da genitália. Os indivíduos com a síndrome são geneticamente XY, que tiveram a ação normal do gene *SRY* e, portanto, possuem uma gônada masculina (testículo). As células de Sertoli do testículo produzem hormônio antimülleriano, que promove a reabsorção das estruturas de Müller, fazendo com que haja ausência de útero, tubas e terço superior da vagina. No entanto, a terceira etapa da diferenciação sexual masculina, a virilização da genitália externa e o descenso dos testículos, não ocorre de maneira apropriada, resultando assim em uma genitália externa feminina e localização ectópica dos testículos. Além disso, existe ausência ou escassez de pelos em região pubiana e axilar, com distribuição diferente da fisiológica para o sexo masculino.[1]

Avaliação e diagnóstico

Apresentação clínica

As apresentações clínicas podem variar de acordo com o tipo de mutação e outros fatores ainda pouco conhecidos. Essa variabilidade foi comprovada em estudos de famílias com mutação conhecida, mas com manifestações clínicas distintas.[6] Os achados podem ser os seguintes: fenótipo feminino com virilização leve, fenótipo predominantemente masculino, síndrome do homem infértil, síndrome do homem fértil sub-virilizado ou atrofia muscular espinobulbar.[7]

Insensibilidade androgênica – síndrome completa (CAIS)

Pessoas com mutações que levam à insensibilidade androgênica completa nascem com o fenótipo feminino e se desenvolvem normalmente durante a infância. Na adolescência apresentam um quadro de amenorreia primária com o desenvolvimento de mamas e desenvolvimento escasso de pelos pubianos e axilares. Possuem produção de estrogênio suficiente para fazer o delineamento das estruturas corporais femininas em todos os tecidos e órgãos. A amenorreia é causada pela agenesia uterina. Há também distribuição anormal de pelos pubianos e axilares. A vagina é em geral curta, mas a vulva tem características femininas habituais. Em geral, psicologicamente esses indivíduos se identificam como sendo do sexo feminino, mas são descritas maiores taxas de ansiedade e depressão, quando comparadas com uma população controle.[8] Os testículos podem estar localizados no abdômen, nos canais inguinais ou nos grandes lábios e ter a aparência histológica de testículos que não desceram, com um número normal ou aumentado de células de Leydig e sem espermatogênese.[3,7]

Do ponto de vista laboratorial, o diagnóstico durante a infância é bastante desafiador, uma vez que há supressão das gonadotrofinas e também da produção de testosterona. Após a puberdade, as concentrações séricas de testosterona estão na faixa de referência normal-alta a ligeiramente elevada para meninos pós-púberes típicos, e os níveis de estradiol encontram-se na faixa de referência masculina típica superior ou feminino inferior. Em geral, o hormônio luteinizante tem níveis bastante elevados, bem como as concentrações de hormônio antimülleriano.[7]

Resumo dos achados clínicos da CAIS:

- Fenótipo predominante feminino.
- Genitália externa feminina.
- Desenvolvimento de mamas.
- Amenorreia primária.
- Vagina em fundo cego.
- Distribuição de pelos pubianos e axilares escassa ou ausente.
- Gônadas (testículos) em localização inguinal ou intra-abdominal.
- Gônadas (testículos) com função normal.

Insensibilidade androgênica incompleta – síndrome parcial (PAIS)

Quando o comprometimento da função do receptor não é completo, existe uma gama maior de anormalidades e de achados clínicos. Nesses casos, o diagnóstico definitivo é mais desafiador. Na maioria das vezes, a apresentação na infância é de uma genitália ambígua ou atípica.[3] Mutações da sequência codificadora do RA são encontradas em apenas cerca de 20% dos indivíduos com diagnóstico de síndrome de insensibilidade parcial aos androgênios (PAIS) e história familiar negativa.[9] Assim, clinicamente, são descritos desde indivíduos com genitália feminina com algum grau de virilização (genitália atípica) até indivíduos férteis, com genitália masculina sub-virilizada.[2]

Resumo dos achados clínicos da PAIS:

- Genitália atípica/ambígua.
- Pode haver desenvolvimento mamário completo ou parcial/ginecomastia.
- Presença de pelos com distribuição preferencialmente feminina.
- Fusão parcial das pregas labioescrotais, clitoromegalia e persistência do seio urogenital podem ocorrer.

Insensibilidade androgênica incompleta – forma leve (MAIS)

Essa é uma subdivisão da forma parcial, em que os indivíduos são clinicamente identificados como masculinos, com genitália normal ou hipodesenvolvida. São, em geral, diagnosticados na puberdade ou em tratamentos de infertilidade.[2,5] O fenótipo usual abrange hipospádia perineoscrotal e um escroto bífido com testículos intactos, mas a genitália externa pode variar de microfalo com uretra peniana típica até falha completa na fusão escrotal e pseudovagina. O diagnóstico, em geral, é feito mais tardiamente por conta das manifestações mais leves.

Resumo dos achados clínicos da MAIS:

- Fenótipo predominante masculino.
- Genitália masculina normal ou hipodesenvolvida.
- Infertilidade.
- Alterações na espermatogênese: azoospermia/oligoespermia.

Diagnóstico

O diagnóstico da síndrome envolve avaliação clínica, dosagens hormonais, exames de imagem (ultrassonografia, ressonância magnética) para confirmar a presença de testículos internos e análise genética para detectar mutações no gene do receptor de androgênios. A abordagem multidisciplinar envolvendo ginecologistas, endocrinologistas, geneticistas, cirurgiões pediátricos e psicólogos é essencial para um diagnóstico preciso e uma gestão adequada.

Indivíduos com CAIS apresentam cariótipo 46XY, genitália externa feminina, ausência de útero e testículos intra-abdominais, no anel inguinal ou nos grandes lábios.[3]

Diagnóstico diferencial

O diagnóstico diferencial é centrado em condições nas quais ocorre virilização de uma genitália feminina ou sub-virilização de uma genitália masculina.[3]

Os principais diagnósticos diferenciais da insensibilidade forma completa (CAIS) são agenesia mülleriana ou síndrome de Mayer-Rokitansky-Kuster-Hauser, enquanto para as demais formas (PAIS e MAIS) devem ser excluídas deficiências enzimáticas da suprarrenal/hiperplasia adrenal congênita, deficiência enzimática da 5-alfa redutase, tumores produtores de androgênios e malformações obstrutivas da fusão vaginal, entre outras.

Tratamento

O tratamento da síndrome da insensibilidade androgênica baseia-se nos achados clínicos que envolvem cada uma das suas formas e nas suas possíveis consequências a longo prazo.

No caso de forma completa (CAIS), o tratamento inclui a remoção das gônadas após a puberdade, dilatação vaginal, acompanhamento psicológico, bem como acompanhamento genético e reprodutivo.

Nas formas parciais, uma etapa essencial no cuidado com a paciente diz respeito à correção da genitália, dilatação vaginal, como também o acompanhamento psicológico. Na forma leve, o tratamento envolve terapêuticas para infertilidade masculina. Embora sejam menos explorados e conhecidos, o tratamento da forma leve tem como objetivo a indução e a produção de células germinativas de uma gônada masculina com produção abaixo do habitual.[4,8]

A dilatação vaginal pode ser feita por meio de moldes vaginais utilizando-se a técnica não cruenta de McIndoe.[10] As pacientes são orientadas a fazer exercícios com frequência diária por aproximadamente 3 a 6 meses com acompanhamento e supervisão médica. Os resultados em geral são bastante satisfatórios e a paciente tem tendência a ter uma vagina de profundidade normal, embora de fundo cego. Em casos específicos, pode-se indicar a cirurgia de neovagina com a preservação dos feixes nervosos anterior e posterior do clitóris, utilizando-se técnicas cirúrgicas adequadas.[10]

A remoção das gônadas e o tempo em que deve ser feito é ainda motivo de debate. A maioria das recomendações atuais, no entanto, tem a tendência de fazer a preservação das gônadas até o momento da puberdade natural para se obter melhores resultados em termos de massa óssea, desenvolvimento mamário e fenótipo feminino.[1] Recomenda-se fazer a remoção após esse período pelo risco de desenvolvimento de tumores a partir das gônadas que, embora baixo (2 a 5%), não é desprezível.[11,12] Apesar disso, atualmente estima-se que 15% das pacientes[1] optam por manter as gônadas.

No caso de remoção das gônadas, posteriormente essas pacientes devem ser encaminhadas para tratamento com estrogênio natural de preferência 17-betaestradiol para manutenção e construção da massa óssea, bem como prevenção do risco cardiovascular.

Questões ainda controversas

Questões relacionadas a atribuição de sexo, tempo para a realização da gonadectomia, fertilidade, aconselhamento genético e seguimento psicológico ainda constituem grandes desafios a serem resolvidos pela comunidade acadêmica, com a participação dos pacientes.

RESUMO

A síndrome de insensibilidade aos androgênios é uma condição genética rara ligada ao cromossomo X que afeta indivíduos geneticamente XY, mas com características fenotípicas femininas devido a mutações no gene do receptor de androgênio. A forma completa é a causa mais comum de distúrbios de diferenciação sexual 46XY e a terceira causa mais frequente de amenorreia primária. Existem também formas parciais (PAIS) e leves (MAIS) da síndrome, mas o foco principal é na forma completa (CAIS). A etiologia da CAIS envolve mutações no gene do receptor de androgênio, com mais de 600 mutações conhecidas. A fisiopatologia está relacionada à incapacidade dos tecidos de responder aos androgênios em indivíduos 46XY, levando a uma variedade de apresentações clínicas, incluindo genitália externa feminina, mamas desenvolvidas, amenorreia primária e testículos em localização ectópica. A avaliação e o diagnóstico envolvem abordagem multidisciplinar, avaliação clínica, exames hormonais, de imagem e análise genética. O diagnóstico diferencial deve considerar outras condições que causam virilização de uma genitália feminina ou sub-virilização da genitália masculina. O tratamento depende das características clínicas e pode envolver remoção das gônadas, dilatação vaginal e acompanhamentos psicológico, genético e reprodutivo. As questões de atribuição de sexo, momento da gonadectomia, fertilidade e aconselhamento genético são tópicos controversos que exigem mais investigação. Em resumo, a CAIS é uma síndrome genética rara que afeta a diferenciação sexual, resultando em características femininas em indivíduos geneticamente XY. O diagnóstico e tratamento são complexos e envolvem equipe multidisciplinar para abordar as necessidades médicas e psicossociais dos pacientes.

Referências

1. Kosti K, Athanasiadis L, Goulis DG. Long-term consequences of androgen insensitivity syndrome. Maturitas. 2019 Sep;127:51-4.
2. Hiort O. Pathogenesis and clinical features of disorders of androgen action. Uptodate, Apr, 2023.
3. Barros BA, Oliveira LR, Surur CRC, Barros-Filho AA, Maciel-Guerra AT, Guerra-Junior G. Complete androgen insensitivity syndrome and risk of gonadal malignancy: systematic review. Ann Pediatr Endocrinol Metab. 2021 Mar;26(1):19-23.
4. Melo KF, Mendonça BB, Billerbeck AE, Costa EM, Latronico AC, Arnhold IJ. Síndrome de insensibilidade aos andrógenos: análise clínica, hormonal e molecular de 33 casos. Arq Bras Endocrinol Metabol. 2005 Feb;49(1):87-97.
5. Batista RL, Costa EMF, Rodrigues AS, Gomes NL, Faria JA Jr, Nishi MY, et al. Androgen insensitivity syndrome: a review. Arch Endocrinol Metab. 2018 Mar-Apr;62(2):227-35.
6. Chu J, Zhang R, Zhao Z, et al. Male fertility is compatible with an Arg(840)Cys substitution in the AR in a large Chinese family affected with divergent phenotypes of AR insensitivity syndrome. J Clin Endocrinol Metab 2002; 87:347.
7. Hiort O. Diagnosis and treatment of disorders of the androgen receptor. Uptodate, Apr, 2023.
8. Nahata L, Quinn GP, Tishelman AC; SECTION ON ENDOCRINOLOGY. Counseling in Pediatric Populations at Risk for Infertility and/or Sexual Function Concerns. Pediatrics. 2018 Aug;142(2):e20181435.
9. Baxter RM, Arboleda VA, Lee H, et al. Exome sequencing for the diagnosis of 46,XY disorders of sex development. J Clin Endocrinol Metab. 2015; 100:E333.
10. Hayashida SA, Soares JM Jr, Costa EM, da Fonseca AM, Maciel GA, Mendonça BB, et al. The clinical, structural, and biological features of neovaginas: a comparison of the Frank and the McIndoe techniques. Eur J Obstet Gynecol Reprod Biol. 2015 Mar;186:12-6.
11. Cools M, Drop SL, Wolffenbuttel KP, Oosterhuis JW, Looijenga LH. Germ cell tumors in the intersex gonad: old paths, new directions, moving frontiers. Endocr Rev. 2006 Aug;27(5):468-84.
12. Patel V, Casey RK, Gomez-Lobo V. Timing of Gonadectomy in Patients with Complete Androgen Insensitivity Syndrome-Current Recommendations and Future Directions. J Pediatr Adolesc Gynecol. 2016 Aug;29(4):320-5.
13. Lee PA, Houk CP, Ahmed SF, Hughes IA; International Consensus Conference on Intersex organized by the Lawson Wilkins Pediatric Endocrine Society and the European Society for Paediatric Endocrinology. Consensus statement on management of intersex disorders. International Consensus Conference on Intersex. Pediatrics. 2006 Aug;118(2):e488-500.

18

Formas clássicas da hiperplasia adrenal congênita e seu impacto na reprodução

Tânia Sanchez Bachega
Larissa Garcia Gomes
Pedro Augusto Araújo Monteleone
José Maria Soares Júnior
Edmund Chada Baracat

Introdução

A hiperplasia adrenal congênita (HAC) compreende desordens endócrinas autossômicas recessivas causadas pela deficiência de uma das enzimas ou proteínas envolvidas na biossíntese do cortisol. A diminuição da produção de cortisol leva ao aumento da secreção de ACTH, portanto com estimulação adrenal ou suprarrenal crônica e, consequentemente, elevação dos níveis séricos dos precursores de esteroides (Figura 1), que são característicos de cada forma de HAC ou deficiência enzimática.[1]

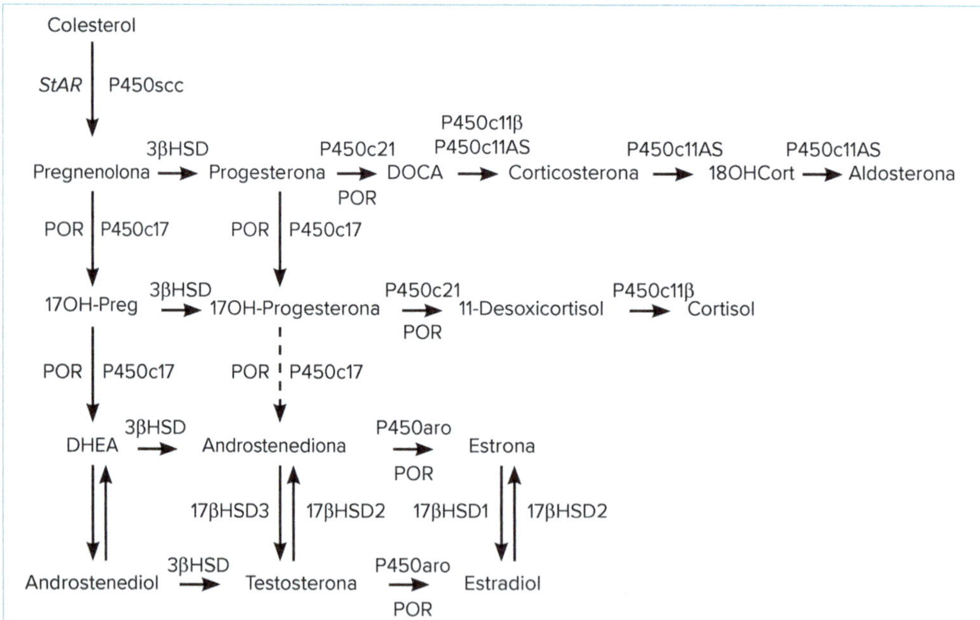

FIGURA 1 Esquema representativo da esteroidogênese.

DHEA: de-hidroepiandrosterona; DOCA: 11-desoxicorticosterona; 18OHcort: 18OH-corticosterona; 17OH-preg: 17OH--pregnenolona; 3bHSD: 3-beta-hidroxiesteroide desidrogenase; P450c21: 21-hidroxilase; P450c17: 17-hidroxilase, 17,20 liase, P450aro: aromatase; P450c11β: 11-hidroxilase; P450c11AS: aldosterona sintase; POR P450 oxidorredutase; 17βHSD: 17-beta-hidroxiesteroide desidrogenase.

A maioria dos defeitos enzimáticos adrenais inclui deficiências de hormônios esteroides associadas ao aumento da produção de precursores de androgênios, levando a quadro de hiperandrogenismo cutâneo e até mesmo de virilização (Figura 2).[1]

A deficiência da enzima 21-hidroxilase (21OHD) é a forma mais comum, correspondendo a 95% de todas as formas de HAC. Mulheres com 21OHD clássica apresentam nível sérico baixo de cortisol, eventualmente também de aldosterona, e concentrações aumentadas de 17OH-progesterona, além de aumento da produção de androgênios.[1,2]

O fenótipo clínico depende do grau de comprometimento enzimático, sendo tradicionalmente classificada em formas clássicas perdedora de sal e virilizante simples e em forma não clássica. Na forma virilizante simples (VS) clássica da 21OHD, as meninas nascem, em geral, com genitália externa atípica, seguida de virilização pós-natal na ausência de diagnóstico e tratamento precoces. A forma clássica perdedora de sal (PS), além das manifestações hiperandrogênicas típicas da forma anterior, apresenta maior comprometimento da síntese de aldosterona, com consequente desidratação hiponatrêmica no período neonatal. A forma não clássica não apresenta sinais de insuficiência adrenocortical, e as manifestações hiperandrogênicas ocorrem mais tardiamente, na infância ou adolescência.[2,3]

As demais formas virilizantes de HAC são raras, como a deficiência de 11-beta-hidroxilase (11OHD)[4] e a deficiência de 3-beta-hidroxiesteroide desidrogenase (3b-HD).[5] As formas hiperandrogênicas determinam acúmulo de precursores de androgênios, levando a alterações cutâneas, como hirsutismo, acne e, até mesmo, virilização da genitália externa feminina, aumento da massa muscular e alteração do timbre da voz nas formas mais intensas.[4,5]

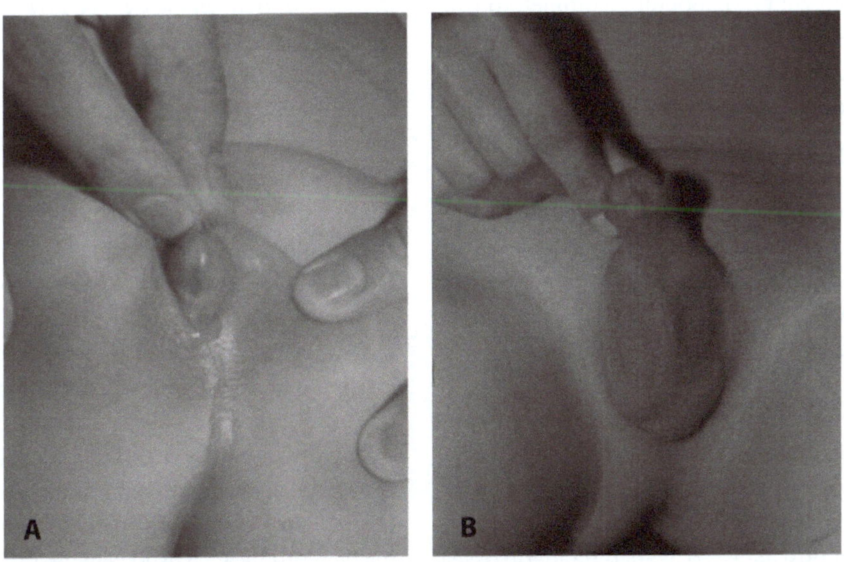

FIGURA 2 Pacientes 46,XX com formas virilizantes de hiperplasia adrenal congênita. A: Prader IV: clitoromegalia, fusão completa de pregas labioescrotais e abertura do seio urogenital na base do clitóris. B: virilização completa assemelhando-se à genitália masculina normal, exceto pela ausência de gônadas palpáveis.

Nessas condições, as meninas geralmente apresentam genitália atípica ao nascimento, sendo necessária a genitoplastia (feminizante ou masculizante) para adequação ao sexo social, após extensiva avaliação por equipe multidisciplinar, que inclui psicólogo especializado em distúrbios do desenvolvimento sexual.[4-6] Vale a pena ressaltar que, pelo fato de a enzima 3b-HD também apresentar expressão gonadal, em seu quadro de manifestações clínicas identificam-se alterações puberais, com hipogonadismo hipergonadotrófico.

Há, ainda, outro grupo de HAC, que inclui deficiências enzimáticas ou proteicas associadas à diminuição da produção de androgênios/estrogênios: deficiência da proteína StAR (proteína reguladora da esteroidogênese aguda), deficiência de P450scc e deficiência da 17-alfa-hidroxilase/17-20 liase (17OHD) (Figura 1).

Considerando que a expressão dessas enzimas/proteínas é necessária nas adrenais e gônadas, em sua deficiência, observa-se comprometimento da síntese de esteroides sexuais, desenvolvimento puberal incompleto ou ausente e infertilidade em ambos os sexos. Outra forma de HAC é a deficiência da P450-oxidorredutase (POR), que se relaciona com a baixa produção de glicocorticoides, atipia genital em ambos os sexos, podendo ocorrer malformações ósseas (especialmente craniofaciais). Há, também, deficiência do desenvolvimento puberal.[4-7]

Na infância, o tratamento das diferentes formas de HAC tem como objetivos:

- Repor a deficiência de cortisol, a fim de evitar a insuficiência adrenocortical.
- Suprimir a secreção de androgênios nas formas virilizantes para evitar a virilização pós-natal e o avanço da idade óssea, evitando, assim, perda no potencial de obtenção de altura final.
- Controlar a secreção excessiva de esteroides com atividade mineralocorticoide nas deficiências de 11OHD e 17OHD, evitando o desenvolvimento de hipertensão arterial.
- Promoção do desenvolvimento puberal normal.

Na idade adulta, o tratamento visa prevenir anormalidades metabólicas e osteoporose secundárias à administração excessiva de glicocorticoides, repor os baixos níveis de esteroides sexuais nas formas com comprometimento da função gonadal e melhorar os resultados reprodutivos.[8]

Fertilidade na deficiência de 21OH

As evidências indicam taxa de fertilidade feminina baixa nas formas clássicas de HAC, especialmente entre aquelas com atipia genital.[7] Em 1987, Mulaikal et al. relataram que a taxa de fertilidade em sua amostra de 80 mulheres com deficiência de 21OHD variou de 38% na forma virilizante simples (SV) a 2,5% na forma perdedora de sal.[1-4]

Jääskeläinen et al. encontraram taxa de nascidos vivos em 29 mulheres com HAC significativamente menor do que a da população em geral. Treze gestações foram confirmadas em 9 mulheres, 1 com a forma PS e 8 com SV. Dessas gestações, 7 iniciaram-se espontaneamente e 6 após estimulação com hCG.[9]

Em estudo multicêntrico transversal na Europa que investigou o desfecho da fertilidade em diferentes causas de transtorno do desenvolvimento sexual (DDS), as mulheres com HAC conceberam naturalmente em 15% (28/221) dos casos e por meio de alguma forma de reprodução assistida em 2% (4/221) dos casos.[3,9] Além disso, esse estudo, bem como outros subsequentes, mostraram que as mulheres com essas patologias eram menos ativas sexualmente e menos propensas a buscar a maternidade.[1,9-11]

Vários fatores são propostos para explicar a baixa taxa de nascimento em mulheres com as formas virilizantes da HAC. O mais evidente é o excesso da produção de esteroides da suprarrenal, que poderia comprometer a fisiologia normal do eixo hipófise-gonadal.[1-3,6,12]

Adicionalmente, a progesterona, um precursor de androgênios, encontra-se elevada em alguns defeitos de síntese adrenais, especialmente na deficiência da 21OHD. A progesterona tem papel crítico na regulação da frequência de pulso de hormônio liberador de gonadotrofinas (GnRH). Em geral, os pulsos de hormônio luteinizante (LH) em mulheres com deficiência de 21OHD com adequado controle hormonal são normais, mas há redução de sua frequência e amplitude em pacientes inadequadamente controladas, levando a estado de anovulação crônica, o que pode estar relacionado com quantidade anormal de progesterona na circulação.[13] Assim, altos valores séricos de progesterona na fase folicular estariam associados com infertilidade e anovulação crônica em pacientes com 21OHD.[14]

As concentrações sanguíneas elevadas de progesterona determinam queda dos pulsos de GnRH, interrompem o crescimento folicular e o processo de ovulação, bem como interferem no adequado crescimento endometrial e tornam o muco cervical mais espesso. Haveria, pois, consequentemente, alteração na migração espermática.[14]

Os valores elevados de androgênios prejudicam a capacidade da progesterona de regular a atividade do núcleo gerador de pulsos de GnRH.[15,16] Assim, há um subgrupo de pacientes com deficiência de 21OH, em que essa anormalidade neuroendócrina pode incluir aumento da frequência de pulsos de GnRH, com subsequente elevação da frequência e da amplitude dos pulsos de LH em relação ao FSH. Esse padrão pode determinar aumento da secreção de androgênios pelas células da teca interna ovariana e morfologia ovariana micropolicística, muito semelhante ao que ocorre na síndrome dos ovários policísticos (SOP).[17,18]

Os resultados desfavoráveis da reconstrução anatômica e/ou funcional genital também podem afetar a anatomia e a sexualidade dessas pacientes.[19] Estudos relataram que 35 a 50% dos casos têm abertura vaginal inadequada, tornando a relação sexual muito difícil e dolorosa e inviabilizando o coito vaginal.[1-4] Os avanços nas técnicas de reconstrução genital melhoraram a porcentagem de pacientes com atividade sexual.[20] Em nosso serviço é realizada a reconstrução em estágio único, que é composta por vulvoplastia, clitoroplastia e retalho perineal em Y-V, com bons resultados morfológicos e funcionais em cerca de 70% dos casos.[21] As técnicas mais recentes preservam o nervo dorsal do clitóris e a mucosa vascular e ventral, que suprem a glande, mantendo a sensibilidade clitoridiana e melhorando o orgasmo.[21] Eventualmente, pode haver dano clitoridiano com essa técnica, especialmente nas pacientes muito virilizadas. Além disso, dilatações vaginais com moldes de acrílico em vez de cirurgia em mulheres adultas com estenose de introito melhoram a satisfação sexual.[22]

Não se pode esquecer que os fatores psicoemocionais podem também interferir na taxa de fecundidade em mulheres com deficiência de 21OHD. Tem-se observado que essas pacientes têm menor interesse em relação sexual e/ou na busca de parceiros ou maternidade. Fatores que contribuem podem ser o medo com relação ao aspecto da genitália, o número excessivo de exames da genitália durante o seguimento, bem como insatisfação com o resultado da genitoplastia feminizante.[20-22]

Identificam-se pacientes com 21OHD, com identidade de gênero feminino, com maior interesse por esportes e profissões mais típicas do comportamento masculino; cerca de um terço delas não têm nenhum interesse sexual e fantasias.[19-21,23-25]

Postula-se que a exposição pré-natal ao excesso de androgênios poderia afetar o sistema nervoso central, levando à masculinização do encéfalo.[19-21] Outros trabalhos apresentam resultados divergentes; ao excluir as pacientes sem interesse de gestar, o índice de fertilidade em pacientes com as formas clássicas da 21OHD atinge valores bem mais elevados, variando de 60 a 90% nas formas clássicas.[6,12,26,27] Esses dados reforçam a necessidade de contínuo suporte psicológico para as pacientes com HAC.

A falta de conhecimento da paciente sobre sua sexualidade e a fertilidade pode atrapalhar o planejamento reprodutivo. A avaliação de mulheres com HAC tratadas revelou que mais de 40% delas não se lembravam de ter recebido qualquer informação sobre sua fertilidade. Além disso, entre as que possuíam alguma informação, apenas 50% estavam satisfeitas com a informação recebida e 60% informaram saber da possibilidade de ter seus próprios filhos biológicos.[9] Portanto, o esclarecimento sobre esse aspecto é importante para o tratamento da infertilidade, pois a orientação adequada pode favorecer a procura mais precoce de tratamento. Outra discussão importante com a paciente é a transmissão genética para sua prole.

Fertilidade na deficiência de 11-beta-hidroxilase

A deficiência de 11-beta-hidroxilase (11OHD) é o segundo defeito enzimático mais comum envolvido na síntese de cortisol na maioria dos grupos étnicos, representando de 5 a 8% dos casos de HAC.[28,29] As mulheres com a forma clássica da 11OHD são expostas ao excesso de androgênios em ambiente intrauterino e geralmente apresentam quadros de virilização semelhantes aos daquelas com deficiência de 21OHD. Além da anovulação crônica, subfertilidade, essas pacientes também manifestam hipertensão arterial sistêmica com hipopotassemia devido ao acúmulo de precursores da via mineralocorticoide.[28]

O primeiro relato de gravidez em paciente com deficiência de 11OHD foi feito há mais de 40 anos,[29] apresentando clitoromegalia discreta e infertilidade e tendo sido tratada com altas doses de dexametasona, diariamente. O diagnóstico foi realizado pela dosagem de cetoesteroide em urina de 24 horas e a gestação evoluiu com sucesso. Ainda hoje, dados na literatura sobre fertilidade e resultados de gravidez a termo em mulheres com essa deficiência geneticamente comprovada são limitados.[29]

Fertilidade na deficiência de 3-beta-hidroxiesteroide desidrogenase (3βHSD)

Em geral, nessa deficiência enzimática a genitália externa é normal ou levemente virilizada na maioria dos pacientes, porém a função gonadal pode estar comprometida e ocorrer um quadro de hipogonadismo hipergonadotrófico. Há casos de normalidade do sistema reprodutor que dificulta o diagnóstico. Nesse particular, Alos et al.[30] descreveram paciente com desidratação neonatal intensa e genitália externa normal, a qual, posteriormente, teve desenvolvimento puberal normal, com ciclos menstruais regulares e ovulatórios e com produção normal de progesterona.[27]

Por outro lado, no caso de paciente perdedora de sal descrito por Zachmann et al.,[31,32] houve a necessidade de terapia estrogênica para ser submetida à feminização completa, incluindo a menstruação. Durante a idade adulta, após a interrupção da terapia com estrogênio e progesterona, a menstruação cessou, e múltiplos cistos ovarianos foram observados. Em geral, nos casos de deficiência de 3βHSD, por sua grande variabilidade no fenótipo gonadal, o desfecho da fertilidade ainda não é totalmente conhecido.

Deficiência de 17 alfa-hidroxilase

A 17 α-hidroxilase e a 17,20 liase são enzimas que catalisam a síntese de glicocorticoides e esteroides sexuais, respectivamente, pelas suprarrenais e gônadas. A deficiência de 17 α-hidroxilase/17,20 liase (17OHD) é responsável por menos de 1% de todos os casos de HAC,[33] mas é considerado o segundo defeito enzimático da suprarrenal mais frequente na população brasileira.[34]

As mulheres apresentam desenvolvimento sexual normal ao nascimento, com genitália interna e externa normais.[33-38] O diagnóstico é geralmente reconhecido na puberdade, quando as pacientes desenvolvem hipogonadismo hipergonadotrófico, geralmente associado a hipertensão arterial sistêmica hipocalêmica, secundária à deficiência de esteroides sexuais e ao acúmulo dos precursores 11-deoxicorticosterona, corticosterona e 18-deoxicorticosterona, respectivamente. De fato, estudo multicêntrico observou amenorreia primária em 71% e hipertensão arterial em 87,5% das mulheres com esse defeito enzimático. O desenvolvimento espontâneo das mamas ocorreu em 50% dos casos. Curiosamente, a torção de cisto ovariano foi o primeiro sintoma em 3/16 casos e múltiplos cistos ovarianos foram observados em 10/16 pacientes, variando de 1 a 6 cm de diâmetro.

O desenvolvimento de cistos ovarianos pode ser evitado pelo emprego da dexametasona, de estrogênio e de progesterona, bem como análogos de GnRH.[39] Salienta-se que todas as mulheres tinham redução do volume uterino no momento do diagnóstico. Relatos de 17 α-hidroxilase em mulheres apresentando menarca espontânea com menstruação cíclica evidenciaram comprometimento parcial da atividade enzimática.[40]

A gravidez é esporádica na deficiência de 17 α-hidroxilase, pois a subfertilidade é resultado de anovulação, relacionada à interrupção na dinâmica folicular e produção excessiva de progesterona pela suprarrenal. O uso de glicocorticoides pode inibir esse excesso progestacional, mas as doses convencionais para infertilidade não são suficientes para reestabelecer a esteroidogênese adequada. Portanto, o uso de gonadotrofinas é necessário para o crescimento folicular. Contudo, a hipoplasia uterina pode ser um fator limitante para implantação embrionária. Infelizmente, revisão sobre o desfecho das técnicas de reprodução assistida em 8 mulheres com deficiência de 17 α-hidroxilase parcial mostrou insucesso na progressão das gestações devido à parada do desenvolvimento embrionário ou à implantação embrionária inadequada.[40-44]

Levran et al.[41] relataram gravidez a termo em um terço das mulheres que receberam embriões criopreservados após a paciente ter recebido dexametasona e análogo do GnRH, gonadotrofina de mulher menopausada e hCG para controle da hiperestimulação ovariana. Posteriormente, esses casos foram descritos com sucesso.[45] Possivelmente, quando os níveis séricos de progesterona forem inferiores a 1 ng/mL após o emprego de dexamentasona e análogo de GnRH, o uso de valerato de estradiol prepara o endométrio para a transferência de embriões congelados, o que poderia melhorar a chance de gravidez.

Deficiência de oxidorredutase P450 (POR)

A oxidoreductase P450 (POR) transfere elétrons do NADPH para todas as enzimas P450 do tipo II microssomal, incluindo aquelas envolvidas na esteroidogênese, como CYP17A1, CYP21A2 e CYP19A1. As mulheres com deficiência de POR têm patologia endócrina complexa, ou seja, a deficiência de 17OH causada por POR mutado, que prejudica a produção de esteroides sexuais, resultando em deficiência do desenvolvimento puberal e infertilidade. O comprometimento da atividade da aromatase resulta na diminuição da conversão de precursores de androgênios em estrogênios nos ovários.[46]

As pacientes 46,XX com deficiência da PORD têm genitália atípica ao nascimento, com diferentes graus de virilização, desde as mais tênues até as mais intensas, dependendo da produção androgênica pela *backdoor pathway*, explicada pela conversão de 17OH-progesterona/progesterona em di-hidrotestosterona, sem passar pela síntese habitual dos precursores androgênicos convencionais, ou seja, androstenediona e testosterona.[47]

Há poucos relatos sobre a função ovariana em pacientes com PORD.[48] Há a descrição de seguimento a longo prazo de paciente 46,XX que apresentou desenvolvimento puberal parcial (Tanner II das mamas), útero infantil e grande cisto ovariano (2,8 cm) aos 14 anos de idade; posteriormente, a menstruação ocorreu após reposição estrogênica e o cisto ovariano regrediu.[48]

Foi sugerido que a deficiência de POR deveria ser investigada em mulheres inférteis com níveis normais de androgênios. Além disso, pode haver dificuldade de diagnóstico diferencial com o fenótipo normoandrogênico de SOP.[49] Há relato de história clínica semelhante com atresia vaginal. Durante a estimulação ovariana controlada, nesse caso, foram observados baixos níveis séricos de estrogênio e altos níveis de progesterona, o que sugeriu o diagnóstico de deficiência de PORD. A paciente recebeu letrozol e gonadotrofinas para induzir a ovulação e suporte de progesterona, e a fertilização *in vitro* (FIV) foi bem-sucedida.[50]

Hiperplasia da suprarrenal lipoide congênita

A hiperplasia da suprarrenal lipoide congênita (HSLC) é a forma mais fatal de HAC, sendo mais frequente no Japão e na Coreia. Essa afecção é caracterizada por importante ruptura da esteroidogênese suprarrenal e gonadal, na conversão do colesterol em pregnenolona, resultando em produção prejudicada de glico e mineralocorticoides, bem como de esteroides sexuais.[51]

A etiologia mais frequente de HSLC é a presença de mutações no gene *StAR* (proteína reguladora aguda esteroidogênica), que transporta o colesterol da membrana mitocondrial externa para a interna. Essas pacientes geralmente desenvolvem crises de perda de sal e podem ter hiperpigmentação nos primeiros meses de vida. Curiosamente, as mulheres (46, XX) têm desenvolvimento puberal normal, bem como ciclos menstruais regulares, embora anovulatórios,[52] o que leva à infertilidade.

Esse achado é explicado porque os ovários têm atividade esteroidogênica baixa durante a vida fetal e mantêm alguma atividade esteroidogênica por alguns anos, provavelmente por uma via independente de *StAR*, que permite o desenvolvimento puberal normal.[53] No entanto, esses níveis baixos de estrogênio parecem ser insuficientes para promover a ovulação e/ou implantação. Na idade peripuberal, as pacientes têm cistos ovarianos e relação LH/FSH aumentada, quadro muito semelhante ao da SOP, entretanto com baixos níveis séricos de androgênios.[54]

Em 2009, Khoury et al.[55] relataram caso de mulher de 25 anos com ciclos menstruais regulares e infertilidade. A estimulação com clomifeno induziu à gravidez, mas o abortamento ocorreu após a sexta semana de gestação. Em seguida, adicionou-se progesterona no 17º dia do ciclo menstrual à terapia com clomifeno, resultando em uma gravidez gemelar. O mesmo protocolo foi repetido e uma terceira gestação foi facilmente alcançada.

Há casos mais difíceis de infertilidade em que a primeira FIV não obtém sucesso devido à espessura inadequada do endométrio. A fim de abordar a deficiência de estrogênio e alcançar o preparo ideal do endométrio,[54] doses altas de valerato de estradiol são necessárias ao procedimento, bem como de progesterona até o início da função placentária, que não é dependente de *StAR*.[56]

Tratamento da fertilidade na HAC

Deficiências enzimáticas com excesso de androgênios

Assegurar a reposição adequada de glicocorticoides e mineralocorticoides é crucial para normalizar os níveis de androgênios e progesterona e maximizar a possibilidade de fertilidade, que é bastante desafiador. Casteras et al. melhoraram a taxa de sucesso de gravidez espontânea em até 76% das pacientes com as formas clássicas da HAC, após ajuste de regimes de glico e mineralocorticoides visando a uma concentração sérica de progesterona menor que 2 nmol/L na fase folicular e renina dentro dos valores de referência.[27] Em nosso serviço são normalizados os valores de androstenediona e testosterona para os valores de referência da fase folicular do ciclo menstrual, obtendo taxa de sucesso de gestação em 75% das pacientes (dados não publicados).

Para os casos de insucesso e com valores progesterona não supressível, a suprranalectomia pode determinar normalização da concentração sérica de progesterona, resultando em gravidez espontânea.[58] No entanto, esta é a última opção de tratamento e tem como consequência o aumento do risco de insuficiência adrenal aguda.

A melhora dos fatores que modulam a função sexual, como conflitos psicológicos e resultados feminizantes da genitoplastia, pode aumentar a taxa de fecundidade. Curiosamente, a percepção da própria mulher sobre a aparência de sua genitália foi pior do que a impressão do médico.[59] Novas técnicas de reconstrução genital proporcionam aparência normal da genitália externa, introito vaginal adequado e sensibilidade ao clitóris, melhorando a atividade sexual.[18-20] Além disso, avaliar o conhecimento das pacientes sobre função sexual e fertilidade e melhorar suas informações sobre a possibilidade de ter seus próprios filhos deve melhorar o resultado da fertilidade nesse grupo de pacientes.

A indução da ovulação e as técnicas de reprodução assistida (TRA) podem ser uma opção, sobretudo quando há associação com excesso de androgênios, permanência do estado anovulatório e má resposta aos indutores de ovulação[45,60] Quando há deficiência estrogênica associada, a reposição de estrogênio melhora as taxas de concepção em mulheres submetidas a FIV.

Ainda existem poucas informações disponíveis sobre o uso de glicocorticoides durante a gravidez em mulheres com HAC, e tanto a dexametasona quanto a prednisolona têm sido usadas. Para evitar a exposição fetal, as diretrizes de hiperplasia adrenal congênita da American Endocrine Society recomendam o uso de glicocorticoides que não atravessem a barreira placentária; em geral, doses pré-concepcionais são mantidas durante a gravidez.[4-5]

Em conclusão, a otimização da fertilidade em pacientes com HAC começa na infância, por meio do bom controle hormonal, inclusive na idade adulta, evitando exposição ao hiperandrogenismo e/ou hipercortisolismo, a fim de evitar impacto na fisiologia do eixo hipófise-ovariano.

A genitoplastia deve ser realizada por equipe com *expertise*, e sua anatomia e funcionalidade devem ser reavaliadas na transição da adolescência para a idade adulta, com orientações para dilatações vaginais apenas quando houver interesse de início de atividade sexual. A escolha do corticoide deve priorizar a minimização da exposição fetal, e as demais reposições hormonais devem levar em conta cada tipo de deficiência enzimática adrenal. Acompanhamento por equipe multidisciplinar com psicológico em longo prazo é essencial para otimizar o seguimento, minimizando o impacto das comorbidades, e também para realizar o aconselhamento genético.[1-5]

Agradecimentos
Projeto temático FAPESP 2019/26780-9.

Sangramento uterino anormal

A irregularidade menstrual é caracterizada por mudanças na duração, frequência e quantidade do fluxo menstrual. Essas alterações podem incluir amenorreia (ausência de menstruação), alteração na duração da menstruação (< 2 dias ou maior de 8 dias), dos intervalos (ciclos menstruais muito longos ou encurtados) e do volume. Distúrbios hormonais são frequentemente apontados como a causa subjacente dessas irregularidades.[61] Dentre eles, as deficiências enzimáticas adrenais podem ser associadas a alterações no ciclo menstrual.

As doenças adrenais podem afetar o ciclo menstrual por meio de diversos mecanismos fisiopatológicos. O desequilíbrio hormonal, como o aumento dos níveis de androgênios, pode interferir na função dos ovários e no desenvolvimento folicular, resultando em anovulação e irregularidade menstrual. Além disso, também podem afetar a regulação do eixo hipotálamo-hipófise-ovariano, interferindo na produção e liberação de gonadotrofinas. As deficiências da suprarrenal, em especial a da 21 hidroxilase e a síndrome de Cushing, podem ter quadro clínico semelhante ao das mulheres com SOP.[62]

O tratamento pode ser feito com glicocorticoides nas formas parciais de deficiência enzimática, associados aos contraceptivos hormonais para amenizar o hiperandrogenismo e regularizar o ciclo menstrual.[63]

Referências

1. Kotanidou EP, Giza S, Tsinopoulou VR, Vogiatzi M, Galli-Tsinopoulou A. Diagnosis and management of endocrine hypertension in children and adolescents. Curr Pharm Des. 2020;26(43):5591-608.
2. Conlon TA, Hawkes CP, Brady J, Loeber JG, Murphy N. International newborn screening practices for the early detection of congenital adrenal hyperplasia. Horm Res Paediatr. 2023 May 15.
3. Mulaikal RM, Migeon CJ, Rock JA. Fertility rates in female patients with congenital adrenal hyperplasia due to 21-hydroxylase deficiency. N Engl J Med. 1987;316(4):178-82.
4. Ye L, Zhao Z, Ren H, Wang W, Zhou W, Zheng S, et al. A multiclassifier system to identify and subtype congenital adrenal hyperplasia based on circulating steroid hormones. J Clin Endocrinol Metab. 2022 Jul 14;107(8):e3304-e3312.
5. Chen L, Huang H, Zhang H, Zhu G, Zhu M. Three cases of 3β-hydroxysteroid dehydrogenase deficiency: clinical analysis. Adv Clin Exp Med. 2021 Mar;30(3):289-99.
6. Speiser PW, Arlt W, Auchus RJ, Baskin LS, Conway GS, Merke DP, et al. Congenital adrenal hyperplasia due to steroid 21-hydroxylase deficiency: an Endocri-

ne Society clinical practice guideline. J Clin Endocrinol Metab. 2018 Nov 1;103(11):4043-88.
7. Lo JC, Grumbach MM. Pregnancy outcomes in women with congenital virilizing adrenal hyperplasia. Endocrinol Metab Clin North Am. 2001;30(1):207-29.
8. Bachelot A, Chakhtoura Z, Plu-Bureau G, Coudert M, Coussieu C, Badachi Y, et al. Influence of hormonal control on LH pulsatility and secretion in women with classical congenital adrenal hyperplasia. Eur J Endocrinol. 2012;167(4):499-505.
9. Jääskeläinen J, Hippeläinen M, Kiekara O, Voutilainen R. Child rate, pregnancy outcome and ovarian function in females with classical 21-hydroxylase deficiency. Acta Obstet Gynecol Scand. 2000;79(8):687-92.
10. Słowikowska-Hilczer J, Hirschberg AL, Claahsen-van der Grinten H, Reisch N, Bouvattier C, Thyen U, et al. Fertility outcome and information on fertility issues in individuals with different forms of disorders of sex development: findings from the dsd-LIFE study. Fertil Steril. 2017;108(5):822-31.
11. Lo JC, Grumbach MM. Pregnancy outcomes in women with congenital virilizing adrenal hyperplasia. Endocrinol Metab Clin North Am. 2001;30(1):207-29.
12. Ishii T, Kashimada K, Amano N, Takasawa K, Nakamura-Utsunomiya A, Yatsuga S, et al. Clinical guidelines for the diagnosis and treatment of 21-hydroxylase deficiency (2021 revision). Clin Pediatr Endocrinol. 2022;31(3):116-43.
13. Bachelot A, Chakhtoura Z, Plu-Bureau G, Coudert M, Coussieu C, Badachi Y, et al. Influence of hormonal control on LH pulsatility and secretion in women with classical congenital adrenal hyperplasia. Eur J Endocrinol. 2012;167(4):499-505.
14. Holmes-Walker DJ, Conway GS, Honour JW, Rumsby G, Jacobs HS. Menstrual disturbance and hypersecretion of progesterone in women with congenital adrenal hyperplasia due to 21-hydroxylase deficiency. Clin Endocrinol (Oxf). 1995;43(3):291-6.
15. Moore AM, Campbell RE. The neuroendocrine genesis of polycystic ovary syndrome: a role for arcuate nucleus GABA neurons. J Steroid Biochem Mol Biol. 2016;160:106-17.
16. Pielecka J, Quaynor SD, Moenter SM. Androgens increase gonadotropin-releasing hormone neuron firing activity in females and interfere with progesterone negative feedback. Endocrinology. 2006;147(3):1474-9.
17. Burt Solorzano CM, McCartney CR, Blank SK, Knudsen KL, Marshall JC. Hyperandrogenaemia in adolescent girls: origins of abnormal gonadotropin-releasing hormone secretion. BJOG. 2010;117(2):143-9.
18. Hague WM, Adams J, Rodda C, Brook CG, de Bruyn R, Grant DB, et al. The prevalence of polycystic ovaries in patients with congenital adrenal hyperplasia and their close relatives. Clin Endocrinol (Oxf). 1990; 33(4):501-10.
19. Reichman DE, White PC, New MI, Rosenwaks Z. Fertility in patients with congenital adrenal hyperplasia. Fertil Steril. 2014;101(2):301-9.
20. Hayashida SA, Soares JM Jr, Costa EM, da Fonseca AM, Maciel GA, Mendonça BB, et al. The clinical, structural, and biological features of neovaginas: a comparison of the Frank and the McIndoe techniques. Eur J Obstet Gynecol Reprod Biol. 2015 Mar;186:12-6.
21. Sircili MH, de Mendonca BB, Denes FT, Madureira G, Bachega TA, e Silva FA. Anatomical and functional outcomes of feminizing genitoplasty for ambiguous genitalia in patients with virilizing congenital adrenal hyperplasia. Clinics (Sao Paulo). 2006;61(3):209-14.
22. Costa EM, Mendonca BB, Inácio M, Arnhold IJ, Silva FA, Lodovici O. Management of ambiguous genitalia in pseudohermaphrodites: new perspectives on vaginal dilation. Fertil Steril. 1997;67(2):229-32.
23. Meyer-Bahlburg HF, Dolezal C, Baker SW, Ehrhardt AA, New MI. Gender development in women with congenital adrenal hyperplasia as a function of disorder severity. Arch Sex Behav. 2006;35(6):667-84.
24. Meyer-Bahlburg HF, Dolezal C, Baker SW, New MI. Sexual orientation in women with classical or non--classical congenital adrenal hyperplasia as a function of degree of prenatal androgen excess. Arch Sex Behav. 2008;37(1):85-99.
25. Nordenström A, Frisén L, Falhammar H, Filipsson H, Holmdahl G, Janson PO, et al. Sexual function and surgical outcome in women with congenital adrenal hyperplasia due to CYP21A2 deficiency: clinical perspective and the patients' perception. J Clin Endocrinol Metab. 2010;95(8):3633-40.
26. Zacharieva S, Robeva R, Andonova S, Vazharova R, Balabanski L, Atanasoska M, et al. Long-term follow--up of a female patient with non-classical 11β-hydroxylase deficiency and two novel mutations in CYP11B1. Gynecol Endocrinol. 2019 Jan;35(1):23-7.
27. Casteràs A, De Silva P, Rumsby G, Conway GS. Reassessing fecundity in women with classical congenital adrenal hyperplasia (CAH): normal pregnancy rate but reduced fertility rate. Clin Endocrinol (Oxf). 2009 Jun;70(6):833-7.
28. White CP. Steroid 11β-hydroxylase deficiency and related disorders. In: MI New, et al. (eds.). Genetic steroid disorders San Diego: Academics; 2014. p. 71-85.
29. Toaff ME, Toaff R, Chayen R. Congenital adrenal hyperplasia caused by 11 beta-hydroxylase deficiency with onset of symptoms after one spontaneous pregnancy. Am J Obstet Gynecol. 1975 Jan 15;121(2):202-4.
30. Alos N, Moisan AM, Ward L, Desrochers M, Legault L, Leboeuf G, et al. A novel A10E homozygous mutation in the HSD3B2 gene causing severe salt-wasting 3beta-hydroxysteroid dehydrogenase deficiency in 46,XX and 46,XY French-Canadians: evaluation of gonadal function after puberty. J Clin Endocrinol Metab. 2000 May;85(5):1968-74.
31. Zachmann M, Vollmin JA, Murset G, Curtius HC, Prader A. 1970 Unusual type of congenital adrenal hyperplasia probably due to deficiency of 3bhydroxysteroid dehydrogenase: case report of a surviving girl

and steroid studies. J Clin Endocrinol Metab. 30:719-726.
32. Zachmann M, Forest MG, De Peretti E. 1979 3b-Hydroxysteroid dehydrogenase deficiency: follow-up study in a girl with pubertal bone age. Horm Res. 11:292-302.
33. Marsh CA, Auchus RJ. Fertility in patients with genetic deficiencies of cytochrome P450c17 (CYP17A1): combined 17-hydroxylase/17,20-lyase deficiency and isolated 17,20-lyase deficiency. Fertil Steril. 2014 Feb;101(2):317-22.
34. Carvalho LC, Brito VN, Martin RM, Zamboni AM, Gomes LG, Inácio M, et al. Clinical, hormonal, ovarian, and genetic aspects of 46,XX patients with congenital adrenal hyperplasia due to CYP17A1 defects. Fertil Steril. 2016 Jun;105(6):1612-9.
35. Miller WL. Minireview: regulation of steroidogenesis by electron transfer. Endocrinology. 2005;146:2544-50.
36. Kagimoto M, Winter JS, Kagimoto K, Simpson ER, Waterman MR. Structural characterization of normal and mutant human steroid 17a- hydroxylase genes: molecular basis of one example of combined 17a-hydroxylase/17,20 lyase deficiency. Mol Endocrinol. 1988;2:564-70.
37. Chung BC, Picado-Leonard J, Haniu M, Bienkowski M, Hall PF, Shively JE, et al. Cytochrome P450c17 (steroid 17 alpha-hydroxylase/17,20 lyase): cloning of human adrenal and testis cDNAs indicates the same gene is expressed in both tissues. Proc Natl Acad Sci U S A. 1987;84:407-11.
38. Miller WL, Auchus RJ. The molecular biology, biochemistry, and physiology of human steroidogenesis and its disorders. Endocr Rev. 2011;32:81-151.
39. Martin RM, Oliveira PSL, Costa EMF, Arnhold IJP, Mendonça BB. Combined 17 alpha-hydroxylase/17,-20-lyase deficiency due to a homozygous 25 BP duplication (NT 4157-4181) at Exon 5 in the CYP17 resulting in a premature stop codon predicted by molecular modeling. Arq Bras Endocrinol Metab. 2008;52/8.
40. Miura K, Yasuda K, Yanase T, Yamakita N, Sasano H, Nawata H, et al. Mutation of cytochrome P-45017α gene (CYP17) in a Japanese patient previously reported as having glucocorticoid-responsive hyperaldosteronism: with a review of Japanese patients with mutations of CYP17. J Clin Endocrinol Metab. 1996; 81:3797-801.
41. Levran D, Ben-Shlomo I, Pariente C, Dor J, Mashiach S, Weissman A. Familial partial 17,20-desmolase and 17α-hydroxylase deficiency presenting as infertility. J Assist Reprod Genet. 2003;20:21-8.
42. Rabinovici J, Blankstein J, Goldman B, Rudak E, Dor Y, Pariente C, et al. In vitro fertilization and primary embryonic cleavage are possible in 17?-hydroxylase deficiency despite extremely low intrafollicular 17?-estradiol. J Clin Endocrinol Metab. 1989;68:693-7.
43. Neuwinger J, Licht P, Munzer B, Sir-Petermann T, Siebzehnrübl E, Wildt L. Substitution with testosterone as aromatizable substrate for induction of follicular maturation, estradiol production and ovulation in a patient with 17 alpha-hydroxylase deficiency. Exp Clin Endocrinol Diabetes. 1996;104(5):400-8.
44. Pellicer A, Miro F, Sampaio M, Gomez E, Bonilla-Musoles FM. In vitro fertilization as a diagnostic and therapeutic tool in a patient with partial 17,20-desmolase deficiency. Fertil Steril. 1991;55:970-5.
45. Bianchi PH, Gouveia GR, Costa EM, Domenice S, Martin RM, de Carvalho LC, et al. Successful live birth in a woman with 17α-hydroxylase deficiency through IVF frozen-thawed embryo transfer. J Clin Endocrinol Metab. 2016 Feb;101(2):345-8.
46. Flück CE, Pandey AV. Clinical and biochemical consequences of p450 oxidoreductase deficiency. Endocr Dev. 2011;20:63-79.
47. Auchus RJ. The backdoor pathway to dihydrotestosterone. Trends Endocrinol Metab. 2004;15:432-8.
48. Bonamichi BD, Santiago SL, Bertola DR, Kim CA, Alonso N, Mendonca BB, et al. Long-term follow-up of a female with congenital adrenal hyperplasia due to P450-oxidoreductase deficiency. Arch Endocrinol Metab. 2016 Oct;60(5):500-4.
49. Pandey AV, Kempna P, Hofer G, Mullis PE, Fluck CE. Modulation of human CYP19A1 activity by mutant NADPH P450 oxidoreductase. Mol Endocrinol. 2007;21:2579-95.
50. Song T, Wang B, Chen H, Zhu J, Sun H. In vitro fertilization-frozen embryo transfer in a patient with cytochrome P450 oxidoreductase deficiency: a case report. Gynecol Endocrinol. 2018 May;34(5):385-8.
51. Kim CJ. Congenital lipoid adrenal hyperplasia. Ann Pediatr Endocrinol Metab. 2014 Dec;19(4):179-83.
52. Fujieda K, Tajima T, Nakae J, Sageshima S, Tachibana K, Suwa S, et al. Spontaneous puberty in 46,XX subjects with congenital lipoid adrenal hyperplasia. Ovarian steroidogenesis is spared to some extent despite inactivating mutations in the steroidogenic acute regulatory protein (StAR) gene. J Clin Invest. 1997 Mar 15;99(6):1265-71.
53. Bose HS, Sugawara T, Strauss JF 3rd, Miller WL; International Congenital Lipoid Adrenal Hyperplasia Consortium. The pathophysiology and genetics of congenital lipoid adrenal hyperplasia. N Engl J Med. 1996 Dec 19;335(25):1870-8.
54. Sertedaki A, Pantos K, Vrettou C, Kokkali G, Christofidou C, Kanavakis E, et al. Conception and pregnancy outcome in a patient with 11-bp deletion of the steroidogenic acute regulatory protein gene. Fertil Steril. 2009 Mar;91(3):934.e15-8.
55. Khoury K, Barbar E, Ainmelk Y, Ouellet A, Lehoux JG. Gonadal function, first cases of pregnancy, and child delivery in a woman with lipoid congenital adrenal hyperplasia. J Clin Endocrinol Metab. 2009 Apr;94(4):1333-7.
56. Miller WL. Steroid hormone biosynthesis and actions in the materno-feto-placental unit. Clin Perinatol. 1998 Dec;25(4):799-817, v.

57. Casteràs A, De Silva P, Rumsby G, Conway GS. Reassessing fecundity in women with classical congenital adrenal hyperplasia (CAH): normal pregnancy rate but reduced fertility rate. Clin Endocrinol (Oxf). 2009;70(6):833-7.
58. Ogilvie CM, Rumsby G, Kurzawinski T, Conway GS. Outcome of bilateral adrenalectomy in congenital adrenal hyperplasia: one unit's experience. Eur J Endocrinol. 2006;154(3):405-8.
59. Wisniewski AB, Migeon CJ, Malouf MA, Gearhart JP. Psychosexual outcome in women affected by congenital adrenal hyperplasia due to 21-hydroxylase deficiency. J Urol. 2004;171(6 Pt 1):2497-501.
60. Amaral MEB, Ejzenberg D, Wajman DS, Monteleone PAA, Serafini P, Soares JM Jr, et al. Risk factors for inadequate response to ovarian stimulation in assisted reproduction cycles: systematic review. J Assist Reprod Genet. 2019 Jan;36(1):19-28.
61. Benetti-Pinto CL, Rosa-E-Silva ACJS, Yela DA, Soares Júnior JM. Abnormal uterine bleeding. Rev Bras Ginecol Obstet. 2017 Jul;39(7):358-68.
62. Baracat EC, Baracat MCP, Soares Jr, JM. Are there new insights for the definition of PCOS? Gynecol Endocrinol. 2022 Sep;38(9):703-4.
63. Soares Júnior JM, Baracat MC, Maciel GA, Baracat EC. Polycystic ovary syndrome: controversies and challenges. Rev Assoc Med Bras (1992). 2015 Nov-Dec;61(6):485-7.

19

Malformações müllerianas

Andrea Marcheti Silveira
Lívia Maria de Souza Santos Hatanaka
Luiz Gustavo Oliveira Brito

Embriologia do trato genital superior

As malformações do sistema reprodutor feminino podem resultar de mutações genéticas ou exsições ambientais durante o processo de formação do embrião, com decorrente alteração do desenvolvimento embrionário. Os aparelhos genital e urinário têm origem na chamada crista urogenital, que é uma dobra inicial do mesoderma intermediário. No ectoderma do embrião, desenvolvem-se as células germinativas primordiais, que, por volta da sexta semana de gestação, migram para a crista urogenital, a qual, por sua vez, divide-se, formando as cristas nefrogênicas e genitais. Com 8 semanas de gestação, as cristas nefrogênicas originam os mesonefros e os ductos mesonéfricos, chamados também de ductos de Wolff. Por volta da 6ª semana, são desenvolvidos os ductos paramesonéfricos, chamados ductos de Müller, a partir da invaginação do epitélio celômico.

Por influência dos hormônios testosterona e antimülleriano, é iniciada a diferenciação sexual dos ductos reprodutivos, na 7ª semana do desenvolvimento embrionário. Em embriões do sexo feminino, não há a produção do hormônio antimülleriano, o que permite a persistência e o desenvolvimento dos ductos paramesonéfricos, que crescem no sentido caudal, seguindo os ductos mesonéfricos. Por volta da 10ª semana, as porções mais distais dos ductos paramesonéfricos fundem-se na linha média, formando o canal uterovaginal. Com aproximadamente 12 semanas, o corpo e o colo uterinos se diferenciam. Um septo na linha média do útero é formado e sofre uma regressão geralmente até as 20 semanas, formando a cavidade uterina. O terço superior da vagina também se origina da fusão dos ductos paramesonéfricos.

Considerações gerais

As malformações genitais femininas em geral são assintomáticas na infância e adolescência, mas na idade reprodutiva podem estar associadas a quadros de amenorreia primária, dor pélvica, infertilidade e perdas gestacionais recorrentes. No entanto, até 57% das mulheres com malformações genitais são férteis e evoluem com gestações sem complicações; portanto, pode ser que as malformações não obstrutivas tenham sua real incidência subestimada.[1]

Sistemas de classificação das anomalias do trato genital feminino

- American Society for Reproductive Medicine (1988): a classificação mais utilizada até hoje, baseada na anomalia uterina encontrada.[2]

Classe I: agenesia ou hipoplasia mülleriana (segmentar, parcial ou completa)	a) Vaginal b) Cervical c) Uterina d) Tubária e) Combinada
Classe II: útero unicorno	a) Corno rudimentar comunicante b) Corno rudimentar não comunicante c) Corno rudimentar sem cavidade d) Ausência de corno rudimentar
Classe III: útero didelfo	
Classe IV: útero bicorno	a) Completo b) Parcial
Classe V: útero septado	a) Completo b) Parcial
Classe VI: útero arqueado	
Classe VII: anomalias relacionadas ao dietilestilbestrol	

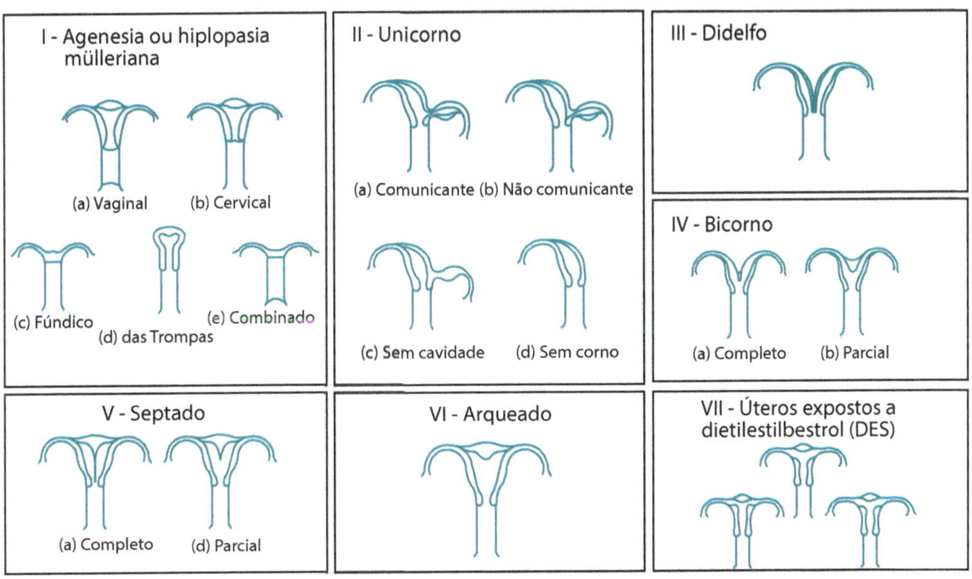

- European Society of Human Reproduction and Embryology e European Society for Gynaecological Endoscopy (2013): classificação baseada na anatomia uterina e avaliação ultrassonográfica tridimensional, em que o útero é a classe principal, sua malformação é subclasse e anomalia vaginal e/ou cervical compõe subclasse coexistente.

<table>
<tr><th></th><th>Classe principal</th><th>Subclasse principal</th><th>Subclasse coexistente: anomalia vaginal/cervical</th></tr>
<tr><td>Classe 0</td><td>Útero normal</td><td></td><td rowspan="7">Cervical
C0: normal
C1: septado
C2: duplo, porém normais
C3: aplasia/displasia unilateral
C4: aplasia/displasia vaginal
Vagina
V0: normal
V1: septo vaginal longitudinal não obstrutivo
V2: septo vaginal longitudinal obstrutivo
V3: septo vaginal transverso/hímen imperfurado
V4: aplasia vaginal</td></tr>
<tr><td>Classe I</td><td>Útero dismórfico</td><td>a) T-shaped
b) Infantil</td></tr>
<tr><td>Classe II</td><td>Útero septado</td><td>a) Parcial
b) Completo</td></tr>
<tr><td>Classe III</td><td>Útero bicorno</td><td>a) Parcial
b) Completo</td></tr>
<tr><td>Classe IV</td><td>Hemiútero</td><td>a) Corno rudimentar com cavidade (comunicante ou não)
b) Corno rudimentar sem cavidade (sem corno)</td></tr>
<tr><td>Classe V</td><td>Útero aplásico/ displásico</td><td>a) Corno rudimentar com cavidade (uni ou bilateral)
b) Corno rudimentar sem cavidade (uni ou bilateral)</td></tr>
<tr><td>Classe VI</td><td>Malformações não classificáveis</td><td></td></tr>
</table>

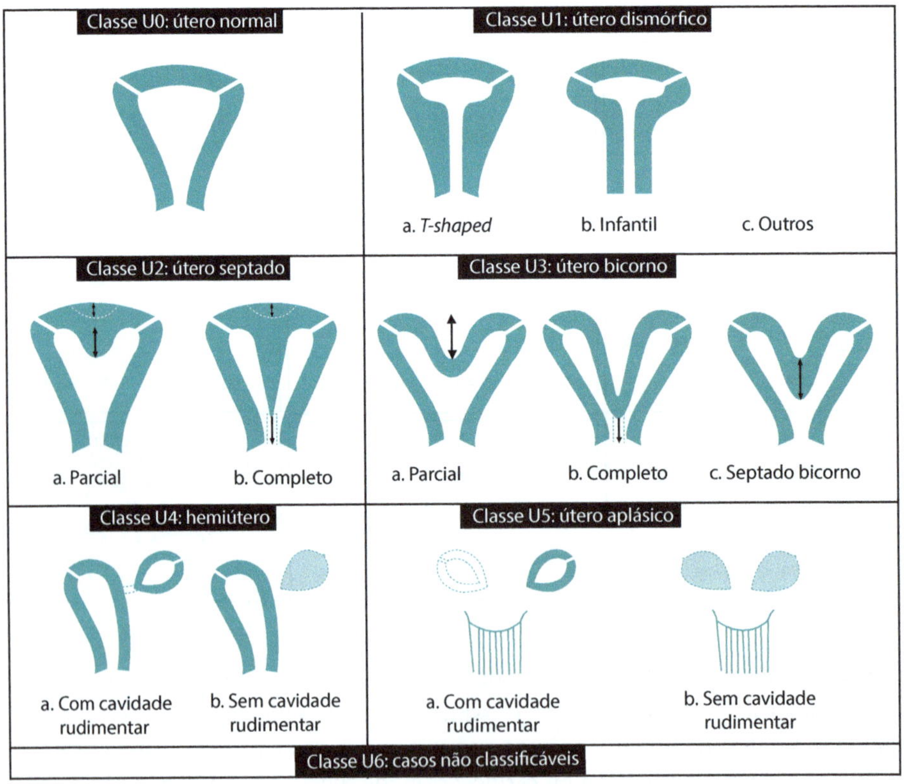

■ American Society for Reproductive Medicine (2021): baseada nos pontos fortes da classificação de 1988, a ASRM fez uma nova classificação, com abordagem de malformações envolvendo útero, cérvice e va-

1. Agenesia mülleriana

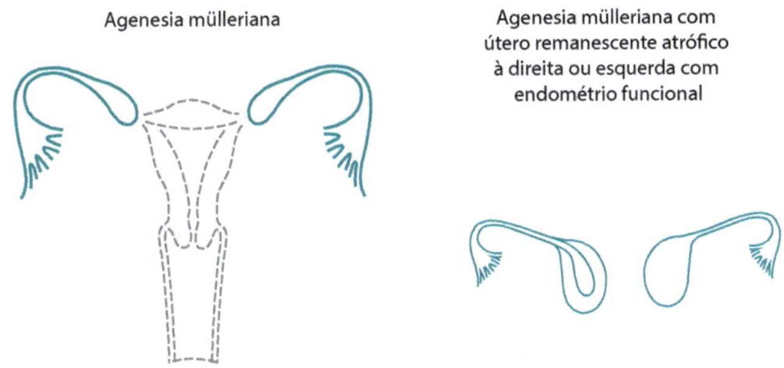

2. Agenesia cervical

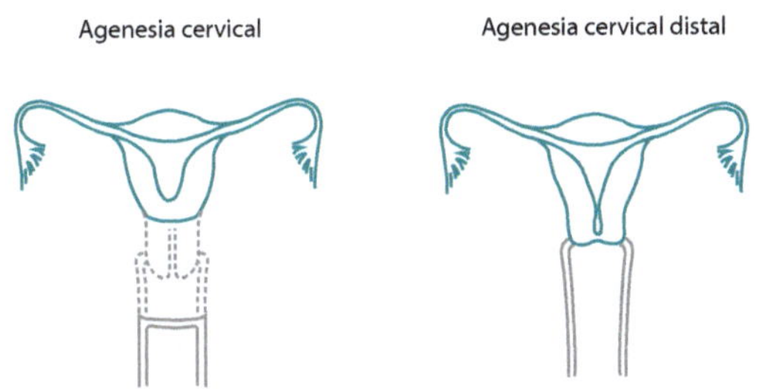

3. Útero unicorno

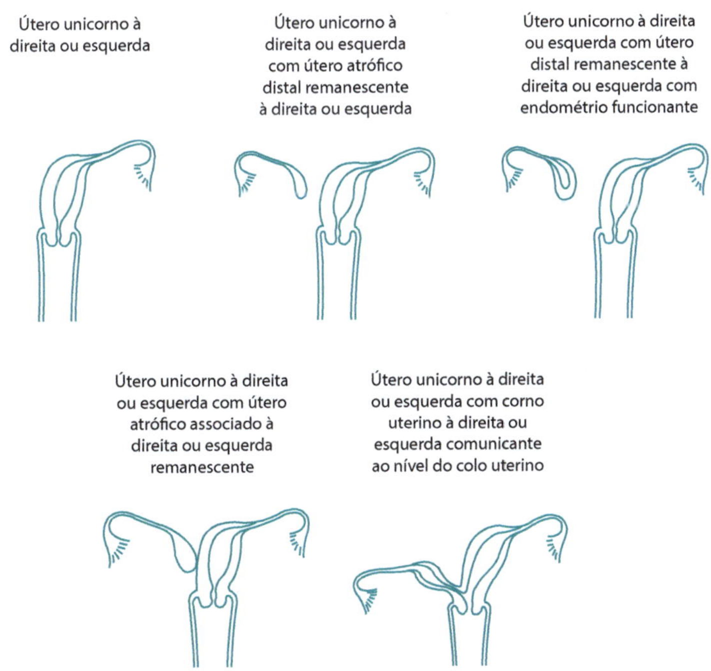

4. Útero didelfo

Útero didelfo e septo longitudinal

Útero didelfo e +/- septo vaginal longitudinal de comprimento variável

Útero didelfo e obstrução hemivaginal à direita ou esquerda

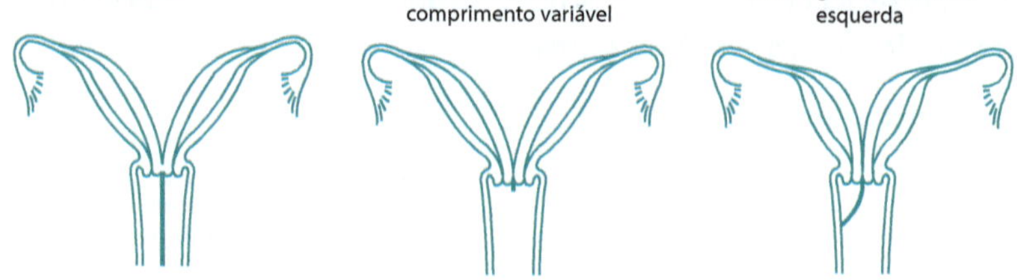

5. Útero bicorno

Útero bicorno (recuo da serosa > 1 cm)

Útero bicorno com trato comunicativo à direita ou esquerda

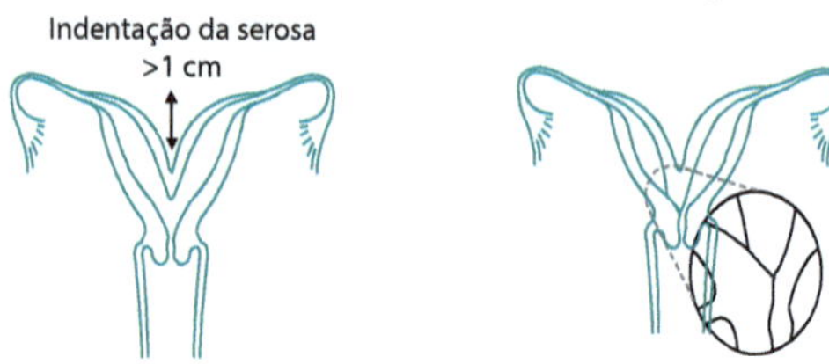

Útero bicorno (recuo da serosa > 1 cm)

Útero bicorno com trato comunicativo à direita ou esquerda

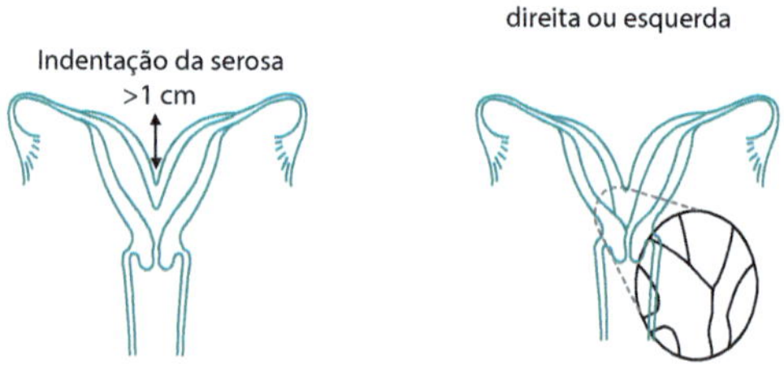

6. Útero septado

Útero septado parcial (comprimento do septo > 1 cm e ângulo < 90°)

Útero arqueado (comprimento do septo ≤ 1 cm ou ângulo > 90°)

Útero de Robert

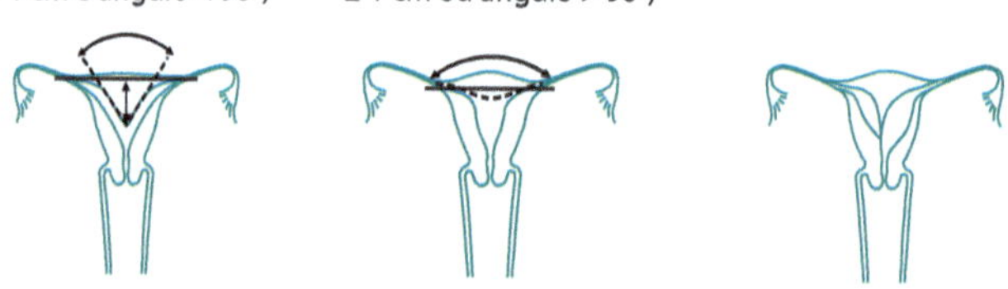

Útero septado completo com duplo cérvice e septo vaginal longitudinal

Útero septado completo com colo septado e septo vaginal longitudinal

Útero septado completo com duplo cérvice e obstrução hemivaginal à direita ou esquerda

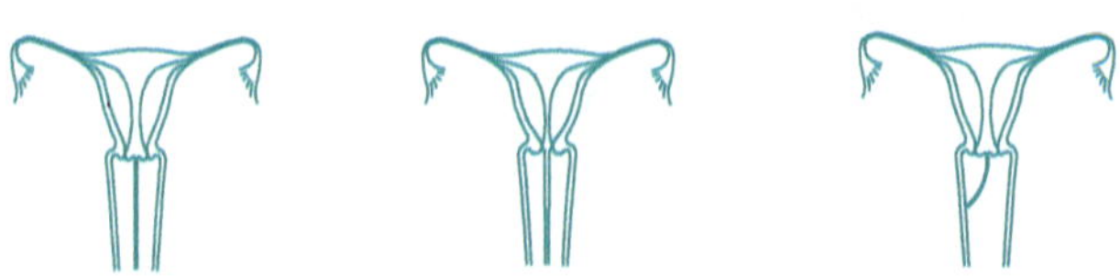

7. Septo vaginal transverso

Septo vaginal medial

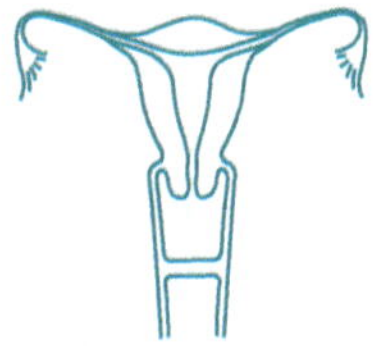

Agenesia vaginal distal

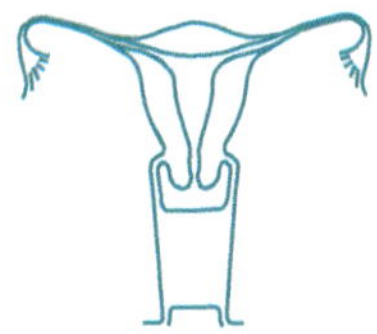

8. Septo vaginal longitudinal

Septo vaginal longitudinal de comprimento variável

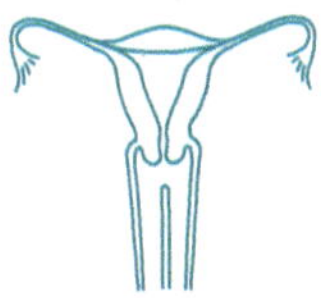

Septo vaginal longitudinal de comprimento variável e útero didelfo

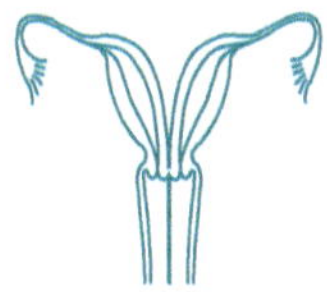

Obstrução hemivaginal à direita ou esquerda e útero didelfo

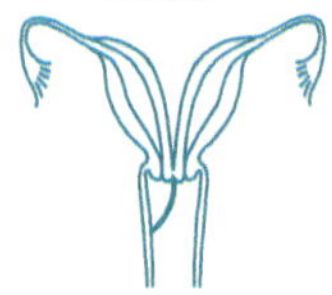

Septo vaginal longitudinal de comprimento variável e útero septado completo com cérvice duplo

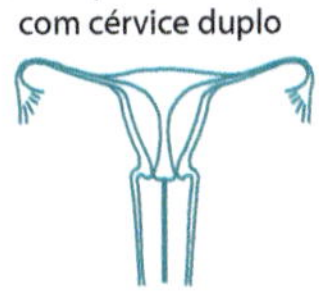

Obstrução hemivaginal à direita ou esquerda e útero septado completo com cérvice duplo

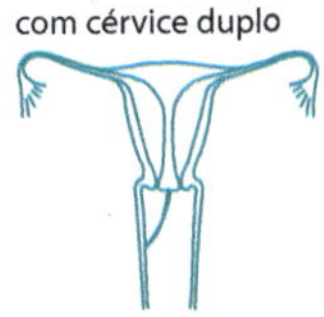

9. Anomalias complexas

Útero bicorno com obstrução bilateral da cavidade endometrial

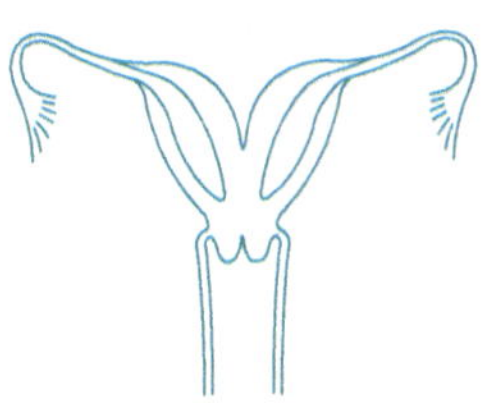

Útero didelfo com hemiútero comunicante e cervicovaginal atresia unilateral à direita ou esquerda

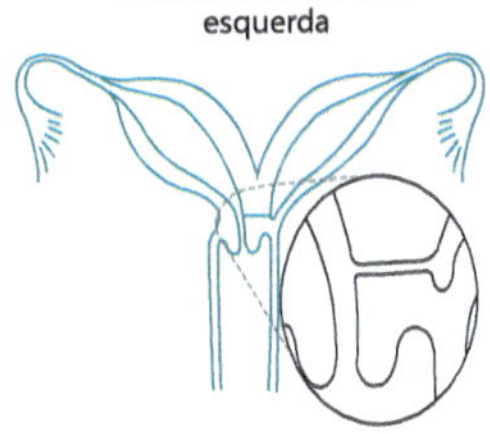

Obstrução hemivaginal à direita ou esquerda, hemiútero e colo único com separação contralateral do hemiútero, colo e vagina patente à direita ou esquerda

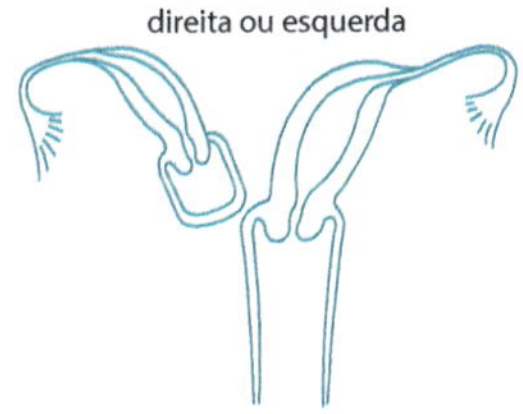

Útero bicorno com trato comunicante à direita ou esquerda e septo vaginal transverso

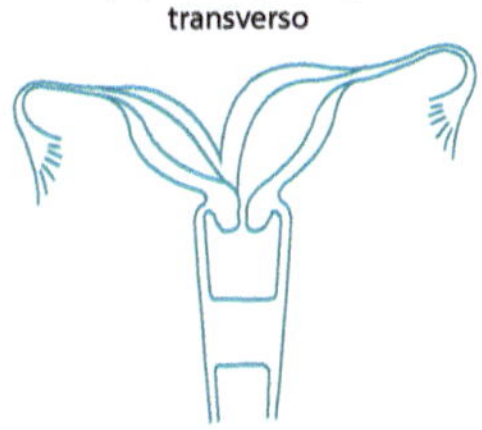

Agenesia de istmo uterino

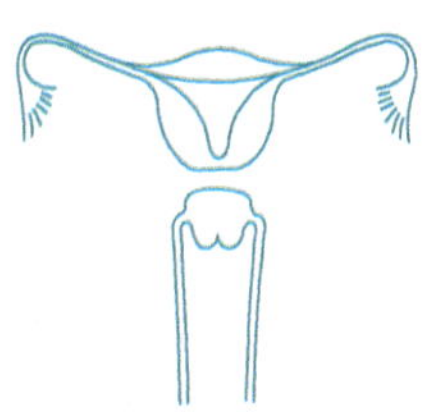

gina. Constitui-se de nove critérios principais.

Serão descritos os tipos de anomalia com base na primeira classificação.

Hipoplasia segmentar mülleriana

A aplasia, agenesia ou hipoplasia mülleriana acomete 1 em cada 4.000 a 10.000 mulheres.[3] Ela acontece pelo não desenvolvimento da porção inferior dos ductos paramesonéfricos. Geralmente há ausência completa do útero, colo e terço superior da vagina. Uma variação menos frequente é o útero normal com ausência do terço superior da vagina. O fenótipo das mulheres acometidas é normal, pois o desenvolvimento ovariano não é alterado. O quadro clínico mais típico é amenorreia primária.

Atresia vaginal

No caso das mulheres com atresia vaginal, o seio urogenital forma a porção caudal da vagina, e, dessa forma, um quinto a um terço do comprimento inferior vaginal é substituído por tecido fibroso. Essas mulheres possuem a genitália externa normal, porém sem o terço inferior da vagina. O quadro clínico geralmente é amenorreia primária e dor pélvica cíclica após a menarca fisiológica, resultado de hematocolpo ou hematometra. Os caracteres sexuais secundários são normais, e ao exame clínico pode-se evidenciar uma pequena bolsa vaginal posterior ao anel himenal. Os exames de imagem são ferramenta fundamental, sendo a ressonância nuclear magnética aquela com maior acurácia, pois pode identificar a extensão da atresia, o grau de dilatação superior da vagina e a presença ou ausência do colo uterino. A sua presença distingue entre a atresia vaginal e a agenesia mülleriana. A laparoscopia pode ser necessária se a imagem não é conclusiva.

Agenesia do colo uterino

Como possuem a mesma origem mülleriana, mulheres com agenesia do colo uterino geralmente não possuem também o terço superior da vagina, porém o desenvolvimento uterino costuma ser normal. O quadro clínico comumente é o mesmo das demais anomalias obstrutivas do trato reprodutivo, amenorreia primária e dor pélvica cíclica. Se houver endométrio funcional, pode haver fluxo menstrual retrógrado.

Agenesia mülleriana

Agenesia ou aplasia mülleriana consistem na ausência congênita do útero e da vagina, também chamada de síndrome de Mayer-Rokitansky-Kuster-Hauser. Atinge 1 a cada 4.500-5.000 mulheres.[3] Na sua forma clássica, as mulheres apresentam uma pequena vagina, de 2 a 5 cm de extensão, e ausência da porção superior dela, do colo e útero. O diagnóstico usualmente é realizado na avaliação por amenorreia primaria, com demais caracteres sexuais normais. Geralmente essas mulheres possuem a parte distal das trompas e ovários normais. Cerca de 90% apresentam bulbos müllerianos rudimentares sem atividade endometrial, sendo que em raros casos pode haver endométrio ativo, o que justifica quadros de dor abdominal cíclica.[4] A excisão cirúrgica dos bulbos rudimentares sintomáticos é indicada.

Nos casos de agenesia mülleriana, é importante investigar malformações renais e esqueléticas congênitas, já que até 53% delas também apresentam tais anomalias.[4] A síndrome MURCS foi descrita como aplasia mülleriana, aplasia renal e displasia cervicotorácica.[5] Outras malformações esqueléticas podem acompanhar o quadro, como espinha bífida, sacralização de L5, lombarização do sacro e malformações de vértebras cervicais. Ainda podem estar associadas malformações cardíacas e distúrbios neurológicos, como defeitos de septo ventricular e distúrbios auditivos.

Útero unicorno

O útero unicorno resulta do não desenvolvimento ou desenvolvimento parcial de um dos ductos müllerianos. Comumente existe um útero funcional, com colo uterino, ligamento redondo e trompa normais, e do outro lado as estruturas se desenvolvem de forma anormal. Pode ocorrer agenesia ou, o que é mais frequente, um corno uterino rudimentar. Se houver, nesse corno rudimentar, endométrio funcional, a paciente pode evoluir com dor pélvica cíclica unilateral.

As mulheres portadoras de útero unicorno podem evoluir com infertilidade, endometriose e dismenorreia. Também são frequentes os distúrbios na evolução da gestação, com taxas de abortamento de 36% e parto prematuro de 16%;[6] alguns autores até recomendam cerclagem cervical profilática, mas faltam evidências para sustentar tal indicação. Complicações obstétricas pela alteração anatômica da cavidade uterina envolvem restrição de crescimento intrauterino, apresentação fetal pélvica e distócias no trabalho de parto.

Útero didelfo

O útero didelfo ocorre quando há falha na fusão central dos ductos müllerianos. Essas mulheres possuem dois cornos uterinos isolados, cada qual com cavidade endometrial e colo uterino, respectivamente. Na maioria dos casos, um septo vaginal longitudinal separa os dois colos; por essa razão, sempre que um septo vaginal for identificado, deve-se suspeitar de útero didelfo. Também é possível que exista uma hemivagina obstruída por septo vaginal oblíquo ou transverso.

Com relação à gestação das malformações müllerianas, o útero didelfo é a alteração com melhores prognósticos reprodutivos. Apesar de a capacidade de crescimento uterino ser praticamente a mesma do útero unicorno, provavelmente o suprimento sanguíneo do útero didelfo é melhor, em razão de circulação colateral entre os dois úteros. A taxa de abortamento e perdas gestacionais tardias se assemelham às de úteros normais.

Útero bicorno

Quando há a fusão parcial dos ductos müllerianos, formam-se duas cavidades endometriais separadas, mas que se comunicam, o que caracteriza o útero bicorno. Nesses casos, essa falha da fusão pode ser parcial ou total, quando se estende até o colo uterino. Essas mulheres também podem evoluir com risco obstétrico aumentado. Em mulheres com útero bicorno parcial, as taxas de abortamento e trabalho de parto prematuro podem chegar a 20%; já naquelas com útero bicorno total, a taxa de parto prematuro pode atingir 66%.[7]

Útero septado

Os septos intrauterinos geralmente resultam da não regressão dos segmentos mediais, depois que ocorre a fusão dos ductos müllerianos. A depender da quantidade remanescente de tecido, os septos podem assumir diversos aspectos, desde pequenos septos no fundo uterino até extensos, chegando ao colo, podendo ser fibrosos ou fibromusculares. Geralmente o diagnóstico é feito a partir de complicações obstétricas. Essas mulheres podem evoluir com abortamento espontâneo em até 42% dos casos.[8]

Útero arqueado

O útero arqueado é uma alteração com desvio do desenvolvimento do fundo uterino. Entre suas variantes, estão septo discreto na linha média no interior do fundo largo, algumas vezes uma ligeira protuberância fúndica em direção à cavidade. A maioria dos autores não relaciona com perdas gestacionais.

Anomalias induzidas por uso de dietilestilbestrol (DES)

O DES é um estrogênio sintético prescrito para cerca de 3 milhões de mulheres gestantes nos Estados Unidos entre as décadas de 1940 e 1960, no tratamento de complicações obstétricas, e que, posteriormente, teve sua ineficácia comprovada.[1] Mas a exposição *in utero* a tal substância foi relacionada com o desenvolvimento de malformações geniturinárias, de adenocarcinoma vaginal e de colo de útero, isso por uma provável influência na regulação genética durante o desenvolvimento embrionário.

Das malformações genitais foram descritos septos uterinos, segmento uterino superior encurtado e cavidade irregular (em forma de T), colares cervicais ("colo uterino em chapéu de palhaço") e alterações nas trompas, como encurtamento, estreitamento e ausência das fímbrias.

Avaliação e diagnóstico

Um exame físico detalhado constitui-se como avaliação inicial dessas pacientes que se apresentam geralmente com quadro de amenorreia primária com caracteres secundários (telarca e adrenarca) totalmente desenvolvidos, associado a dor pélvica cíclica e massa abdominovaginal. Ao exame, encontra-se vagina encurtada, sem visualização de colo uterino.

O diagnóstico diferencial se dará com distúrbios obstrutivos uterinos ou vaginais (como hímen imperfurado, atresia vaginal distal, septo vaginal transverso, atresia cervical, entre outros) e distúrbios de diferenciação sexual (síndrome da insensibilidade androgênica, Turner, deficiência de CYP17A1). Sendo assim, dosagem de hormônio folículo-estimulante (FSH) e testosterona e cariótipo são essenciais nessas pacientes.

O FSH elevado, com cariótipo 45X, é a causa genética mais comum, caracterizando síndrome de Turner, a qual pode vir associada a mosaicismo. Pacientes apresentam baixa estatura, amenorreia primária devido a hipogonadismo, porém presença de útero, colo uterino e comprimento vaginal normal.

Já no caso de síndrome de insensibilidade androgênica completa ou síndrome de Morris, há cariótipo 46XY, com testículos geralmente intra-abdominais e produção normal de testosterona; o fenótipo feminino, com desenvolvimento de telarca por aromatização periférica de testosterona em estrogênio. Não há desenvolvimento de ovários, trompas, útero e vagina proximal devido à produção testicular de hormônio antimülleriano, resultando em uma vagina encurtada e ausência de colo uterino. Assim como não se observa o desenvolvimento de adrenarca, uma vez que não há receptores de androgênio nessas pacientes, portanto não há pelos axilares ou pubianos. Deve ser levantada a suspeita da síndrome em meninas com hérnia inguinal bilateral (1,1%).

A ultrassonografia avalia a presença ou ausência de útero, e a ressonância magnética pode encontrar estruturas rudimentares em pacientes com agenesia mülleriana em até 90% dos casos, bem como atividade endometrial nessas estruturas. Os exames radiológicos devem ser realizados por profissional experiente em diagnóstico de malformação mülleriana. A etapa inicial para avaliação de malformações müllerianas uterinas pode ser pela histerossalpingografia, que já fornece o diagnóstico de útero didelfo e permite avaliar alguma comunicação entre os úteros, porém não é tão eficaz em diferenciar útero bicorno e septado, podendo ser realizada concomitantemente à ultrassonografia, o que aumenta a sua acurácia.

A ressonância magnética, quando realizada, será feita com ou sem contraste, a critério do radiologista. A utilização da sonografia em 3D associada à ressonância magnética têm mostrado excelentes imagens das malformações müllerianas, com possibilidade de programações bem realistas de tratamento, sem necessidade de histeroscopia junto à laparoscopia para diagnóstico, as quais eram usadas há alguns anos como padrão-ouro.

Cerca de 53% das pacientes com malformação mülleriana apresentam outra malformação congênita associada, sendo as mais comuns anomalias renais (27-29%) e esqueléticas (8-32%), recomendando-se assim ultrassonografia do trato urinário e radiografia da coluna. As associações de malformações associadas mais comuns preenchem o mnemônico VACTERL: *vertebral anomalies, anorectal malformations, cardiovascular anomalies, tracheoesophageal fistula, esophageal atresia, renal anomalies, limb defects.*

Tratamento

Agenesia mülleriana

Há duas linhas de tratamento: dilatação e cirúrgico, ambos com a finalidade de criar uma vagina funcional. O uso de dilatadores é mais seguro, controlado pela paciente, tem melhor custo-benefício que a cirurgia e quando bem realizado chega a uma taxa de sucesso de 90% a 96% dos casos.

Inicialmente a paciente deve ser estimulada a se olhar ao espelho, reconhecendo a vulva, clitóris, uretra e vagina, onde deverá introduzir o dilatador. Nessa fase, verificamos se a paciente conhece sua anatomia e a estimulamos a aprender a autoinserção. Existem diversos tipos e materiais, como dilatador, podendo ser escolhido aquele ao qual a mulher melhor se adaptar. A técnica requer a introdução de dilatadores de calibres progressivamente maiores, por um período de 30 minutos a 2 horas diárias, podendo ser divididos em 3 inserções ao dia. Devem ser feitos retornos semanais ou quinzenais idealmente para checar adaptação e possíveis efeitos adversos, bem como acompanhamento fisioterápico concomitante. Relações sexuais devem ser encorajadas se a mulher se sentir à vontade.

A cirurgia é uma solução mais rápida para a formação de uma neovagina, mas, diante da alta taxa de sucesso da dilatação primária, o tratamento cirúrgico é indicado apenas na falha deste. O momento mais apropriado de se realizar o procedimento é a adolescência tardia, uma vez que há maturidade suficiente para concordar com ele e proceder à dilatação pós-operatória.

A técnica cirúrgica mais utilizada para a criação da neovagina é a vaginoplastia de McIndoe, em que se faz uma incisão na pele no vestíbulo de 2 a 3 cm, cria-se um canal limitado anteriormente pela fáscia pubovesical e posteriormente pela fáscia retovaginal, e insere-se um molde recoberto por enxerto de pele e preso à extremidade distal da neovagina. O molde fica fixo com pontos de fio não absorvível no períneo por 1 semana, depois retirado, e a partir daí inicia-se o uso do dilatador, constantemente por 6 semanas (retirado apenas para evacuar), seguido de 12 horas por 6 semanas, e depois por 30 minutos ao dia.

Útero septado

A principal indicação da metroplastia é o abortamento de repetição. A maioria das mu-

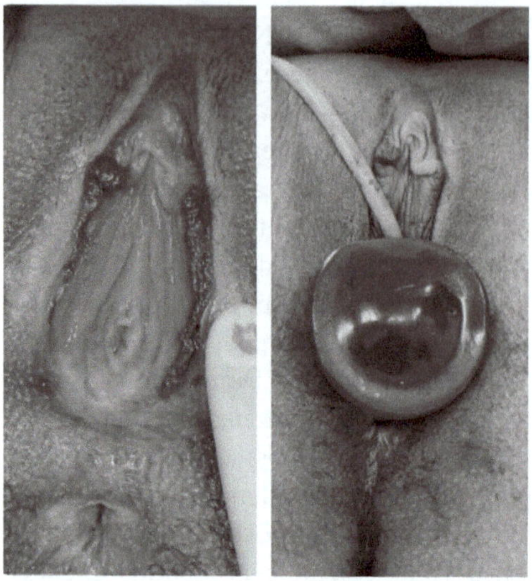

FIGURA 1 Vagina em fundo cego antes e depois de neovaginoplastia com utilização de molde após procedimento.

lheres com útero septado consegue obter sucesso com a gestação, perfazendo uma taxa de 20% a 25% daquelas que cursam com aborto de primeiro trimestre tardio ou de segundo trimestre precoce. A indicação de metroplastia em pacientes com infertilidade primária e útero septado é bastante discutível.

A metroplastia histeroscópica é a técnica mais amplamente empregada em comparação às laparotômicas devido ao menor risco operatório, melhor recuperação, menor morbidade e menor risco de potenciais complicações perigestacionais posteriores.

Deve ser realizada na fase folicular inicial ou com o uso de contraceptivos ou análogos de GnRH para se obter um endométrio de espessura mais fina e possibilitar melhor visualização do septo. Através do uso de meio de distensão, dilata-se a cavidade endometrial, e, com eletrodo histeroscópico mono ou bipolar, tesoura histeroscópica, Versapoint ou *laser* de argônio, entre outros, procede-se à ressecção do septo. Geralmente se sabe que atingiu o miométrio quando há sangramento, pois o septo costuma ser menos vascularizado. Caso seja necessário, pode ser feita laparoscopia concomitante, a fim de guiar o procedimento histeroscópico, com visualização da luz da ótica próxima à serosa uterina, evitando a perfuração do útero. Na presença de dois colos uterinos, pode-se usar uma sonda Foley a fim de evitar o extravasamento do meio de distensão por um deles.

No pós-operatório, não há necessidade de antibióticos ou estrogênio para crescimento endometrial. Por vezes, pode ser necessário um segundo tempo histeroscópico para ressecar septo residual. Apesar de haver variação na literatura para se recomendar gestação após o procedimento, o tempo mínimo recomendado para gestar seria de 2 meses depois.

Septo vaginal/obstrução hemivaginal

No caso do septo vaginal transverso, há a necessidade do tratamento cirúrgico para possibilitar a saída do conteúdo menstrual e desfazer o hematocolpométrio. A técnica empregada varia de acordo com a espessura do septo: sendo mais fino, realiza-se septoplastia, com a excisão do septo e sutura terminoterminal entre as extremidades proximal e distal da vagina.

Sendo o septo mais espesso, pode-se empregar a técnica de Z-plastia ou aplicação de enxerto, visando evitar a formação de fibrose no local. No septo vaginal longitudinal, realiza-se a excisão com extrema precaução, para evitar órgãos adjacentes (uretra, bexiga e reto). É frequente estenose vaginal, com necessidade de reoperação, por isso a excisão deve ser ampla.

Nas obstruções hemivaginais com formação de hematocolpo, realizam-se a remoção da obstrução vaginal, drenagem do hematocolpo e marsupialização da vagina em fundo cego. Nas situações com formação de hematocolpo e dismenorreia, recomenda-se laparoscopia devido à possibilidade de endometriose por menstruação retrógrada.

Referências

1. Hoffman B, Schaffer JI, Schorge JO, Halvorson LM, Bradshaw KD, Cunningham FG. Ginecologia de Williams. 2. ed. AMGH; 2014.
2. The American Fertility Society classifications of adnexal adhesions, distal tubal occlusion, tubal occlusion secondary to tubal ligation, tubal pregnancies, müllerian anomalies and intrauterine adhesions. Fertil Steril. 1988;49(6):944-55.
3. ACOG Committee on Adolescent Health Care. ACOG Committee Opinion No. 355: Vaginal agenesis: diagnosis, management, and routine care. Obstet Gynecol. 2006;108(6):1605-9.
4. Committee on Adolescent Health Care. ACOG Committee Opinion No. 728: Müllerian Agenesis: Diagnosis, Management, And Treatment. Obstet Gynecol. 2018;131(1):e35-e42.
5. Oppelt P, Renner SP, Kellermann A, Brucker S, Hauser GA, Ludwig KS, et al. Clinical aspects of Mayer-Rokitansky-Kuester-Hauser syndrome: recommendations for clinical diagnosis and staging. Hum Reprod. 2006;21(3):792-7.
6. Rackow BW, Arici A. Reproductive performance of women with müllerian anomalies. Curr Opin Obstet Gynecol. 2007;19(3):229-37.
7. Heinonen PK, Saarikoski S, Pystynen P. Reproductive performance of women with uterine anomalies. An evaluation of 182 cases. Acta Obstet Gynecol Scand. 1982;61(2):157-62.
8. Woelfer B, Salim R, Banerjee S, Elson J, Regan L, Jurkovic D. Reproductive outcomes in women with congenital uterine anomalies detected by three-dimensional ultrasound screening. Obstet Gynecol. 2001;98(6): 1099-103.
9. Passos IMP, Britto RL. Diagnosis and treatment of müllerian malformations. Taiwan J Obstet Gynecol. 2020;59(2):183-8.
10. Pfeifer S, Butts S, Dumesic D, Gracia C, Vernon M, Fossum G, et al. Uterine septum: a guideline. Fertil Steril. 2016;106(3):530-40.
11. Grimbizis GF, Gordts S, Di Spiezio Sardo A, Brucker S, De Angelis C, Gergolet M, et al. The ESHRE/ESGE consensus on the classification of female genital tract congenital anomalies. Hum Reprod. 2013 ;28(8):2032-44.
12. Bosteels J, van Wessel S, Weyers S, Broekmans FJ, D'Hooghe TM, Bongers MY, et al. Hysteroscopy for treating subfertility associated with suspected major uterine cavity abnormalities. Cochrane Database Syst Rev. 2018;12(12):CD009461.
13. Acién P, Acién M. The presentation and management of complex female genital malformations. Hum Reprod Update. 2016;22(1):48-69.
14. Laufer MR, DeCherney AH. Congenital uterine anomalies: Surgical repair. Waltham: UpToDate; 2023.
15. Ludwin A, Pfeifer SM. Reproductive surgery for müllerian anomalies: a review of progress in the last decade. Fertil Steril. 2019;112(3):408-16.
16. Valle RF, Ekpo GE. Hysteroscopic Metroplasty for the Septate Uterus: Review and Meta-Analysis. J Minim Invasive Gynecol. 2013;20(1):22-42.

20

Amenorreia de causa central

Daniela Angerame Yela
Gabriela Pravatta Rezende Antoniassi
Cristina Laguna Benetti-Pinto

Introdução

A amenorreia é definida pela ausência ou interrupção da menstruação e acomete de 3 a 4% da população feminina. Pode ser primária, quando a mulher não menstrua até os 13 anos sem desenvolvimento de caracteres sexuais, ou quando não menstrua até os 15 anos, porém apresenta desenvolvimento de caracteres sexuais ou ainda 5 anos após o desenvolvimento das mamas; ou amenorreia secundária, quando não há menstruação por três ciclos consecutivos ou por 3 meses, ou ainda com ciclos longos resultando em menos que nove ciclos por ano.[1-3]

A amenorreia central está associada à inibição do eixo hipotálamo-hipófise-ovário (HPO) (Figura 1).

A amenorreia por alteração hipotalâmica pode ser classificada em orgânica ou funcional. A amenorreia hipotalâmica orgânica se deve à presença de patologias como síndrome de Kallmann e deficiência isolada de GnRH e é irreversível.

A amenorreia hipotalâmica funcional (AHF) ocorre quando há ausência de causa anatômica e orgânica, sendo, portanto, um diagnóstico de exclusão. A AHF pode apresentar-se como amenorreia primária ou secundária. Os principais fatores desencadeantes de AHF são estresse físico, metabólico e psicológico; assim, associa-se a exercício físico intenso, distúrbios alimentares e/ou eventos emocionais. A AHF é a forma mais comum de amenorreia em adolescentes. Pode ter consequências como atraso na puberdade, infertilidade, perda de densidade óssea e incapacidade de atingir o pico de massa óssea (devido ao hipoestrogenismo muito prolongado).[4-6]

A causa medicamentosa da amenorreia central atua em nível de neurotransmissores, alterando a secreção do GnRH e das gonadotrofinas. As principais drogas relacionadas com esse distúrbio são os anticoncepcionais hormonais, a metoclopramida, a metildopa, o sulpirida, as anfetaminas e as fenotiazinas.

A amenorreia central pode ser causada, ainda, por dano ao eixo hipotalâmico-hipofisário devido a inflamação, isquemia, infiltração, infecção ou trauma. Assim, outras causas a serem consideradas no diagnóstico diferencial incluem síndrome de Sheehan, doenças infiltrativas (sarcoidoses), doenças infecciosas (meningite), trauma, cirurgia ou radioterapia, tumor, hiperprolactinemia, síndrome dos ovários policísticos (multifatorial), ou disfunções decorrentes de doenças crônicas (síndrome de má absorção, diabetes *mellitus* descompensado).[7]

Funcional	Anormalidades genéticas	Tumores	Infecciosas	Outras
1. Estresse psicogênico 2. Desordens alimentares ■ Anorexia nervosa ■ Bulimia ■ Perda de peso ■ Desnutrição 3. Atividade física intensa 4. Pseudociese	■ Síndrome de Kallmann ■ Deficiência isolada de GnRH	■ Craniofaringioma ■ Germinoma ■ Hamartoma ■ Outros	■ Tuberculose ■ Sífilis ■ Encefalite/ meningite ■ Sarcoidose	■ Medicamentosa ■ Doenças crônicas ■ Radiação ■ Trauma ■ Cirurgia ■ Hiperprolacti-nemia ■ Síndrome de Sheehan

FIGURA 1 Causas de amenorreia central.

Fisiopatologia

Em mulheres com AHF, a secreção de hormônio liberador de gonadotropina (GnRH) está suprimida, sendo que a liberação pulsátil de hormônio luteotrófico (LH) fica comprometida e os níveis totais de LH e de hormônio folículo-estimulante (FSH) podem estar diminuídos. A relação FSH/LH pode mostrar-se semelhante ao padrão pré-puberal, podendo haver predomínio de FSH. Há comprometimento do desenvolvimento folicular, anovulação e baixos níveis séricos de estradiol. Questiona-se se haveria uma predisposição genética que tornaria algumas mulheres mais suscetíveis a esse distúrbio.[6,8]

Existem duas principais hipóteses para explicar o mecanismo pelo qual o balanço energético negativo causa AHF. A primeira hipótese, das reservas metabólicas, defende que vias aferentes dos tecidos periféricos, como o fígado, o pâncreas, o estômago, o tecido adiposo e o duodeno, detectam níveis reduzidos de ácidos graxos, glicose ou corpos cetônicos, modulando os mecanismos hormonais neuronais em resposta a essas alterações. A segunda hipótese, da gordura corporal crítica, defende que existe uma quantidade basal de tecido adiposo necessária para que ocorra o início da puberdade e manutenção da função reprodutiva.[6] A gordura corporal é um reflexo das reservas energéticas, pelo que essas hipóteses não são mutuamente exclusivas. O tecido adiposo provavelmente participa da patogênese da AHF por meio de adipocinas, como a leptina e a adiponectina.[9,10]

A disfunção não se restringe às alterações na produção dos hormônios ovarianos, mas sim por uma combinação de reflexos nos diferentes sistemas, incluindo o estímulo às adrenais em resposta ao estado de estresse, com aumento no cortisol e no hormônio adrenocorticotrófico, redução da leptina e aumento da grelina, resistência ao hormônio do crescimento (GH) e aumento da sensibilidade à insulina, alteração na função tireoidiana, com redução do hormônio tireotrófico (TRH) e do T3.[10,11]

O balanço energético diminuído causa desregulação dos núcleos hipotalâmicos, que por sua vez interrompem a ação dos neurônios produtores de kisspeptina. A diminuição da secreção de kisspeptina, por sua vez, contribui para a secreção pulsátil anormal de GnRH, o que resulta na secreção anormal de FSH e LH.[11] Como consequência, a produção de estrogênio é reduzida e não ocorre a ovulação. Fatores hormonais envolvidos são: diminuição de hormônios que estimulam a liberação do GnRH (leptina, kisspeptina, IGF-1, insulina e glicose) e aumento dos que inibem a secreção de GnRH (grelina, neuropeptídeo Y, GH, peptídeo semelhante ao glucagon 1 (GLP-1), betaendorfinas e cortisol) (Figura 2).

Existe uma correlação entre perda de peso e amenorreia. Quando o peso é inferior a um certo nível, a relação entre gordura e massa muscular está reduzida, e a perda do ciclo menstrual é comum. Estudos que compararam atletas com treino excessivo, tanto amenorreicas como eumenorreicas e mulheres eumenorreicas que não praticavam atividade física, demonstraram que as atletas amenorreicas apresentavam níveis de cortisol e grelina mais elevados e secreção de leptina e LH mais baixa quando comparadas com os dois grupos de mulheres eumenorreicas.[12,13]

Na anorexia nervosa, a amenorreia é relatada em 66% a 84% das mulheres, e a menstruação infrequente, em 6% a 11% delas. Na bulimia, amenorreia e menstruação infrequente estão presentes, respectivamente, em 7 a 40% e em 36 a 64% das acometidas. Em mulheres submetidas a cirurgia bariátrica, a amenorreia pode ocorrer devido à relativa deficiência de calorias decorrente das alterações absortivas e de ingesta e à redução da massa gorda.[10,14,15]

Atividade física intensa, especialmente quando desenvolvida de forma frequente e profissional, desde que não acompanhada por adequado suporte nutricional, pode associar-se a distúrbios do eixo hipotalâmico-hipofisário. As manifestações variam de acordo com o tipo de atividade física, tempo despendido e ingesta alimentar. Dessa forma, a amenorreia pode ocorrer em 30 a 50% nas bailarinas profissionais, em 50% e 25% nas corredoras competitivas e corredoras não competitivas e em 12% nas nadadoras e ciclistas.[9,14,15] Em atletas do sexo feminino, a combinação de baixa disponibilidade de energia leva a inibição do eixo HHO, resultando em disfunção menstrual e baixa densidade óssea, denominada de "tríade de atleta feminina".[16]

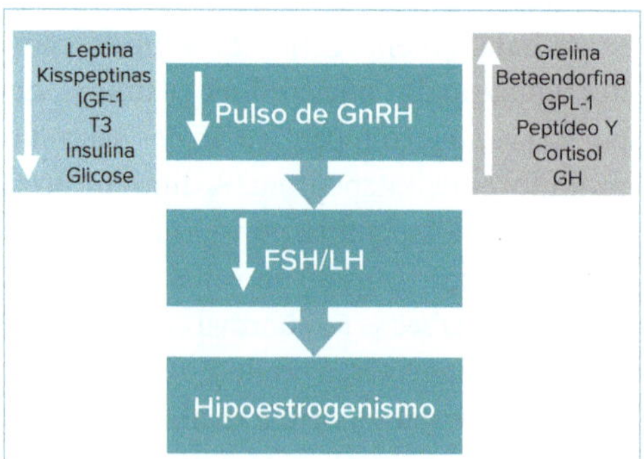

FIGURA 2 Fisiopatologia da amenorreia hipotalâmica funcional.

As mulheres com amenorreia hipotalâmica orgânica apresentam um distúrbio irreversível e deverão ser tratadas ao longo da vida. A deficiência congênita de GnRH é uma causa infrequente que ocorre por mutações genéticas que impedem a migração neuronal normal de células produtoras de GnRH durante a embriogênese ou, ainda, por mutações no receptor hipofisário de GnRH. A síndrome de Kallmann é uma deficiência congênita de GnRH associada a anosmia ou hiposmia. Nas duas situações, o quadro clínico mostra-se como atraso no desenvolvimento puberal, sem ocorrer o desenvolvimento de mamas. Eventualmente pode haver associação com outras anormalidades, incluindo lábio leporino, fenda palatina, anormalidades no sistema urogenital e sindactilia.[6,7]

Avaliação e diagnóstico

O diagnóstico clínico baseia-se em anamnese detalhada, com perguntas sobre dieta, flutuações de peso, exercício, horas de treinamento, alterações do sono, estresse, humor, padrão do ciclo menstrual, abuso de substâncias, uso de medicações e presença de doenças crônicas. Também é importante abordar questões psicossociais, como a necessidade de aprovação, busca ao perfeccionismo, ambições e expectativas. O histórico familiar de distúrbios alimentares e reprodutivos também deve ser avaliado. Pode ser evidenciado, ainda, comprometimento da função sexual.[17] O ginecologista deve estar atendo às manifestações iniciais, não esperando que esse quadro se manifeste em mulheres com indiscutível fenótipo de anorexia, pois só assim casos iniciais, de mais fácil orientação e controle, serão diagnosticados e tratados, evitando complicações de maior gravidade.

No exame físico, podem-se encontrar sinais de hipoestrogenismo nos casos de amenorreia prolongada, como atrofia genital e até hipoplasia uterina. O índice de massa corporal (IMC) frequentemente é abaixo do normal, porém é importante ressaltar que IMC normal não exclui esse diagnóstico.[17] Avaliar os caracteres sexuais secundários pelo estadiamento de Tanner e Marshal.

É importante a dosagem de hCG para excluir gravidez. Laboratorialmente vamos encontrar níveis de FSH e LH baixos (porém eventualmente normais) e dosagem de estradiol sérica baixa ou normal. Na AHF, o FSH pode ser maior do que LH, assemelhando-se ao padrão pré-puberal. Também é importante a dosagem de prolactina, TSH e T4 livre para realizar diagnóstico diferencial.[6]

Com gonadotrofinas baixas, a determinação da origem do distúrbio, hipotalâmica ou hipofisária, é feita através do teste de estímulo com LH-RH, o qual, havendo aumento das gonadotrofinas após estímulo, indica que a origem do distúrbio menstrual é hipotalâmica. Na prática clínica, esse teste geralmente pode ser dispensado por não alterar a conduta.

A dosagem de hormônio antimülleriano pode ser solicitada em casos especiais, principalmente com amenorreia orgânica, em que haja desejo reprodutivo, para tomar decisão quanto à estimulação com gonadotrofinas.[6] Exames de imagem, como ressonância de sela túrcica, estão indicados a toda mulher com hipogonadismo hipogonadotrófico sem causa diagnosticada para excluir a presença de tumor.

A densitometria óssea deve ser considerada a partir de 6 meses de amenorreia hipoestrogênica, no déficit nutricional grave, em casos arrastados, com demora em recobrar o *status* nutricional, ou ainda com história de fratura de estresse.[17] O diagnóstico de massa óssea reduzida deve ser baseado no Z escore (compara a massa óssea da paciente com mulheres da mesma idade), sendo considerada baixa densidade mineral óssea quando o Z escore é menor ou igual do que dois desvios-padrão.[16]

Nas mulheres com transtornos alimentares, especialmente nos casos de anorexia nervosa, deve-se considerar solicitar outros exames, como hemograma, eletrólitos, glicemia, ureia, creatinina, provas de função hepática, eletrocardiograma etc., para identificar possíveis repercussões desse transtorno (Figura 3). Res-

Equilíbrio hidroeletrolítico	Hematologia	Neurologia	Cardiologia (ECG)
Desidratação ■ Hipercolesterolemia ■ Hipomagnesemia ■ Hipofosfatemia ■ Hiperamilasemia ■ Hipozincemia	**Leucopenia** ■ Linfocitose aparente ■ Anemia leve ■ Trombocitopenia	**Anormalidades difusas** ■ Encefalopatia metabólica	**Bradicardia sinusal** ■ Prolongamento do intervalo QT

FIGURA 3 Anormalidades clínico-laboratoriais da anorexia nervosa.
Fonte: adaptada de APA, 2013.[18]

sonância magnética de sela túrcica pode ser solicitada em adolescentes e mulheres com amenorreia central sem etiologia definida, em especial na presença de cefaleia persistente, vômito não autoinduzido e alterações da visão.[17,18]

Tratamento

A AHF deve ser tratada por uma equipe multidisciplinar, que inclui psicoterapia individual ou familiar, terapia em grupo, modificações comportamentais, com acompanhamento de psicólogos, psiquiatra e nutricionistas. Em situações de maior gravidade, geralmente associadas a quadros de anorexia, o tratamento com hospitalização está indicado. Estudos sugerem que intervenções comportamentais apropriadas têm o potencial de promover a recuperação ovariana, neuroendócrina e metabólica, porém o fato de mais da metade das mulheres com anorexia não ter menstruação e ovulação, apesar da normalização do peso corporal, é um achado importante do ponto de vista clínico, indicando o contexto metabólico e psicogênico dessa condição.[4-6]

Um estudo sugeriu que o ganho de peso necessário para a recuperação da menstruação seria de 2,0 kg acima do peso no qual a menstruação cessou.[19] Podem ser necessários pelo menos 6 a 12 meses de estabilização do peso para recuperar a menstruação.[20]

Embora o objetivo maior do tratamento seja sempre a eliminação da causa primária, em muitas situações há indicação de terapia hormonal estroprogestativa para reduzir os danos provocados pelo hipoestrogenismo, em especial os danos sobre a massa óssea, que podem tornar-se de difícil reversão. Geralmente a terapia estroprogestativa está indicada após 6 a 12 meses de tratamento multidisciplinar, sem restaurar a função gonadal.[6,7] A suplementação de cálcio e vitamina D, juntamente com toda a orientação nutricional, deve ser estimulada para auxiliar na manutenção e recuperação da massa óssea.[6] Alimentos ricos em cálcio e ingestão de vitamina D devem ser incentivados e otimizados. Não há consenso quanto à dosagem ideal de cálcio; no entanto, recomenda-se ingestão de cálcio entre 1.000 e 1300 mg/d e de vitamina D em 600 UI/d.[16]

Na amenorreia central orgânica, que cursa com amenorreia primária e ausência de desenvolvimento de caracteres sexuais secundários, a terapia hormonal deve ser adaptada e introduzida em doses baixas, gradativamente aumentadas. Induz-se puberdade com 17-betaestradiol em baixas doses, com aumento gradual por 2 a 3 anos. Introduzir progestagênio 2 anos após o início do tratamento ou a partir do momento em que ocorrer o primeiro sangramento. Não há evidências de qual é a melhor via, oral ou transdérmica. Na amenorreia central orgânica que cursa com amenorreia secundária, a terapia estroprogestativa está indicada.

Quando há desejo reprodutivo, nos casos de amenorreia funcional, a correção da causa primária com restabelecimento de peso e melhora da composição corporal deve ser capaz de restaurar a função ovulatória. Nos casos de amenorreia central orgânica e com desejo reprodutivo, a indução de ovulação com gonadotrofinas pode ser indicada.

Etiologias específicas como tumores e doenças crônicas necessitam de tratamento direcionado à causa.

Acompanhamento e repercussões

Por ser um quadro de deficiência estrogênica, as manifestações ginecológicas incluem alterações do ciclo menstrual que se alonga até a presença de amenorreia hipoestrogênica, com infertilidade, alterações sexuais e repercussões sobre a massa óssea. No quadro de amenorreia central funcional, é preciso que a mulher seja seguida por uma equipe multiprofissional que auxiliará na normalização do funcionamento do eixo HHO através de um equilíbrio entre o ganho e o gasto energético. Na amenorreia central orgânica, são necessários acompanhamento médico e o uso de terapia estroprogestativa para minimizar os efeitos do hipoestrogenismo.

RESUMO

A amenorreia central se caracteriza por hipogonadismo hipogonadotrófico e pode ser dividida em causas disfuncionais (estresse psicogênico, físico ou metabólico), anormalidades genéticas (deficiência isolada de gonadotrofinas idiopáticas e síndrome de Kallmann), infecciosas (tuberculose, sífilis, encefalite/meningite, sarcoidose), doenças crônicas, tumores (craniofaringioma, germinoma, hamartoma, entre outros), radiação e trauma. A abordagem diagnóstica deve ser iniciada com a anamnese e o exame clínico, apesar de, para o diagnóstico definitivo, ser necessária uma avaliação complementar (métodos laboratoriais e de imagem). O tratamento não tem por objetivo apenas a correção das repercussões reprodutivas, mas visa também controlar as possíveis consequências deletérias do hipoestrogenismo persistente sobre a massa óssea.

Tipos	Funcional e patológica
Fisiopatologia	Diminuição ou ausência da produção de GnRH com redução na produção de FSH e LH e consequentemente com hipoestrogenismo
Diagnóstico clínico	Anamnese e exame físicos adequados
Diagnóstico laboratorial	Dosagem de FSH que geralmente está diminuída. Excluir gravidez. Para o diagnóstico diferencial, dosagem de outros hormônios como TSH e prolactina e avalição de exame de imagem como ressonância nuclear magnética. Solicitar densitometria óssea nos casos de amenorreia hipoestrogênica superior a 6 meses
Tratamento	Na amenorreia funcional, é necessário terapia multidisciplinar com estabelecimento do equilíbrio entre ganho e perda energética. Para evitar repercussões na massa óssea, a terapia estroprogestativa esta indicada após 6 a 12 meses das mudanças comportamentais. Na amenorreia patológica, é necessário reposição estroprogestativa. Causas específicas requerem avaliação e tratamento específico (por exemplo, tumores, doenças crônicas)

Referências

1. Laroche E, Bricaire L, Christin-Maitre S. Diagnosis and management of amenorrhea in adolescent girls. Arch Pediatr. 2013;20(7):817-22.
2. ACOG Committee Opinion No. 651: Menstruation in Girls and Adolescents: Using the Menstrual Cycle as a Vital Sign. Obstet Gynecol. 2015;126(6):e143-e146.
3. Klein DA, Poth MA. Amenorrhea: an approach to diagnosis and management. Am Fam Physician. 2013;87(11):781-8.
4. Gordon CM. Clinical practice. Functional hypothalamic amenorrhea. N Engl J Med. 2010;363(4):365371.
5. Sophie Gibson ME, Fleming N, Zuijdwijk C, Dumont T. Where Have the Periods Gone? The Evaluation and Management of Functional Hypothalamic Amenorrhea. J Clin Res Pediatr Endocrinol. 2020;12(Suppl 1):18-27.
6. Gordon CM, Ackerman KE, Berga SL, Kaplan JR, Mastorakos G, Misra M, et al. Functional Hypothalamic Amenorrhea: An Endocrine Society Clinical Practice Guideline. J Clin Endocrinol Metab. 2017;102(5):1413-39.
7. Klein DA, Paradise SL, Reeder RM. Amenorrhea: A Systematic Approach to Diagnosis and Management. Am Fam Physician. 2019;100(1):39-48.
8. Caronia LM, Martin C, Welt CK, Sykiotis GP, Quinton R, Thambundit A, et al. A genetic basis for functional hypothalamic amenorrhea. N Engl J Med. 2011;364(3):215-25.
9. Sowińska-Przepiera E, Andrysiak-Mamos E, Jarząbek--Bielecka G, Walkowiak A, Osowicz-Korolonek L, Syrenicz M, et al. Functional hypothalamic amenorrhoea- diagnostic challenges, monitoring, and treatment. Endokrynol Pol. 2015;66(3):252-68.
10. Morrison AE, Fleming S, Levy MJ. A review of the pathophysiology of functional hypothalamic amenorrhoea in women subject to psychological stress, disordered eating, excessive exercise or a combination of these factors. Clin Endocrinol. 2021;95(2):229-38.
11. Meczekalski B, Niwczyk O, Bala G, Szeliga A. Stress, kisspeptin, and functional hypothalamic amenorrhea. Curr Opin Pharmacol. 2022;67:102288.
12. Ackerman KE, Patel KT, Guereca G, Pierce L, Herzog DB, Misra M. Cortisol secretory parameters in young exercisers in relation to LH secretion and bone parameters. Clin Endocrinol (Oxf). 2013;78(1):114-9.
13. Ackerman KE, Slusarz K, Guereca G, Pierce L, Slattery M, Mendes N, et al. Higher ghrelin and lower leptin secretion are associated with lower LH secretion in young amenorrheic athletes compared with eumenorrheic athletes and controls. Am J Physiol Endocrinol Metab. 2012;302(7):E800-6.
14. Bratland-Sanda S, Sundgot-Borgen J. Eating disorders in athletes: overview of prevalence, risk factors and recommendations for prevention and treatment. Eur J Sport Sci. 2013;13(5):499-508.
15. Sundgot-Borgen J, Torsteit MK. Prevalence of eating disorders in elite athletes is higher than in the general population. Clin J Sport Med. 2004;14(1):25-32.
16. Daily JP, Stumbo JR. Female Athlete Triad. Prim Care. 2018;45(4):615-24.
17. Lania A, Gianotti L, Gagliardi I, Bondanelli M, Vena W, Ambrosio MR. Functional hypothalamic and druginduced amenorrhea: an overview. J Endocrinol Invest. 2019;42(9):1001-10.
18. American Psychiatric Association. Diagnostic and statistical manual of mental disorders, Fifth Edition. Washington, DC: APA; 2013.
19. Roberts RE, Farahani L, Webber L, Jayasena C. Current understanding of hypothalamic amenorrhoea. Ther Adv Endocrinol Metab. 2020;11:2042018820945854.
20. El Ghoch M, Calugi S, Chignola E, Bazzani PV, Dalle Grave R. Body fat and menstrual resumption in adult females with anorexia nervosa: a 1-year longitudinal study. J Hum Nutr Diet. 2016;29(5):662-6.

21

Insuficiência ovariana prematura

Cristina Laguna Benetti-Pinto
Ana Carolina Japur de Sá Rosa e Silva
Daniela Angerame Yela
Gabriela Pravatta Rezende Antoniassi

Introdução

A insuficiência ovariana prematura (IOP) tem recebido mais atenção nas últimas décadas. Torna-se cada vez mais importante reconhecer que não é uma doença rara e que precisa ser diagnosticada precocemente.

IOP é a redução ou perda da função ovariana em mulheres jovens, abaixo dos 40 anos. Ocorre em 1 a 3% das mulheres e traz repercussões na saúde física e psicológica. Manifesta-se por diferentes graus de insuficiência, desde a total ausência de produção de esteroides gonadais, como nas mulheres submetidas a ooforectomia bilateral ou nas disgenesias gonadais completas, até uma redução gradual da resposta ovariana, como em casos de doença autoimune ou em algumas mulheres que permanecem sem que a causa seja determinada.[1]

Diferentemente de outras insuficiências glandulares em que a reposição do hormônio controla a maioria dos problemas, os ovários têm, além da produção hormonal, papel fundamental no desenvolvimento das células germinativas, com produção dos óvulos, havendo comprometimento geralmente irreversível da fertilidade. A redução da função ovariana implica, assim, repercussões em diversos sistemas decorrentes da menor produção hormonal, principalmente do hipoestrogenismo, e em infertilidade (primária ou secundária). Muitas mulheres com IOP referem que quando receberam o diagnóstico tiveram sensações e sentimentos que se assemelharam à perda de uma parte de suas vidas, ou ainda à perda de um ente querido, devido às diversas repercussões relativas à doença.

O tratamento da IOP deve ter como objetivos orientar, controlar, melhorar ou evitar tais alterações, porém o médico também pode se sentir frustrado não só pela dificuldade no diagnóstico, mas também por muitas vezes já existirem alterações instaladas, além da escassez de estudos em relação ao tratamento e acompanhamento.

Descrita há muitos anos e com várias denominações ao longo do tempo, atualmente o termo IOP é o mais aceito e substitui outras terminologias, como falência ovariana prematura, hipogonadismo hipergonadotrófico, menopausa precoce ou insuficiência ovariana primária. Independentemente do nome, essa condição é caracterizada por elevação dos níveis de gonadotrofinas, baixo nível de estradiol, amenorreia e redução na fertilidade.

Diagnóstico e fisiopatologia

IOP é definida como a perda da função ovariana normal em mulheres abaixo dos 40 anos e caracterizada por ciclos menstruais longos, amenorreia primária ou secundária, na presença de hormônio folículo-estimulante (FSH) acima de 25 UI/L em dois momentos, com intervalo de 4 semanas entre as coletas.[2]

Considerando as causas de insuficiência ovariana, o diagnóstico deve ser complementado com a solicitação de cariótipo e da pesquisa do X frágil ou da pré-mutação do gene FMR1 em todas as mulheres em que não há causa bem estabelecida, isto é, podem não ser necessárias nas IOP decorrentes de ooforectomia bilateral ou sequela de radioterapia (RT) ou de quimioterapia (QT). Embora o hormônio antimülleriano (AMH) seja um marcador precoce de reserva ovariana, geralmente não há indicação de sua solicitação quando o FSH é consistentemente elevado e não há dúvida no diagnóstico (Tabela 1).

IOP é o diagnóstico final de 10 a 28% das amenorreias primárias e de cerca de 10% das amenorreias secundárias.[3,4] A etiologia da IOP pode ser dividida em: causas genéticas (anormalidades cromossômicas ou mutações em genes), por autoimunidade, iatrogênicas (químio ou radioterapia, ooforectomia bilateral, sequela decorrente de procedimentos de embolização de mioma), causas infecciosas e ambientais, porém na maioria dos casos não é possível determinar a etiologia (idiopática).

Causa genética

Entre as anormalidades cromossômicas, citam-se as do cromossomo X, tanto anormalidades numéricas como deleções terminais. Nas mulheres com monossomia do X (cariótipo 45, XO, síndrome de Turner), a manifestação clínica mais frequente é a amenorreia primária, sem desenvolvimento de caracteres sexuais secundários, e com presença de estigmas da síndrome, mas há casos de mosaicismo com manifestações diversas e até mesmo com presença de ciclos menstruais. Também entre as causas genéticas estão as disgenesias gonadais completas ou puras, com cariótipo 46, XX ou 46, XY. Em todas essas situações o fenótipo é feminino, constituindo uma importante razão para a solicitação de cariótipo em todas as amenorreias com hipogonadismo hipergonadotrófico: a presença de cromossomo Y ou de fragmento de Y indica a realização

TABELA 1 Diagnóstico da insuficiência ovariana prematura

Critério clínico	Amenorreia primária ou secundária ou ciclos menstruais longos em mulheres < 40 anos.
Critério laboratorial	2 dosagens de FSH > 25 UI/L, com intervalo de 4 semanas entre elas.
Cariótipo	Para todas. Considerar exceção quando a causa é bem estabelecida: ooforectomia, RT, QT.
Pesquisa da síndrome do X frágil	Todas, principalmente com história de IOP familiar. Considerar exceção quando a causa é bem estabelecida: ooforectomia, RT, QT.
Anticorpo antiperoxidase, anticorpo 21-hidroxilase	Para avaliar associação com as doenças autoimunes mais prevalentes. Discutir indicação (ver texto).
AMH	Marcador precoce de reserva ovariana. Restrito para casos duvidosos, com função ovariana oscilante e desejo reprodutivo.

AMH: hormônio antimülleriano; FSH: hormônio folículo-estimulante; QT: quimioterapia; RT: radioterapia.

de gonadectomia pelo risco de malignização (ver capítulo Disgenesias gonadais).

Também se incluem entre as causas genéticas as decorrentes de alterações em genes, com ao menos 50 genes envolvidos na etiologia da IOP. Em mulheres que apresentem apenas a falência gonadal, sem outras manifestações clínicas, na prática geralmente não há indicação para que sejam pesquisados. Duas exceções devem ser registradas: avaliação da presença da síndrome do X frágil ou pré-mutação FMR1, em especial quando há história familiar de insuficiência ovariana e quando o aconselhamento genético é necessário, ou em situações de sinais físicos que possam associar-se a alterações sindrômicas.[2,4]

Causa autoimune

Desordens autoimunes são frequentemente associadas à IOP. Do ponto de vista prático, não há indicação para pesquisa de autoanticorpos rotineiramente. Um estudo que avaliou 16 autoanticorpos em mulheres com cariótipo normal e insuficiência ovariana mostrou taxa de positividade para algum desses autoanticorpos de 44,9%, porém a taxa de mulheres com desordem autoimune manifesta entre aquelas com anticorpo positivo foi de apenas 15%, portanto um percentual ainda menor será encontrado no grupo total de mulheres. Dessa forma, considerando que as doenças autoimunes endócrinas mais frequentes são hipo e hipertireoidismo, insuficiência adrenal, diabetes *mellitus* tipo 1, hipoparatireoidismo, e as doenças autoimunes não endócrinas mais frequentemente associadas são candidíase, púrpura trompocitopênica idiopática, vitiligo, anemia perniciosa, artrite e síndrome de Sjögren. As manifestações clínicas destas doenças devem ser cuidadosamente observadas e investigadas.

O consenso da Sociedade Europeia de Reprodução Humana e Embriologia (ESHRE), publicado em 2016, recomenda a solicitação de autoanticorpos para tireoide (anti-TPO) e para adrenal (21-hidroxilase),[2] porém este último não está facilmente disponível em nosso país. O acompanhamento clínico cuidadoso e a dosagem de TSH podem substituir tais exames em caso de restrição a sua realização.

Causas iatrogênicas

Mulheres tratadas com rádio (RT) e/ou quimioterapia (QT) para doenças benignas e malignas têm risco de desenvolver insuficiência ovariana de acordo com a idade no momento do tratamento, local do tratamento (para RT), dose (RT e QT), tipo de agente utilizado (QT). A melhora e/ou cura de muitas doenças em que são indicadas têm feito com que a IOP seja mais diagnosticada. Cirurgias ovarianas também aumentam o risco de insuficiência ovariana. Se isso é claro para a ooforectomia, para outras cirurgias em que há redução do contingente folicular ovariano o risco também deve ser considerado.

Causas ambientais e infecciosas

A relação de causa e efeito entre agentes físicos ou infecciosos e a IOP não é facilmente demonstrável. Estudos recentes têm alertado para a importância de substâncias que atuam como disruptores endócrinos, como ftalatos, parabenos, bisfenol A, além do tabagismo. Como agentes infecciosos, aparecem a caxumba, a varicela e o vírus da imunodeficiência humana (HIV).[5]

Estabelecer a causa da insuficiência ovariana pode trazer alívio à mulher, porém em grande parte dos casos a IOP permanecerá de causa desconhecida ou idiopática. É provável que em muitas situações em que a causa não é diagnosticada possa haver mutações genéticas ainda não conhecidas ou diagnosticáveis.

Para todas as causas, os mecanismos envolvidos na insuficiência ovariana ao final associam-se a depleção ou a disfunção folicular. Depleção é o mecanismo mais comum, devido à redução do número de folículos ovarianos por diferentes mecanismos e em diferentes momentos da vida. Na disfunção folicular, o folículo, embora presente, não responde à estimulação por gonadotrofinas. Esse mecanismo é raro. Independentemente do mecanismo, a avaliação e o tratamento não diferem.

Sintomas e consequências

Os sintomas podem estar relacionados ao momento da falência gonadal. Assim, no comprometimento muito precoce, como visto, por exemplo, nas disgenesias gonadais, pode haver impacto na puberdade, com ausência de desenvolvimento de caracteres sexuais secundários e amenorreia primária. Quando mais tardio, vai se manifestar como irregularidade menstrual ou como amenorreia secundária em mulheres com o organismo completamente desenvolvido. De toda forma, os sintomas e consequências estão relacionados à deficiente produção de esteroides gonadais, principalmente ao hipoestrogenismo:[1-3]

- Ausência de desenvolvimento de caracteres sexuais secundários, especialmente mamas.
- Infertilidade.
- Sintomas vasomotores.
- Sintomas geniturinários e impacto na sexualidade – vagina seca, dispareunia, disfunção sexual.
- Impacto na saúde óssea: diminuição do pico de massa óssea, perda óssea, osteoporose precoce, aumento do risco de fratura.
- Maior risco cardiovascular.
- Comprometimento da função cognitiva: alteração na memória e risco de demência (estudos em ooforectomizadas).
- Impacto negativo na qualidade de vida, no humor, na sensação de bem-estar, no sono.
- Redução da expectativa de vida.

TABELA 2 Causas de insuficiência ovariana prematura

Genética	■ Anormalidades cromossômicas (síndrome de Turner, outras disgenesias gonadais, defeitos no cromossomo X). ■ Alterações em genes: mais de 50 genes descritos (foliculogênese, fatores de crescimento ou esteroidogênese).
Autoimune	Ooforite linfocítica associada a doenças autoimunes endócrinas (hipotireoidismo, insuficiência adrenal, diabetes *mellitus*, hipoparatireoidismo etc.) ou a doenças autoimunes não endócrinas (candidíase, púrpura trompocitopênica idiopática, vitiligo, anemia perniciosa, artrite etc.).
Iatrogênica	RT, QT, ooforectomia
Agentes físicos e infecciosos	Ftalatos, bisfenol A, pesticidas, tabaco Varicela, caxumba, HIV.
Idiopática	

HIV: vírus da imunodeficiência humana; QT: quimioterapia; RT: radioterapia.

Fertilidade

Embora a literatura cite que cerca de 5% das mulheres com IOP possam ter uma gravidez espontânea, não há como predizer que isso ocorrerá. A visualização de alguns folículos ao ultrassom também não é garantia de ovulação e gestação. Dessa forma, com o diagnóstico estabelecido, a fertilidade está comprometida e a única opção parece ser a orientação para fertilização com doação de óvulos. A orientação quanto ao comprometimento da fertilidade deve ser sempre realizada.

Para mulheres em risco iminente de IOP, por exemplo, por necessidade de tratamento oncológico ou por sobrevivência a ele, com história familiar importante de perda da função ovariana, a orientação quanto a possíveis alternativas de preservação da fertilidade, como criopreservação de óvulos, de embrião ou de tecido ovariano, deve ser feita. Profissionais da saúde devem também considerar a transposição dos ovários em tratamentos com RT pélvica.

Sintomas vasomotores e impacto psicológico

Os sintomas vasomotores são uma queixa mais prevalente em mulheres com amenorreia secundária ou que já experimentaram o uso de hormônios. Estão com frequência associados a problemas no sono e a alteração no trabalho e na qualidade de vida. Também está descrito que mulheres com IOP apresentam mais depressão, cansaço e irritabilidade. Nas ooforectomizadas está descrita risco de perda cognitiva e demência mais precoce. A maioria das mulheres não está emocionalmente preparada para o diagnóstico e pode precisar de acompanhamento psicológico.[6]

Síndrome geniturinária

A deficiência estrogênica causa sintomas de atrofia genital como secura e irritação, que repercutem na satisfação sexual. Por essa e provavelmente por outras razões, mulheres com IOP têm disfunção sexual com muito mais frequência que mulheres de mesma idade com função ovariana preservada.[7]

Massa óssea

Uma consequência bem estabelecida é que a deficiência estrogênica compromete a aquisição de massa óssea, reduzindo o pico de massa óssea obtido no adulto jovem, e aumenta o risco de perda, com osteopenia e osteoporose precoces. Geralmente a coluna lombar é mais afetada que o fêmur. Dados quanto a fraturas são ainda limitados.

Risco cardiovascular

Na presença de IOP é descrito risco aumentado de desenvolvimento de doença cardiovascular devido a disfunção endotelial, alteração no perfil lipídico, resistência à insulina e síndrome metabólica. O aumento do risco cardiovascular tem sido associado a menor expectativa de vida, principalmente devido à mortalidade por doença cardiovascular isquêmica. Por outro lado, a associação com o desenvolvimento de diabetes *mellitus* tipo 2 não está bem estabelecida. Uma metanálise mostrou que há aumento do risco de morte por todas as causas em mulheres com IOP em relação àquelas com menopausa após os 45 anos.[8]

Qualidade de vida

Quer pela deficiência hormonal, quer pelas consequências desta, na presença de IOP há maior comprometimento da qualidade de vida em comparação com mulheres de mesma idade sem IOP. Interessantemente, em mulheres em tratamento com terapia estroprogestativa se observou maior dificuldade quanto a aspectos da saúde física e psicológicos, embora a percepção de qualidade de vida não tenha diferido entre mulheres com IOP e controles.

Todas as repercussões de longo prazo da IOP são supostas e referidas como consequência do hipoestrogenismo. Faltam evidências sobre o comportamento dessas repercussões em mulheres adequadamente tratadas com terapia hormonal (TH), em especial por haver limitação em estudos comparativos de mulheres tratadas ou não com TH e pela diversidade de terapias referidas na literatura.

Tratamento hormonal

IOP deve ser vista como uma deficiência endócrina de produção de esteroides gonadais. Dessa forma é mais fácil entender que o tratamento hormonal é fisiológico e tem como objetivo evitar ou minimizar as consequências dessa disfunção. O principal tratamento é hormonal, com reposição estrogênica como seu principal componente, de acordo com a apresentação clínica, podendo a amenorreia ser primária ou secundária. Nos casos de amenorreia primária, as queixas vasomotoras habitualmente não estão presentes, ao contrário do que ocorre nas IOP com amenorreia secundária, principalmente após quimioterapia e extirpação cirúrgica das gônadas.

São sintomas que sabidamente melhoram com a TH: sintomas vasomotores (grau C de evidência), sintomas urogenitais (grau A) e função sexual (grau C); além disso, há benefício sobre a perda de massa óssea (grau C) e sobre o risco cardiovascular (grau C) e benefício na redução do risco de degeneração neurológica (grau C).[9]

Na ausência de desenvolvimento puberal

A puberdade deve ser induzida com a introdução gradativa de estrogênio, buscando o melhor desenvolvimento de mamas e o crescimento uterino. Inicia-se o tratamento com baixas doses de estrogênio, que são aumentadas em média a cada 6 meses (Tabela 3). A introdução de um progestagênio deve ocorrer após 2 anos ou antes se houver sangramento, a partir da ocorrência deste. Contraceptivos hormonais não são uma opção para esse momento (Figura 1).[2,10]

Com desenvolvimento puberal

Nesta situação, as mulheres apresentam caracteres sexuais secundários desenvolvidos e devem receber reposição sistêmica de estrogênios ao menos até a idade habitual da menopausa, isto é, até por volta dos 50 anos.[11] Assim que o diagnóstico for feito, o tratamento hormonal deve ser instituído em todas as mulheres, a não ser que exista uma contraindicação formal a seu uso, por exemplo, nos casos de IOP em consequência de tratamento de câncer de mama (Figura 1).

Por serem mulheres jovens, as doses hormonais inicialmente prescritas são mais altas e o estrogênio deve ser prescrito de forma contínua. Quando possível, a escolha é por estrogênio natural por via transdérmica, por ser mais fisiológico. Nas mulheres com útero ou nas com antecedente de endometriose, um progestagênio deve ser sempre utilizado. O

TABELA 3 Formulações hormonais para a terapia hormonal inicial em meninas com IOP sem caracteres sexuais completamente desenvolvidos (15 anos ou menos)

Hormônio	Droga	Via	Dose
Estrogênio	Estradiol	Adesivo transdérmico	25-100 mcg/dia
	Estradiol	Gel transdérmico	0,5-1,5 mg/dia
	Estradiol	Oral	0,5-1 mg/dia
	Estrogênio conjugado	Oral	0,3-0,625 mg/dia
Progesterona	Somente após 2 anos de uso de estrogênios ou antes se houver sangramento espontâneo*		

IOP: insuficiência ovariana prematura.
* Ver Tabela 4 (Formulações hormonais para terapia hormonal em mulheres adultas com IOP).

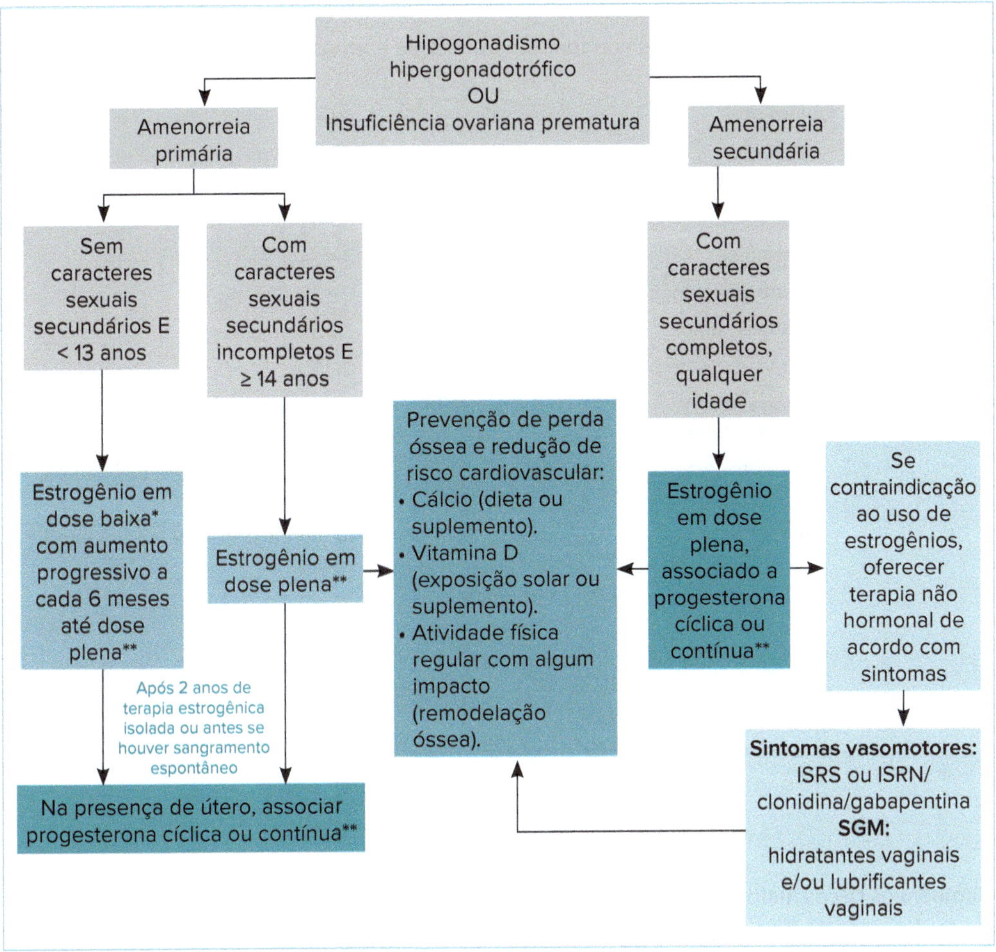

FIGURA 1 Fluxograma de tratamento da insuficiência ovariana prematura.
ISRN: inibidores seletivos da recaptação de noradrenalina; ISRS: inibidores seletivos da recaptação de serotonina; SGM: síndrome geniturinária da menopausa.
* Ver Tabela 3 (terapia hormonal em dose inicial).
** Ver Tabela 4 (terapia hormonal em dose plena).

custo, a preferência da paciente e a escassez de opções em nosso país podem direcionar para outras opções (Tabela 4).

Os contraceptivos combinados podem ser uma opção em mulheres com insuficiência ovariana ainda não completamente estabelecida e que precisam de método contraceptivo por não desejarem gestação. Em nosso país também são considerados em razão do custo mais acessível e talvez até por maior aceitação pelas mulheres. Há estudos na literatura mostrando que, com o uso com as pausas habituais, a resposta sobre a massa óssea é inferior às TH habituais,[12] porém o uso contínuo, sem pausa, de composição contendo 30 mcg de etinilestradiol teve efeito semelhante ao uso de TH contendo 2 mg de estradiol.[13] Para o uso de contraceptivos hormonais, os critérios de eligibilidade da Organização Mundial da Saúde (OMS) devem ser considerados. Considerar

TABELA 4 Formulações hormonais para terapia hormonal em mulheres adultas com IOP

Hormônio	Droga	Via	Dose	
Estrogênio	Estradiol	Adesivo transdérmico	100-200 mcg/dia	
	Estradiol	Gel transdérmico	1,8-4 mg/dia	
	Estradiol	Oral	2-4 mg/dia	
	Estrogênio conjugado	Oral	0,625-1,25 mg/dia	
	Etinilestradiol	Oral	30-35 mcg/dia	
Progestagênio			**Cíclico**	**Contínuo**
	Progesterona micronizada	Oral ou vaginal	200 mg/dia por 10-14 dias	100-200 mg/dia
	Di-hidrogesterona	Oral	10-20 mg/dia por 10-14 dias	5-10 mg/dia
	Acetato de medroxiprogesterona	Oral	10 mg/dia por 10-14 dias	2,5-5 mg/dia
	DIU de levonorgestrel	Endometrial/ uterino		1 dispositivo até 5 anos
	Progestagênios sintéticos (várias formulações prontas)	Oral	Variável	Variável

DIU: dispositivo intrauterino; IOP: insuficiência ovariana prematura.
Fonte: EHSHRE et al.[10]

também os riscos maiores com o uso do etinilestradiol em relação ao estradiol, em especial no uso deste último por via transdérmica.

Há controvérsias quanto à reposição de androgênios, uma vez que a eficácia e a segurança para longos períodos de uso são pouco estudadas. Está bem documentado que mulheres com IOP por disgenesia gonadal ou por ooforectomia têm deficiência androgênica, porém em outras etiologias faltam evidências do real impacto dos reduzidos níveis desse hormônio. Dessa forma, a reposição androgênica por meio de testosterona transdérmica pode ser considerada quando há queixa de desejo sexual hipoativo ou quando a terapia estrogênica é insuficiente para controle de sintomas ou de manifestações, sempre com reposição em doses fisiológicas e com acompanhamento para avaliar os benefícios de sua introdução.[14,15] Caso se opte pela reposição androgênica, esta deve ser reavaliada após 3 a 6 meses de uso; se não houver melhora das queixas, a medicação deve ser suspensa após esse período.[10] Nenhum estudo ou protocolo recomenda o uso de androgênios injetáveis e em doses suprafisiológicas.

Tratamento não hormonal

Haverá casos de mulheres com IOP em que não será possível ministrar estrogênios. É o caso de mulheres com câncer de mama atual ou pregresso, alguns casos de trombofilia que podem ter contraindicação relativa ao uso, bem como algumas doenças estrogênio-

-dependentes que possam ser agravadas pelo uso da medicação, como mulheres com síndrome do anticorpo antifosfolípide, uma vez que o uso de hormônio pode piorar significativamente a gravidade dessa condição.[16] Nesses casos, o tratamento pode ser feito de maneira alternativa, tendo como objetivo a melhora dos fogachos, do trofismo genital e a proteção de perda de massa óssea.

Terapia não hormonal dos fogachos

A incorporação de alguns hábitos, como prática de exercícios, evitar bebidas quentes e alimentos condimentados, parece reduzir os eventos de ondas de calor, embora com nível de evidência limitado.[17] Além disso, o emprego de terapia cognitivo-comportamental, com foco principal em sintomas vasomotores, mas também para distúrbios do sono e estresse relacionados aos sintomas vasomotores, e alterações de humor.[18]

Embora na maioria das vezes a melhora dos fogachos não seja tão eficiente quanto com o uso de estrogênios, diversas medicações vêm sendo descritas como tendo efeito sobre os sintomas vasomotores (Tabela 5). Os inibidores da recaptação de noradrenalina (ISRN) têm a vantagem de menor impacto sobre a função sexual do que os inibidores da recaptação de serotonina (ISRS). Também é válido ressaltar que a paroxetina e a fluoxetina podem reduzir o metabolismo do tamoxifeno por inibição do citocromo CYP 3A e CYP 2D6, enzimas que metabolizam o tamoxifeno para a forma ativa. Já a venlafaxina encontra contraindicação em mulheres hipertensas e com arritmia cardíaca.

Vários fitoterápicos são aventados para a redução dos sintomas vasomotores, como *Cimicifuga racemosa*, crinum, inhame selvagem (Dioscorea), dong quai (ou angélica-chinesa), dentre outras, entretanto não há evidências conclusivas do benefício dessas ervas para o tratamento dos fogachos.[17]

TABELA 5 Opções para o tratamento não hormonal dos fogachos

Hormônio	Droga	Dose	
Inibidores seletivos da recaptação de serotonina e noradrenalina (ISRS e ISRN)	Paroxetina*	10-25 mg/dia	Reduz a frequência (em 50% *vs.* 16% placebo)
	Venlafaxina	37,5-150 mg/dia	Reduz a frequência (de 30-58% *vs.* 19% do placebo)
	Fluoxetina	20 mg/dia	Benefícios não muito evidentes
	Desvenlafaxina	100-150 mg/dia	Redução de fogachos moderados e intensos
	Escitalopram	10-20 mg/dia	Redução da frequência e intensidade dos fogachos
	Sertralina	50-100 mg/dia	Benefícios não muito evidentes
Agonista alfa-adrenérgico	Clonidina	0,05-0,15 mg/dia	Resultados controversos
Derivado da soja	Isoflavona	40-160 mg/dia	Resultados controversos; melhores resultados com extrato de soja
Anticonvulsivantes	Gabapentina	900-2.400 mg/dia (iniciar com 300 mg, 3 vezes/dia)	Bons resultados para melhora dos fogachos, porém doses maiores produzem muitos efeitos colaterais

* Único aprovado pela Food and Drug Administration (FDA) para terapia não hormonal de fogachos.
Fonte: NAMS.[17]

Terapia não hormonal para redução do impacto ósseo da menopausa

Independentemente do uso ou não da terapia estrogênica, mulheres com IOP devem ser orientadas sobre o risco de perda óssea com consequente aumento da chance de desenvolver osteopenia e osteoporose precocemente. O estrogênio reduz a perda de massa óssea, porém a alimentação rica em cálcio, ou a reposição de cálcio mediante suplementos alimentares, é extremamente relevante, bem como a manutenção de bons níveis de vitamina D.[10] Esta última pode ser mantida pela exposição solar regular ou por meio da suplementação medicamentosa.

A atividade física é outra aliada potente da manutenção de massa óssea, e o impacto controlado é necessário para o estímulo à remodelação óssea.[10]

Mesmo com todas essas medidas gerais algumas mulheres com IOP com contraindicação para TH poderão evoluir, de maneira muito precoce, para baixa massa óssea, e nesses casos se deve discutir a introdução de medicamentos antirreabsortivos ósseos. Entretanto, a associação dessas drogas deve ser feita em conjunto com um especialista e os riscos e benefícios devem ser discutidos com a paciente.[10]

Acompanhamento e repercussões

Mulheres com IOP precisam ser atendidas com uma visão global das repercussões em todo o seu organismo. Com essa visão, o acompanhamento deve ser sempre com orientações fornecidas com empatia, acolhimento e de maneira clara. Ao mesmo tempo que as consequências já estabelecidas são tratadas, sempre que possível a visão deve ser preventiva, de redução de danos. Considerando as repercussões já citadas, no diagnóstico sugere-se avaliar:

- Peso, altura, índice de massa corporal (IMC).
- Relação cintura/quadril.
- Pressão arterial sistólica e diastólica.
- Função tireoidiana.
- Dosagens de glicose, triglicérides, colesterol total e frações.
- 25 OH vitamina D e cálcio.
- Densitometria óssea.

O acompanhamento após a estabilização da TH deve ser anual. As indicações de mamografia e colpocitologia oncótica são as mesmas da população feminina em geral. A densitometria óssea, quando normal, pode ser repetida a cada 3 a 5 anos. Nas demais, intervalos menores devem ser individualizados. Orientação alimentar, controle de pressão arterial e de peso e medida da cintura devem ser realizados em todas as consultas.

A TH deve ser mantida ao menos até a idade habitual da menopausa. Os dados de tempo de TH e associação para câncer de mama, válidos para mulheres mais velhas, não se aplicam para mulheres com IOP.

Há poucas evidências sobre o controle das repercussões a longo prazo em mulheres com adequado tratamento com TH. Embora mulheres com IOP em uso consistente de TH pareçam ter qualidade de vida semelhante à de mulheres de mesma idade com função ovariana preservada, elas apresentam mais dificuldade com relação a aspectos físicos e psicológicos. Embora com índices indicativos de depressão, ansiedade e estresse semelhantes, mantêm a função sexual com piores escores.

Em relação à massa óssea, há estudos indicando que o uso de doses baixas parece não ser adequado para restabelecer a massa óssea já comprometida, fazendo com que sociedades mundiais reforcem a terapêutica hormonal adequada, mas alertem para a falta de evidências comparativas entre as diferentes formulações disponíveis.[6]

O principal desafio no acompanhamento de mulheres com IOP é a realização do diagnóstico o mais precoce possível, com implementação do tratamento oportuno para que a paciente fique o mínimo possível em estado de hipoestrogenismo, reduzindo repercussões ósseas, cardiovascular e relativas à saúde sexual. O suporte às limitações reprodutivas é bastante relevante, sendo o acolhimento e o encaminhamento para centros de reprodução assistida de grande importância. As complicações ósseas e o aumento de risco cardiovascular são minimizados pela TH, além de possibilitar que essas mulheres tenham qualidade de vida comparável à das mulheres de mesma idade sem a condição de hipoestrogenismo precoce.

RESUMO

- IOP é caracterizada pela perda da função ovariana antes dos 40 anos.
- O diagnóstico é feito pela presença de ciclos menstruais longos ou por amenorreia primária ou secundária, e por duas dosagens de FSH ≥ 25 UI/L, colhidas com 4 semanas de intervalo.
- Sintomas e consequências da IOP são decorrentes principalmente do hipoestrogenismo.
- O diagnóstico etiológico deve ser investigado, com destaque às causas genéticas, iatrogênicas e autoimunes, mas grande parte permanece como causa desconhecida.
- No que se refere às causas genéticas, o cariótipo mostrando presença de cromossomo Y indica gonadectomia.
- TH contendo estrogênio é mandatória sempre que não houver contraindicação formal ao seu uso. Deve ser mantida até ao menos a idade da menopausa habitual. Tem como objetivo e desafio minimizar ou evitar as alterações decorrentes do hipoestrogenismo.
- O tratamento deve incluir orientações quanto a estilo de vida saudável, atividade física, controle de peso, evitar tabagismo, dieta rica em cálcio, suplementação de vitamina D conforme a necessidade e redução de fatores de risco para doença cardiovascular.
- Boas práticas indicam avaliação de qualidade de vida, função sexual e comprometimento psicológico.
- É necessária vigilância de saúde óssea e cardiovascular por meio de avaliação clínica e exames como densitometria óssea, perfil lipídico e glicídico.
- O comprometimento da fertilidade deve ser claramente orientado. A fertilização com doação de óvulos é a opção para quando há desejo reprodutivo em IOP francamente estabelecida.

Referências

1. Abdalla HI, Billett A, Kan AK, Baig S, Wren M, Korea L, Studd JW. Obstetric outcome in 232 ovum donation pregnancies. Br J Obstet Gynaecol. 1998;105:332-337.
2. Webber L, Davies M, Anderson R, Bartlett J, Braat D, Cartwright B, et al. ESHRE guideline: management of women with premature ovarian insufficiency. Hum Reprod. 2016;31(5):926-37.
3. Master-Hunter T, Heiman DL. Amenorrhea: evaluation and treatment. Am Fam Physician. 2006;73(8):1374-82.
4. Ishizuka B. Current understanding of the etiology, symptomatology, and treatment options in premature ovarian insufficiency (POI). Fontiers in Endocrinology. 2021;12:626924.
5. Ding T, Yan W, Zhou T, Shen W, Wang T, Li M, et al. Endocrine disrupting chemicals impact on ovarian aging: evidence from epidemiological and experimental evidence. Envir Pollution. 2022;305:119269.
6. Xi D, Chen B, Tao H, Xu Y, Chen G. The risk of depressive and anxiety symptoms in women with premature ovarian insufficiency: a systematic review and meta-analysis. Arch Womens Ment Health. 2023 Feb;26(1):1-10.
7. de Almeida DM, Benetti-Pinto CL, Makuch MY. Sexual function of women with premature ovarian failure. Menopause. 2011 Mar;18(3):262-6.
8. Tao X-Y, Zuo A-Z, Wang J-Q. Effect of primary ovarian insufficiency and early natural menopause on mortality: a meta-analysis. Climacteric. 2016;19: 27-36.
9. Webber L, Anderson RA, Davies M, Janse F, Vermeulen N. HRT for women with premature ovarian insufficiency: a comprehensive review. Hum Reprod Open. 2017 Jul 12;2017(2):hox007.
10. Gonçalves CR, Vasconcellos AS, Rodrigues TR, Comin FV, Reis FM. Hormone therapy in women with premature ovarian insufficiency: a systematic review and meta-analysis. Reprod Biomed Online. 2022; 44(6):1143-57.
11. Rebar RW, Keator CS. Expanding our knowledge of premature ovarian insufficiency. Fertil Steril. 2021 Feb;115(2):328-9.
12. Cartwright B, Robinson J, Seed PT, Fogelman I, Rymer J. Hormone replacement therapy versus the combined oral contraceptive pill in premature ovarian failure: a randomized controlled trial of the effects on bone mineral density. J Clin Endocrinol Metab. 2016 Sep;101(9): 3497-505.
13. Gazarra LBC, Bonacordi CL, Yela DA, Benetti-Pinto CL. Bone mass in women with premature ovarian insufficiency: a comparative study between hormone therapy and combined oral contraceptives. Menopause. 2020 Oct;27(10):1110-6.
14. Soman M, Huang LC, Cai WH, Xu JB, Chen JY, He RK, et al. Serum androgen profiles in women with premature ovarian insufficiency: a systematic review and meta-analysis. Menopause. 2019;26(01):78-93.
15. Davis SR, Baber R, Panay N, Bitzer J, Perez SC, Islam RM, et al. Global Consensus Position Statement on the Use of Testosterone Therapy for Women. J Sex Med. 2019 Sep;16(9):1331-7.
16. Sammaritano LR, Bermas BL, Chakravarty EE, Chambers C, Clowse MEB, Lockshin MD, et al. 2020 American College of Rheumatology guideline for the management of reproductive health in rheumatic and musculoskeletal diseases. Arthritis Rheumatol. 2020 Apr;72(4):529-56.
17. Nonhormonal management of menopause-associated vasomotor symptoms: 2015 position statement of The North American Menopause Society [NAMS]. Menopause. 2015 Nov;22(11):1155-72; quiz 1173-4.
18. Hunter MS. Cognitive behavioral therapy for menopausal symptoms. Climacteric. 2021 Feb;24(1):51-6.

22
Hiperprolactinemia

Andrea Nácul
Andrea Glezer
Heraldo Mendes Garmes

Introdução

A hiperprolactinemia é definida por níveis séricos elevados de prolactina (PRL), hormônio classicamente relacionado com a lactação. É a disfunção endócrina mais comum do eixo hipotalâmico-hipofisário, predominando no sexo feminino.[1] Com prevalência baixa na população geral (0,4%), apresenta-se mais comumente em mulheres com sintomas relacionados à hiperprolactinemia, presente em 9% das pacientes com amenorreia, 25% com galactorreia, 16 a 30% em mulheres inférteis e 70% daquelas com amenorreia e galactorreia. Em mulheres com idade entre 25 e 34 anos, a incidência anual de hiperprolactinemia pode atingir 23,9 casos por 100 mil pessoas. A principal causa não fisiológica ou farmacológica de hiperprolactinemia são os prolactinomas, 60% microadenomas. Estima-se a prevalência de 500 casos a cada 1 milhão de habitantes, com incidência anual de 27 casos/1 milhão de habitantes. O prolactinoma é o subtipo de tumor hipofisário mais comum, representando de 40 a 66% dos casos. Embora possa ocorrer em qualquer idade, apresenta incidência maior entre 20 e 30 anos e é dez vezes mais comum em mulheres do que em homens até os 50 anos de idade.[2]

Neste capítulo, serão apresentadas, primeiramente, a fisiopatologia e as possíveis etiologias para a hiperprolactinemia, que servirão de base para o entendimento da rotina diagnóstica necessária à indicação de terapia apropriada, visando corrigir a hiperprolactinemia e minimizar as complicações possíveis.

Fisiopatologia

Controle da secreção de prolactina

A PRL é produzida e secretada pelas células lactotróficas da hipófise anterior, e o hipotálamo exerce influência predominantemente inibitória sobre a secreção da PRL, que tem espontaneamente alta atividade secretória. A dopamina é o mais importante fator inibidor, produzida pelas células tuberoinfundibulares e pelo sistema dopaminérgico túbero-hipofisário-hipotalâmico. Ela atinge a hipófise anterior através do sistema porta hipotalâmico-hipofisário, que passa pela haste hipofisária e atua via receptores dopaminérgicos tipo 2 (D2), presentes na membrana dos lactotrofos, determinando redução na síntese e secreção de PRL. A PRL também participa de um *feedback* negativo para a inibição de sua própria liberação. Outros fatores hipotalâmicos que podem exercer ação inibitória na secreção de PRL são: GABA (ácido gama-aminobutírico), somatostatina, endotelina-1, calcitonina e o fator de crescimento transformante beta-1. Os fatores hipotalâmicos estimulatórios desempenham um papel secundário no controle da secreção de PRL; são considerados mais importantes: o hormônio liberador da tireotrofina (TRH), a ocitocina e o peptídeo intestinal vasoativo (VIP). Outros fatores podem estimular a produção de PRL fisiologicamente, como arginina-vasopressina, angiotensina II, neuropeptídeo Y, galanina, substância P, neurotensina, serotonina, hormônio liberador das gonadotrofinas (GnRH) e opioides endógenos. Sabe-se que o estrogênio estimula diretamente a transcrição do gene da PRL e sua secreção pelos lactotróficos, por esse motivo os níveis de PRL são mais altos no sexo feminino em idade fértil.[3]

A PRL é secretada de forma pulsátil, e os níveis séricos podem variar muito ao longo do dia, com níveis mais elevados durante o sono, pico matinal e declínio gradual após o despertar, mas sem um ritmo circadiano típico. Em condições normais, cerca de 50% da produção diária total de PRL ocorrem durante o período de sono.[3] Assim, as amostras devem ser coletadas até 3 horas após o despertar e preferencialmente em jejum.

Hipogonadismo hipogonadotrófico secundário a hiperprolactinemia

Os sinais e sintomas mais característicos encontrados em pacientes com hiperprolactinemia são aqueles relacionados ao hipogonadismo hipogonadotrófico e à galactorreia. Níveis aumentados de PRL diminuem a secreção das gonadotropinas por meio da inibição da liberação pulsátil hipotalâmica de GnRH, resultando em redução na amplitude e frequência de pulsos de LH. O controle da secreção pulsátil de GnRH é complexo e depende de neurotransmissores estimuladores e inibidores, de retroalimentação hormonal e de fatores autócrinos e parácrinos. Sabe-se que a kisspeptina é um neuro-hormônio que inibe a secreção pulsátil de GnRH. De fato, a administração de kisspeptina a mulheres com amenorreia hipotalâmica induzida por hiperprolactinemia demonstrou reativar a secreção de gonadotrofinas.[4] Tomados em conjunto, esses dados sugerem que a kisspeptina pode ser o elo perdido entre a hiperprolactinemia e o hipogonadismo hipogonadotrófico associado, a anovulação e a infertilidade.[3]

Causas fisiológicas de hiperprolactinemia

A amamentação e a gestação são exemplos típicos do aumento fisiológico da PRL, assim como o sono. Sabe-se também que o estresse de qualquer origem, seja psicológico, induzido por exercício ou devido a doença aguda também leva à elevação fisiológica dos níveis de PRL; até o estresse da punção venosa pode causar uma elevação leve no nível de PRL: em geral < 40-60 ng/mL.[5] O estímulo da sucção é o regulador fisiológico mais importante da secreção de PRL, ocorre quase simultaneamente com a secreção de PRL durante a sucção e envolve a liberação de ocitocina da neuro-hipófise e a contração das células mioepiteliais alveolares mamárias. Assim, o bebê regula tanto a produção como a entrega de leite. De fato, devido a esses reflexos, via neurogênica, lesões próximas às mamas causadas por herpes-zóster, cirurgias ou queimaduras torácicas, *piercing*, ou prótese mamária podem induzir a hiperprolactinemia, assim como lesões do cordão medular.[5] Vale ressaltar que, devido à periodicidade da secreção de PRL, indivíduos normais também podem apresentar níveis levemente aumentados de PRL.

Drogas indutoras de hiperprolactinemia

A causa mais comum de hiperprolactinemia não fisiológica é o uso de drogas, que atuam por diferentes mecanismos: aumento da transcrição do gene *PRL* (estrogênios), antagonismo do receptor de dopamina (risperidona, haloperidol, metoclopramida, domperidona, sulpirida etc.), depleção de dopamina (reserpina, metildopa), inibição da produção hipotalâmica de dopamina (verapamil, heroína, morfina, análogos da encefalina etc.), inibição da recaptação da dopamina (antidepressivos tricíclicos, cocaína, anfetamina, inibidores da monoaminoxidase), inibição dos receptores H2 de histamina (ranitidina e cimetidina), inibição da recaptação da serotonina (fenfluramina, fluoxetina, sibutramina etc.).

Quanto aos antipsicóticos especificamente, são as drogas que mais comumente induzem hiperprolactinemia. Elas bloqueiam os receptores D2, assim removem o efeito inibitório da dopamina na secreção de PRL, sendo que esses efeitos dependem da capacidade dessas drogas de atravessar a barreira hematoencefálica. Todos os antipsicóticos bloqueiam os receptores D2 e todos podem induzir hiperprolactinemia. No entanto, parece que, quanto mais rápido o fármaco antipsicótico se dissociar dos receptores D2, menor o aumento de prolactina no plasma. Por essas razões, podem-se distinguir antipsicóticos que aumentam a prolactina (neurolépticos convencionais, amissulprida, risperidona) e poupadores de PRL (clozapina, aripiprazol, olanzapina). Às vezes a hiperprolactinemia pode ser assintomática, porém, quanto maior o nível de PRL, mais os pacientes apresentam manifestações clínicas.[6]

Em estudo multicêntrico brasileiro de hiperprolactinemia, os antidepressivos e neurolépticos (em monoterapia ou em combinação) foram os responsáveis pela grande maioria dos casos (82,2%). Entre os antipsicóticos, os medicamentos mais comumente envolvidos foram haloperidol, fenotiazinas e risperidona, enquanto os tricíclicos foram os principais representantes entre os antidepressivos.[7]

Embora a elevação de PRL seja geralmente leve (25-100 ng/mL) em casos de hiperprolactinemia induzida por drogas, ela também é altamente variável. Metoclopramida, risperidona e fenotiazinas podem levar a níveis de PRL > 200 ng/mL. Entre os 180 casos cadastrados no estudo brasileiro, 64% apresentavam níveis de PRL < 100 ng/mL, mas em 5% ultrapassavam 250 ng/mL. Interessantemente, níveis de PRL de 720 ng/mL já foram relatados em jovem tratada com domperidona por 3 meses; a retirada da medicação normalizou a PRL.[7]

A Tabela 1 apresenta a magnitude da hiperprolactinemia causada por medicamentos.

Prolactinomas

Descartadas as etiologias fisiológicas e farmacológicas, o prolactinoma é a etiologia mais comum para a hiperprolactinemia. Em sua maioria, são de crescimento lento, surgem esporadicamente e em geral ocorrem de modo isolado. Em relação aos casos genéticos, é o tipo de tumor hipofisário mais comum nos indivíduos com neoplasia endócrina múltipla tipo-1 (MEN1). Prolactinomas familiares (FIPA) foram descritos também em indivíduos sem outras características de NEM1, e, raramente, prolactinomas também ocorrem em pacientes com mutações germinativas do gene *AIP* ou mutações do gene *MAX*. De modo ainda mais raro, foi descrita a hiperprolactinemia devido a secreção tumoral ectópica.[3]

Outras doenças

A hiperprolactinemia é comum no hipotireoidismo primário franco, ocorrendo em

TABELA 1 Magnitude da hiperprolactinemia causada pelos medicamentos

Medicamento	Efeito	Medicamento	Efeito
Antipsicóticos		**IMAO**	
Clorpromazina/tioridazina/ levomepromazina	+++	Pargilina	+++
		Clorgilina	+++
Haloperidol	+++	Tranilcipromina	±
Sulpirida/tiaprida	+++		
Risperidona	+++	**Anti-hipertensivos**	
Quetiapina	+	Reserpina	++
Olanzapina	+	Metildopa	+
Pimozida	+	Verapamil	+
Clozapina	0	Labetalol	+
Aripiprazol	0		
		Gastrointestinais	
Antidepressivos		Domperidona/metoclopramida	+++
Clomipramina	+++	Cimetidina/ranitidina	+
Amitriptilina	+		
Citalopram	±	**Anorexígenos**	
Fluvoxamina	±	Fenfluramina/anfetaminas	+
Paroxetina	±		
Fluoxetina	CR	**Opiáceos e cocaína**	+
Imipramina	CR		
Bupropiona	0	**Inibidores da protease**	+
Nortriptilina	0		
Sertralina	0	**Estrogênio**	+
Trazodona	0		

CR: relato de casos isolados; 0: sem efeito; ±: aumento mínimo, mas não em níveis anormais; +: aumento em níveis anormais em uma pequena porcentagem de pacientes; ++: aumento em níveis anormais em 25 a 50% dos pacientes; +++: aumento em níveis anormais em mais de 50% dos pacientes, podendo atingir valores > 200 mg/L; IMAO: inibidores da monoaminoxidase.

Fonte: adaptada de Molich ME, 2008.[8]

até 40% dos pacientes e em até 22% daqueles com hipotireoidismo subclínico, devido ao aumento do TRH que estimula a produção de PRL, bem como a diminuição da sensibilidade do lactotrofo ao efeito supressor da dopamina. Vale ressaltar que a terapia com levotiroxina reverte a hiperprolactinemia nesses casos. O aumento sérico da PRL pode também ocorrer na doença de Addison, pois os glicocorticoides suprimem a expressão do gene da PRL e sua liberação; a reposição de glicocorticoides também reverte a hiperprolactinemia nesses casos. Indivíduos com cirrose e síndrome dos ovários policísticos podem apresentar hiperprolactinemia, porém alguns autores consideram que a elevação da PRL resultaria da concomitância de outras condições como hiperprolactinemia farmacológica, macroprolactinemia ou outros distúrbios hormonais associados com tais doenças.[9] Na insuficiência renal, a hiperprolactinemia ocorre em cerca de 30% dos pacientes por diminuição do *clearance* de prolactina, bem como o aumento de sua produção, como resultado de desregulação hipotalâmica. A hiperprolactinemia pode surgir em casos de malignidades e doenças autoimunes como linfoma, carcinomas de mama e cólon, lúpus eritematoso sistêmico, artrite reumatoide e mieloma múltiplo avançado, embora o significado exato dessas relações ainda não tenha sido bem esclarecido.[3]

Avaliação e diagnóstico

As manifestações clínicas da hiperprolactinemia em mulheres estão descritas no Quadro 2.

QUADRO 1 Causas de hiperprolactinemia

Fisiológicas

Gestação, amamentação, estresse, exercício, coito, manipulação da mama, sono.

Medicamentosas

- Neurolépticos: fenotiazinas (clorpromazina, flufenazina, butaperazina, tietilperazina, promazina), butirofenonas (haloperidol), risperidona, tiotixeno e paliperidona.
- Antidepressivos: tricíclicos, sulpirida, inibidores da MAO e inibidores seletivos da recaptação da serotonina (fluoxetina, paroxetina, sertralina, fenfluramina etc.).
- Anticonvulsivantes: fenitoína.
- Ansiolíticos: alprazolam e buspirona.
- Medicações anti-hipertensivas: verapamil, metildopa e reserpina.
- Medicações gastrointestinais: metoclopramida, domperidona e bloqueadores H2 (receptor de histamina do tipo 2).
- Narcóticos: heroína, apomorfina, morfina, cocaína e análogos da encefalina.
- Terapia com estrogênio.
- Metais pesados: manganês, cádmio, urânio, arsênico, bário, mercúrio orgânico e chumbo.
- Ervas medicinais: *Echinacea purpurea*, *Hypericum perforatum*, *Purariae isoflavone*, *Cimicifuga racemosa* e *Acacia nilotica* ssp. *adansonii*.
- Outras: inibidores de protease, isoniazida, anfetamina, ácido valproico, anestésicos, arginina, tioxantenos, metadona, fisiostigmina, maconha etc.

Laboratoriais

- Macroprolactinemia.

Patológicas

- Tumores hipofisários produtores de prolactina: prolactinomas, adenomas mistos secretores GH/PRL e TSH/PRL.
- Doenças hipotalâmicas, por desconexão da haste: tumores (craniofaringioma, germinoma, metástases, glioma, hamartomas, disgerminomas etc.), doenças infiltrativas (sarcoidose, tuberculose, granulomatose de células de Langerhans etc.), alterações vasculares, pseudotumor cerebral, granuloma eosinofílico e radioterapia craniana.
- Doenças hipofisárias, por desconexão da haste: pseudoprolactinomas (adenomas clinicamente não funcionantes, somatotropinomas, doença de Cushing etc.), síndrome de Nelson, metástases, síndrome da sela vazia e hipofisite.
- Alterações da haste hipofisária, por desconexão da haste: hastite, secção cirúrgica e traumatismo craniano.
- Doenças sistêmicas: hipotiroidismo primário, doença de Addison, síndrome dos ovários policísticos, cirrose, insuficiência renal crônica, lúpus eritematoso sistêmico, pseudociese e anorexia nervosa.
- Causas neurogênicas: lesões irritativas da parede torácica (herpes-zóster, toracotomia, mastectomia, queimadura, *piercing* de mamilo, prótese mamária etc.) e lesões do cordão medular (ependimoma cervical, siringomielia, tumores extrínsecos e tabes *dorsalis*).
- Tumores produtores ectópicos de prolactina: gonadoblastoma, teratoma ovariano, carcinoma broncogênico, hipernefroma etc.
- Síndromes genéticas: neoplasia endócrina múltipla, complexo de Carney e síndrome de McCune--Albright.
- Secundária a crise convulsiva.

Idiopática

Fonte: adaptado de Dos Santos CMC, 2010.[10]

QUADRO 2 Manifestações clínicas da hiperprolactinemia em mulheres

- Galactorreia.
- Sangramento menstrual infrequente.
- Amenorreia.
- Infertilidade.
- Diminuição do desejo sexual.
- Dispareunia.
- Osteoporose.
- Acne/hirsutismo.
- Alterações neuro-oftalmológicas (rinorreia, cefaleia, diminuição da visão, perda da visão periférica, oftalmoplegia, hipertensão intracraniana ou hidrocefalia).

História clínica e exame físico

Na avaliação da hiperprolactinemia, é imprescindível descartar gestação em mulheres em idade reprodutiva, preferencialmente por dosagem de beta-hCG.[11,12] É recomendável excluir o uso de medicações que possam elevar os níveis de PRL, incluindo drogas ilícitas, suspendendo-as, quando possível, por 3 a 4 dias e fazendo nova dosagem do hormônio.[8] É importante investigar a presença de doenças como cirrose, insuficiência renal e hipotireoidismo em pacientes com hiperprolactinemia sintomática não fisiológica.[11,12] Averiguar a presença de distúrbios menstruais e sexuais, bem como a presença de sinais e sintomas de expansão parasselar como cefaleia, diplopia ou hemianopsia bitemporal e distúrbios neurológicos.[13] No exame físico, averiguar a presença de galactorreia, bócio, sinais de hiperandrogenismo como acne e hirsutismo, doenças autoimunes, estreitamento do campo visual e até lesões traumáticas ou irritativas da parede torácica, como queimaduras, *piercings* e herpes zóster.[14]

Exames laboratoriais e de imagem

Na suspeita clínica de hiperprolactinemia, deve-se solicitar a dosagem da PRL sérica. Concentração de PRL acima de 500 ng/mL é altamente sugestiva de macroprolactinoma.[7] Nos microprolactinomas, além da dosagem de PRL sérica, de gonadotrofinas (LH, FSH) e de esteroides sexuais (estradiol e progesterona, se não houver amenorreia), as dosagens de hormônio de crescimento (GH) e somatomedina C (IGF-1) são importantes para excluir tumores cossecretores de PRL e GH, que podem ter tratamento diferente do prolactinoma. Nos macroprolactinomas, a avaliação completa da função da hipófise anterior é importante (adiciona-se dosagem de TSH, T4L, cortisol e ACTH) para identificar outras deficiências hormonais além do hipogonadismo.[13] Embora níveis de PRL acima de 250 ng/mL usualmente indiquem a presença de um prolactinoma, algumas medicações, como a risperidona e a metoclopramida, podem causar elevação da PRL acima de 200 ng/mL sem evidência de um adenoma.[8,15] Mesmo pequenas elevações da PRL podem ser compatíveis com a presença de um prolactinoma, mas um adenoma não produtor de PRL (pseudoprolactinoma) deve inicialmente ser considerado. Entretanto, elevações consideráveis da PRL podem ocorrer com microadenomas.[11,12] Assim, uma vez confirmada a elevação da PRL na segunda dosagem, solicitar TSH (se já não houver) e, se excluídas as disfunções tireoidianas ou se houver sintomas neuro-oftalmológicos associados, solicitar ressonância magnética (RM) de sistema nervoso central (SNC) sempre que possível. Na primeira avaliação radiológica, solicitar RM de sela túrcica e crânio para avaliação hipotalâmica concomitante e, se confirmado adenoma hipofisário, nos exames de seguimento radiológico pode ser solicitado somente RM de sela túrcica. Caso a RM não seja possível, pode-se realizar a TC, embora não tenha a mesma eficiência para detecção de microadenomas.[11,12]

Na presença de clínica exuberante ou adenomas volumosos com valores de prolactina pouco elevados, caracterizando incompatibilidade da dosagem hormonal com a clínica e/ou a imagem, deve-se descartar o chamado "efeito gancho". Esse efeito se caracteriza pela presença de níveis falsamente baixos de PRL quando se empregam imunoensaios com dois sítios de ligação. Níveis muito elevados do antígeno saturam tanto o sítio de ligação no anticorpo de captura como de revelação, evitando a formação dos "complexos sanduíches" com a PRL e evitando a detecção do antígeno (hormônio) ligado. Nesses casos, a medida correta da PRL pode ser obtida por meio de uma nova dosagem com diluição do soro a 1:100, quando será observado um aumento drástico no valor do hormônio.[5] Uma série de melhorias foi feita nos ensaios imunométricos mais recentes, e, hoje em dia, o efeito gancho se tornou menos comum.

Ao contrário do efeito gancho, a presença de valores elevados de prolactina em pacientes oligo ou assintomáticas pode estar relacionada à macroprolactinemia. Essa forma da prolactina corresponde a um complexo antígeno-anticorpo de PRL monomérica e IgG e não possui atividade endócrina, sendo biologicamente inativa. O método de rastreamento da macroprolactina é feito através da precipitação com polietilenoglicol (PEG), onde a PRL na forma ligada (macro) sofre precipitação e a PRL ativa é recuperada no sobrenadante, com base no valor inicial da amostra. Recuperações maiores que 65% indicam predomínio da forma monomérica, e menores do que 30%, predomínio da macroprolactina.[16] O achado de macroprolactinemia nas pacientes sintomáticas não exclui a necessidade de investigação, como nos casos de predomínio da forma monomérica, tendo em vista que alguns casos podem cursar com a presença de prolactinoma.[17] A Figura 1 apresenta o fluxograma de avaliação diagnóstica da hiperprolactinemia.

A desconexão da haste hipofisária também representa uma dificuldade no diagnóstico diferencial dos prolactinomas. Em pacientes com prolactinomas, os níveis circulantes de PRL em geral acompanham o tamanho do tumor. Os microprolactinomas, comumente, resultam em níveis de PRL de 100-200 ng/mL, mas não raramente podem ser < 100 ng/mL e, ocasionalmente, atingir 500 ng/mL ou mais. Em geral, macroprolactinomas são associados a valores de PRL > 250 ng/mL. Na grande maioria dos pacientes com prolactinomas gigantes, diâmetro máximo ≥ 4 cm, os níveis de PRL serão > 1.000 ng/mL. A magnitude da elevação da PRL pode ser útil na determinação da etiologia da hiperprolactinemia. De fato, níveis de PRL > 250 ng/mL são altamente sugestivos da presença de um prolactinoma. Em contraste, a maioria dos pacientes com desconexão da haste hipofisária, hiperprolactinemia induzida por drogas ou doenças sistêmicas apresenta níveis de PRL < 100 ng/mL. No entanto, existem exceções a essas regras.

Diversas lesões da região hipotálamo-hipofisária, como tumores hipofisários ou extrasselares, cistos, doenças inflamatórias ou infecciosas podem induzir aumento nos níveis de PRL por diminuir o fluxo de dopamina do hipotálamo para a hipófise – fenômeno conhecido como desconexão da haste hipofisária. Assim, diante de uma paciente com PRL persistentemente elevada, após descartar outras etiologias possíveis, faz-se necessária a realização de exame de imagem da sela túrcica para pesquisar a presença dessas lesões, que podem não apresentar sintomas específicos. Nos casos de exame de imagem positivo, po-

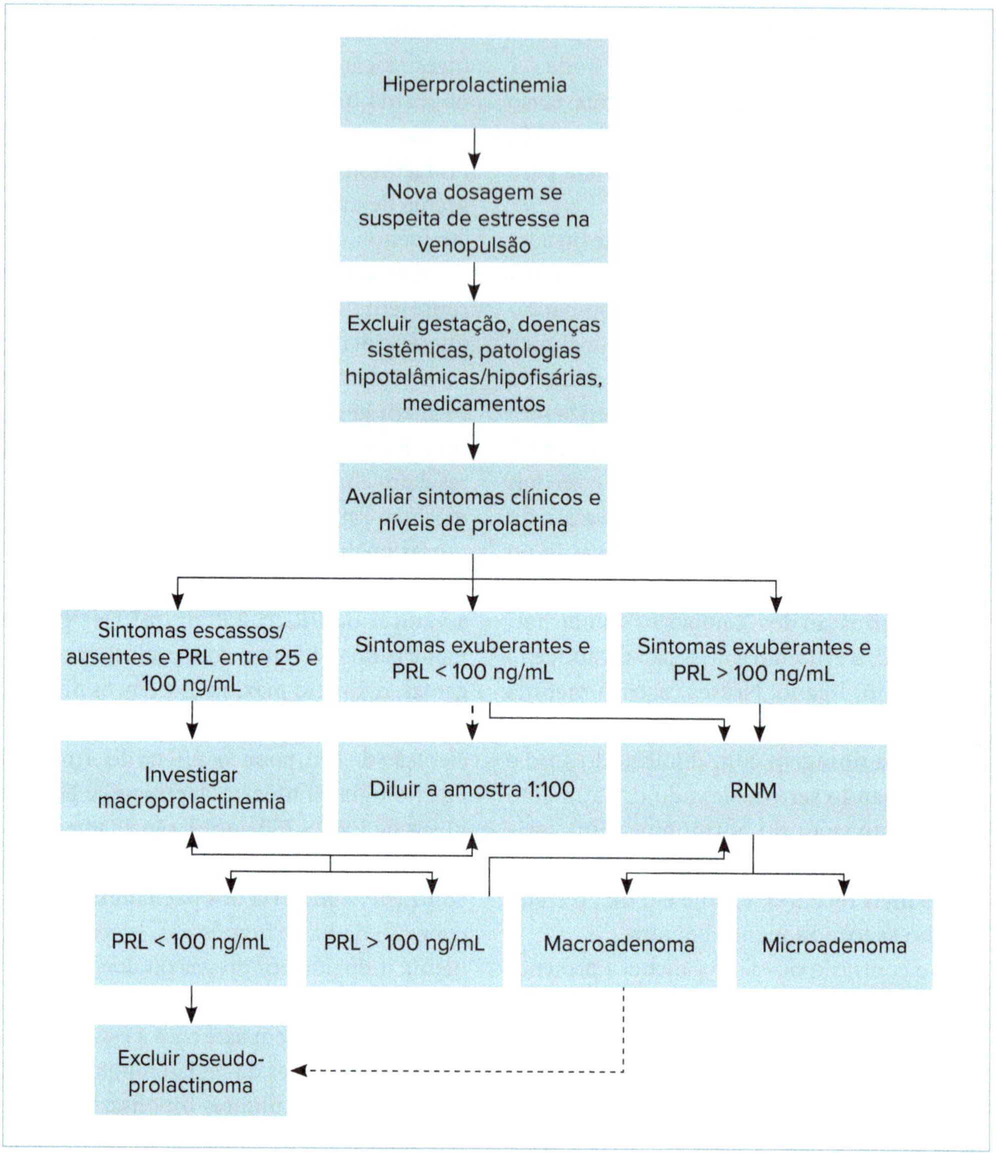

FIGURA 1 Fluxograma de avaliação diagnóstica de hiperprolactinemia.
Fonte: adaptada de Auriemma RS et al., 2023.[18]

de-se definir a etiologia da hiperprolactinemia. Porém, em alguns casos de adenoma hipofisário, a dúvida do diagnóstico etiológico pode persistir. Os níveis de PRL na desconexão da haste hipofisária e de prolactinomas pequenos podem se sobrepor. Sabe-se que incidentalomas de hipófise são comuns, com prevalência global estimada de 16,7%, segundo metanálise.[19] Assim, diante de um pequeno adenoma hipofisário não secretor de hormônio e com níveis pouco elevados de prolactina, a diferenciação inicial entre microprolactinoma e incidentalomas não funcionantes é difícil. Apenas a evolução após o tratamento com agonista dopaminérgico (AD) com redução tumoral poderá confirmar o diagnóstico de prolactinoma. Sabe-se que os microadenomas não funcionantes aumentam de tamanho em cerca de 20% dos casos ou permanecem estáveis, enquanto os microprolactinomas regridem de tamanho ou desaparecem após a terapia com AD, na grande maioria dos casos.[20] Vale ressaltar que, em séries cirúrgicas de microadenomas hipofisários considerados prolactinomas no pré-operatório, aproximadamente 17% não confirmaram o diagnóstico de prolactinomas pela imuno-histoquímica, evidenciando tratar-se de lesões não funcionantes, erroneamente diagnosticadas como prolactinomas devido à desconexão da haste. Esses fatos reforçam a importância do acompanhamento do tamanho tumoral após a instituição do AD, para posterior diagnóstico diferencial entre prolactinomas ou lesões não funcionantes da região hipofisária que induziram aumento dos níveis séricos de prolactina por desconexão da haste hipofisária.[5]

Tratamento

O tratamento da hiperprolactinemia depende do correto reconhecimento de sua etiologia. No caso de hiperprolactinemia fisiológica, não há necessidade de tratamento. Para o hipotireoidismo primário, deve-se proceder a reposição adequada de levotiroxina. Habitualmente, a hiperprolactinemia relacionada à insuficiência renal e hepática é assintomática, não requerendo tratamento específico. A hiperprolactinemia relacionada a medicação, se sintomática, pode ser resolvida com a suspensão ou substituição da droga, quando possível. Em casos de hiperprolactinemia associadas ao uso de antipsicóticos, avaliar com psiquiatra a possibilidade do uso do aripiprazol.[5]

O tratamento da hiperprolactinemia idiopática e do prolactinoma deve ser realizado em pacientes sintomáticas, na presença de galactorreia que incomode, irregularidade menstrual, infertilidade, na prevenção de redução de massa óssea e nos macroprolactinomas. Para pacientes portadores de hiperprolactinemia idiopática ou microprolactinoma assintomáticas, apenas o acompanhamento pode ser feito. Para portadoras dessas condições, sem galactorreia incômoda e sem o desejo de fertilidade, o uso de contraceptivos orais ou terapias estroprogestagênicas pode ser usado, desde que não haja contraindicação, e seja conversado com a paciente que, se houver crescimento do tumor ou aparecimento de sintomas, o AD deve ser iniciado. Para aquelas com galactorreia incômoda, desejo de fertilidade, macroprolactinoma ou que apresentaram progressão tumoral e elevação dos níveis de PRL sem o tratamento específico, o uso de AD está indicado.[21]

Os AD são o tratamento de primeira linha em prolactinomas por serem habitualmente bem tolerados, eficazes em promover a normalização da PRL sérica e redução tumoral (importante nos macroprolactinomas) em 80% a 90% dos casos. Com a normalização da PRL sérica, a galactorreia cessa e ocorre reversão do hipogonadismo, com recuperação dos ciclos menstruais regulares e ovulatórios, na grande maioria dos casos. No Brasil, os AD disponíveis são a bromocriptina (BRC) e a cabergolina (CAB), sendo a CAB a primeira opção por sua maior eficácia, maior tolerabilidade e mais fácil posologia.[11,12] A Tabela 2 apresenta as doses habituais de cada medicamento e seus efeitos colaterais mais comuns.

Os efeitos colaterais mais comuns com os AD são náuseas, vômitos, hipotensão postural e cefaleia. A recomendação da ingestão de AD após refeição leve, antes de deitar-se, levantar mais devagar, manter-se boa hidratação e o aumento gradual da dose de AD melhoram a tolerabilidade. Habitualmente os efeitos colaterais cessam ao longo do uso, e raramente a paciente não consegue usar o AD, caracterizando intolerância absoluta. Ainda que a CAB

TABELA 2 Medicamentos usados no tratamento da hiperprolactinemia

Medicamento	Apresentação	Posologia	Efeitos adversos
Cabergolina	Comprimido 0,5 mg via oral	Dose inicial: 0,25 mg 1-2 x/semana Dose usual: 0,5-1 mg 1-2 x/semana Dose máxima: 1,5 mg 2-3 x/semana	Náuseas, cefaleia, tontura e fadiga, doença valvar cardíaca com dose > 2 mg/semana (fazer ecocardiografia periodicamente)
Bromocriptina	Comprimido 2,5 mg via oral ou via vaginal	Dose inicial: 1,25 mg ao deitar Dose usual: 2,5 mg 2x/dia Dose máxima: 15 mg/dia	Náuseas e vômitos; tontura, hipotensão postural. Menos frequentes: congestão nasal, fenômeno de Raynaud, depressão e reação psicótica

cause mais raramente esses efeitos colaterais, a substituição por BRC pode ser tentada.[5,22]

Dois potenciais efeitos colaterais devem ser monitorados ativamente: valvopatia cardíaca e alterações psiquiátricas. A valvopatia cardíaca é bem descrita em pacientes portadores de doença de Parkinson, que utilizam doses bem maiores de CAB do que aquelas usadas em hiperprolactinemia. A fisiopatologia se refere à ação agonista 5-HT2B, levando mais frequentemente à insuficiência de valva tricúspide. Diversos estudos mostram segurança com doses baixas de CAB,[23] utilizadas na maioria dos casos. Ainda que os casos de valvopatia com repercussão clínica e necessidade de cirurgia cardíaca sejam anedóticos entre pacientes com prolactinoma, sugerimos realizar avaliação ecocardiográfica antes do tratamento com AD e periodicamente se doses de CAB > 2 mg/sem. Na presença de alterações moderadas ou graves, encaminhar ao cardiologista especialista.[24] Quanto às alterações psiquiátricas, a busca ativa deve ser realizada com perguntas na consulta sobre humor e alterações no controle de impulso. Na suspeita de alterações importantes, reduzir a dose ou suspender o AD e encaminhar à avaliação psiquiátrica. Não está indicada a substituição por outro AD se houver valvopatia ou transtornos psiquiátricos.[24]

Após 2 anos de tratamento com AD, manutenção de normoprolactinemia e redução tumoral nos macroprolactinomas (redução maior que 50% no maior diâmetro, sem invasão de seio cavernoso ou proximidade com as vias ópticas), pode-se iniciar a redução da dose de AD gradativa. Com a manutenção dos critérios anteriores, em doses baixas de AD (≤ 0,5 mg/sem CAB), pode-se suspender o tratamento medicamentoso. Após a suspensão do AD, acompanhar os níveis de PRL a cada 3 meses no primeiro ano e, depois, com menor frequência. A remissão é descrita em 20 a 36% dos pacientes nas metanálises.[25] Portanto, a maioria das pacientes vai apresentar recidiva e, na recidiva sintomática, reiniciar o AD na menor dose de controle utilizada anteriormente.[26] Após 2 anos da recorrência, pode-se tentar a suspensão do AD novamente, porém as taxas de sucesso são menores. A gestação e a menopausa são outros fatores relacionados à remissão tumoral, logo deve-se reavaliar a necessidade de manutenção do tratamento.[13] *Vide* "Situações especiais".

Nos casos com intolerância/resistência aos AD, apoplexia com sintomas neurológicos e complicações raras do tratamento clínico (fístula liquórica e retração quiasmática com piora visual), a neurocirurgia, em centro de excelência para o tratamento de tumores hipofisários, está indicada, habitualmente por via transesfenoidal.

A definição de resistência a CAB não é uniforme na literatura, mas a maioria dos autores considera a não normalização da PRL sérica e/ou redução tumoral, com doses de CAB acima de 2 mg/sem, maior dose em bula. Nos casos de resistência parcial, ou seja, com redução mas sem normalização da PRL, se houver tolerância a CAB e com vigilância ativa dos efeitos colaterais, pode-se chegar a doses de até 3,5 mg semanais. Vale ressaltar que, se não houver sintomas neurológicos decorrentes do efeito de massa tumoral, nem desejo de gestação, pode haver redução tumoral adicional em longo prazo do tratamento clínico.[1] Em casos de resistência parcial/total com sintomas neurológicos ou desejo de gestação, pode-se indicar o tratamento cirúrgico, habitualmente por via transesfenoidal. Raramente, indica-se radioterapia para casos com crescimento tumoral a despeito do tratamento clínico e cirúrgico.[13]

Acompanhamento e repercussões

Antes de iniciar o tratamento com AD, sugere-se realizar ecocardiograma com Doppler colorido e densitometria óssea, especialmente na presença de sintomas de hipogonadismo. A avaliação neuro-oftalmológica é indicada nos casos em que o tumor tem contato com as vias ópticas, mesmo se não houver queixa visual. Nos casos que apresentam deficiência visual e/ou oftalmoplegia, por compressão tumoral de vias ópticas e nervos cranianos, uma equipe multidisciplinar deve acompanhar e decidir sobre o rápido aumento nas doses de CAB e, eventualmente, tratamento cirúrgico, se não houver resposta.

Inicia-se então o tratamento com AD, preferencialmente a CAB, em doses de 0,25 a 0,5 mg semanais. Após 30 a 60 dias, pode-se dosar novamente a PRL sérica e titular a dose de CAB, a fim de atingir a normalização da PRL, acompanhando a tolerância. Habitualmente, em microprolactinomas, doses de 0,25 a 0,5 mg/semana de CAB, e nos macroprolactinomas, doses de 0,5 a 1mg/semana são eficazes no controle hormonal. Nos microprolactinomas, repete-se a RM de hipófise em 1 ano e, depois, a cada 2 anos. Nos macroprolactinomas, repete-se a RM de hipófise em 3 a 6 meses (dependendo do tamanho e invasão tumoral) e, a seguir, anualmente. Nos primeiros 3 meses de tratamento já é observada resposta nos casos sensíveis aos AD.[13]

Após 2 anos de tratamento, normalização da PRL e redução tumoral nos macroprolactinomas, pode-se reduzir gradativamente a dose de CAB, até chegar à suspensão quando houver bom controle com doses de 0,25 a 0,5 mg/semana.

Raramente, em macroprolactinomas pode haver complicações com o tratamento clínico. Nos casos em que há erosão do assoalho selar, a redução tumoral importante pode causar fístula liquórica, caracterizada pela saída de secreção aquosa nasal, especialmente ao flexionar a região cervical. O tratamento deve ser cirúrgico e imediato, para prevenir meningite. Casos de macroprolactinoma com rápida resposta podem apresentar tração do quiasma óptico, que quando acompanhada de piora visual deve ser avaliada por equipe multidisciplinar e indicação de cirurgia em casos selecionados.[18]

Situações especiais

Prolactinomas e gestação

A fertilidade é restabelecida em mais de 90% das mulheres com a normalização da PRL com o tratamento com os AD. Tanto a BRC quanto a CAB são consideradas seguras quando administradas no início da gravidez. Há mais de 950 gestações induzidas com a CAB descritas na literatura, não mostrando aumento na frequência de aborto espontâneo, parto prematuro, gestação múltipla ou malformações neonatais. Também não foram descritas anormalidades físicas ou do desenvolvimento nos estudos de *follow-up* com cerca de 230 crianças seguidas até os 12 anos de idade após exposição fetal à CAB. No momento do diagnóstico de gestação, o AD pode ser descontinuado nos casos de microadenoma, pois o risco de crescimento tumoral sintomático é pequeno, em torno de 2-3%. Já nos casos de macroprolactinomas compressivos não tratados anteriormente com AD, cirurgia ou radioterapia, o risco de crescimento pode chegar a quase 20-30% dos casos. Nessa situação, é recomendado o tratamento com AD por 1 ano antes de gestar, objetivando redução das medidas do tumor para menos de 10 mm. Para casos resistentes ao AD ou que apresentem expansão suprasselar, a cirurgia transesfenoidal é uma opção preconcepção. Pacientes que engravidam após curto período de tratamento com o AD ou que não apresentem redução das dimensões do tumor poderiam ser mantidas em tratamento durante a gestação, a critério do médico assistente. Nos casos em que o AD for suspenso, o acompanhamento deve ser cuidadoso, com avaliação clínica e campimetria mensal a trimestral, e, se surgirem sintomas sugestivos de expansão tumoral, uma RNM de sela túrcica sem contraste deve ser realizada; confirmando o crescimento tumoral, o tratamento com AD reiniciado. Nos casos de ausência de resposta ao tratamento medicamentoso, pode-se indicar a cirurgia de descompressão no segundo trimestre ou avaliar a interrupção da gestação em gestações mais avançadas. A Figura 2 orienta o tratamento dos prolactinomas na gestação. A amamentação não está contraindicada, devendo o tratamento com AD, se indicado, reintroduzido apenas após o desmame.[27]

Prolactinomas e menopausa

De forma geral, a menopausa exerce efeitos favoráveis nos prolactinomas, com redução das dimensões do tumor e dos níveis de PRL. Assim, a suspensão do tratamento pode ser considerada em mulheres com microprolactinomas, com acompanhamento periódico de possíveis sintomas de crescimento tumoral. Macroprolactinomas diagnosticados na pós-menopausa tendem a ser grandes e invasivos cursando com cefaleia, perda visual e elevação significativa dos níveis de PRL e devem ser tratados com AD, pois usualmente são responsivos. Microprolactinomas ou macroprolactinomas sem efeito de massa podem ser acompanhados por RM de sela túrcica, pelo risco de crescimento tumoral.

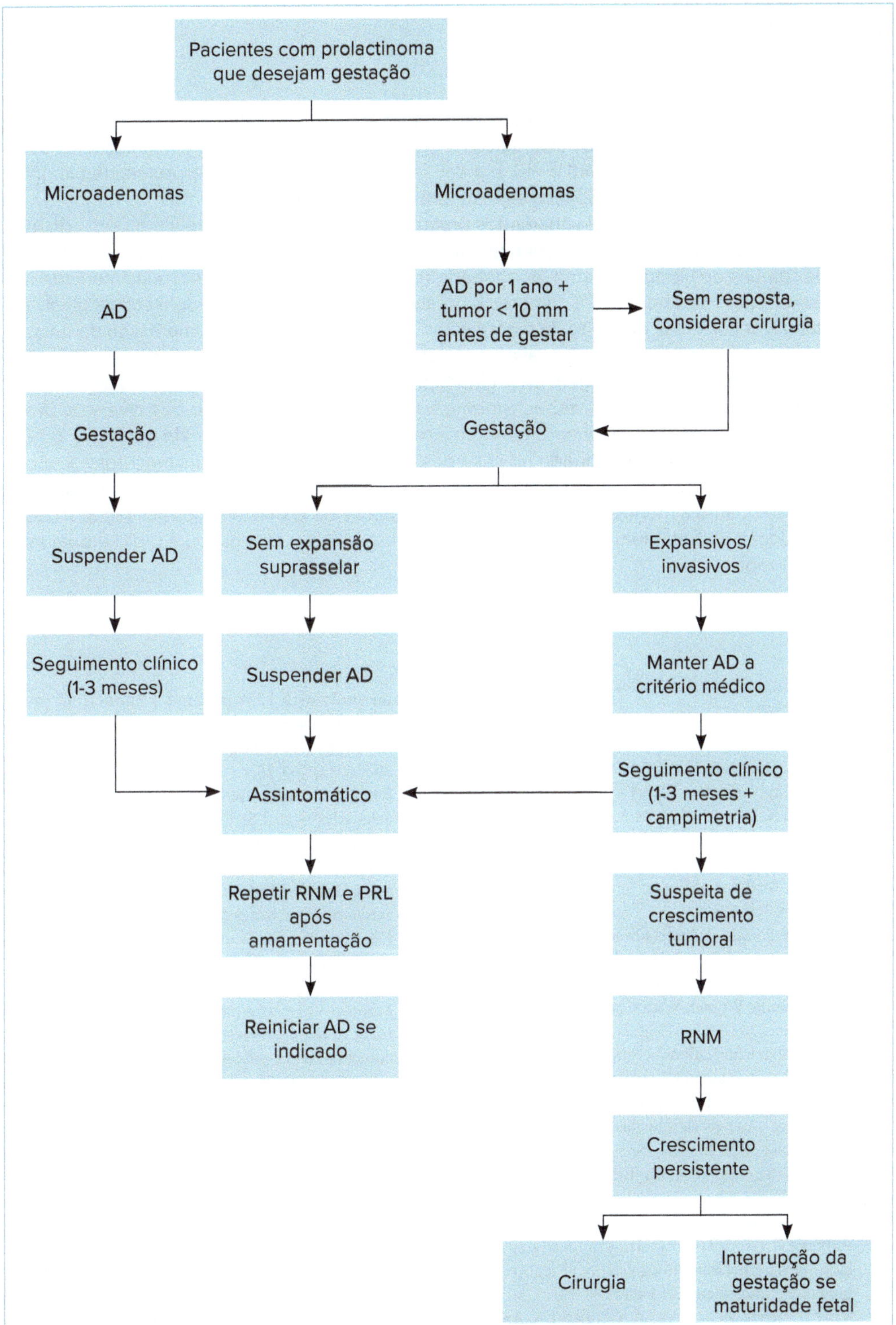

FIGURA 2 Fluxograma de manejo dos prolactinomas na gestação.
AD: agonista dopaminérgico; PRL: prolactina; RNM: ressonância nuclear magnética.

RESUMO

A hiperprolactinemia se caracteriza pelo aumento da PRL, hormônio relacionado com a lactação. As causas fisiológicas mais comuns são a gestação e a lactação. O uso de medicamentos que elevam a PRL é a causa mais frequente de hiperprolactinemia não fisiológica, sendo os antipsicóticos e os antidepressivos os mais frequentes. Os tumores hipofisários produtores de PRL, chamados prolactinomas, são responsáveis por cerca de 40 a 66% dos casos de hiperprolactinemia patológica. A hiperprolactinemia é uma das causas mais comuns de hipogonadismo hipogonadotrófico, levando a oligomenorreia, infertilidade e osteopenia/osteoporose. Os tumores hipotalâmicos e hipofisários podem causar sinais e sintomas decorrentes do efeito de massa como cefaleia, perda visual, compressão do quiasma óptico e hipopituitarismo. A avaliação diagnóstica inicial envolve a dosagem da PRL e a realização de exame de imagem da região hipofisária. O tratamento de primeira linha para os prolactinomas são os AD, especialmente a CAB, que leva à redução dos níveis de prolactina, das dimensões do tumor e também à restauração da fertilidade. Na gestação, o AD em geral pode ser descontinuado no caso dos microprolactinomas e nos macroprolactinomas com tratamento prévio por, pelo menos, 1 ano e redução do tumor para < 1 cm. Tanto a gestação quanto a menopausa podem levar a reduções da prolactina, possibilitando a descontinuação do tratamento. Em casos de resistência ao AD, a cirurgia ou a radioterapia estão indicadas.

Referências

1. Glezer A, Bronstein MD. Prolactinomas. Endocrinol Metab Clin North Am. 2015;44(1):71-8.
2. Ciccarelli A, Daly AF, Beckers A. The epidemiology of prolactinomas. Pituitary. 2005;8(1):3-6.
3. Melmed S, Koenig R, Rosen C, Auchus R, Goldfine A. Williams Textbook of Endocrinology. Elsevier Health Sciences; 2019. 1792 p.
4. Millar RP, Sonigo C, Anderson RA, George J, Maione L, Brailly-Tabard S, et al. Hypothalamic-Pituitary-Ovarian Axis Reactivation by Kisspeptin-10 in Hyperprolactinemic Women With Chronic Amenorrhea. J Endocr Soc. 2017;1(11):1362-71.
5. Vilar L, Abucham J, Albuquerque JL, Araujo LA, Azevedo MF, Boguszewski CL, et al. Controversial issues in the management of hyperprolactinemia and prolactinomas - An overview by the Neuroendocrinology Department of the Brazilian Society of Endocrinology and Metabolism. Arch Endocrinol Metab. 2018;62(2):236-63.
6. Besnard I, Auclair V, Callery G, Gabriel-Bordenave C, Roberge C. [Antipsychotic-drug-induced hyperprolactinemia: physiopathology, clinical features and guidance]. Encephale. 2014;40(1):86-94.
7. Vilar L, Freitas MC, Naves LA, Casulari LA, Azevedo M, Montenegro R Jr, et al. Diagnosis and management of hyperprolactinemia: results of a Brazilian multicenter study with 1234 patients. J Endocrinol Invest. 2008;31(5):436-44.
8. Molitch ME. Drugs and prolactin. Pituitary. 2008;11(2):209-18.
9. Ress C, Maeser PA, Tschoner A, Loacker L, Salzmann K, Staudacher G, et al. Serum prolactin in advanced chronic liver disease. Horm Metab Res. 2014;46(11): 800-3.
10. Dos Santos CMC. Impacto do tratamento com agonistas dopaminérgicos na prevalência de lesão valvar cardíaca em pacientes com prolactinomas. Dissertação [Mestrado em Medicina Interna] – Universidade Federal do Paraná, Curitiba, 2010.
11. Melmed S, Casanueva FF, Hoffman AR, Kleinberg DL, Montori VM, Schlechte JA, et al. Diagnosis and treatment of hyperprolactinemia: an Endocrine Society clinical practice guideline. J Clin Endocrinol Metab. 2011;96(2):273-88.
12. Petersenn S, Fleseriu M, Casanueva FF, Giustina A, Biermasz N, Biller BMK, et al. Diagnosis and management of prolactin-secreting pituitary adenomas: a Pituitary Society international Consensus Statement. Nat Rev Endocrinol [Internet]. 2023 Sep 5.
13. Glezer A, Bronstein MD. Prolactinomas and Disorders of Prolactin Secretion. In: Robertson RP (Org.). DeGroot's Endocrinology Basic Science and Clinical Practice. V.1. 8.ed. Amsterdã: Elsevier, 2022. p.1-2880.
14. Vilar L, Vilar CF, Lyra R, Freitas MC. Pitfalls in the Diagnostic Evaluation of Hyperprolactinemia. Neuroendocrinology. 2019;109(1):7-19.

15. Kearns AE, Goff DC, Hayden DL, Daniels GH. Risperidone-associated hyperprolactinemia. Endocr Pract. 2000;6(6):425-9.
16. Saleem M, Martin H, Coates P. Prolactin Biology and Laboratory Measurement: An Update on Physiology and Current Analytical Issues. Clin Biochem Rev. 2018;39(1):3-16.
17. Vilar L, Naves LA, Freitas MC, Lima M, Canadas V, Albuquerque JL, et al. Clinical and laboratory features greatly overlap in patients with macroprolactinemia or monomeric hyperprolactinemia. Minerva Endocrinol. 2007;32(2):79-86.
18. Auriemma RS, Pirchio R, Pivonello C, Garifalos F, Colao A, Pivonello R. Approach to the Patient with Prolactinoma. J Clin Endocrinol Metab. 2023.
19. Ezzat S, Asa SL, Couldwell WT, Barr CE, Dodge WE, Vance ML, et al. The prevalence of pituitary adenomas: a systematic review. Cancer. 2004;101(3):613-9.
20. Karavitaki N, Collison K, Halliday J, Byrne JV, Price P, Cudlip S, et al. What is the natural history of non operated nonfunctioning pituitary adenomas? Clin Endocrinol. 2007;67(6):938-43.
21. Bonert V. Do nothing but observe microprolactinomas: when and how to replace sex hormones? Pituitary. 2020;23(3):307-13.
22. Stumpf MAM, Pinheiro FMM, Silva GO, Cescato VAS, Musolino NRC, Cunha-Neto MBC, et al. How to manage intolerance to dopamine agonist in patients with prolactinoma. Pituitary. 2023;26(2):187-96.
23. Stiles CE, Lloyd G, Bhattacharyya S, Steeds RP, Boomla K, Bestwick JP, et al. Incidence of Cabergoline-Associated Valvulopathy in Primary Care Patients With Prolactinoma Using Hard Cardiac Endpoints. J Clin Endocrinol Metab. 2021;106(2):e711-20.
24. Stiles CE, Steeds RP, Drake WM. Monitoring patients receiving dopamine agonist therapy for hyperprolactinaemia. Ann Endocrinol. 2021;82(3-4):182-6.
25. Souteiro P, Belo S, Carvalho D. Dopamine agonists in prolactinomas: when to withdraw? Pituitary. 2020; 23(1):38-44.
26. Vilar L, Albuquerque JL, Gadelha PS, Rangel Filho F, Siqueira AMC, da Fonseca MM, et al. Second Attempt of Cabergoline Withdrawal in Patients with Prolactinomas after a Failed First Attempt: Is it Worthwhile? Front Endocrinol. 2015;6:11.
27. Maiter D. Prolactinoma and pregnancy: From the wish of conception to lactation. Ann Endocrinol. 2016; 77(2):128-34.

23

Síndrome dos ovários policísticos – diagnóstico e tratamento

José Maria Soares Júnior
Maria Cândida P. Baracat
Gustavo Arantes Rosa Maciel
Ricardo dos Santos Simões
Edmund Chada Baracat

Introdução

A síndrome dos ovários policísticos (SOP) é uma condição caracterizada por manifestações clínicas de hiperandrogenismo cutâneo e/ou laboratorial (acne, hirsutismo e alopecia) e anovulação crônica (ciclos menstruais com intervalos superiores a 38 dias ou mesmo amenorreia), associada à presença de ovários micropolicísticos na ultrassonografia.[1-5] A SOP se manifesta durante toda a vida reprodutiva, desde a adolescência até a transição menopausal, não apenas com irregularidades menstruais e hiperandrogenismo, mas também com alterações reprodutivas e metabólicas. Em longo prazo, está associada a subfertilidade, risco aumentado para diabetes *mellitus* do tipo 2, distúrbios metabólicos, obesidade e risco de doenças cardiometabólicas após a menopausa.[1-5]

A prevalência da SOP, dependendo do critério diagnóstico utilizado, pode variar de 4% a 18% durante o período reprodutivo.[1-9] O consenso de Rotterdam ainda é o mais abrangente e, portanto, o mais aceito. Esse consenso inclui mulheres com anovulação crônica, bem como aquelas que ovulam normalmente, com hiperandrogenismo e imagens ultrassonográficas indicativas de ovários policísticos. Essa diversidade traz dificuldades para o conhecimento da sua exata incidência, bem como para o diagnóstico.[10-17]

Etiopatogenia

Os distúrbios metabólicos e/ou cardiovasculares no organismo materno durante a gestação podem ter consequências negativas para o recém-nascido, sendo possivelmente o passo primordial na gênese dessa síndrome em mulheres predispostas geneticamente.[18] Dessa forma, crianças com baixo peso (< 2.500 g ou menor que o percentil 10% do peso esperado para a idade gestacional)[19] ou macrossomia (> 4.500 g)[20] podem ter alterações endócrino-metabólicas intrauterinas que persistirão após o nascimento, aumentando a predisposição para desenvolver condições crônicas como obesidade, hipertensão arterial sistêmica, doença pulmonar obstrutiva crônica, doença hepática gordurosa não alcoólica e diabetes *mellitus*.[18-21]

Desde 2005, estudos da associação do genoma completo (GWAS) analisam o genoma do indivíduo e identificam possíveis genes ou biomarcadores genéticos para a SOP. Embora existam vários estudos nessa área, poucos genes candidatos foram identificados, como a região localizada no cromossomo 2p16.3, que contém dois genes: *GTF2A1L* e *LHCGR*, os quais desempenham papel crucial nos receptores de LH, importantes tanto para a ovulação quanto para a evolução da gravidez no primeiro trimestre.[18-23] Outra revisão sistemática aponta para o polimorfismo do gene *Differentially Expressed in Normal and Neoplastic Development Isoform 1A* (*DENND1A*).[24] Fisiologicamente, esse gene codifica uma proteína associada a vesículas revestidas de clatrina, onde residem os receptores de superfície celular e podem promover tanto sua ativação como degradação. O polimorfismo do *DENND1A* pode aumentar a produção de androgênios nas células da teca interna por maior ativação do receptor. Portanto, estaria relacionado com o grau do hirsutismo na SOP.[24] Outros polimorfismos dos genes *THADA*, *INSR* e *TOX3* também podem estar relacionados com a SOP, suas caraterísticas clínicas e os distúrbios metabólicos associados.[25] Contudo, ainda não há um biomarcador genético para diagnóstico de SOP.

Múltiplas repetições de CAG no gene associado ao receptor androgênico podem atuar como um fator protetor contra o desenvolvimento do hirsutismo, pois diminui a ativação do receptor e poderia justificar o fenótipo sem hiperandrogenismo cutâneo em mulheres com SOP.[26]

Finalmente, ressalta-se que a influência genética isolada pode ser insuficiente para desencadear os aspectos da SOP. Deve-se salientar que seria muito provável que a combinação de fatores ambientais, comportamentais (nutricionais) e psíquicos (emocionais) com predisposição genética e/ou epigenética seria o determinante para o surgimento da síndrome, principalmente nas formas mais intensas. Assim, a interação de todos os fatores descritos durante a gestação, como no desenvolvimento e na vida adulta, são os determinantes para o desenvolvimento do quadro clínico da SOP, o que explicaria a ampla variação de manifestações observadas.[2-26]

Fisiopatologia

O hiperandrogenismo é uma característica marcante da SOP, uma vez que está presente em mais de 80% dos casos e afeta negativamente a feminilidade, levando à procura de atendimento médico. Esse distúrbio pode acometer o sistema reprodutor, tanto em nível central (eixo córtico-hipotalâmico-hipofisário) quanto periférico (ovários e endométrio).[27-29] Haveria, assim, perda de retroalimentação adequada, anovulação e disfunção menstrual (irregularidade menstrual), caracterizada por encurtamento do ciclo e redução do número de menstruações por ano, ou seja, alongamento do ciclo menstrual.[18] As principais manifestações cutâneas na SOP decorrentes do aumento de androgênios são seborreia, acne, hirsutismo e/ou alopecia.[27-30] Esta última é menos frequentemente observada.

No hipotálamo, os androgênios, e alguns outros fatores como a insulina, promovem maior produção de estrogênios pela ação da aromatase, interferindo localmente tanto nos neurônios produtores de kisspeptina quanto nos de GnRH (hormônio liberador de gonadotrofinas) do núcleo arqueado. A redução da atividade opioide e o aumento da noradrenalina também contribuem para a inadequada produção de GnRH.[27-29] Como resultado, há um aumento da frequência e amplitude dos pulsos de GnRH, levando à maior produção e liberação de hormônio luteinizante (LH) pela hipófise. No entanto, os mecanismos exatos dessa modificação no padrão de pulsatilidade dos neurônios de GnRH ainda não estão completamente elucidados.

A SOP também apresenta alterações intrínsecas nos folículos ovarianos e em sua dinâmica de crescimento e diferenciação.[19] O número de folículos é cerca de 50% maior do que nas mulheres sem a síndrome, e sua dinâmica também é alterada.[19] A diminuição do hormônio folículo-estimulante circulante (FSH) em algumas mulheres com SOP decorre do aumento dos níveis de inibina B, produzida nos pequenos folículos, e pelos altos índices de estrona devido à maior produção de androstenediona.[18-27] As alterações gonadotróficas comprometem o crescimento folicular e são responsáveis pelas modificações histomorfológicas, como a micropolicistose e hipertrofia do estroma ovariano, grandes fontes de androgênios, tornando o microambiente androgênico. Tais modificações impactam significativamente o eixo hipotalâmico-hipofisário em mulheres com SOP, bem como na atividade da aromatase nas células da granulosa,[27-32] resultando em irregularidade menstrual e em alteração na dinâmica folicular dos ovários, determinando o surgimento de microcistos (< 1 cm) pela ultrassonografia.

A insulina também desempenha importante papel na fisiopatologia da SOP. O mecanismo de resistência à insulina parece estar associado a um defeito pós-receptor, envolvendo deficiência do substrato 1 da tirosina. Isso resultaria em maior fosforilação nos resíduos de serina do receptor de insulina ou de proteínas dessa via de sinalização, bem como na diminuição do número de proteínas GLUT-4 na superfície da membrana plasmática, dificultando a entrada de glicose no meio intracelular. Paralelamente, ocorre aumento compensatório da insulina como resposta pancreática a essa situação, o que pode predispor à intolerância à glicose ou até mesmo ao diabetes *mellitus*, além de alterações hepáticas (doença gordurosa não alcoólica) e ovarianas.[8,18,31,32]

A hiperinsulinemia atua sinergicamente com o LH nas células da teca interna e do estroma ovariano, contribuindo para o aumento da produção de androgênios.[18] No fígado, provoca a redução dos níveis da globulina transportadora de esteroides sexuais (SHBG), permitindo que maior fração de androgênios circule em sua forma ativa, produzindo efeitos arrenomiméticos, incluindo os cutâneos.[27-30] Há também diminuição na síntese de outras proteínas transportadoras de fatores de crescimento, favorecendo maior ação estrogênica nos tecidos periféricos, como no útero (lesões proliferativas endometriais).[33-35] Além disso, esse estado favorece a disfunção endotelial e aumenta o risco de doença cardiovascular, obesidade, apneia do sono e doença hepática gordurosa não alcoólica.[33-38]

Diagnóstico

Em geral, o principal diagnóstico diferencial na adolescência é a anovulação devido à imaturidade do eixo córtico-hipotálamo-hipófise-ovariano, que constitui um processo temporário.[39] Entretanto, as mulheres com SOP apresentam persistência de anovulação e aumento progressivo do hiperandrogenismo cutâneo.[11,13,40] Para estabelecer o diagnóstico de SOP, é crucial excluir condições com manifestações clínicas semelhantes, como disfunção tireoidiana, hiperprolactinemia, tumores ovarianos ou adrenais, defeitos na síntese de androgênios adrenais, síndrome de Cushing e uso de substâncias androgênicas (anabolizantes).

A pubarca precoce pode ser o primeiro sinal de predisposição à SOP em uma criança.[18,40] A ultrassonografia na adolescência não é útil, pois os ovários geralmente são maiores e multifoliculares quando há imaturidade do eixo, o que dificulta o diagnóstico de SOP.[16]

O exame físico pode auxiliar no diagnóstico; portanto, devem-se buscar sinais clínicos de hiperandrogenismo, como acne, hirsutismo e alopecia. A mera presença de hipertricose não implica necessariamente aumento da ação dos androgênios, pois são pelos do tipo lanugem que geralmente aparecem no ombro e na testa.[18] Em geral, a acne não apresenta um padrão característico, mas o hirsutismo pode ser avaliado pelo índice de Ferriman-Gallwey-Lorenzo. Quando valores maiores ou iguais a 6 são observados, esse distúrbio pode ser confirmado em mulheres afrodescendentes e brancas. Em mulheres asiáticas orientais, como japonesas, coreanas e chinesas, esse índice é menor, ou seja, um índice de 4 já fecha o diagnóstico. A alopecia é definida como frontal e central e pode ser avaliada pela escala de Ludwig.[16-20]

Em relação à resistência à insulina, o sinal clínico mais importante é a acantose *nigricans*, que é um espessamento e escurecimento da pele em áreas de dobras. É causada pela ação da insulina no tecido cutâneo. Entretanto, ocorre em apenas cerca de 20% das mulheres com resistência à insulina. A correlação é maior quando presente na região cervical posterior.[38] Durante o exame ginecológico, os ovários podem apresentar aumento de tamanho. Em casos raros, pode-se encontrar aumento do clitóris, mais frequente nos casos de neoplasias produtoras de androgênios. Geralmente, o histórico clínico da SOP é mais prolongado, começando na adolescência e, em muitos casos, piorando gradualmente com a ocorrência de obesidade e resistência à insulina.[5,18,31-41]

O ultrassom pélvico pode revelar imagens de ovários com volume aumentado, geralmente acima de 10 cc^3 e/ou com mais de 20 microcistos (< 1 cm com transdutor de 8 MHz) na periferia do ovário. No entanto, uma característica marcante é a hiperecogenicidade central, que reflete a hiperplasia estromal, ainda não bem caracterizada na literatura.[5-16] Contudo, o ultrassom por si só não é suficiente para diagnosticar SOP. É preciso destacar exames que são necessários para afastar outras condições com quadros clínicos similares: TSH e T4 (disfunção tireoidiana), prolactina (hiperprolactinemia), testosterona total (tumor ovariano ou adrenal), 17-hidroxiprogesterona (deficiência enzimática da adrenal - 21-hidroxilase) e cortisol (síndrome de Cushing).[1-6]

O consenso mais utilizado atualmente é o de Rotterdam, de 2003.[42] Para o diagnóstico de SOP na adolescência, os três critérios diagnósticos devem ser cumpridos: hiperandrogenismo clínico ou laboratorial, disfunção ovulatória e imagens de ovários policísticos ao ultrassom pélvico.[11,16,41,42] Salienta-se que o diagnóstico não deveria ser confirmado até 2 anos após a menarca, pois poderia colocar muitas adolescentes com imaturidade do eixo hipotalâmico e ovariano como tendo esta afecção. Contudo, recomenta-se colocar essas mulheres como risco de SOP. Caso a mulher tenha dois critérios de SOP, sugere-se postergar a realização do ultrassom até 8 anos após a menarca.[42]

Além disso, esse critério estabelece quatro fenótipos de mulheres com SOP: A - clássico ou completo, que é muito semelhante ao quadro clínico descrito por Stein e Leventhal, com as três características; B - anovulação com hiperandrogenismo, mas sem imagens de ovários policísticos; C - hiperandrogenismo com imagens de ovários policísticos, porém a paciente apresenta ciclos menstruais regulares (ovulatório); D - a paciente não apresenta hiperandrogenismo (Quadro 1). Os fenótipos mais comuns são A e B, correspondendo a aproximadamente 80% das mulheres com SOP. Portanto, o diagnóstico final é baseado nos critérios de Rotterdam, após excluir as condições com quadros clínicos semelhantes.

QUADRO 1 Fenótipos potenciais em mulheres com síndrome dos ovários policísticos

Características	Fenótipos			
	A	B	C	D
Hiperandrogenismo	+	+	+	+
Disfunção ovulatória	+	+	-	+
Ovários policísticos	+	-	+	-
Critérios NIH (1990)	✓	✓		
Critérios Rotterdam (2003)	✓	✓	✓	✓
Critérios AES (2006)	✓	✓	✓	

+ Presente; - ausente.
Fonte: modificado de Azziz R et al., 2006.[11]

Tratamento não farmacológico geral

O tratamento inicial para a SOP envolve a adoção de um estilo de vida saudável, diminuindo o sedentarismo, aumentando a atividade física e aprimorando a dieta, eliminando o tabagismo e o consumo excessivo de álcool.[5]

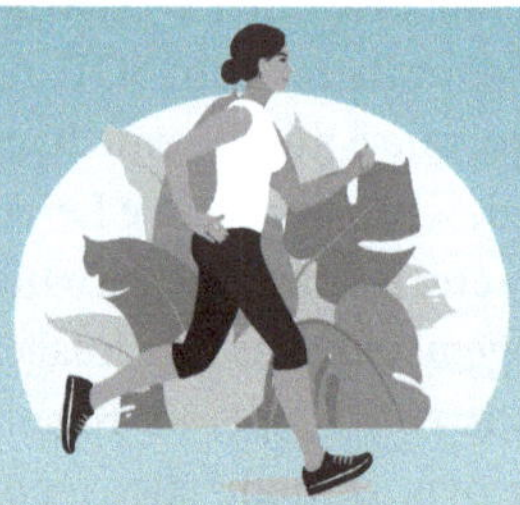

É recomendável a prática de atividades físicas diárias ou, no mínimo, três vezes por semana, combinando exercícios aeróbicos e anaeróbicos durante pelo menos 45 minutos.[5] De acordo com as diretrizes estabelecidas por Teede et al.,[5] os profissionais de saúde devem orientar e promover:

a) Para adultos entre 18 e 64 anos, pelo menos 150 minutos por semana de atividade física de intensidade moderada ou 75 minutos de intensidade vigorosa, incluindo exercícios de fortalecimento muscular em 2 dias não consecutivos por semana; b) Para adolescentes, pelo menos 60 minutos de atividade física diária de intensidade moderada a intensa, incluindo exercícios que fortaleçam músculos e ossos pelo menos três vezes por semana; c) A minimização do tempo sedentário.

O acompanhamento nutricional é essencial para a redução calórica e a adequação da dieta, especialmente quando acima do peso. Embora não exista um padrão alimentar específico comprovadamente mais eficaz, é recomendado um déficit energético de 30% ou uma redução de 500-750 kcal por dia, limitando a ingestão calórica entre 1.200 e 1.500 kcal por dia, conforme o índice de massa corporal do paciente.[16] A perda de 5 a 10% do peso corporal pode melhorar o padrão menstrual.[16] Além disso, o suporte psicológico é crucial para reduzir o estresse e lidar com ansiedade e depressão, especialmente em mulheres com baixa autoestima e falta de autocontrole.[43-47] Isso contribui para melhor adesão à mudança de estilo de vida.

Tratamento farmacológico geral

Resistência à insulina e obesidade

Na adolescência, a mudança de estilo de vida é sempre o primeiro passo, incluindo atividade física e dieta nutricional adequada. A redução de 5% do peso pode proporcionar benefícios significativos, como a melhora do padrão menstrual.[42-62] No entanto, quando a resposta é insuficiente, o uso de medicamentos é indicado, principalmente em casos de intolerância à glicose, acantose *nigricans* ou obesidade com histórico familiar de diabetes *mellitus* tipo 2.[38]

Pacientes candidatas ao uso de metformina devem apresentar funções hepáticas e renais normais. Para evitar efeitos colaterais gastrintestinais, a metformina deve ser administrada durante as refeições, iniciando com doses mais baixas (250 a 500 mg/dia) e aumentando progressivamente (até 2.500 mg/dia).[18] O uso isolado de metformina (1.500 a 2.500 mg/dia) promove a ovulação em até 78 a 96% das pacientes; mulheres obesas podem necessitar de doses maiores ou associação com outras substâncias.[63,64] A pioglitazona (15 a 45 mg/dia) também atua como modulador do receptor de insulina, embora por mecanismos distintos da metformina, podendo ser eventualmente associada à biguanida nos casos mais resistentes ao tratamento.[65]

O mioinositol (MI) tem demonstrado bons resultados no metabolismo de carboidratos.[64] Essa substância é um estereoisômero do carbono 6, pertencente à família do inositol.[64] É precursor do trifosfato de inositol, que atua como segundo mensageiro intracelular e regula diversos hormônios, como o hormônio estimulante da tireoide, o FSH e a insulina.[66]

O MI e o d-quiro-inositol (DCI), outra forma estereoisomérica de inositol, podem compensar as disfunções metabólicas relacionadas à resistência à insulina (RI).[65,66] O fosfoinositol-3-fosfato, derivado do MI, melhora o transporte de glicose para o interior das células, promovendo a translocação de GLUT4 para a membrana celular. Seu derivado, inositol-fosfoglicano, reduz a liberação de ácidos graxos livres (AGL) dos tecidos adiposos, melhorando a sensibilidade à insulina e atenuando a RI. O MI e o DCI promovem o aumento da glicogênio sintetase, que converte glicose em glicogênio, armazenado nas células. O MI modula a ativação dos transportadores de glicose e sua utilização. A síntese de glicogênio ocorre sob o controle do DCI. No ovário, essa molécula regula a síntese de androgênios induzida por insulina, enquanto o MI regula a captação de glicose e a sinalização de FSH.[66] No entanto, a maior experiência da literatura ainda é com metformina.[66]

Para mulheres obesas sem resposta à modificação do estilo de vida e com resistência à insulina, intolerância à glicose ou diabetes *mellitus*, a terapêutica alternativa é a liraglutida, um análogo do GLP-1.[65] Age de maneira semelhante às incretinas naturais liberadas no intestino após a ingestão de alimentos, estimulando a liberação de insulina pelo pâncreas proporcional aos níveis de glicose[65] e reduzindo o glucagon quando este se encontra elevado em relação à glicose.[65] Dessa forma, esse medicamento estimula a secreção de insulina e inibe a liberação de glucagon. A dose de 3 mg está aprovada pela Agência Nacional de Vigilância Sanitária (Anvisa) para perda de peso, atuando como sacietógeno e auxiliando no combate à obesidade.[67-69]

Dislipidemias

As estatinas (rosuvastatina, atorvastatina e sinvastatina) proporcionam benefícios cardiovasculares a mulheres com SOP e dislipidemia, atuando na melhoria da inflamação crônica, do perfil lipídico, da hiperandrogenemia, do estresse oxidativo e de outros parâmetros metabólicos.[70] Entretanto, esses medicamentos podem apresentar efeitos colaterais significativos, como deterioração da sensibilidade à insulina, miopatia, comprometimento renal e risco teratogênico em caso de gravidez. Em comparação, a rosuvastatina demonstrou maior eficácia na redução do LDL em relação à sinvastatina e atorvastatina na mesma dosagem.[70] Por isso, o uso das estatinas deve ser limitado a mulheres com LDL > 130 mg/dL ou frações não HDL > 160 mg/dL.[71] A hipertrigliceridemia pode ser abordada com fibratos. No entanto, é recomendado tentar a mudança no estilo de vida antes de prescrever esses medicamentos. A combinação de fibratos e estatinas deve ser feita com cautela, pois pode aumentar o risco de miopatias devido à miólise.[72]

Obesidade

Se a mudança no estilo de vida não produzir os resultados desejados, alguns medicamentos podem ser utilizados para a redução de peso em mulheres com SOP: a) sibutramina (10-20 mg/dia, via oral); b) orlistate (120 mg até 3 vezes/dia, via oral); c) liraglutida (até 3 g/dia, via subcutânea, diários); d) semaglutida (0,25 a 1 mg, 1 vez/semana em mulheres diabéticas).[73-75] Em mulheres com obesidade mórbida, a cirurgia bariátrica pode ser considerada se o tratamento farmacológico não for eficaz, já que também pode melhorar a fertilidade.[76,77]

Disfunção menstrual (anovulação crônica)

Progestagênios

A primeira opção para tratar a disfunção menstrual isolada, na ausência de hiperandrogenismo cutâneo (fenótipo D), é o uso isolado de progestagênios. Além disso, esses medicamentos podem ser prescritos a pacientes hipertensas ou com contraindicações ao uso de combinações estroprogestativas, de acordo com os critérios de elegibilidade da Organização Mundial da Saúde.[69]

A administração de progestagênios pode ser realizada de forma intermitente [por 10 dias (15º ao 25º dia do ciclo) a 14 dias (15º ao 29º dia do ciclo)], com o objetivo de normalizar o padrão menstrual; ou de forma contínua. Em ambos os casos, há proteção endometrial contra lesões proliferativas.[18,51,52]

É recomendado prescrever progestagênios com baixa ação androgênica ou até mesmo antiandrogênica, como o desogestrel (75 µg/dia) em uso contínuo. Para regular o ciclo menstrual, também podem ser utilizados o acetato de diidrogesterona (10 mg/dia), o acetato de medroxiprogesterona (2,5-10 mg/dia) e a progesterona micronizada (100-200 mg/dia). Outro progestagênio que pode ser empregado isoladamente é a drospirenona 4 mg/dia.[18,51,52]

Outra estratégia para proteger o endométrio é a utilização do sistema intrauterino liberador de levonorgestrel. Esse dispositivo pode ser uma alternativa a mulheres sexualmente ativas que são hipertensas, diabéticas e/ou com risco aumentado de tromboembolismo, embora seu custo seja mais elevado.[55]

Anticoncepcionais hormonais

Nos casos em que o padrão menstrual não se regularizou com o tratamento medicamentoso ou uso de progestagênios, bem como nos casos com hiperandrogenismo (fenótipos A, B e C), os anticoncepcionais hormonais combinados orais podem ser utilizados.[53] As recomendações de Teede et al. (2018)[5] sugerem a pílula contraceptiva como primeira linha de tratamento do hirsutismo, devendo-se aguardar pelo menos 6 meses antes de prescrever outra substância antiandrogênica.

Em geral, a terapia estroprogestativa por via oral não melhora a resistência à insulina, frequentemente associada à síndrome, e pode até agravá-la, dependendo do tipo de progestagênio utilizado.[54] Recomenda-se o uso de doses menores de etinilestradiol (20-30 µg) ou equivalentes de estrogênios naturais (estradiol ou valerato de estradiol) como primeira opção, pois teriam menor impacto na coagulação do que doses mais altas, principalmente quando associadas à ciproterona. Entretanto, este último progestagênio é muito eficaz no combate ao hiperandrogenismo cutâneo.

Os contraceptivos de administração não oral também podem atenuar o hiperandrogenismo, mas com efeito menor do que os contraceptivos orais, pois estes últimos sofrem a primeira passagem hepática, aumentando a produção de globulinas, incluindo a SHBG, o que reduz a fração livre de androgênios.[53]

Quanto ao impacto metabólico, as composições com drospirenona apresentariam vantagens em relação a outros progestagênios, uma vez que essa substância, por ser derivada da espironolactona, teria menor impacto sobre o endotélio vascular. A drospirenona é um antagonista da aldosterona com ação antimineralocorticoide, que neutraliza a ação do estrogênio no sistema renina-angiotensina-aldosterona e tem ação antiandrogênica. Contraceptivos contendo clormadinona também podem ser empregados, por sua ação antiandrogênica.

Hiperandrogenismo cutâneo

Em situações de hirsutismo mais grave, os anticoncepcionais podem não ser eficazes para controlar os sinais de hiperandrogenismo após 6 meses de tratamento. Nesses casos, a prescrição de medicamentos antiandrogênicos em combinação pode ser necessária.[56-60]

A espironolactona, um potente antiandrogênico, pode ser usada em doses de 100 a 200 mg/dia por um período mínimo de 6 meses, seguido de manutenção com doses menores de 25 a 50 mg diárias. É fundamental associar um método contraceptivo, uma vez que a espironolactona pode causar feminilização do feto do sexo masculino e levar a distúrbios na diferenciação sexual durante a gestação. O contraceptivo também pode ajudar a combater os efeitos arrenomiméticos e regular o ciclo menstrual.[57-59]

A flutamida raramente é usada em pacientes com SOP e não deve ser a primeira opção de tratamento, pois doses superiores a 750 mg diários podem causar danos hepáticos graves e, às vezes, fulminantes. No entanto, em doses menores e combinadas com metformina, pode ser eficaz no tratamento de hirsutismo mais grave.[60]

A finasterida, inibidor potente da enzima 5-alfa-redutase tipo 2, bloqueia a conversão da testosterona em diidrotestosterona (DHT), seu metabólito mais ativo. Geralmente, apresenta poucos efeitos colaterais e é bem tolerada pelas pacientes na dose de 2,5 a 5 mg por dia. Pode ser uma opção eficaz, principalmente, para mulheres com alopecia androgênica.[57] A finasterida pode ser associada a anticoncepcionais hormonais e, ocasionalmente, à espironolactona.

O acetato de ciproterona pode ser uma opção eficaz em casos mais graves de hiperandrogenismo dermatológico ou em casos que não respondem aos tratamentos anteriores. Possui ação central e periférica: bloqueia a liberação de gonadotrofinas hipofisárias, reduz a produção androgênica pelo ovário, atua no folículo piloso, impedindo a ligação da DHT aos seus receptores, e inibe a atividade da enzima 5-alfa-redutase, reduzindo a produção local de DHT, um androgênio mais potente. A dose inicial recomendada é de 25 a 100 mg diários, por via oral, do 5º ao 14º dia do ciclo (esquema sequencial inverso de Hammerstein), por mais de 6 meses, podendo ser prolongada até 24 meses, de acordo com o quadro clínico. O uso concomitante de anticoncepcionais hormonais combinados é recomendado para evitar sangramentos uterinos anormais ou gravidezes indesejadas, além de ter efeitos antiandrogênicos importantes sobre o feto do sexo masculino, determinando distúrbios do desenvolvimento sexual.[55-77]

O acetato de ciproterona é geralmente bem tolerada; no entanto, pacientes podem apresentar cefaleia, ganho de peso, sensibilidade mamária e sintomas depressivos como efeitos colaterais. A hepatotoxicidade é um efeito colateral raro. Ainda que seja comumente indicada para casos de hirsutismo, também pode ser eficaz no tratamento da alopecia.[18,51,52]

O cloridrato de eflornitina (13,9% por via tópica) pode ser aplicado em conjunto com o tratamento sistêmico, uma vez que proporciona um resultado cosmético mais rápido, especialmente nos casos mais graves. Age como inibidor da L-ornitina decarboxilase, enzima responsável pela conversão de ornitina em putrescina, poliamina fundamental na regulação do crescimento celular e diferenciação do folículo piloso.[61] O uso contínuo pode causar redução reversível de até 70% no crescimento do pelo. O medicamento leva 8 semanas para mostrar melhora clínica; no entanto, os benefícios são revertidos após a interrupção do uso em oito semanas. A monoterapia não é considerada eficaz e deve ser utilizada em conjunto com o tratamento médico em casos mais leves.

O fluridil a 2% em gel tópico foi desenvolvido para a síndrome hiperandrogênica da pele. Possui bom perfil de segurança, porém não há ensaios clínicos maiores disponíveis para respaldar seu uso. Pode ser eficaz no tratamento da alopecia.[78] Após 6 meses do início do tratamento medicamentoso sistêmico, que pode incluir apenas a pílula contraceptiva, medidas cosméticas são sugeridas, reduzindo o risco do surgimento de novos pelos. A remoção definitiva dos pelos pode ser a abordagem mais eficaz. Pode-se utilizar eletrocoagulação galvânica (eletrólise) ou fotoepilação a *laser*. A eletrólise apresenta riscos de pigmentação e cicatrização pós-inflamatória, enquanto o *laser* é mais dispendioso, porém menos doloroso e mais rápido. A terapia a *laser* danifica seletivamente o folículo piloso sem destruir os tecidos adjacentes, através do efeito fotoquímico da fototermia. Além de promover a destruição do folículo piloso, induz à miniaturização dos pelos terminais em pelos velinos. Dependendo da fonte de luz, o *laser* pode ser classificado em três categorias: a) sistema de luz vermelha (694 nm rubi); b) sistema de luz infravermelha (neodímio 1.064 nm); c) fonte de luz intensa pulsada (590-1.200 nm).[62]

Alopecia

A literatura possui informações escassas sobre a efetividade de todos os fármacos antiandrogênicos no tratamento da SOP. Durante o último encontro da Sociedade de Hiperandrogenismo e SOP em Foz do Iguaçu, em 2019, o minoxidil tópico foi estabelecido como a primeira linha de tratamento para a alopecia.[79]

Infertilidade

Em mulheres com anovulação crônica e obesidade/sobrepeso, a adoção de mudanças no estilo de vida é o tratamento inicial para restabelecer os ciclos ovulatórios e impactar na resposta aos indutores de ovulação e na evolução da gestação.[5] O citrato de clomifeno (50 a 150 mg) permanece sendo o principal indutor de ovulação por bloquear os receptores de estrogênio no hipotálamo, elevando a liberação endógena de FSH e LH.[80] Apesar de ser de baixo custo, apresenta riscos de gestação múltipla e síndrome de hiperestimulação ovariana. A dose inicial recomendada é de 50 mg/dia por 5 dias no início da fase folicular do ciclo (entre o 3º e 7º dia ou entre o 5º e 9º dia). A dose pode ser aumentada até 150 mg/dia,[80] mas não deve ultrapassar 6 meses de uso. As taxas de ovulação com o clomifeno são altas (70-80%), mas as taxas de gestação a termo são baixas (20-30%).[80]

Em mulheres resistentes ao clomifeno, várias estratégias e combinações foram desenvolvidas. O esquema estendido de clomifeno (100 mg iniciando no segundo dia por 9 dias) é uma opção. Outros protocolos começam com uma dose mais baixa (50 mg/dia por 5 dias) e aumentam para uma dose maior

(100 mg por mais 5 dias) no mesmo ciclo. Alguns autores sugerem o uso prévio de dexametasona ao clomifeno, mas são necessários mais estudos para avaliar melhor a taxa de ovulação desses esquemas.[80]

A metformina pode aprimorar a ovulação, mas não é considerada indutora da ovulação. Pode ser associada ao clomifeno em casos de resistência à insulina ou quando a paciente possui indicação para seu uso. A vantagem é a redução do risco de gestação múltipla e da síndrome de hiperestimulação. A metformina pode ser utilizada em conjunto com as gonadotrofinas e as técnicas de reprodução assistida, melhorando também o índice de gestação a termo.[80]

Os inibidores da aromatase (letrozol de 2,5 a 5 mg e anastrozol 1 mg) são medicamentos recentes usados na indução da ovulação. Geralmente, são administrados no 3º dia do ciclo menstrual por 5 dias. Estudos mostram ter eficácia superior ao clomifeno na indução da ovulação. O letrozol promove maiores taxas de ovulação, de gestação clínica e de nascidos vivos quando comparado ao clomifeno ou ao placebo. Além disso, promove maior taxa de ciclos monovulares, o que contribui para a menor taxa de gemelaridade. Os estudos atuais mostram que não houve aumento na taxa de malformação com os inibidores da aromatase em comparação ao clomifeno. São considerados a primeira linha de tratamento farmacológico, assim como o clomifeno.[80]

Quando a indução da ovulação falha, o tratamento com gonadotrofinas em desenvolvimento monofolicular é a próxima estratégia no tratamento da infertilidade em mulheres com SOP. As opções incluem gonadotrofinas urinárias humanas ou de mulheres menopausadas, gonadotrofinas purificadas e recombinantes (FSH). As duas últimas parecem ser mais eficazes e apresentam menos efeitos colaterais. Pode-se utilizar o esquema convencional de *step-up* (aumento da dose), iniciando com 75 UI de FSH. Entretanto, se houver resposta exacerbada, recomenda-se o uso de baixa dose de FSH (37,5 a 50 UI), aumentando gradualmente de 25 a 37,5 UI (entre o 7º e 14º dia). Existem protocolos com ultrabaixa dose.[81-85]

Outro esquema com gonadotrofinas é o *step-down*, que começa com uma dose maior de 150 UI/dia e reduz conforme a resposta da mulher. Há protocolos com dose baixa de FSH recombinante, demonstrando menor efeito colateral, como a síndrome de hiperestimulação ovariana. No entanto, nessas doses, seu uso deve ser exclusivo para centros especializados em fertilização assistida, pois demanda acompanhamento ultrassonográfico e de equipe especializada.[83-85]

Durante o uso de gonadotrofinas, o acompanhamento ultrassonográfico é sugerido; quando o folículo atingir 18 mm, deve-se administrar HCG, 24 horas após a última dose de FSH, e programar o coito. Se mais de dois folículos com diâmetro maior de 16 mm ou um folículo de 16 mm com dois de 14 mm de diâmetro surgirem, o ciclo deve ser cancelado. As taxas de ovulação e gestação com gonadotrofinas são superiores às do clomifeno, porém com maior custo.[80-85]

A fertilização *in vitro* é considerada a terceira linha de tratamento da infertilidade em mulheres com SOP quando os tratamentos anteriores falharam. Envolve a estimulação multifolicular, a coleta de óvulos, a fertilização e a produção de embriões para transferência, exigindo um centro especializado em técnicas de alta complexidade.[80-85]

RESUMO

O tratamento da SOP é complexo e de longo prazo. Devem-se avaliar as comorbidades e os riscos individuais para doença cardiovascular ou metabólica, bem como risco para câncer ginecológico para conseguir os melhores resultados.

Referências

1. Soares Júnior JM, Baracat MC, Maciel GA, Baracat EC. Polycystic ovary syndrome: controversies and challenges. Rev Assoc Med Bras (1992). 2015;61(6):485-7.
2. Ehrmann DA. Polycystic ovary syndrome. N Engl J Med 2005;352(12):1223-36.
3. Iwata MC, Porquere L, Sorpreso IC, Baracat EC, Soares Júnior JM. Association of oral contraceptive and metformin did not improve insulin resistance in women with polycystic ovary syndrome. Rev Assoc Med Bras (1992). 2015;61(3):215-9.
4. Goodarzi MO, Dumesic DA, Chazenbalk G, Azziz R. Polycystic ovary syndrome: etiology, pathogenesis and diagnosis. Nat Rev Endocrinol. 2011;7(4):219-31.
5. Teede HJ, Misso ML, Costello MF, Dokras A, Laven J, Moran L, et al. Recommendations from the international evidence-based guideline for the assessment and management of polycystic ovary syndrome. Fertil Steril. 2018;110(3):364-79.
6. Brown CL, Halvorson EE, Cohen GM, Lazorick S, Skelton JA. Addressing Childhood Obesity: Opportunities for Prevention. Pediatr Clin North Am. 2015; 62(5):1241-61.
7. Maya J, Siegel J, Cheng TQ, Rousseau-Pierre T. Prevalence and risk factors of polycystic ovarian syndrome among an ethnically diverse overweight/obese adolescent population. Int J Adolesc Med Health. 2020 Jan 11;34(1).
8. Baracat EC, Baracat MCP, Soares Jr JM. Are there new insights for the definition of PCOS? Gynecol Endocrinol. 2022;38(9):703-4.
9. Silva JSP, Fonseca AM, Bagnoli VR, Cavalcanti AL, Soares-Jr JM, Baracat EC. Sexualidade em mulheres com ovários policísticos: estudo piloto. Einstein. 2010;8(4 Pt 1):397-403.
10. Legro RS, Kunselman AR, Dodson WC, Dunaif A. Prevalence and predictors of risk for type 2 diabetes mellitus and impaired glucose tolerance in polycystic ovary syndrome: A prospective, controlled study in 254 affected women. J Clin Endocrinol Metab. 1999;84(1):165-9.
11. Azziz R, Carmina E, Dewailly D, Diamanti-Kandarakis E, Escobar-Morreale HF, Futterweit W, et al. Criteria for defining polycystic ovary syndrome as a predominantly hyperandrogenic syndrome: an Androgen Excess Society Guideline. J Clin Endocrinol Metab. 2006; 91(11):4237-45.
12. Ganie MA, Vasudevan V, Wani IA, Baba MS, Arif T, Rashid A. Epidemiology, pathogenesis, genetics & management of polycystic ovary syndrome in India. Indian J Med Res. 2019;150(4):333-44.
13. Rotterdam ESHRE/ASRM-Sponsored PCOS consensus workshop group. Revised 2003 consensus on diagnostic criteria and long-term health risks related to polycystic ovary syndrome (PCOS). Hum Reprod. 2004;19(1):41-7.
14. Rosenfield RL. The Diagnosis of Polycystic Ovary Syndrome in Adolescents. Pediatrics. 2015;136(6):1154-65.
15. Carmina E, Oberfield SE, Lobo RA. The diagnosis of polycystic ovary syndrome in adolescents. Am J Obstet Gynecol. 2010;203(3):201.e1-5.
16. Fruzzetti F, Campagna AM, Perini D, Carmina E. Ovarian volume in normal and hyperandrogenic adolescent women. Fertil Steril. 2015;104(1):196-9.
17. Azziz R, Dumesic DA, Goodarzi MO. Polycystic ovary syndrome: an ancient disorder? Fertil Steril. 2011;95(5): 1544-8.
18. Giordano LA, Giordano MV, Célia Teixeira Gomes R, Dos Santos Simões R, Baracat MCP, Giordano MG, et al. Effects of clinical and metabolic variables and hormones on the expression of immune protein biomarkers in the endometrium of women with polycystic ovary syndrome and normal-cycling controls. Gynecol Endocrinol. 2022;38(6):508-15.
19. Melo AS, Vieira CS, Barbieri MA, Rosa-E-Silva AC, Silva AA, Cardoso VC, et al. High prevalence of polycystic ovary syndrome in women born small for gestational age. Hum Reprod. 2010;25(8):2124-31.
20. Mumm H, Kamper-Jørgensen M, Nybo Andersen AM, Glintborg D, Andersen M. Birth weight and polycystic ovary syndrome in adult life: a register-based study on 523,757 Danish women born 1973-1991. Fertil Steril. 2013;99(3):777-82.
21. Katulski K, Czyzyk A, Podfigurna-Stopa A, Genazzani AR, Meczekalski B. Pregnancy complications in polycystic ovary syndrome patients. Gynecol Endocrinol. 2015;31(2):87-91.
22. Brower MA, Jones MR, Rotter JI, Krauss RM, Legro RS, Azziz R, et al. Further Investigation in Europeans of Susceptibility Variants for Polycystic Ovary Syndrome Discovered in Genome-wide Association Studies

of Chinese Individuals. J Clin Endocrinol Metab. 2015;100(1):E182-6.

23. McAllister JM, Legro RS, Modi BP, Strauss JF 3rd. Functional genomics of PCOS: from GWAS to molecular mechanisms. Trends Endocrinol Metab. 2015; 26(3):118-24.
24. Larsen CB, Kudela E, Biringer K. Association of FSHR and DENND1A polymorphisms with polycystic ovary syndrome: a meta-analysis. JBRA Assist Reprod. 2023;27(1):60-70.
25. Tian Y, Li J, Su S, Cao Y, Wang Z, Zhao S, et al. PCOS--GWAS Susceptibility Variants in THADA, INSR, TOX3, and DENND1A Are Associated with Metabolic Syndrome or Insulin Resistance in Women With PCOS. Front Endocrinol (Lausanne). 2020;11:274.
26. Lin LH, Baracat MC, Maciel GA, Soares JM Jr, Baracat EC. Androgen receptor gene polymorphism and polycystic ovary syndrome. Int J Gynaecol Obstet. 2013;120(2):115-8.
27. Baracat MC, Serafini PC, Simões RS, Maciel GA, Soares JM Jr, Baracat EC. Systematic review of cell adhesion molecules and estrogen receptor expression in the endometrium of patients with polycystic ovary syndrome. Int J Gynaecol Obstet. 2015;129(1):1-4.
28. Teixeira Filho FL, Baracat EC, Lee TH, Suh CS, Matsui M, Chang RJ, et al. Aberrant expression of growth differentiation factor-9 in oocytes of women with polycystic ovary syndrome. J Clin Endocrinol Metab. 2002;87(3):1337-44.
29. Maciel GA, Baracat EC, Benda JA, Markham SM, Hensinger K, Chang RJ, et al. Stockpiling of transitional and classic primary follicles in ovaries of women with polycystic ovary syndrome. J Clin Endocrinol Metab. 2004;89(11):5321-7.
30. Soares-Jr JM, Sá MFS, Baracat EC. New Criteria for the Clinical Diagnosis of Hyperandrogenism in Polycystic Ovarian Syndrome and the Risk of Overdiagnosis. Rev Bras Ginecol Obstet. 2019;41(6):361-2.
31. Sathyapalan T, Al-Qaissi A, Kilpatrick ES, Dargham SR, Atkin SL. Anti-Müllerian hormone measurement for the diagnosis of polycystic ovary syndrome. Clin Endocrinol (Oxf). 2018 Feb;88(2):258-262.
32. Legro RS. Type 2 diabetes and polycystic ovary syndrome. Fertil Steril. 2006;86(Suppl 1):S16-7.
33. Lopes IM, Maganhin CC, Oliveira-Filho RM, Simões RS, Simões MJ, Iwata MC, et al. Histomorphometric Analysis and Markers of Endometrial Receptivity Embryonic Implantation in Women With Polycystic Ovary Syndrome During the Treatment With Progesterone. Reprod Sci. 2014;21(7):930-8.
34. Lopes IM, Baracat MC, Simões MJ, Simões RS, Baracat EC, Soares Jr JM. Endometrium in women with polycystic ovary syndrome during the window of implantation. Rev Assoc Med Bras. 2011;57(6):702-9.
35. Giordano MV, Giordano LA, Gomes RC, Simões RS, Nader HB, Giordano MG, et al. The evaluation of endometrial sulfate glycosaminoglycans in women with polycystic ovary syndrome. Gynecol Endocrinol. 2015;31(4):278-81.
36. Giudice LC. Elucidating endometrial function in the post-genomic era. Hum Reprod Update. 2003;9(3):223-35.
37. Giudice LC. Endometrium in PCOS: Implantation and predisposition to endocrine CA. Best Pract Res Clin Endocrinol Metab. 2006;20(2):235-44.
38. Soares Junior JM, Sa MF, Baracat EC. Should insulin resistance be always treated in Polycystic Ovary Syndrome?. Rev Bras Ginecol Obstet. 2014;36(2):47-9.
39. Comité Nacional de Endocrinología, Escobar ME, Pipman V, Arcari A, Boulgourdjian E, Keselman A, et al. Menstrual cycle disorders in adolescence. Arch Argent Pediatr. 2010;108(4):363-9.
40. Rehme MF, Pontes AG, Goldberg TB, Corrente JE, Pontes A. Clinical manifestations, biochemical, ultrasonographic and metabolic of polycystic ovary syndrome in adolescents. Rev Bras Ginecol Obstet. 2013;35(6):249-54.
41. Amsterdam ESHRE/ASRM-Sponsored 3rd PCOS Consensus Workshop Group. Consensus on women's health aspects of polycystic ovary syndrome (PCOS). Hum Reprod. 2012;27(1):14-24.
42. Rotterdam ESHRE/ASRM-Sponsored PCOS Consensus Workshop Group. Revised 2003 consensus on diagnostic criteria and long-term health risks related to polycystic ovary syndrome. Fertil Steril. 2004; 81(1):19-25.
43. Curi DD, Fonseca AM, Marcondes JA, Almeida JA, Bagnoli VR, Soares JM Jr, et al. Metformin versus lifestyle changes in treating women with polycystic ovary syndrome. Gynecol Endocrinol. 2012;28(3):182-5.
44. Conte F, Banting L, Teede HJ, Stepto NK. Mental health and physical activity in women with polycystic ovary syndrome: a brief review. Sports Med. 2015;45(4):497-504.
45. Jayasena CN, Franks S. The management of patients with polycystic ovary syndrome. Nat Rev Endocrinol. 2014;10(10):624-36.
46. Domecq JP, Prutsky G, Mullan RJ, Hazem A, Sundaresh V, Elamin MB, et al. Lifestyle modification programs in polycystic ovary syndrome: systematic review and meta-analysis. J Clin Endocrinol Metab. 2013; 98(12):4655-63.
47. Geier LM, Bekx MT, Connor EL. Factors contributing to initial weight loss among adolescents with polycystic ovary syndrome. J Pediatr Adolesc Gynecol. 2012; 25(6):367-70.
48. Venkatesan AM, Dunaif A, Corbould A. Insulin resistance in polycystic ovary syndrome: progress and paradoxes. Recent Prog Horm Res 2001; 56(1):295-308.
49. Baracat EC, Soares-Junior JM. Polycystic ovaries: insulin resistance and metabolic syndrome. Rev Bras Ginecol Obstet. 2007;29(3):117-9.
50. Mortada R, Williams T. Metabolic Syndrome: Polycystic Ovary Syndrome. FP Essent. 2015;435:30-42.

51. Baracat MCP, Baracat EC, Simões RS, Simões MJ, Maciel GAR, Azziz R, et al. Hormonal and Metabolic Factors Influence the Action of Progesterone on the Endometrium of Women with Polycystic Ovary Syndrome. Diagnostics (Basel). 2023;13(3):382.
52. Pillay OC, Te Fong LFW, Crow JC, Benjamin E, Mould T, Atiomo W, et al. The association between polycystic ovaries and endometrial cancer. Hum Reprod 2006; 21(4):924-9.
53. Soares Júnior JM, Baracat EC. The use of combined oral contraceptives in the polycystic ovary syndrome. Rev Bras Ginecol Obstet. 2010;32(11):523-4.
54. Iwata MC, Porquere L, Sorpreso IC, Baracat EC, Soares Júnior JM. Association of oral contraceptive and metformin did not improve insulin resistance in women with polycystic ovary syndrome. Rev Assoc Med Bras. 2015;61(3):215-9.
55. Sorpreso IC, Soares Júnior JM, Baracat EC. Sexually vulnerable women: could reversible long-lasting contraception be the solution? Rev Bras Ginecol Obstet. 2015;37(9):395-6.
56. Dronavalli SE, David A. Pharmacologic therapy of polycystic ovary syndrome. Clin Obstet Gynecol. 2007;50(1):244-54.
57. Lakryc EM, Motta EL, Soares JM Jr, Haidar MA, de Lima GR, Baracat EC. The benefits of finasteride for hirsute women with polycystic ovary syndrome or idiopathic hirsutism. Gynecol Endocrinol. 2003; 17(1):57-63.
58. Somani N, Turvy D. Hirsutism: an evidence-based treatment update. Am J Clin Dermatol. 2014;15(3):247-66.
59. Diri H, Karaburgu S, Acmaz B, Unluhizarci K, Tanriverdi F, Karaca Z, et al. Comparison of spironolactone and spironolactone plus metformin in the treatment of polycystic ovary syndrome. Gynecol Endocrinol. 2016;32(1):42-5.
60. Karakurt F, Sahin I, Güler S, Demirbas B, Culha C, Serter R, et al. Comparison of the clinical efficacy of flutamide and spironolactone plus ethinyloestradiol/cyproterone acetate in the treatment of hirsutism: a randomised controlled study. Adv Ther. 2008;25(4):321-8.
61. Azziz R. The evaluation and management of hirsutism. Obstet Gynecol. 2003;101(5 Pt 1):995-1007.
62. 62. Sanchez LA, Perez M, Azziz R. Laser hair reduction in the hirsute patient: a critical assessment. Hum Reprod Update. 2002;8(2):169-81.
63. Lord JMFI, Norman RJ. Insulin-sensitising drugs (metformin, troglitazone, rosiglitazone, pioglitazone, D-chiro-inositol) for polycystic ovary syndrome. Cochrane Database Syst Rev. 2003;(3):CD003053.
64. Maciel GA, Soares Júnior JM, Alves da Motta EL, Abi Haidar M, de Lima GR, Baracat EC. Nonobese women with polycystic ovary syndrome respond better than obese women to treatment with metformin. Fertil Steril. 2004;81(2):355-60.
65. Morley LC, Tang T, Yasmin E, Norman RJ, Balen AH. Insulin-sensitising drugs (metformin, rosiglitazone, pioglitazone, D-chiro-inositol) for women with polycystic ovary syndrome, oligo amenorrhoea and subfertility. Cochrane Database Syst Rev. 2017;11:CD003053.
66. Genazzani AD, Prati A, Marchini F, Petrillo T, Napolitano A, Simoncini T. Differential insulin response to oral glucose tolerance test (OGTT) in overweight/obese polycystic ovary syndrome patients undergoing to myo-inositol (MYO), alpha lipoic acid (ALA), or combination of both. Gynecol Endocrinol. 2019; 35(12):1088-93.
67. Niafar M, Pourafkari L, Porhomayon J, Nader N. A systematic review of GLP-1 agonists on the metabolic syndrome in women with polycystic ovaries. Arch Gynecol Obstet. 2016 Mar;293(3):509-15.
68. Jensterle M, Salamun V, Kocjan T, Vrtacnik Bokal E, Janez A. Short term monotherapy with GLP-1 receptor agonist liraglutide or PDE 4 inhibitor roflumilast is superior to metformin in weight loss in obese PCOS women: a pilot randomized study. J Ovarian Res. 2015;8:32.
69. Brasil. Agência Nacional de Vigilância Sanitária. Liraglutida é aprovada como tratamento auxiliar para o controle do peso em adultos. [acesso em janeiro de 2020]. Disponível em: http://portal.anvisa.gov.br/noticias/-/asset_publisher/FXrpx9qY7FbU/content/liraglutida-e-aprovada-como-tratamento-auxiliar-para-o-controle-do-peso-em-adultos/219201?inheritRedirect= false.
70. Karlson BW, Palmer MK, Nicholls SJ, Lundman P, Barter PJ. Doses of rosuvastatin, atorvastatin and simvastatin that induce equal reductions in LDL-C and non-HDL-C: Results from the VOYAGER meta-analysis. Eur J Prev Cardiol. 2016;23(7):744-7.
71. Atualização da Diretriz Brasileira de Dislipidemias e Prevenção da Aterosclerose. Arq Bras Cardiol. 2017;109(2-Supl.1):1-76.
72. Sniderman AD, Couture P, Martin SS, DeGraaf J, Lawler PR, Cromwell WC, et al. Hypertriglyceridemia and cardiovascular risk: a cautionary note about metabolic confounding. J Lipid Res. 2018;59(7):1266-75.
73. Abdalla MA, Deshmukh H, Atkin S, Sathyapalan T. The potential role of incretin-based therapies for polycystic ovary syndrome: a narrative review of the current evidence. Ther Adv Endocrinol Metab. 2021;12:2042018821989238.
74. Chatzis P, Tziomalos K, Pratilas GC, Makris V, Sotiriadis A, Dinas K. The Role of Antiobesity Agents in the Management of Polycystic Ovary Syndrome. Folia Med (Plovdiv). 2018;60(4):512-20.
75. Hiluy JC, Nazar BP, Gonçalves WS, Coutinho W, Appolinario JC. Effectiveness of Pharmacologic Interventions in the Management of Weight Gain in Patients With Severe Mental Illness: A Systematic Review and Meta-Analysis. Prim Care Companion CNS Disord. 2019;21(6).
76. Inge TH, Courcoulas AP, Jenkins TM, Michalsky MP, Helmrath MA, Brandt ML, et al. Weight Loss and

Health Status 3 Years after Bariatric Surgery in Adolescents. N Engl J Med. 2016;374(2):113-23.
77. Soares Júnior JM, Lobel A, Ejzenberg D, Serafini PC, Baracat EC. Bariatric surgery in infertile women with morbid obesity: definitive solution? Rev Assoc Med Bras (1992). 2018;64(7):565-7.
78. Sovak M, Seligson AL, Kucerova R, Bienova M, Hajduch M, Bucek M. Fluridil, a rationally designed topical agent for androgenetic alopecia: first clinical experience. Dermatol Surg. 2002;28(8):678-85.
79. Carmina E, Azziz R, Bergfeld W, Escobar-Morreale HF, Futterweit W, Huddleston H, et al. Female Pattern Hair Loss and Androgen Excess: A Report From the Multidisciplinary Androgen Excess and PCOS Committee. J Clin Endocrinol Metab. 2019;104(7):2875-91.
80. Wang R, Li W, Bordewijk EM, Legro RS, Zhang H, Wu X, et al. First-line ovulation induction for polycystic ovary syndrome: an individual participant data meta-analysis. Hum Reprod Update. 2019;25(6):717-32.
81. Dhaliwal LK, Suri V, Gupta KR, Sahdev S. Tamoxifen: An alternative to clomiphene in women with polycystic ovary syndrome. J Hum Reprod Sci. 2011;4(2):76-9.
82. Badawy A, Gibreal A. Clomiphene citrate versus tamoxifen for ovulation induction in women with PCOS: a prospective randomized trial. Eur J Obstet Gynecol Reprod Biol. 2011;159(1):151-4.
83. Yarali H, Zeyneloglu HB. Gonadotrophin treatment in patients with polycystic ovary syndrome. Reprod Biomed Online. 2004;8(5):528-37.
84. Balasch J, Fábregues F, Creus M, Puerto B, Peñarrubia J, Vanrell JA. Follicular development and hormone concentrations following recombinant FSH administration for anovulation associated with polycystic ovarian syndrome: prospective, randomized comparison between low-dose step-up and modified step-down regimens. Hum Reprod. 2001;16(4):652-6.
85. Andoh K, Mizunuma H, Liu X, Kamijo T, Yamada K, Ibuki Y. A comparative study of fixed-dose, step-down, and low-dose step-up regimens of human menopausal gonadotropin for patients with polycystic ovary syndrome. Fertil Steril. 1998;70(5):840-6.
86. Gadalla MA, Norman RJ, Tay CT, Hiam DS, Melder A, Pundir J, et al. Medical and Surgical Treatment of Reproductive Outcomes in Polycystic Ovary Syndrome: An Overview of Systematic Reviews. Int J Fertil Steril. 2020;13(4):257-70.
87. Costello MF, Garad RM, Hart R, Homer H, Johnson L, Jordan C, et al. A Review of Second- and Third-line Infertility Treatments and Supporting Evidence in Women with Polycystic Ovary Syndrome. Med Sci (Basel). 2019;7(7). pii: E75.
88. Li YJ, Han Y, He B. Effects of bariatric surgery on obese polycystic ovary syndrome: a systematic review and meta-analysis. Surg Obes Relat Dis. 2019;15(6):942-50.
89. Brennan L, Teede H, Skouteris H, Linardon J, Hill B, Moran L. Lifestyle and Behavioral Management of Polycystic Ovary Syndrome. J Womens Health (Larchmt). 2017;26(8):836-48.

24

Síndrome dos ovários policísticos: distúrbios metabólicos ao longo da vida

Gustavo Arantes Rosa Maciel
Maria Candida P. Baracat
Giovana De Nardo Maffazioli
José Maria Soares Júnior
Edmund Chada Baracat

Introdução

A síndrome dos ovários policísticos (SOP) é uma afecção complexa caracterizada por anormalidades reprodutivas e metabólicas.[1,2] Embora seu diagnóstico seja baseado em anormalidades reprodutivas, isto é, na produção aumentada de androgênios, na irregularidade menstrual e em ovários de aspecto policístico, a síndrome muito frequentemente se associa a anormalidades metabólicas como resistência à insulina, obesidade, síndrome metabólica e aumento do risco cardiovascular.[1] Os critérios diagnósticos atualmente adotados[3] dão origem a quatro fenótipos de características clínicas heterogêneas, com manifestações tipicamente surgindo após a menarca e, em seguida, evoluindo em adolescentes e adultos, até a senilidade.[4]

Do ponto de vista reprodutivo, a síndrome apresenta uma série de peculiaridades em três níveis: alterações neuroendócrinas, em especial a modificação no padrão de pulsatilidade do hormônio liberador de gonadotrofinas (GnRH); maiores níveis de hormônio luteinizante (LH) e níveis de hormônio folículo-estimulante (FSH) relativamente menores, além de alterações na esteroidogênese com aumento da produção de androgênios, alteração da expressão de enzimas do citocromo P450, hipersensibilidade do receptor de FSH ao estímulo exógeno com gonadotrofinas e, por fim, alterações na foliculogênese com aumento do número global de folículos e anovulação crônica.[5]

Sob o aspecto metabólico, observa-se na SOP resistência à insulina, disfunção do tecido adiposo, sobrepeso, obesidade, esteatose hepática, dislipidemias, entre outras.

Este capítulo abordará preferencialmente as anormalidades metabólicas que se associam a essa condição clínica.

Resistência à insulina

As pacientes com SOP apresentam, em sua grande maioria, quadro característico de resistência à insulina (RI) que independe da obesidade.[4] Estima-se que 75 a 95% das mulheres com SOP tenham algum grau de RI. A RI e a consequente hiperinsulinemia levam à diminuição da globulina carreadora de hormônios sexuais (SHBG) e exacerbam o efeito do LH sobre a produção de androgênio das células da teca, ocasionando aumento das concentrações circulantes de testosterona total e livre.[1,4]

Vários estudos foram desenvolvidos para elucidar o mecanismo da RI na SOP. Sabe-se que se trata de um defeito pós-receptor, mas que pode ser devido a vários mecanismos, que incluem: aumento anormal da fosforilação da serina e redução da fosforilação da tirosina do receptor de insulina e seu substrato IRS-1,[6] diminuição da via mitogênica com níveis reduzidos de MEK1/2 e ativação de ERK1/2,[4] expressão e atividade reduzida da proteína quinase ativada por AMP (AMPK). A AMPK é uma enzima que desempenha um papel fundamental na homeostase energética celular, ativando a captação e a oxidação de substratos quando a energia intracelular se encontra em níveis mais baixos.[7] Recentemente, fatores epigenéticos têm sido implicados como chave na patogênese da RI na SOP.[8]

Diagnóstico da resistência à insulina

O diagnóstico acurado da RI é complexo e oneroso. O método considerado padrão ouro é o clampeamento euglicêmico hiperinsulinêmico. No entanto, o teste se presta apenas para estudos, uma vez que é caro, consome tempo, envolve riscos ao paciente e não tem aplicabilidade clínica imediata.[3] Os demais testes, como insulina basal, relação insulina/glicose e curva glicêmica com insulina, são todos considerados pouco sensíveis e de reprodutibilidade baixa. Os índices HOMA-IR, QUICK e Matsuda são úteis em estudos epidemiológicos, mas no nível individual não devem ser utilizados para tomada de decisões clínicas. As fórmulas dos índices estão descritas na Tabela 1 e ferramentas estão disponíveis na internet para seu cálculo.

Atualmente, conforme acordado no último Consenso Internacional Baseado em Evidências, a avaliação laboratorial da RI não é recomendada.[3] Por outro lado, a presença de marcadores clínicos, como acantose *nigricans*, circunferência abdominal maior que 80 cm, obesidade, história pessoal de sedentarismo ou diabetes gestacional e histórico familiar de diabetes melito, deve ser anotada para orientar as intervenções terapêuticas.[3]

TABELA 1 Testes e índices para estimar a resistência à insulina

Teste	Fórmula	Referência
QUICKI – Quantitative Insulin Sensitivity Check Index	1/[log(I0) + log(G0)], em que I0 é insulina em jejum (mcU/mL) e G0 é glicose em jejum (mg/dL). Como o QUICKI é o recíproco do produto log-transformado da glicose e insulina em jejum, é um índice adimensional sem unidades.	0,33 (sensibilidade 61,2%, especificidade 66,8%).
HOMA-IR – Homeostatic Model Assessment for Insulin Resistance	Insulina em jejum (mcU/L) × glicose em jejum (nmol/L)/22,5 Para conversão da glicose de mg/dL para mmol/L, multiplica-se o valor em mg/dL por 0,0555.	Sensibilidade à insulina ideal menor que 1. Níveis acima de 1,9 sinalizam resistência precoce à insulina Níveis acima de 2,7 sinalizam resistência significativa à insulina.
Índice de Matsuda	10.000/[glicose minuto 0 × insulina minuto 0) (glicose média (OGTT) × insulina média OGTT)].	Um resultado mais alto é melhor. É necessário que a curva de tolerância à glicose com insulina de 5 pontos seja realizada.

Insulina expressa em (mcU/L).
Glicose expressa em (mg/dL).
Fonte: Lee et al.[9]

> **Em última instância, recomenda-se, nos casos de índice de massa corpórea (IMC) > 25 kg/m² (ou > 23 para asiáticos), história de intolerância à glicose ou diabetes gestacional, histórico familiar de diabetes, hipertensão arterial ou etnias de alto risco para distúrbios glicêmicos, que se realize o teste oral de tolerância à glicose.**

O Consenso também recomenda que se faça o rastreamento de distúrbios de glicose por meio do teste de tolerância oral à glicose (TTGO), cujos valores de referência estão mostrados na Tabela 2.

Influência da idade na resistência à insulina

A presença e o grau de RI sofrem variações durante a evolução etária da paciente. Alguns estudos mostram que na SOP, por alterações metabólicas durante a gestação das mães, algumas crianças nascem pequenas para a idade gestacional (PIG). Na primeira infância, de acordo com algumas teorias vigentes, haveria aumento da RI decorrente do baixo peso ao nascimento. Nesse período haveria acúmulo compensatório de energia e gordura intra-abdominal que aumentaria a RI e serviria de gatilho para alterações epigenéticas que estariam vinculadas ao início das anormalidades metabólicas da SOP.[4]

A puberdade normal está associada a um aumento fisiológico da RI, o que pode ser mais pronunciado nas pacientes com SOP.[1] Posteriormente, na adolescência, esses genes, já com um padrão de expressão do tipo "acumulador" de energia, fariam com que essas adolescentes tivessem maior taxa de acúmulo de gordura, índices maiores de obesidade e maiores variações de ganho de peso, quando comparadas com as meninas sem SOP. Há indícios de que o excesso de androgênio contribuiria para esse fenômeno.[11]

Durante o período reprodutivo, há um quadro de RI na maioria das pacientes com SOP que tem papel na manutenção para a fisiopatologia da síndrome.[12]

Nos períodos de transição menopausal e pós-menopausa pode haver piora do quadro metabólico das pacientes com SOP, principalmente naquelas com obesidade.[13]

Tratamento da resistência à insulina

O tratamento da resistência à insulina e de suas consequências deve ser baseado em modificações no estilo de vida e em medicações.[14] Deve-se prescrever exercícios físicos regulares a todas as pacientes com SOP que tenham condições físicas de fazê-los.

Para alcançar a perda de peso naqueles com excesso de peso, um déficit energético de 30% ou 500 a 750 kcal/dia (1.200 a 1.500 kcal/dia) pode ser prescrito para mulheres, considerando também as necessidades individuais de energia, peso corporal e níveis de atividade física. Em adultos de 18 a 64 anos, um mínimo de 150 minutos/semana de atividade física de intensidade moderada ou 75 minutos/semana de intensidade vigorosa ou uma combinação

TABELA 2 Valores de referência do teste de tolerância oral à glicose (TTGO)

Valores de referência (mg/dL)		
	Jejum	2 horas
Normal	≤ 100	< 140
Intolerância à glicose	101-125	140-199
Diabete melito NID	≥ 126	≥ 200

Fonte: Cobas et al.[10]

equivalente de ambos, incluindo atividades de fortalecimento muscular em 2 dias/semana não consecutivos.

Em adolescentes, pelo menos 60 minutos de atividade física de intensidade moderada a vigorosa/dia, incluindo aquelas que fortalecem músculos e ossos pelo menos 3 vezes por semana. A atividade deve ser realizada em sessões de pelo menos 10 minutos ou cerca de 10 mil passos, com o objetivo de atingir pelo menos 30 minutos diários na maioria dos dias. Caso a mudança de estilo de vida não seja suficiente, recomenda-se iniciar o uso de sensibilizadores de insulina, como metformina, mio-inositol, entre outros.

A metformina é a medicação de primeira linha, devido a sua eficácia e ao amplo conhecimento de seus efeitos.[15] A posologia é de 1.000 a 1.500 mg/dia (2 ou 3 comprimidos de 500 mg) divididos em 2 ou 3 tomadas, podendo chegar a 2.500 mg. Aconselha-se iniciar o tratamento com dose baixa (1 comprimido de 500 mg/dia) e aumentar gradualmente (1 comprimido de 500 mg a cada semana) até atingir a posologia desejada. Em alguns casos, pode ser necessário o uso de 1 comprimido de 850 mg, 2 a 3 vezes/dia (1.700 a 2.250 mg por dia). Para a apresentação de 1 g, recomenda-se o uso de 1 a 2 comprimidos por dia, também com início paulatino. Nenhum estudo consultado autoriza o uso da dose de 500 mg por dia para o tratamento da SOP. O uso prolongado de metformina pode reduzir os menores níveis séricos de vitamina B12, por isso a dosagem periódica é recomendada.[14] Embora não haja consenso sobre a periodicidade, acredita-se que uma dosagem anual seja suficiente.

O mio-inositol é uma molécula da família do inositol que é o precursor do trifosfato de inositol (PIP3) e atua como um segundo mensageiro intracelular, regulando vários hormônios, como hormônio estimulante da tireoide, FSH e insulina. Na SOP existe um desequilíbrio entre o mio-inositol e outro isômero do inositol, D-quiro-inositol, o que contribui para a RI. O racional do uso de mio-inositol é tentar alcançar o equilíbrio dessas duas moléculas e, portanto, diminuir a RI. O mio-inositol é considerado um sensibilizador de insulina que age na via do PIP3-GLUT4 e auxilia na homeostase glicêmica.[16] A dose usual é de 2 a 4 g (na formulação em pó) ou 1,2 g (na formulação cápsula), dividida em 2 tomadas diárias.

Obesidade

A associação entre a obesidade e o desenvolvimento da SOP é bem estabelecida, assim como sua influência na gravidade dos quadros clínicos e metabólicos. Diversos estudos, incluindo achados epidemiológicos, fisiopatológicos e genéticos, respaldam essa relação. Estudos epidemiológicos têm demonstrado que a prevalência de sobrepeso ou obesidade em pacientes com SOP varia de 38 a 88%, com uma média em torno de 60%. Esses números colocam as pacientes com SOP em um patamar muito acima do que é encontrado em populações gerais.[11,17]

Fisiopatologia da obesidade

Em relação à distribuição de gordura nas pacientes com SOP, sabe-se atualmente que ela difere das mulheres sem a síndrome. Em mulheres sem a síndrome, os depósitos tendem a acumular-se nas regiões do quadril e coxas, determinado por fatores como genética, etnia, estilo de vida e hormônios. Estudos sugerem que o excesso de androgênios pode levar a um aumento na proporção de depósitos grandes (hipertrofia) e pequenos (hiperplasia), e na SOP há uma tendência para a deposição em regiões abdominais e peritoneais.[18]

Existem dois tipos de depósitos de gordura em termos de distribuição: o tecido adiposo subcutâneo e o tecido adiposo visceral. Na SOP, ambas as situações são afetadas em sua fisiologia. No tecido adiposo subcutâneo há hiperplasia e hipertrofia dos adipócitos. Já no tecido adiposo visceral, há um aumento na quantidade de depósitos, devido ao estado hiperandrogênico presente na SOP, que também está associado à resistência à insulina.[11,19]

O adipócito das pacientes com a síndrome também apresenta alterações em sua capacidade de armazenar e despender energia, em sua distribuição, bem como nos tipos de tecido adiposo. Mulheres com SOP têm menos tecido adiposo marrom que as controles e maior quantidade de tecido adiposo branco.[20] Tecido adiposo marrom é um tipo de adipócito com alta taxa metabólica que é encontrado em pequena quantidade em adultos e que tem um papel na termogênese e na regulação metabólica. Quando ativado, induz perda de peso, aumento na temperatura e diminuição na RI.

O tecido adiposo branco, por outro lado, tem como função o armazenamento de energia, e seu excesso pode levar à RI, ativação dos processos inflamatórios e demais consequências da obesidade.

Estudos demonstraram que os adipócitos maduros abdominais subcutâneos aumentados também estão mais predispostos a um ambiente pró-inflamatório de depósito lipídico do que o aumento no número de adipócitos abdominais menores presentes em mulheres com peso normal e SOP.[11]

Diagnóstico de obesidade

O diagnóstico de obesidade e alterações de peso é feito com base na avaliação do IMC e da distribuição da gordura corporal. As categorias de classificação do IMC são as seguintes:

- Baixo peso: IMC abaixo de 18,5 kg/m^2.
- Peso normal: IMC entre 18,5 e 24,9 kg/m^2.
- Sobrepeso: IMC entre 25 e 29,9 kg/m^2.
- Obesidade (grau I): IMC entre 30 e 34,9 kg/m^2.
- Obesidade (grau II): IMC entre 35 e 39,9 kg/m^2.
- Obesidade grave (grau III): IMC igual ou superior a 40 kg/m^2.

Além do IMC, é importante avaliar a distribuição da gordura corporal, pois a gordura visceral (localizada ao redor dos órgãos internos na cavidade abdominal) está associada a maior risco de complicações metabólicas e cardiovasculares do que a gordura subcutânea (localizada sob a pele). A medida da circunferência da cintura é um meio comum de avaliar a distribuição de gordura e pode ser usada em conjunto com o IMC para melhor caracterização da obesidade.

Influência da idade na obesidade

A trajetória do peso nas pacientes com SOP apresenta algumas particularidades. Na fase intraútero, existe associação de mães com SOP e recém-nascidos com alterações de peso – ora grandes para a idade gestacional (GIG), ora pequenos para a idade gestacional (PIG). Ambas as apresentações são consideradas fator de risco para SOP.[21] Posteriormente, há maior incidência de ganho de peso excessivo durante a adolescência de pacientes que terão a síndrome, e alguns autores associam esse ganho de peso com alterações epigenéticas que ocorreram intraútero e modificaram o padrão metabólico da paciente para um padrão "acumulador" de energia. Nos anos de vida reprodutiva, as mulheres com SOP têm a tendência de apresentarem maiores taxas de obesidade, e na pós-menopausa apresentam também maiores índices de síndrome metabólica e obesidade.

Tratamento da obesidade

O tratamento da obesidade é uma abordagem multidisciplinar que requer a colaboração de médicos, nutricionistas, educadores físicos e outros profissionais de saúde. É importante lembrar que cada paciente é único e o tratamento deve ser personalizado de acordo com suas necessidades individuais.

As principais diretrizes e estratégias para o tratamento da obesidade são avaliação e diagnóstico adequados, estabelecimento de metas realistas, abordagem comportamental, orientação nutricional, atividade física, tratamento farmacológico e cirurgia bariátrica. Além disso, é essencial o acompanhamento contínuo, educação e suporte e uma perspectiva de cuidado em mudanças a longo prazo.

O tratamento da obesidade não deve focado apenas na perda de peso temporária, mas sim na adoção de um estilo de vida saudável a longo prazo para prevenir o reganho de peso e melhorar a saúde geral do paciente. No entanto, algumas medidas objetivas devem ser adotadas:

- Restrição de 500 calorias/dia.
- Orientação de exercícios físicos > 150 minutos/semana, sendo que de 200 a 300 minutos/semana previnem recuperação do peso perdido a longo prazo (> 1 ano).
- Pesar a paciente com frequência.
- Estabelecer menor intervalo entre as consultas para monitorização.
- Discutir sobre a importância da perda e manutenção do peso perdido.
- Averiguar a qualidade do sono da paciente, uma vez que a má qualidade do sono está associada a maiores índices de obesidade.

Em termos de tratamento medicamentoso, as opções atualmente disponíveis no Brasil são o orlistate, análogos do GLP-1 (liraglutida, semaglutida), sibutramina e uma combinação oral de cloridrato de bupropiona (90 mg) e cloridrato de naltrexona (8 mg).

O tratamento medicamentoso deve ser instituído nos casos de ausência de eficácia com tratamento convencional (dieta hipocalórica + atividade física) em pacientes com sobrepeso que tenham alguma comorbidade ou nos de obesidade graus I a III. Nos casos de obesidade grau III, pode ser indicada a cirúrgica bariátrica, conforme mostrado na Tabela 3.

Doença hepática gordurosa não alcoólica

A esteatose hepática, conhecida como doença hepática gordurosa não alcoólica (DHGNA), é uma condição caracterizada pelo acúmulo excessivo de gordura no fígado, sem a presença de consumo significativo de álcool. Embora a esteatose hepática e a SOP sejam duas condições distintas, há evidências de que elas possam estar relacionadas de várias maneiras.

TABELA 3 Resumo das indicações terapêuticas no tratamento da obesidade

Medidas terapêuticas/IMC	25-26,9 kg/m²	27-29,9 kg/m²	30-34,9 kg/m²	35-39,9 kg/m²	≥ 40 kg/m²
Dieta, atividade e estilo de vida	+	+	+	+	+
Farmacoterapia		+ *	+	+	+
Cirurgia				+ *	+

IMC: índice de massa corporal.
* Com comorbidades.
Fonte: Bray et al.[22]

Resistência à insulina, obesidade, metabolismo lipídico alterado, inflamação e lesão hepática

Tanto na esteatose hepática quanto na SOP há alterações no metabolismo lipídico. Pacientes com SOP geralmente apresentam níveis elevados de lipídios circulantes, como triglicerídeos e colesterol, o que pode contribuir para o acúmulo de gordura no fígado. Além disso, a produção excessiva de androgênios na SOP pode levar ao aumento da lipogênese hepática.[23]

A esteatose hepática pode progredir para uma condição mais grave denominada esteato-hepatite não alcoólica (EHNA), caracterizada por inflamação e dano ao fígado. A inflamação hepática é também uma característica presente na SOP, especialmente em mulheres com obesidade e resistência à insulina. Ambas as condições podem levar a danos progressivos no fígado se não forem tratadas adequadamente.[23,24]

Embora existam evidências clínicas e experimentais de que as duas condições possam estar relacionadas, é importante enfatizar que nem todas as mulheres com SOP desenvolverão esteatose hepática.

RESUMO

A síndrome dos ovários policísticos (SOP) é uma condição endócrina complexa que afeta principalmente mulheres em idade reprodutiva. Ela está associada a uma série de alterações metabólicas que podem ter impactos significativos na saúde geral das pacientes.

As alterações metabólicas mais comuns na SOP são a resistência à insulina (RI), obesidade, síndrome metabólica e doença hepática gordurosa não alcoólica / esteatose hepática. Essas alterações estão relacionadas principalmente à resistência à insulina e ao aumento da produção de androgênios.

Parte dos mecanismos fisiopatológicos é conhecida, mas ainda existem muitas etapas a serem investigadas. A RI na SOP é devida a defeitos pós-receptor de insulina com o envolvimento de várias moléculas, sendo a principal a AMPK (5' proteína quinase ativada por AMP). O adipócito das pacientes com SOP também apresenta numerosas alterações que incluem aumento da adipogênese, diminuição da lipólise, distribuição anômala do tecido adiposo, com maior concentração de gordura visceral, redução do tecido adiposo marrom e maior resistência à insulina. Esses e outros mecanismos promovem estados de aumento de risco metabólico nessas pacientes.

A idade desempenha um papel importante na influência das alterações metabólicas da SOP. As pacientes mais jovens tendem a ter níveis mais altos de androgênios, irregularidades menstruais e sintomas como acne e crescimento excessivo de pelos. Conforme as mulheres com SOP envelhecem, as alterações metabólicas podem persistir e mesmo se tornar mais proeminentes.

A abordagem do tratamento da SOP e de suas alterações metabólicas pode variar com base na idade e nas necessidades individuais da paciente. Mudanças no estilo de vida, como dieta saudável e exercícios regulares, podem ajudar a controlar a resistência à insulina e melhorar os sintomas metabólicos. Além disso, em alguns casos, medicamentos, como os reguladores de insulina, podem ser prescritos para ajudar a controlar os níveis de insulina e melhorar a saúde metabólica.

Em resumo, a SOP é uma condição que envolve alterações hormonais e metabólicas complexas, com a resistência à insulina desempenhando papel central. A influência da idade se manifesta nas mudanças nos sintomas, nos desequilíbrios hormonais e nas preocupações metabólicas ao longo do tempo. Tratamento individualizado e abordagem multidisciplinar são essenciais para lidar com as alterações metabólicas da SOP e promover a saúde a longo prazo das pacientes.

Referências

1. Azziz R. Polycystic ovary syndrome. Obstet Gynecol. 2018 Aug;132(2):321-36.
2. Baracat EC, Baracat MCP, Soares Júnior JM. Are there new insights for the definition of PCOS? Gynecol Endocrinol. 2022 Sep;38(9):703-4.
3. Teede HJ, Misso ML, Costello MF, Dokras A, Laven J, Moran L, et al.; International PCOS Network. Recommendations from the international evidence-based guideline for the assessment and management of polycystic ovary syndrome. Hum Reprod. 2018 Sep 1;33(9):1602-18.
4. Joham AE, Norman RJ, Stener-Victorin E, Legro RS, Franks S, Moran LJ, et al. Polycystic ovary syndrome. Lancet Diabetes Endocrinol. 2022 Sep;10(9):668-80.
5. Maciel GA, Baracat EC, Benda JA, Markham SM, Hensinger K, Chang RJ, et al. Stockpiling of transitional and classic primary follicles in ovaries of women with polycystic ovary syndrome. J Clin Endocrinol Metab. 2004 Nov;89(11):5321-7.
6. Dunaif A, Xia J, Book CB, Schenker E, Tang Z. Excessive insulin receptor serine phosphorylation in cultured fibroblasts and in skeletal muscle: a potential mechanism for insulin resistance in the polycystic ovary syndrome. J Clin Investig. 1996;96:801-10.
7. Moghetti P, Tosi F. Insulin resistance and PCOS: chicken or egg? J Endocrinol Invest. 2021 Feb;44(2):233-44.
8. De Nardo Maffazioli G, Baracat EC, Soares JM, Carvalho KC, Maciel GAR. Evaluation of circulating microRNA profiles in Brazilian women with polycystic ovary syndrome: a preliminary study. PLoS One. 2022 Oct 7;17(10):e0275031.
9. Lee S, Choi S, Kim HJ, Chung YS, Lee KW, Lee HC, et al. Cutoff values of surrogate measures of insulin resistance for metabolic syndrome in Korean non-diabetic adults. J Korean Med Sci. 2006 Aug;21(4):695-700.
10. Cobas R, Rodacki M, Giacaglia L, Calliari L, Noronha R, Valerio C, et al. Diagnóstico do diabetes e rastreamento do diabetes tipo 2. Diretriz Oficial da Sociedade Brasileira de Diabetes. 2022.
11. de Medeiros SF, Rodgers RJ, Norman RJ. Adipocyte and steroidogenic cell cross-talk in polycystic ovary syndrome. Hum Reprod Update. 2021 Jun 22;27(4):771-96.
12. Hansen SL, Svendsen PF, Jeppesen JF, Hoeg LD, Andersen NR, Kristensen JM, et al. Molecular mechanisms in skeletal muscle underlying insulin resistance in women who are lean with polycystic ovary syndrome. J Clin Endocrinol Metab. 2019;104:1841-54.
13. Welt CK, Carmina E. Clinical review: lifecycle of polycystic ovary syndrome (PCOS). From in utero to menopause. J Clin Endocrinol Metab. 2013 Dec; 98(12):4629-38.
14. Soares Júnior JM, Maciel GA, Baracat MC, Baracat EC. Repercussões metabólicas e uso dos medicamentos sensibilizadores da insulina em mulheres com síndrome dos ovários policísticos. In: Síndrome dos ovários policísticos. São Paulo: Federação Brasileira das Associações de Ginecologia e Obstetrícia (Febrasgo); 2018. Cap. 3. p.29-39. (Série Orientações e Recomendações Febrasgo, n. 4, Comissão Nacional de Ginecologia Endócrina).
15. Maciel GA, Soares Júnior JM, Alves da Motta EL, Abi Haidar M, de Lima GR, Baracat EC. Nonobese women with polycystic ovary syndrome respond better than obese women to treatment with metformin. Fertil Steril. 2004 Feb;81(2):355-60.
16. Facchinetti F, Unfer V, Dewailly D, Kamenov ZA, Diamanti-Kandarakis E, Laganà AS, et al.; Group of Inositol in PCOS and Reproduction. Inositols in polycystic ovary syndrome: an overview on the advances. Trends Endocrinol Metab. 2020 Jun;31(6):435-47.
17. Barber TM, Franks S. Adipocyte biology in polycystic ovary syndrome. Mol Cell Endocrinol. 2013 Jul 5;373(1-2):68-76.
18. Ezeh U, Chen IY, Chen YH, Azziz R. Adipocyte insulin resistance in PCOS: relationship with GLUT-4 expression and whole-body glucose disposal and β-cell function. J Clin Endocrinol Metab. 2020 Jul 1;105(7): e2408-20.
19. Maciel GA, Moreira RP, Bugano DD, Hayashida SA, Marcondes JA, Gomes LG, et al. Association of glucocorticoid receptor polymorphisms with clinical and metabolic profiles in polycystic ovary syndrome. Clinics (Sao Paulo). 2014 Mar;69(3):179-84.
20. Li L, Scotti A, Fang J, Yin L, Xiong T, He W, et al. Characterization of brown adipose tissue (BAT) in polycystic ovary syndrome (PCOS) patients by Z-Spectral Imaging (ZSI). Eur J Radiol. 2020 Feb;123: 108777.
21. Rosenfield RL. Clinical review: identifying children at risk for polycystic ovary syndrome. J Clin Endocrinol Metab. 2007 Mar;92(3):787-96.
22. Bray GA, Heisel WE, Afshin A, Jensen MD, Dietz WH, Long M, et ak. The science of obesity management: an Endocrine Society Scientific statement. Endocr Rev. 2018 Apr 1;39(2):79-132.
23. Anzai A, Marcondes RR, Gonçalves TH, Carvalho KC, Simões MJ, Garcia N, et al. Impaired branched-chain amino acid metabolism may underlie the nonalcoholic fatty liver disease-like pathology of neonatal testosterone-treated female rats. Sci Rep. 2017 Oct 13;7(1): 13167.
24. Recuero AM, Gomes LG, Maciel GAR, de Mello Malta F, Salles APM, Vezozzo DCP, et al. NAFLD in polycystic ovary syndrome: association with PNPLA3 and metabolic features. Biomedicines. 2022 Oct 27;10(11):2719.

25

Hirsutismo

Maria Cândida P. Baracat
José Maria Soares Júnior
Gustavo Arantes Rosa Maciel
Edmund Chada Baracat

Introdução

Entre os motivos que levam muitas mulheres a procurar o ginecologista, as alterações cutâneas determinadas pela ação de androgênios constituem causa frequente. Estão, em geral, associadas a diminuição da autoestima, preocupação com a feminilidade, redução da fertilidade e da qualidade de vida.[1,2]

O hirsutismo caracteriza-se pela presença de pelos terminais em áreas hormônio-dependentes, as quais normalmente são glabras na mulher. A presença de pelos nessas áreas é considerada como característica sexual secundária masculina. O pelo, no hirsutismo, deve ser hipercrômico, pode variar de textura ou espessura, mas deve ter pelo menos 0,5 cm de comprimento.[1,2]

A hipertricose é definida quando há excesso de pelos em regiões onde habitualmente já existem, isto é, em locais não hormônio-dependentes e próprios de cada sexo.[1,2]

Produção androgênica

Os androgênios são hormônios esteroides que possuem 19 átomos de carbono e compreendem várias substâncias, como testosterona (T) e sua fração livre (TL), androstenediona (A), de-hidroepiandrosterona (DHEA) e sulfato de DHEA (S-DHEA). A forma mais ativa é representada pela di-hidrotestosterona (DHT), que é mais potente e tem maior afinidade pelo receptor de androgênio.[1,3]

As principais fontes produtoras de androgênios são:

- Córtex da suprarrenal.
- Ovários.

A androstenediona é produzida em aproximadamente 50% pelas suprarrenais e o restante pelos ovários; quase 80% da T se origina da conversão periférica de androstenediona, e outros 20% da produção direta pelos ovários e pelas suprarrenais. Cerca de 90% de DHEA é produzida nas suprarrenais, e quase 100% do S-DHEA tem a mesma origem.[1-3]

Salienta-se que a maior parte da T está ligada a proteínas na circulação. Assim, 78% da T circulam ligadas à SHBG (globulina ligante aos esteroides sexuais); os demais hormônios ligam-se mais a albuminas, com exceção da DHEA, da qual 20% se liga à SHBG. A ligação proteica dos androgênios não permite sua ação nos órgãos-alvo.[1-3]

Ação dos androgênios na unidade pilossebácea

A unidade pilossebácea, formada pelo folículo piloso e pela glândula sebácea, apresenta atividade cíclica intrínseca na dependência de hormônios androgênicos. O folículo piloso e a pele que o envolve possuem receptores para androgênios e estrogênios, enquanto a glândula sebácea possui receptores só para androgênios. O androgênio mais potente é a T, que ocorre na circulação principalmente ligada à proteína transportadora dos esteroides sexuais (SHBG).

A forma biologicamente ativa do hormônio é a livre. Ao entrar na célula, o hormônio é transformado em DHT, por ação de uma enzima citoplasmática, a 5-alfa-redutase, do tipo 2. A DHT, por sua vez, liga-se ao receptor e o complexo hormônio-receptor transloca-se para o núcleo. Após a ligação ao receptor nuclear, desencadeia-se a ação androgênica, que é característica para os diferentes tecidos-alvo. No caso da unidade pilossebácea, a DHT estimula o crescimento, o prolongamento da fase de crescimento e a pigmentação dos pelos, formando os chamados pelos terminais, a produção de ácidos graxos saturados (sebo) e o aumento do conteúdo de colágeno da pele. Pode, ainda, facilitar a proliferação de microrganismos cutâneos, levando a uma associação comum ao hiperandrogenismo, que é o hirsutismo e a acne. Outros androgênios, como a androstenediona e a DHEA podem ser metabolizados em T no próprio folículo, exercendo sua ação específica, transformados ou não em DHT.[4-5]

Há, no folículo piloso, evidências de ocorrer a aromatização de androstenediona em estrona, o que parece ser fundamental para o controle local do crescimento de pelos induzidos pelos androgênios.[4,5]

Na pele, apenas a T sofre a ação de 5-alfa-redutase e converte-se em DHT. É possível que esse fenômeno ocorra exatamente para amplificar o efeito biológico, porque os receptores de androgênios têm mais afinidade pela DHT do que pela T.[4,5]

Os androgênios podem ser convertidos pela aromatase em estrogênios, o que limita também a ação androgênica. Em certos tecidos, sofrem maior aromatização, como no encéfalo, mamas, endométrio, células da granulosa, bem como na endometriose e na adenomiose. No fígado, músculos, sistema nervoso central, ossos e colágeno agem sem sofrer qualquer modificação prévia.[5,6]

O hiperandrogenismo cutâneo pode advir de:

- Aumento da secreção glandular de androgênios.
- Alteração do transporte dos hormônios para o sangue e deste para os tecidos.
- Hiperatividade hormonal subsequente à maior sensibilidade local.[4,5]

Quadro clínico

Os efeitos dos androgênios dependem de sua quantidade, do tempo de ação e, sobretudo, de sua potência biológica. Na pele, causam o crescimento piloso e o aumento da secreção das glândulas sebáceas (ácidos graxos saturados), o que favorece o aparecimento da acne.[6-8]

O hirsutismo é o sinal clínico mais sugestivo de hiperandrogenismo. É mais comum no rosto (buço e mento), na região intermamária, no abdome, no dorso e na região pré-sacral. A acne é mais usual no rosto e no dorso. Nos casos mais intensos de hiperandrogenismo, pode haver alteração da voz, que se torna mais grave devido ao edema e ao espessamento das cordas vocais. Pode ocorrer, também, calvície frontal progressiva ou alopecia (androgênica); e depois, ou simultaneamente e de forma lenta, aumento do diâmetro e/ou comprimento do clitóris, levando à clitoromegalia (virilização), sendo mais tardia essa alteração.

Em geral, a mulher perde as características femininas (desfeminização), depois ocorre alteração da voz e aumento do clitóris. Estas últimas são mais comumente vistas em tumores produtores de androgênios.[6-8]

O hiperandrogenismo pode estar em alguns casos relacionado com hiperinsulinismo. A acantose nigrante é representada por manchas castanhas escuras na pele, comumente nas regiões de dobras (axila, pescoço, debaixo das mamas e regiões inguinais). Sua presença é um indicativo clínico de resistência insulínica. É mais significante quando é detectada no pescoço e teria valor menor em afrodescendentes.[8-10]

No processo de virilização, além da modificação da voz e do aumento do clitóris, pode haver incremento da massa e da força muscular. Se a mulher estiver no período reprodutivo, pode ocorrer ainda redução do volume mamário, involução do epitélio vaginal (levando a secura e dispareunia), diminuição do tamanho do útero e dos ovários, cuja cortical se torna espessada e com coloração mais esbranquiçada. Atuam ainda no fígado, reduzindo as taxas de SHBG, bem como de outras proteínas ligantes a fatores de crescimento. Determinam, também, alteração lipídica, com elevação de LDL-c e queda de HDL-c, e pioram a resistência periférica à insulina, predispondo a paciente a desenvolver síndrome metabólica.[7-10]

O desejo sexual pode estar aumentado em algumas mulheres, mas as alterações cutâneas podem promover transtornos emocionais importantes, impactando na autoestima e na sexualidade.[11]

Etiologia

Sabe-se que o hiperandrogenismo pode determinar efeitos negativos no eixo córtico-hipotalâmico-hipofisário, alterando a produção e a liberação de hormônio liberador de gonadotrofinas (GnRH) e, consequentemente, a secreção hipofisária de gonadotrofinas. Essa modificação pode levar a disfunção ovulatória.[7-11]

A etiologia mais comum do hirsutismo é a síndrome dos ovários policísticos (SOP) no período reprodutivo. Outras causas incluem hiperplasia corticoestromal isolada e neoplasia funcionante do ovário produtora de androgênios. Nas suprarrenais, as deficiências enzimáticas precoces e tardias, das quais a mais frequente é a de 21-hidroxilase e a forma tardia por deficiência da 3-beta-ol-hidroxiesteroide desidrogenase. Assinalam-se, ainda, a síndrome de Cushing (de origem central ou periférica) e os tumores funcionantes da suprarrenal, tanto benignos como malignos.[7-11] A Tabela 1 resume as principais causas de hirsutismo.

TABELA 1 Principais causas de hirsutismo

Disfunção
SOP
Deficiência enzimática da suprarrenal/ hiperplasia adrenal congênita
Síndrome de Cushing
Hipotireoidismo
Hiperprolactinemia
Orgânica
Tumores ovarianos ou suprarrenais
Adenoma hipofisário funcionante
Nódulo tireoidiano funcionante
Hiperplasia corticoestromal da pós-menopausa
Iatrogênica
Uso de substâncias anabólicas ou androgênicas

A anovulação crônica pode ter sua origem no sistema nervoso central, principalmente quando há retrocontrole inadequado do eixo hipotalâmico-hipofisário-ovariano, como é a SOP. Esta ainda constitui grande enigma quanto a sua origem central ou periférica (ovariana), apesar de terem passado mais de 80 anos da descrição de Stein-Leventhal.

Outras causas de anovulação são hiperprolactinemia, disfunção da tireoide, alterações da suprarrenal (disfunções ou tumores) e também do próprio ovário (tumores).

A resistência insulínica seguida do incremento da produção de insulina pode determinar o hiperandrogenismo cutâneo por vários mecanismos:

- Estimulação do estroma ovariano, principalmente das células tecais internais e das células intersticiais.
- Incremento dos androgênios da suprarrenal.
- Diminuição da proteína ligante dos esteroides sexuais, levando a fração livre de T.

A origem dessa afecção pode resultar de:

- Defeito nos receptores.
- Alteração autoimune (anticorpos antirreceptores).
- Redução do substrato 1 da tirosina na sinalização intracelular da insulina, o que impede a migração das proteínas GLUT-4 para a superfície celular.[4,5-11]

Alguns autores descrevem uma síndrome composta por acantose nigricante intensa, hiperandrogenismo e obesidade, denominada "HAIR-AN" (HA = hiperandrogenismo, IR = resistência insulínica, AN = acantose nigrante). Contudo, outros acreditam que esta pode ser uma variante da SOP, principalmente quando há anovulação associada.[10,11]

Nas hiperplasias das suprarrenais, formas não clássicas, em geral de manifestação clínica tardia, de 80 a 90% dos casos são devidas à deficiência da 21-hidroxilase, representada por alterações menstruais (disfunção ovulatória) e hiperandrogenismo. Pode ser também causa de infertilidade nos casos mais intensos. O quadro é leve porque a deficiência da enzima não é profunda, de modo que a produção de mineralocorticoides e glicocorticoides está próxima do normal. Pode haver oscilação das manifestações, alternando períodos de melhora e outros de piora. Apesar de ser rara, a síndrome de Cushing pode ser uma etiologia do hiperandrogenismo, e seu diagnóstico é baseado na clínica. A dosagem basal tem pouco significado.[4-11]

A hiperplasia corticoestromal dos ovários ocorre, em geral, na pós-menopausa; o estroma é aumentado e hiperplasiado pelos altos teores séricos de hormônio luteinizante (LH) e, em certos casos, também de insulina, principalmente em mulheres que ganharam muito peso ou que já são obesas. A produção de androgênios é elevada em muitos casos.[11-15]

As neoplasias epiteliais benignas do ovário podem também sintetizar androgênios, por luteinização do estroma do ovário. Em geral, os principais tumores ovarianos produtores de androgênios são:

- Células hilares.
- Células de Sertoli-Leydig.
- Células esteróidicas (lipídicas).
- Luteoma estromal.

Salienta-se ainda que há tumores muito diminutos, como os de células hilares, que produzem intenso hiperandrogenismo, mas podem ser difíceis de identificar por exames de imagem. Há ainda tumores produtores de estrogênios que, eventualmente, podem sintetizar mais androgênios que estrogênios.[4-6]

Os tumores masculinizantes produzem quadro clínico farto e de evolução muito rápida, podendo ter hirsutismo intenso, desfeminização rápida e virilização. Em alguns casos, podem não ser vistos pelos métodos de imagem (US, RM, PET) e só serem descobertos após a abertura das gônadas durante o procedimento cirúrgico.[4,6]

Quando não há causa detectada, o hirsutismo é dito idiopático, caracterizado pela presença de hirsutismo em pacientes com ciclos regulares e ovulatórios, ovários com aparência normal ao ultrassom e concentrações séricas normais de androgênios. No entanto, é tema de alguma controvérsia, pois poderia ser uma variante da SOP, pelos critérios de Rotterdam, quando há presença de micropolicistose ovariana, ou seja, as pacientes que podem ovular regularmente. Contudo, há outros investigadores que acreditam que pode haver graus variados de hirsutismo, porém sem hiperandrogenemia. A hiperatividade de 5-alfa-redutase com maior produção de DHT poderia ser a explicação. O fato de os receptores citoplasmáticos terem muito mais avidez pela DHT do que pela T determina maior efeito clínico e amplificado.

O caráter idiopático deverá somente ser aceito quando as demais causas de hirsutismo não forem identificadas. A determinação sérica dos metabólitos da DHT (3-alfa e 3-beta-androstenediol) é imprecisa como teste diagnóstico.[11-15]

Diagnóstico

É baseado nas manifestações clínicas contidas na história da paciente (sintomas) e encontradas no exame físico. A escala de Ferriman-Gallwey modificada é mais empregada para publicações científicas no diagnóstico do hirsutismo, e pode ser utilizada na prática clínica. Nas recomendações da Sociedade de Excesso de Androgênios e Síndrome dos Ovários Policísticos,[17] sugere-se o emprego do escore total de 6 para o diagnóstico de hirsutismo na população geral e de 4 para as asiáticas orientais, como chinesas, nipônicas e coreanas.

Para confirmação do estado hiperandrogênico podem-se dosar os androgênios no sangue, porém não é obrigatório. É muito útil para afastar as neoplasias produtoras de androgênio, em especial quando os valores de T estiverem abaixo de 200 ng/mL.[3-6]

Na suspeita de anovulação crônica, fazer a ultrassonografia dos ovários, ou quando há possibilidade de tumores. Nas recomendações de 2018, sugere-se fazer o exame de imagem após 8 anos da menarca, nas mulheres com suspeita de SOP. A dosagem da 17-alfa-hidroxiprogesterona (17-OHP) deve ser feita quando se suspeita de hiperplasia das suprarrenais. A taxa normal deve ser inferior a 200 mg/mL; quando acima de 800 mg/mL, o diagnóstico é certo; quando entre 200 e 800 mg/mL, procede-se ao teste de estímulo com 250 mcg de cortrosina ou 25 U de hormônio adrenocorticotrófico (ACTH); dosa-se a 17-OHP no tempo zero e 1 hora depois. Na deficiência enzimática haverá aumento acima de 1.000 mg/mL. Há casos de hiperfunção da suprarrenal durante o teste, o que representa um falso resultado. Portanto, sugere-se dosar concomitantemente o cortisol e o sulfato de de-hidroepiandrosterona.[3-6]

A suspeita de hiperprolactinemia deve ser feita, principalmente nos casos de galactorreia e amenorreia, pela dosagem da prolactina sérica. A disfunção da tireoide pode ser feita pelas determinações de hormônio estimulador da tireoide (TSH) e T4 livre. A alteração da tireoide está mais relacionada à anovulação do que ao hiperandrogenismo.[3-7]

Outras deficiências enzimáticas são bem mais raras, e pode ser necessário dosar pregnenolona, 17-hidroxipregnenolona, DHEA,

17-desoxicortisol, cortisol e T. Ocasionalmente é necessário o teste de supressão com cortisol, quando houver o diagnóstico de síndrome de Cushing, para verificar se a alteração é central por aumento de ACTH ou periférica por tumor produtor de cortisol. Tumores da suprarrenal são raros, porém podem ser descartados pelos métodos de imagem.[4-6]

Para diagnosticar a intolerância à glicose, o melhor é a glicemia de jejum. Pode-se aplicar ainda o teste de tolerância à glicose com 75 g de glicose e curva de 2 horas com intervalo de 30 minutos e a hemoglobina glicada (Hb1AC). O exame da insulina de jejum e o cálculo de Homa-IR têm sua aplicação questionada na prática clínica por suas limitações. Alguns investigadores sugerem a dosagem de insulina em jejum após ingerir 75 ou 100 g de glicose. Suspeita-se de resistência à insulina quando os valores são superiores a 150 mcU/mL. Diante de valores de insulina basal ou após estímulo acima de resistência intensa, ou seja, maiores do que 300 mcU/mL, deve-se investigar um tumor produtor de insulina (insulinoma).[3-5]

A dislipidemia pode acompanhar os casos de hiperandrogenismo e deve ser avaliada pela dosagem do colesterol total e das frações, dos triglicérides, das apolipoproteínas A e B e suas relações.[3-5]

Tratamento

Deve-se, inicialmente, avaliar o início e a evolução do aparecimento do hirsutismo e procurar resolver a etiologia que levou a esse quadro (Figura 1). O apoio psicológico é importante para a adesão ao tratamento. Sabe-se que as alterações impostas pelos androgênios não têm fácil e rápida regressão, portanto o tratamento mais precoce poderá ter os melhores resultados.[11-15]

Os tumores produtores de androgênio são extirpáveis na maioria dos casos. A ooforectomia é indicada nos casos de hiperplasia do estroma na pós-menopausa ou quando houver tumor maligno ovariano. Em casos mais complexos da suprarrenal, pode ser necessária a exérese da glândula.[11-15]

Os corticoides são indicados para bloquear as suprarrenais em doses adequadas para normalizar os níveis de 17-hidroxiprogesterona e melhorar os sintomas clínicos, como a volta da ovulação e da fertilidade. A prednisona nas doses de 2,5 a 5 mg/dia ou a dexametasona 0,25 a 0,50 mg/dia pode ser suficiente, dando-se preferência para a tomada noturna do medicamento.[14-18]

Sabe-se que a dieta adequada e a atividade física podem diminuir o índice de massa corporal (IMC) e melhorar o hiperandrogenismo, principalmente da paciente com obesidade.

TABELA 2 Diagnóstico do hirsutismo*

Avaliação clínica	Escala de hirsutismo (Ferriman-Gallwey) Acantose, acne, alopecia Sinais de virilização
Avaliação laboratorial	Dosagens de androgênios séricos: Testosterona total e livre 17-OHP, SDHEA Prolactina TSH e T4L Teste de estímulo adrenal
Avaliação por imagem	Ultrassonografia pélvica/transvaginal

17-OHP: 17-alfa-hidroxiprogesterona; SDHEA: sulfato de deidroepiandrosterona; TSH: hormônio estimulador da tireoide.

* Considerar indicação de acordo com a apresentação clínica e a hipótese diagnóstica.

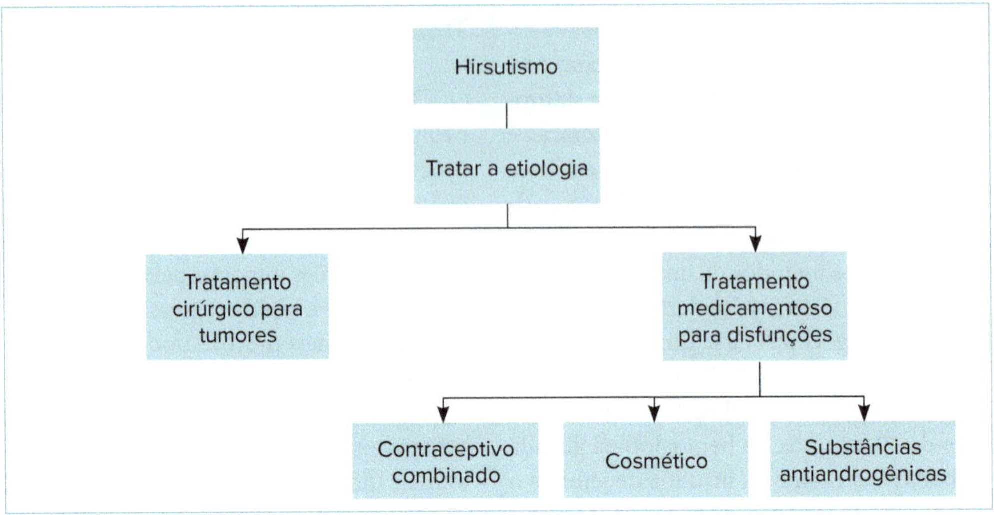

FIGURA 1 Fluxograma de tratamento.

Há uma melhora clínica quando há perda de peso de 5 a 10%, mas não há evidências de que esse benefício se mantenha em longo prazo (> de 2 anos). Já nas mulheres que têm resistência periférica à insulina e/ou intolerância à glicose, as substâncias sensibilizadoras dos receptores de insulina, a metformina (1.500 a 2.500 mg), a pioglitazona (15 a 30 mg) e o mio-inositol (4 g ao dia), podem ser alternativa para a diminuição do hiperandrogenismo que persiste após a mudança de hábito de vida. O medicamento mais prescrito e com mais evidências na literatura é a metformina. No entanto, os sensibilizadores de insulina não devem ser usados como monoterapia para tratar o hirsutismo, por menor eficácia.[14-18]

Quando não é possível resolver a causa ou sua correção não propiciou melhora adequada dos sintomas de hiperandrogenismo cutâneo, pode ser considerada a administração de medicamentos que irão diminuir a produção androgênica e/ou bloquear seu efeito periférico.[14-18]

A pílula contraceptiva é uma forma singela mas eficaz que o médico pode utilizar com a indicação de proteção endometrial e regularização da menstruação da paciente anovulatória que não deseja gestação, bem como para tratar o hirsutismo, principalmente em sua forma leve a moderada. Esse tratamento também é adequado para amenizar o quadro de acne que pode acompanhar o hiperandrogenismo cutâneo. As propriedades do contraceptivo oral hormonal combinado estroprogestativo sobre o controle do hiperandrogenismo são decorrentes de:

- Diminuição da liberação de LH.
- Promoção do repouso ovariano e diminuição da produção androgênica gonadal.
- Aumento da proteína ligadora dos hormônios sexuais (SHBG), diminuindo a fração livre de T.
- Bloqueio da conversão de T em DHT por sua ação na 5-alfa-redutase, o que diminui o efeito arrenomimético cutâneo.

Recomenda-se ainda que os contraceptivos com dosagem de etinilestradiol mais baixa, de 20 a 30 mcg/dia, ou ainda o uso de estrogênios naturais, sejam preferidos, considerando o aumento do risco tromboembólico quando doses maiores são prescritas. Sugere-se também o uso de progestagênio com baixa ação androgênica (desogestrel ou gestodeno) ou ação antiandrogênica, como a drospirenona, a ciproterona e a clormadiona. A drospirenona tem a vantagem de ser um derivado da espironolactona, que, portanto, teria um impacto melhor no endotélio vascular.

Sabe-se que o uso da pílula contraceptiva deve obedecer aos critérios de eligibilidade da Organização Mundial de Saúde (OMS) para seu emprego. A via não oral e o progestagênio isolado têm menor ação do que a associação estroprogestativa por via oral.[17,18]

Contudo, esse tratamento pode não ser suficiente para melhora expressiva das manifestações androgênicas, sugerindo-se associar tratamento cosmético ou dermatológico, preferencialmente após 4 a 6 meses do início da pílula. O tratamento cosmético inclui a eletrocoagulação e o *laser*, podendo ser realizado 4 a 6 meses após o início do tratamento hormonal.

Segundo a recomendação da Sociedade de Excesso de Androgênio e Síndrome de Ovários Policísticos, a associação com outras substâncias antiandrogênicas deve ser feita pelo menos 6 meses após iniciar o tratamento. Todavia, nos casos mais intensos de hirsutismo, pode-se antecipar essa associação, uma vez que a pouca percepção de melhora pode ser um motivo para interrupção ou não adesão ao tratamento.[14-18]

Dessa forma, nos casos mais intensos de hirsutismo ou que não melhoraram com o contraceptivo hormonal, pode-se empregar os seguintes fármacos: espironolactona, finasterida, flutamida e ciproterona em altas doses. Esses compostos têm atividade antiandrogênica, pois ocupam os receptores intracelulares de androgênios e bloqueiam seu efeito biológico no órgão efetor. Além disso, inibem a 5-alfa-redutase. Esses medicamentos devem ser acompanhados de pílulas contraceptivas ou de outros métodos contraceptivos seguros devido ao risco de feminilização de feto do sexo masculino.[17,18]

A espironolactona é um diurético, antagonista da aldosterona e compete com os receptores de androgênios. A dose recomendada é de 100 a 200 mg/dia, podendo eventualmente ser prescrita em dose menor quando associada a outros medicamentos ou quando há boa resposta clínica; nessas situações, sugere-se prescrição ou redução para 25 a 50 mg/dia.[13-18]

A flutamida bloqueia os receptores de androgênios. Empregam-se doses de 250 mg 2 vezes ao dia. Apesar de seus efeitos antiandrogênicos, em nosso país sua utilização está proibida para essa finalidade devido aos riscos hepáticos. Outra substância é a finasterida, que inibe a 5-alfa-redutase, sendo prescrita na dose de 1 a 5 mg/dia. Pode ter um efeito antiandrogênico menor que os medicamentos descritos anteriormente, com mais evidências de efetividade na alopecia androgênica.[13-18]

Nos casos mais intensos de hirsutismo, pode haver indicação de uso do acetato de ciproterona, derivado progestagênico que tem ação antiandrogênica e antigonadotrófica. Atua competindo com a DHT pelos receptores periféricos, atenua a atividade da 5-alfa-redutase na pele e diminui a síntese ovariana de androgênios ao inibir a liberação gonadotrófica. Prescrito em doses que podem variar de 25 a 100 mg, é utilizado principalmente na primeira fase do ciclo menstrual ou nos 10 a 14 primeiros dias da pílula contraceptiva.[13-18]

Pode-se ainda implementar o tratamento tópico com a espironolactona, a ciproterona e a flutamida. Contudo, há uma substância mais efetiva, que é a eflornitina, que também pode ser empregada.[13-18]

RESUMO

O hirsutismo caracteriza-se pela presença de pelos terminais em áreas hormônio-dependentes, as quais normalmente são glabras na mulher. O pelo, no hirsutismo, deve ser hipercrômico, pode variar de textura ou espessura, mas deve ter pelo menos 0,5 cm de comprimento.

Os androgênios são hormônios esteroides que possuem 19 átomos de carbono e compreendem várias substâncias, como T e sua fração livre (TL), androstenediona (A), DHEA e S-DHEA. A forma mais ativa é representada pela DHT, que é mais potente e tem maior afinidade pelo receptor de androgênio.

O hirsutismo é o sinal clínico mais sugestivo de hiperandrogenismo. É mais comum no rosto (buço e mento), na região intermamária, no abdome, no dorso e na região pré-sacral. A acne é mais usual no rosto e no dorso.

Nos casos mais intensos de hiperandrogenismo pode haver alteração da voz, que se torna mais grave devido ao edema e ao espessamento das cordas vocais. Pode ocorrer, também, calvície frontal progressiva ou alopecia (androgênica); depois, ou simultaneamente e de forma lenta, aumento do diâmetro e/ou comprimento do clitóris, levando à clitoromegalia (virilização), uma alteração mais tardia.

O tratamento deve ser individualizado e específico para cada patologia responsável pela produção excessiva de androgênios.

Referências

1. Franks S. Polycystic ovary syndrome. N Engl J Med. 1995;333:853-61.
2. Soares-Jr JM, Sá MFS, Baracat EC. New criteria for the clinical diagnosis of hyperandrogenism in polycystic ovarian syndrome and the risk of overdiagnosis. Rev Bras Ginecol Obstet. 2019 Jun;41(6):361-2.
3. Haddad-Filho H, Tosatti JAG, Vale FM, Gomes KB, Reis FM. Updates in diagnosing polycystic ovary syndrome-related infertility. Expert Rev Mol Diagn. 2023 Feb;23(2):123-32.
4. ESHRE CWG. Health and fertility in World Health Organization group 2 anovulatory women. Human Reproduction Update. 2012 May 19. 2012;18(5):586-99.
5. Diamanti-Kandarakis E. Polycystic ovarian syndrome: pathophysiology, molecular aspects and clinical implications. Expert Reviews in Molecular Medicine. 2008;10(-1).
6. Azziz R, Carmina E, Dewailly D, Diamanti-Kandarakis E, Escobar-Morreale HF, Futterweit W, et al. Criteria for defining polycystic ovary syndrome as a predominantly hyperandrogenic syndrome: an Androgen Excess Society guideline. J Clin Endocrinol Metab. 2006 Nov 91(11):4237-45.
7. ESHRE/ASRM PCW-TR. Revised 2003 consensus on diagnostic criteria and long-term health risks related to polycystic ovary syndrome (PCOS). Hum Reprod. 2004 Jan;19(1):41-7.
8. Spritzer P. Diagnóstico etiológico do hirsutismo e implicações para o tratamento. Rev Bras Ginecol e Obstetr. 2009;31(1):41-7.
9. Reaven GM. The metabolic syndrome: time to get off the merry-go-round? J Int Med.269(2):127-36.
10. Escobar-Morreale HF, Carmina E, Dewailly D, Gambineri A, Kelestimur F, Moghetti P, et al. Epidemiology, diagnosis and management of hirsutism: a consensus statement by the Androgen Excess and Polycystic Ovary Syndrome Society. Hum Reprod Update. 2012 Nov 6;2011.
11. Martin KA, Chang RJ, Ehrmann DA, Ibanez L, Lobo RA, Rosenfield RL, et al. Evaluation and treatment of hirsutism in premenopausal women: an Endocrine Society clinical practice guideline. J Clin Endocrinol Metab. 2008 Apr 1;93(4):1105-20.
12. Diamanti-Kandarakis E. Polycystic ovarian syndrome: pathophysiology, molecular aspects and clinical implications. Expert Rev Mol Med. 2008;10(-1).
13. Das A, Datta D, Kassir M, Wollina U, Galadari H, Lotti T, et al. Acanthosis nigricans: a review. J Cosmet Dermatol. 2020 Aug;19(8):1857-65.
14. Firmino Murgel AC, Santos Simões R, Maciel GAR, Soares JM Jr, Baracat EC. Sexual dysfunction in women with polycystic ovary syndrome: systematic review and meta-analysis. J Sex Med. 2019 Apr;16(4):542-50.

15. Mahamed RR, Maganhin CC, Sasso GRS, de Jesus Simões M, Baracat MCP, Baracat EC, et al. Metformin improves ovarian follicle dynamics by reducing theca cell proliferation and CYP-17 expression in an androgenized rat model. J Ovarian Res. 2018 Mar 1;11(1):18.
16. Simões RS, Soares JM Jr, Simões MJ, Nader HB, Baracat MCP, Maciel GAR, et al. Small leucine-rich proteoglycans (SLRPs) in the endometrium of polycystic ovary syndrome women: a pilot study. J Ovarian Res. 2017 Aug 8;10(1):54.
17. Lin LH, Baracat MC, Maciel GA, Soares JM Jr, Baracat EC. Androgen receptor gene polymorphism and polycystic ovary syndrome. Int J Gynaecol Obstet. 2013 Feb;120(2):115-8
18. Iwata MC, Porquere L, Sorpreso IC, Baracat EC, Soares Júnior JM. Association of oral contraceptive and metformin did not improve insulin resistance in women with polycystic ovary syndrome. Rev Assoc Med Bras (1992). 2015 May-Jun;61(3):215-9.
19. Lakryc EM, Motta EL, Soares JM Jr, Haidar MA, de Lima GR, Baracat EC. The benefits of finasteride for hirsute women with polycystic ovary syndrome or idiopathic hirsutism. Gynecol Endocrinol. 2003 Feb;17(1):57-63.
20. Teede HJ, Misso ML, Costello MF, Dokras A, Laven J, Moran L, et al.; International PCOS Network. Recommendations from the international evidence-based guideline for the assessment and management of polycystic ovary syndrome. Hum Reprod. 2018;334:388.
21. Baracat EC, Baracat MCP, José M SJ Jr. Are there new insights for the definition of PCOS? Gynecol Endocrinol. 2022 Sep;38(9):703-4.
22. Carmina E, Dreno B, Lucky WA, Agak WG, Dokras A, Kim JJ, et al. Female adult acne and androgen excess: a report from the Multidisciplinary Androgen Excess and PCOS Committee. J Endocr Soc. 2022 Feb 6;6(3):bvac003. Erratum in: J Endocr Soc. 2023 Jan 24;7(3):bvad006.

26

Distúrbios menstruais associados ao excesso de exercícios

Andréa Messias Britto Fioretti
Clayton Luiz Dornelles Macedo
Cristiano Roberto Grimaldi Barcellos

Introdução

Os casos de disfunção menstrual associada ao exercício em geral são causados pela deficiência relativa de energia que representa a inadequação entre o consumo alimentar e o gasto energético. Nos casos mais graves, a amenorreia decorrente de hipoestrogenismo se associa à perda de massa óssea, configurando a síndrome de deficiência energética relativa (RED-S), no passado conhecida como tríade da mulher atleta.[1-3]

Esta última terminologia tem sido cada vez menos utilizada, porque a RED-S abrange um quadro multissistêmico grave envolvendo não só a amenorreia e doenças esqueléticas (como fraturas por estresse), mas também doenças cardiovasculares e deficiências imunológicas, entre outros distúrbios.[1-3]

Como será visto posteriormente, o diagnóstico de RED-S se baseia na avaliação da disponibilidade energética, ou seja, na quantidade de energia que resta após o gasto na prática do exercício para a manutenção de funções vitais do organismo.[1-3] A detecção precoce dessa síndrome é crucial para melhorar o desempenho e prevenir vários distúrbios orgânicos no longo prazo.[1,2,4]

Fisiopatologia

A deficiência relativa de energia desencadeia hipercortisolismo, bloqueio da pulsatilidade do hormônio hipotalâmico liberador de gonadotrofinas (GnRH) e redução de gonadotrofinas – hormônio folículo-estimulante (FSH) e hormônio luteinizante (LH) –, de estradiol (E_2) e de progesterona. Consequentemente, ocorrem disfunções menstruais como o encurtamento de fase lútea, anovulação e amenorreia secundária ao hipogonadismo hipotalâmico funcional.[3,5-7]

Neste contexto, de acordo com a Endocrine Society e a European Society of Endocrinology, os principais fatores que desencadeiam um quadro de amenorreia funcional são o estresse psicológico, a inadequação nutricional e a prática de exercícios extenuantes, presentes em graus variados nessa situação.[8]

Avaliação e diagnóstico

Anamnese

Além da caracterização do histórico dos ciclos menstruais, a anamnese deve obrigatoriamente caracterizar a rotina de exercícios físicos (número de sessões semanais, tempo de cada sessão, tipo de exercícios realizados, assim como a intensidade dos treinos, o período de descanso), os hábitos alimentares e as oscilações do peso. Além disso, deve-se investigar a presença de estresse psicológico, alterações do humor, distúrbios do sono, histórico de fraturas por estresse e uso de substâncias que interferem nos ciclos menstruais ou no peso corporal.[9]

É importante ainda abordar questões psicossociais, como a necessidade de aprovação social, a propensão ao perfeccionismo e as ambições de *performance* esportiva e obtenção de um corpo perfeito, que são mais acentuadas nas atletas com amenorreia,[9] especialmente nas portadoras de vigorexia.[3]

Como mencionado anteriormente, o conceito do RED-S se baseia na incompatibilidade entre a ingestão calórica (IC) e o gasto energético no exercício (GEE), resultando em déficit de energia necessária para suprir as funções exigidas pelo corpo e para a manutenção da saúde e do desempenho físico e mental.[1]

Apesar de não haver nenhuma diretriz padronizada para a determinação da disponibilidade de energia na atualidade e nenhuma ferramenta completamente precisa, ela pode ser estimada através da seguinte fórmula: disponibilidade de energia (DE) = (IC (kcal/dia) - GEE (kcal)/massa livre de gordura (kg).[1]

A IC pode ser estimada por métodos recordatórios ou prospectivos (diário alimentar escrito ou eletrônico), enquanto o GEE pode ser avaliado por meio do registro de exercícios e tabelas de gasto energético associado às atividades esportivas ou obtido por meio de tecnologia, como monitores de frequência cardíaca ou medidores de potência.[1] Idealmente, a IC e o GEE devem ser medidos ao longo de um período de tempo que represente as práticas habituais. A massa livre de gordura (MLG) pode ser quantificada pela antropometria ou por métodos complementares, como a absorciometria por raios-x com dupla energia (DXA) ou a bioimpedância.[1]

Mulheres ativas saudáveis com um balanço energético adequado apresentam uma DE superior ou igual a 45 kcal/kg MLG/dia. DE inferior ou igual a 30 kcal/kg MLG/dia é considerada como o limiar abaixo do qual diversas condições fisiológicas desfavoráveis passam a aparecer, caracterizando a RED-S. Na faixa entre 30 e 45 kcal/MLG/ dia, aumenta o risco de desenvolvimento de RED-S.[2]

O histórico familiar de distúrbios alimentares e reprodutivos também deve ser explorado, pois podem ter associação com o distúrbio menstrual da paciente.[1,9] Atualmente, não há um "padrão-ouro" de questionário destinado à abordagem das mulheres com disfunção menstrual associada ao excesso de exercícios. No Quadro 1, encontram-se as principais manifestações em mulheres com disfunção menstrual associada à RED-S.[4]

Para a triagem das pacientes no que se refere à presença da RED-S, o Comitê Olímpico Internacional (COI) criou uma ferramenta de avaliação clínica chamada RED-S CAT (Quadro 2), que também pode ser útil para gerenciar acerca do retorno aos treinamentos e às competições (Quadro 3).[2,9,10]

Exame físico

A pesquisa de dados antropométricos (peso, estatura, índice de massa corporal e avaliação da composição corporal), além de sinais de desnutrição e desidratação, é de grande importância no exame físico geral. Durante a avaliação dos diversos aparelhos, o exame ginecológico pode revelar gravidez ou atrofia vaginal associada ao hipoestrogenismo. Nos casos de amenorreia primária, deve ser avaliado o desenvolvimento puberal.[1,9]

QUADRO 1 Manifestações comumente observadas nas mulheres com disfunção menstrual associada ao déficit relativo de energia no esporte

- Perda de peso repentina (não explicada por doença).
- Saciedade precoce.
- Início tardio da menstruação (amenorreia primária).
- Cessação da menstruação (amenorreia secundária).
- Depressão, ansiedade ou comportamento compulsivo.
- Dor no peito com ou sem palpitações.
- Fadiga.
- Irregularidade gastrointestinal (obstipação ou diarreia).
- Fraturas por estresse.
- Cicatrização retardada em qualquer lesão musculoesquelética.

Fonte: adaptado de Thein-Nissenbaun; Hammer, 2017.[4]

QUADRO 2 Avaliação do risco para o déficit de energia relativo no esporte

Alto risco	Médio risco	Baixo risco
■ Anorexia e outros transtornos alimentares	■ Percentual de gordura cronicamente muito baixo ■ Perda substancial de peso (5 a 10% em um mês) ■ Atenuação (atraso do desenvolvimento puberal e/ou crescimento em adolescentes)	■ Compleição física adequada, mantida sem estresse ou estratégias não saudáveis de dieta ou exercício
■ Outras condições médicas (psicolólgica ou fisiológicas) relacionadas a baixa disponibilidade energética	■ Baixo aporte energético crônico e grave	■ Hábitos alimentares saudáveis, com apropriado aporte energético
■ Uso de técnicas agressivas de perda de peso	■ Ciclos menstruais irregulares ■ Amenorreia > 3 meses ■ Ausência de menarca aos 15 anos	■ Sistema endócrino funcionante
■ Anormalidades eletrocardiográficas (bradicardia)	■ Densidade mineral óssea reduzida (Z escore < -1 DP) ■ História de fraturas de estresse, distúrbio menstrual e baixo aporte energético	■ Densidade mineral óssea compatível com idade e etnia ■ Sistema muscular saudável
	■ Distúrbios psicológicos/transtornos alimentares	
	■ Déficit energético prolongado ■ Transtornos alimentares afetando outros membros da equipe ■ Falta de adesão e evolução do tratamento	

Fonte: adaptado de Mountjoy et al., 2015.[10]
DP: desvio-padrão.

QUADRO 3 Recomendação de conduta com base modelo de retorno às atividades no déficit de energia relativo no esporte

Alto risco	Médio risco	Baixo risco
■ Não treinar ■ Não competir	■ Pode treinar desde que siga o plano de tratamento ■ Liberada para competir sob o uso de medicamento(s) e supervisão	■ Participação liberada para todos os treinos e atividades esportivas

Fonte: adaptado de Mountjoy et al., 2015.[10]

Além disso, no exame físico podem ser detectadas características clínicas de distúrbios associados à amenorreia secundária, como sinais de síndromes hiperandrogênicas, hipercortisolismo, disfunções tireoidianas, hiperprolactinemia e hipopituitarismo.[1,9]

Diagnóstico diferencial

A disfunção menstrual associada aos exercícios é uma causa de amenorreia hipotalâmica funcional que é considerada um diagnóstico de exclusão. Dessa forma, devem ser descartadas outras causas de amenorreia primária e secundária.[1]

Exames complementares

O estudo inicial da amenorreia inclui a avaliação dos níveis de gonadotrofina coriônica (hCG) para a exclusão de gravidez, FSH, prolactina e hormônio tireoestimulante (TSH). Alguns autores também recomendam na avaliação inicial a pesquisa de T4 (tiroxina) livre, LH e E_2 (Quadro 4).[9] Os resultados esperados na amenorreia funcional são LH diminuído ou normal baixo, FSH normal (geralmente maior que LH) e $E_2 < 50$ pg/mL.[9]

A pulsatilidade do LH é alterada (com redução da frequência de pulsos), e a probabilidade de desenvolvimento de distúrbios menstruais aumenta significativamente a partir de um limiar de disponibilidade energética inferior a 30 kcal/kg MLG /dia. No entanto, deve-se ressaltar que Liberman et al. não admitem um valor específico para o limiar, mas sugerem que a possibilidade de alterações menstruais diminua em 9% à medida que a DE aumente em 1 unidade. Assim, existe um *continuum* entre a deficiência energética e os distúrbios menstruais: à medida que ela se reduz, a probabilidade de distúrbios menstruais aumenta.[11]

Na presença de hiperandrogenismo, a pesquisa de testosterona total e da globulina carreadora de hormônios sexuais (SHBG) para o cálculo de testosterona livre, do sulfato de deidroepiandrosterona (DHEAS) e 17-hidroxiprogesterona devem ser considerados (Quadro 4).[12] Para a avaliação das repercussões nutricionais e ósseas, recomenda-se a solicitação de hemograma, ferritina, cálcio total, albumina e 25-hidroxivitamina D3.[1,2,13] A realização de dosagens adicionais vai depender da suspeita clínica.[9] Exames mais específicos em casos individualizados podem incluir ultrassonografia pélvica e amostragem endometrial para descartar outras doenças ginecológicas.[1]

QUADRO 4 Exames de análises clínicas para avaliação de mulheres com disfunção menstrual associada ao déficit de energia relativo no esporte

Avaliação hormonal inicial
■ hCG.
■ FSH.
■ Prolactina.
■ TSH.
Avaliação hormonal inicial opcional
■ LH.
■ E2.
■ T4 livre.
■ HMA.
Avaliação hormonal na presença de hiperandrogenismo
■ Testosterona total.
■ SHBG.
■ DHEAS.
■ 17-OHP.
Exames gerais (individualizar)
■ Hemograma, ferritina.
■ Glicemia.
■ TGO, TGP, gama GT, fosfatase alcalina, INR (TAP), albumina.
■ Ureia, creatinina.
■ Eletrólitos.
■ VHS.
■ PCR.

17-OHP: 17-hidroxiprogesterona; DHEAS: sulfato de deidroepiandrosterona; E2: estradiol; FSH: hormônio folículo-estimulante; gama GT: gamaglutamil transferase; hCG: gonadotrofina coriônica; HMA: hormônio antimülleriano; INR: relação normalizada internacional; LH: hormônio luteinizante; PCR: proteína C reativa; SHBG: globulina ligadora de esteroides sexuais; T4 livre: tiroxina livre; TAP: tempo de atividade de protrombina; TGO: transaminase oxalacética; TGP: transaminase pirúvica; TSH: hormônio tireoestimulante; VHS: velocidade de hemossedimentação.

Fonte: Mountjoy et al., 2014;[1] Coelho et al., 2021;[9] Al Kindi et al., 2012.[12]

Para a avaliação da massa óssea, os critérios de solicitação da densitometria óssea para as mulheres jovens fisicamente ativas são:

- Na presença de ≥ 1 fator(es) de risco para a tríade/RED-S:
  - Menarca ≥ 16 anos ou menos de 6 ciclos menstruais nos últimos 12 meses.
  - Histórico de transtorno alimentar, IMC ≤ 17,5 kg/m^2 ou perda recente ≥ 10% de peso corporal em 1 mês.
  - Duas fraturas por estresse prévias; uma fratura não traumática; ou uma fratura por estresse associada à disfunção menstrual e/ou baixa disponibilidade energética e/ou baixa densidade mineral óssea (DMO) no colo do fêmur, sacro ou pelve.
  - Histórico de Z escore entre < -2 (após ≥ 1 ano do exame anterior).[14]
- Na presença de ≥ 2 fatores de risco para a tríade/RED-S:
  - Menarca entre 15 e 16 anos ou 6-8 ciclos menstruais nos últimos 12 meses.
  - Histórico de transtorno alimentar nos últimos 6 meses ou mais; IMC entre 17,5 e 18,5 kg/m^2 ou perda recente de 5-10% do peso corporal em 1 mês.
  - Histórico de fratura por estresse ou Z escore entre -1 e -2 (após ≥ 1 ano do exame anterior).[14]
  - Histórico de ≥ 1 fratura não periférica ou ≥ 2 fraturas traumáticas periféricas de ossos longos (sem estresse) na presença de ≥ 1 fatores de risco para a tríade/RED-S; ou uso de medicamentos que podem impactar nos ossos (p. ex: prednisona, acetato de medroxiprogesterona de depósito) por ≥ 6 meses.[14]

Nas mulheres atletas, define-se baixa DMO como um escore Z entre -1,0 e -2,0 DP, associada a uma história de deficiências nutricionais, hipoestrogenismo, fratura por estresse ou outros fatores de risco clínicos secundários para fratura. Um valor menor do que -2,0 DP é considerado osteoporose com a presença de fatores de risco clínicos secundários.[1] Em praticantes de esportes que incluem levantamento de peso, um escore Z < -1,0 DP merece atenção, pois essas mulheres possuem DMO 5-15% maior do que as não atletas.[1]

O intervalo recomendado para a realização de nova densitometria para atletas em risco ou em tratamento para baixa massa óssea é de 12 meses em adultos e um mínimo de 6 meses em adolescentes.[1]

Tratamento

Tratamento não farmacológico

Devido à complexa interação entre alimentação, treinamento, imagem corporal e desempenho, o tratamento deve ser sempre individualizado e requer uma abordagem multidisciplinar de profissionais de saúde.[4]

Para atingir um balanço energético positivo e corrigir a baixa disponibilidade de energia, medidas não farmacológicas como o aumento do consumo de energia, a redução do volume de exercícios ou uma combinação de ambos[1] promovem o restabelecimento do eixo gonadotrófico e a normalização dos ciclos menstruais na grande maioria dos casos.[9]

O tratamento deve ser individualizado, e o ganho de 5% a 10% do peso tem sido considerado o melhor preditor para a normalização dos ciclos,[1] sendo que o prazo para que isso ocorra pode demorar alguns meses e varia de acordo com a gravidade da deficiência de energia e a duração da disfunção menstrual.[2]

Em termos práticos, o aumento do consumo energético em aproximadamente 300-600 kcal/dia com o objetivo de atingir ao menos 45 kcal/kg de massa livre de gordura ao dia, associado à ingestão adequada de proteínas e carboidratos e à distribuição das refeições em torno das sessões de exercícios ao longo do dia, são capazes de restaurar o glicogênio hepático e normalizar a função do eixo gonadotrófico.[1,2,9]

No contexto da individualização do tratamento, a redução do volume de exercícios pode ser adotada para atingir o balanço energético positivo. Entretanto, dependendo da gravidade do déficit de energia e da adesão ao programa alimentar por parte das pacientes, a interrupção completa dos exercícios pode ser necessária em alguns casos.[2]

Em situações nas quais a baixa disponibilidade de energia é decorrente de transtornos alimentares com IC restritiva intencional e/ou gasto calórico excessivo (na forma de "excesso de exercício"), é fundamental a contribuição de um profissional de saúde mental.[4]

Tratamento farmacológico

O tratamento farmacológico está indicado nos seguintes casos:

A. Amenorreia há 12 meses, após uma tentativa razoável de intervenções nutricionais, psicológicas (preferencialmente terapia cognitivo-comportamental durante 12 semanas, no mínimo) e/ou exercícios modificados.
B. Amenorreia associada a Z escore de DMO < -2 desvios-padrão.
C. Amenorreia associada a Z escore de DMO < -1 desvio-padrão em atletas praticantes de exercícios com suporte de peso.
D. Menarca tardia e amenorreia secundária com idade inferior a 20 anos.[14]

O uso de anticoncepcionais orais (ACO) com a intenção de recuperar a menstruação ou melhorar a massa óssea não é recomendado. Os ACO induzem sangramento de privação, mas isso não restabelece a menstruação espontânea nem se associa à melhora da função do sistema endócrino.[4] A reposição hormonal, quando indicada, deve ser realizada com uma das seguintes opções:

A. 1 a 2 mg de estradiol transdérmico e 200 mg de progesterona micronizada (nos últimos 14 dias); ou
B. 2 mg de valerato de estradiol em combinação com 0,25 mg de levonorgestrel; ou
C. Estradiol transdérmico em usuárias de dispositivo intrauterino liberador de progestagênio.[2,15]

Contracepção

Nos casos de mulheres que necessitem de contracepção, os ACO podem mascarar a baixa disponibilidade de energia e a disfunção menstrual, além de perpetuar a perda óssea.[4] Isso ocorre porque o uso de estradiol pela via oral leva à redução da produção do fator de crescimento semelhante à insulina-1 (IGF-1), o qual promove a diferenciação de osteoblastos e contribui para a formação óssea.[14,16] Por outro lado, o uso de estrogênio pela via transdérmica (administrado com progesterona cíclica) não afeta a secreção de IGF-1 e tem demonstrado melhorar a densidade mineral e a microarquitetura óssea em atletas com disfunção menstrual.[2]

O uso de progestagênios isolados, como o acetato de medroxiprogesterona de depósito injetável, pode causar amenorreia e seu uso prolongado pode afetar adversamente a DMO.[1]

Estratégias para preservar a saúde óssea

O objetivo do tratamento de mulheres com baixa DMO é prevenir maior perda de massa óssea e tentar recuperar a DMO perdida. As medidas não farmacológicas aumentam a massa óssea em 1-10% em mulheres com anorexia e são essenciais para restaurar os mecanismos de perda de massa óssea associados ao estrogênio.[1]

Carga mecânica e esportes de alto impacto afetam positivamente a DMO. Assim, programas de carga de alto impacto e treinamento de força devem ser implementados pelo menos 2-3 dias/semana para praticantes de esportes que não incluam levantamento de peso e/ou aqueles associados à redução da massa óssea.[1]

A suplementação de cálcio e vitamina D3 tem mostrado benefícios importantes na diminuição do risco de fraturas por estresse. A vitamina D3 é recomendada para que sejam atingidos e mantidos níveis séricos de 25-OHD3 ≥ 30 ng/mL, os quais reduzem a incidência de lesão óssea por estresse. Para a manutenção, a ingestão diária de vitamina D de 600-800 UI em geral é suficiente, mas doses maiores podem ser necessárias temporariamente para alcançar os níveis séricos adequados em caso de hipovitaminose D3.[2] A recomendação atual para ingestão diária de cálcio é de 1.000 mg/dia para mulheres de 19 a 50 anos e 1.300 mg/dia para crianças e adolescentes de 9 a 18 anos.[2]

O uso de fármacos que inibem a reabsorção óssea, como os bisfosfonatos, não é recomendado para mulheres em idade reprodutiva, considerando sua longa meia-vida e seu potencial efeito teratogênico em futuras gestações.[1,9] Outros medicamentos, como o raloxifeno, a teriparatida e a calcitonina, não são aprovados para uso em mulheres na pré-menopausa.[2]

Infertilidade

Para mulheres com o desejo de engravidar que, apesar de já terem adotado as medidas não farmacológicas, ainda estejam apresentando anovulação crônica, medicamentos indutores de ovulação como citrato de clomifeno, letrozol e gonadotrofinas recombinantes podem ser

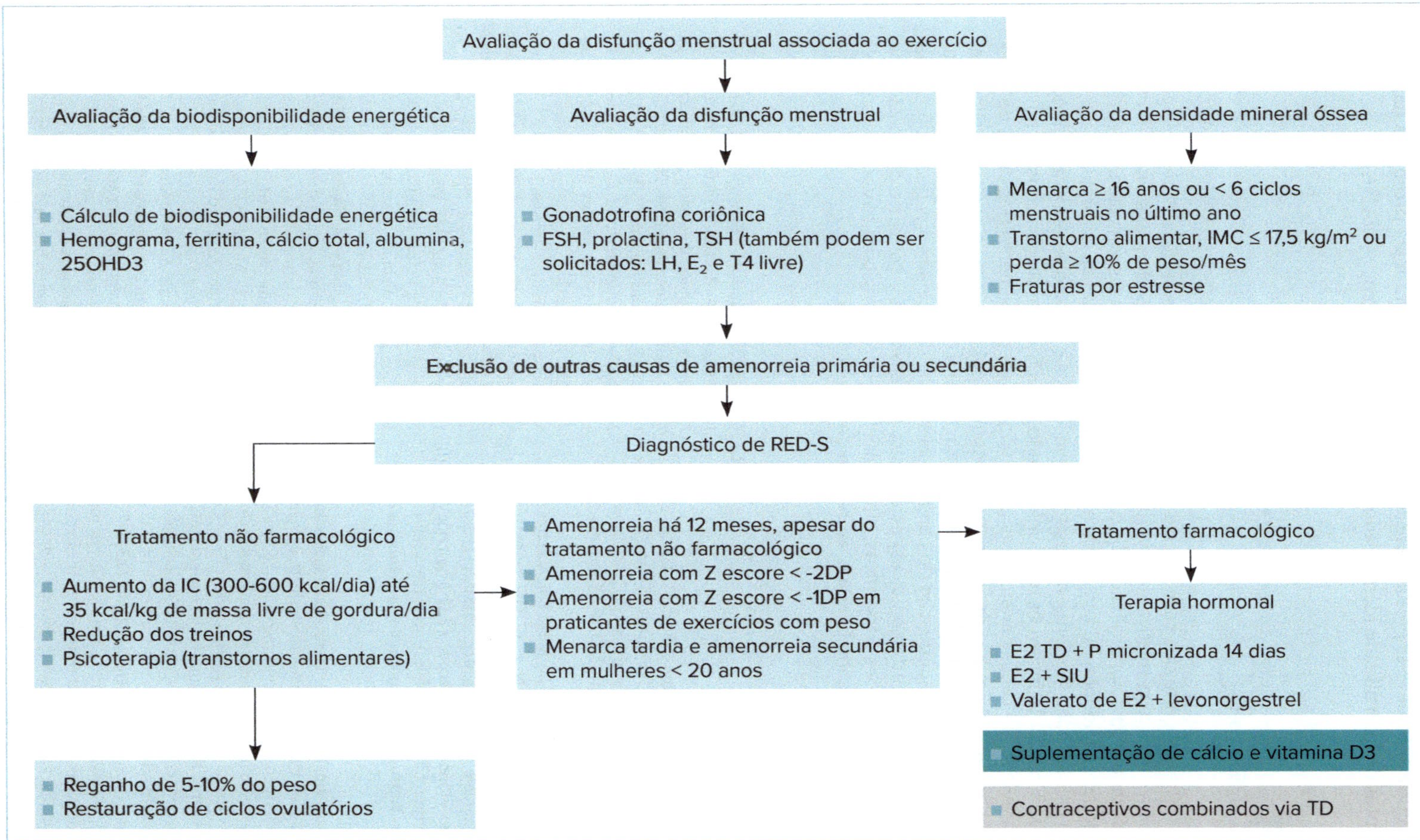

FIGURA 1 Fluxograma.

25OHD3: 25-hidroxivitamina D3; DP: desvio(s)-padrão; FSH: hormônio folículo-estimulante; LH: hormônio luteinizante; E2: estradiol; IC: ingestão calórica; IMC: índice de massa corporal; P: progesterona; RED-S: déficit relativo de energia no esporte; SIU: sistema intrauterino; T4 livre: tiroxina livre; TD: transdérmico.

Em verde escuro: casos de baixa DMO.

Em cinza: pacientes respondendo ao tratamento não farmacológico com necessidade de contracepção.

necessários. Entretanto, deve-se prestar atenção aos tratamentos de infertilidade identificados na lista de substâncias proibidas da World Anti-Doping Agency (WADA).[2]

RESUMO

Grande parte dos casos de disfunção menstrual associada ao exercício é causada pela deficiência relativa de energia, que representa a inadequação entre o consumo alimentar e o gasto energético. Nos casos mais graves (com disponibilidade energética relativa igual ou inferior a 30 kcal/kg de massa livre de gordura/dia), constatam-se hipogonadismo hipotalâmico funcional, hipoestrogenismo grave e consequentemente amenorreia associada à perda de massa óssea, configurando a RED-S. A avaliação consiste na exclusão de gravidez, de causas anatômicas ginecológicas (especialmente nos casos de amenorreia primária) e de outras endocrinopatias, como hipotireoidismo e hiperprolactinemia. O tratamento é individualizado e depende da gravidade e duração da deficiência energética, baseando-se na readequação do consumo alimentar, do treinamento, do repouso e na terapia cognitivo-comportamental, especialmente nos casos de vigorexia e de transtornos alimentares. Em situações específicas, o tratamento com reposição de estradiol e progesterona torna-se necessário para a preservação da massa óssea.

Referências

1. Mountjoy M, Sundgot-Borgen J, Burke L, Carter S, Constantini N, Lebrun C, et al. The IOC consensus statement: beyond the female athlete triad – Relative Energy Deficiency in Sport (RED-S). Br J Sports Med. 2014;48(7):491-7.
2. Mountjoy M, Sundgot-Borgen JK, Burke LM, Ackerman KE, Blauwet C, Constantini N, et al. IOC consensus statement on relative energy deficiency in sport (RED-S): 2018 update. Br J Sports Med. 2018;52(11):687-97. 3. Britto-Fioretti AM, Macedo CLD. Vigorexia e excesso de exercício físico: efeitos no sistema reprodutivo. In: Clapauch R. Endocrinologia Feminina e Andrologia. 3. ed. Rio de Janeiro: Thieme Revinter; 2022. p. 81-5.
3. Thein-Nissenbaun, Hammer E. Treatment strategies for the female athlete triad in the adolescent athlete: current perspectives. Open Access J Sports Med. 2017;8:85-95.
4. Vena W, Paschou SA. Sports and the menstrual cycle. Case Rep Womens Health. 2021;3(33):e00367.
5. Dipla K, Kraemer RR, Constantini NW, Hackney AC. Relative energy deficiency in sports (RED-S): elucidation of endocrine changes affecting the health of males and females. Hormones (Athens). 2021;20(1):35-47.
6. Loucks AB, Mortola JF, Girton L, Yen SS. Alterations in the hypothalamic-pituitary-ovarian and the hypothalamic-pituitary adrenal axes in athletic women. J Clin Endocrinol Metab. 1989;68(2):402-11.
7. Gordon CM, Ackerman KE, Berga SL, Kaplan JR, Mastorakos G, Misra M, et al., Functional hypothalamic amenorrhea: an endocrine society clinical practice guideline. J Clin Endocrinol Metab. 2017;102(5):1413-39.
8. Coelho AR, Cardoso G, Brito ME, Gomes IN, Cascais MJ. The Female Athlete Triad/Relative Energy Deficiency in Sports (RED-S). Rev Bras Ginecol Obstet. 2021;43(5):395-402.
9. Mountjoy M, Sundgot-Borgen J, Burke L, Carter S, Constantini N, Lebrun C, et al. RED-S CAT. Relative energy deficiency in sport (RED-S) Clinical Assessment Tool (CAT). Br J Sports Med. 2015;49(7):421-3.
10. Lieberman JL, De Souza MJ, Wagstaff DA, Williams NI. Menstrual Disruption with Exercise Is Not Linked to an Energy Availability Threshold. Med Sci Sports Exerc. 2018;50(3):551-61.
11. Al Kindi MK, Al Essry FS, Mula-Abed WA. Validity of serum testosterone, free androgen index, and calculated free testosterone in women with suspected hyperandrogenism. Oman Med J. 2012;27(6):471-4.
12. Attwell C, Dugan C, McKay AKA, Nicholas J, Hopper L, Peeling P. Dietary Iron and the Elite Dancer. Nutrients. 2022;14(9):1936.
13. De Souza MJ, Nattiv A, Joy E, Misra M, Williams NI, Mallinson RJ, et al. 2014 female athlete triad coalition consensus statement on treatment and return to play of the female athlete triad: 1st International Conference held in San Francisco, California, May 2023 and 2nd International Conference held in Inddianapolis, Indiana, May 2013. Br J Sports Med. 2014;48(4):289.

14. Joy E, De Souza MJ, Nattiv A, Misra M, Williams NI, Mallinson RJ, et al. 2014 female athlete triad coalition consensus statement on treatment and return to play of the female athlete triad. Curr Sports Med Rep. 2014;13(4):219-32.
15. Southmayd EA, De Souza MJ. A summary of the influence of exogenous estrogen administration across the lifespan on the GH/IGF-1 axis and implications for bone health. Growth Horm IGF Res. 2017;32: 2-13.

27

Transtornos associados ao ciclo menstrual

Técia Maria de Oliveira Maranhão
Elvira Maria Mafaldo Soares
Gustavo Mafaldo Soares

Introdução

Desde a antiguidade existe uma grande preocupação com o ciclo menstrual e sua relação com as fases lunares, suas diferentes denominações, a visão da menstruação como um meio de detoxicação do organismo, além de outros mitos e superstições associados. A fisiologia e o entendimento do ciclo menstrual normal, assim como suas principais alterações, devem estar incluídos no arsenal de conhecimentos de qualquer especialidade médica. A saúde menstrual é parte da saúde da mulher. Compreende flutuações dos esteroides ovarianos e modificações físicas e psíquicas mensais no período de vida compreendido entre a menarca e a menopausa (fase de vida reprodutiva). Quando alterado, o ciclo menstrual tem repercussões sobre o bem-estar feminino.

Os distúrbios do ciclo menstrual, como a dismenorreia, explicada em base fisiológica, a síndrome pré-menstrual (SPM), a síndrome disfórica pré-menstrual (SDPM), a cefaleia menstrual e a mastalgia, não estão devidamente esclarecidos e podem acarretar um impacto importante sobre a qualidade de vida da mulher. Essas alterações podem refletir nos aspectos físico, mental e social femininos. A SPM e a SDPM carecem de mais amplas investigações. Nos últimos anos tem havido um acentuado crescimento das pesquisas, assim como valorização da assistência à saúde menstrual de forma universal. Especial atenção merecem as mulheres jovens e na fase de transição para a menopausa.

Tendo por base essa grande importância, este capítulo deve focalizar as definições, fisiopatologia, quadro clínico, diagnóstico e tratamento das citadas alterações menstruais.

Síndrome pré-menstrual e síndrome disfórica pré-menstrual

Desde o século XIX a literatura médica faz menção à menstruação como provocadora de mal-estar mental, irritabilidade ou tristeza para mulheres mais sensíveis. Já no século XX, em 1931, Frank atribuiu o termo "tensão pré-menstrual" para relatar alterações do humor e do comportamento das mulheres na fase lútea do ciclo menstrual.[1]

Ao longo do tempo, muitos termos têm sido empregados tentando caracterizar essa rica sintomatologia pré-menstrual que se manifesta mais intensamente em um número considerável de mulheres. Na atualidade, passou a ser compreendida como uma síndrome, e assim a chamada síndrome pré-menstrual (SPM) é referida como uma entidade que acomete mulheres durante os anos reprodutivos, revestindo-se de grande relevância, considerando que cerca de 80 a 90% das mulheres que menstruam apresentam pelo menos um sintoma pré-menstrual, com elevado percentual dessas mulheres necessitando de algum tipo de tratamento ou atenção cuidadosa.[2]

A SPM se caracteriza por um padrão cíclico recorrente de sintomas físicos e comportamentais, que ocorrem durante a fase pré-menstrual, diminuem logo após o início da menstruação e que prejudicam significativamente a vida diária das mulheres, seja no trabalho, em relacionamentos ou em outras atividades pessoais. Dependendo da natureza dos sintomas e de sua intensidade, a SPM será descrita como SDPM.

A SDPM é referida como uma forma grave da SPM, assim constituída quando há predomínio dos sintomas emocionais e psicológicos, com gravidade reconhecida. Alguns consideram o transtorno disfórico uma entidade clínica distinta, caracterizada por sintomas proeminentes de irritabilidade, raiva, tensão, disforia e labilidade do humor.

A SPM, quando estritamente definida com base em sintomas prospectivos, diários, clinicamente significativos, ocorre em 20 a 30% das mulheres e a SDPM afeta 2 a 8% delas.[3] A síndrome tem sido relatada desde a menarca até a menopausa, com o início dos sintomas na segunda década de vida, porém sua prevalência tem sido motivo de questionamentos, considerando que pode haver subdiagnóstico, e assim muitas mulheres sintomáticas terminam sem receber terapêutica adequada em nenhum momento da vida.

Fisiopatologia

A etiologia da SPM e da SDPM permanece não esclarecida, embora muitas teorias tenham sido propostas para essa condição pouco compreendida.

Da função ovariana normal decorrem flutuações hormonais fisiológicas durante todo o ciclo menstrual, que podem ser o gatilho cíclico para desencadear as respostas pré-menstruais e os eventos no sistema nervoso central e outros órgãos. Sabe-se que o ciclo menstrual é associado com mudanças significativas nos opioides, no ácido gama-aminobutírico (GABA) e no sistema neurotransmissor da serotonina. Nesse sentido, muitos estudos têm sido empreendidos para avaliar a neuromodulação central pelos hormônios gonadais femininos sobre os neurotransmissores, buscando explicação do aparecimento e do padrão de sintomas da disforia pré-menstrual. Resultados desses estudos sugerem que os sintomas da SPM não são causados diretamente por eventos endócrinos durante a fase lútea, mas refletem uma resposta anormal dos neurotransmissores centrais às mudanças cíclicas, fisiológicas, dos esteroides gonadais, sendo a serotonina, nesse contexto, destacada com um importante papel na fisiopatologia da SDPM.[4]

Teoria envolvendo a alopregnanolona, metabólito da progesterona com ação central neuroativa, defende que esse metabólito teria efeito estimulante no receptor GABA semelhante ao álcool e benzodiazepínicos, e que, nas mulheres com SDPM, haveria a possibilidade de haver maior ação da alopregnanolona, inibindo o efeito sedativo do GABA.[5]

Há uma percepção de haver diferente sensibilidade entre as mulheres para a resposta aos esteroides sexuais e as mudanças do humor, levando a maior vulnerabilidade para desestabilização do humor nas mulheres com SPM.

Diferentes fatores têm sido avaliados dentro da fisiopatologia da SPM e SDPM, podendo o envolvimento genético predispor para a síndrome, assim como hábitos alimentares, como o consumo de café, de comidas gordurosas, ingestão de álcool, estilo de vida com má qualidade do sono e exercícios físicos pouco habituais, além da deficiência de vitaminas e íons, como as vitaminas D e B6, o cálcio e o magnésio. Todas essas observações necessitam de estudos que possam trazer informações mais consistentes.

Diagnóstico

Os sintomas da SPM e da SDPM geralmente surgem durante os últimos 7 a 10 dias do ciclo, permanecendo até que a menstruação aconteça. Dentre os sintomas físicos mais comuns, destacam-se sensibilidade mamária aumentada, desconforto abdominal, fadiga extrema, cefaleia, sensação de edema generalizado ou em membros inferiores, acne, todos ocorrendo em 50 a 90% dos casos. Pode acontecer também exacerbação de doenças crônicas tipo asma, alergias, epilepsia ou enxaqueca. As alterações comportamentais relatadas com mais frequência são a instabilidade do humor, irritabilidade, tendência a humor deprimido, alteração do apetite, ansiedade, tensão, esquecimento, dificuldade de concentração.

Para o diagnóstico da SPM e da SDPM, é necessário um monitoramento prospectivo diário de sintomas com caráter cíclico, os quais devem ser devidamente documentados por 2 ou mais ciclos menstruais consecutivos, sintomas que acontecem na segunda fase do ciclo e que são capazes de causar impacto desfavorável sobre a qualidade de vida das mulheres.

É importante excluir outras doenças, e, para tanto, a história clínica bem-feita se impõe, ressaltando indagar sobre aspectos psiquiátricos e sobre distúrbios clínicos preexistentes. Exames complementares são restritos às situações que necessitem de diagnóstico diferencial com doenças que podem exibir sintomatologia semelhante aos sintomas da síndrome. Os critérios diagnósticos da SPM e da SDPM têm sido organizados em escalas e calendários, com base nos sintomas pesquisados por meio de questionários diversos, buscando nortear o diagnóstico e, consequentemente, instituir terapêutica adequada.

Especificamente para pesquisar a SDPM, os critérios utilizados têm base no Manual Diagnóstico e Estatístico das Doenças Mentais da Associação Americana de Psiquiatria (DEM-IV-5),[6] conforme apresentado a seguir:

A. Na maioria dos ciclos menstruais, pelo menos 5 sintomas devem estar presentes na última semana antes do início da menstruação, começar a melhorar dentro de poucos dias após o início da menstruação e tornar-se mínimo ou ausente na semana pós-menstruação.

B. Um (ou mais) dos seguintes sintomas deve estar presente:

1. Labilidade afetiva acentuada (p. ex., alterações do humor; sentir-se repentinamente triste ou chorosa ou aumento da sensibilidade à rejeição).
2. Irritabilidade acentuada ou raiva ou aumento de conflitos interpessoais.
3. Humor deprimido acentuado, sentimento de desesperança ou pensamentos autodepreciativos.
4. Ansiedade acentuada, tensão e/ou sensação de estar tenso ou no limite.

C. Um (ou mais) dos seguintes sintomas deve adicionalmente estar presente, para alcançar um total de 5 sintomas quando combinados com sintomas do critério B acima.

1. Diminuição do interesse em atividades habituais (p. ex., trabalho, escola, amigos, passatempos).
2. Dificuldade subjetiva de concentração.
3. Letargia, fadiga fácil ou acentuada falta de energia.

4. Mudança acentuada no apetite; comer demais; ou desejos específicos de comida.
5. Hipersonia ou insônia.
6. Sensação de estar sobrecarregado ou fora de controle
7. Sintomas físicos como sensibilidade ou inchaço nas mamas, dores musculares ou articulares, sensação de "inchaço" ou ganho de peso.

- Nota: os sintomas nos critérios A a C devem ter sido atendidos na maioria dos ciclos menstruais ocorridos no ano anterior.

D. Os sintomas estão associados a sofrimento clinicamente significativo ou interferência com trabalho, escola, atividades sociais habituais ou relacionamentos com outras pessoas (p. ex., evitar atividades sociais; diminuição da produtividade e eficiência no trabalho, escola ou casa).

E. A perturbação não é meramente uma exacerbação dos sintomas de outro transtorno, tal como transtorno depressivo maior, transtorno do pânico, transtorno depressivo persistente (distimia) ou um transtorno de personalidade (embora possa ocorrer simultaneamente com qualquer um desses distúrbios).

F. O critério A deve ser confirmado por avaliações diárias prospectivas durante pelo menos 2 ciclos sintomáticos. (Nota: o diagnóstico pode ser feito provisoriamente antes dessa confirmação.)

G. Os sintomas não são atribuíveis aos efeitos fisiológicos de uma substância (p. ex., abuso de uma droga, um medicamento, outro tratamento) ou outra condição médica (p. ex., hipertireoidismo).

Em mulheres que tiverem diagnóstico de SDPM e não responderem de modo favorável ao tratamento instituído, é recomendado reavaliar e ver a possibilidade da existência de outros transtornos psiquiátricos isolados ou mesmo associados à síndrome.

Tratamento

Para aproximadamente 5% das mulheres sintomáticas, os sintomas da SPM/SDPM são tão graves que suas vidas são completamente interrompidas durante a segunda metade do ciclo menstrual; muitas dessas mulheres precisarão de tratamento farmacológico para controle desses sintomas. O diagnóstico preciso encaminha para a escolha do tratamento adequado, considerando o tipo e a intensidade dos sintomas relatados, se a mulher necessita ou não de contracepção, as condições clínicas associadas, além da resposta a tratamento previamente instituído. A abordagem terapêutica conta com medidas complementares conservadoras, tratamento medicamentoso e intervenção cirúrgica.

Medidas complementares conservadoras

Como orientação dietética, exercícios físicos e técnicas de relaxamento, conforme evidências existentes, podem ter alguma valia para alívio da SPM, podendo ser uma opção para mulheres com restrição ao uso de hormônios ou outras drogas, porém a eficácia é discutida.

Tratamento medicamentoso

Muitas drogas têm sido empregadas para o controle dos sintomas da SPM e da SDPM. Mulheres com diagnóstico de SPM ou SDPM, incluindo disfunção psicossocial, são candidatas ao tratamento com inibidores seletivos da recaptação de serotonina (ISRS) como a fluoxetina (20 mg/dia), sertralina (150 mg/dia), paroxetina (20 a 30 mg/dia), o citalopram (20 a 30 mg/dia) e a venlafaxina, esta última um inibidor seletivo da recaptação de serotonina e norepinefrina (SNRI); dependendo da gravidade, essas drogas podem ser administradas diariamente ou apenas durante a fase lútea. Essa classe farmacológica tem se destacado quanto à eficácia no tratamento dos sintomas relacionados à SPM, porém 30 a 40%

das mulheres podem não responder satisfatoriamente. Importante informar sobre os efeitos colaterais, como náusea, insônia, cefaleia e redução da libido.[7]

Contraceptivos hormonais combinados (COC) têm sido empregados no tratamento da SPM e da SDPM, promovendo melhora dos sintomas pré-menstruais, sendo esse efeito do uso dos COC atribuído à estabilização das flutuações fisiológicas dos esteroides sexuais ovarianos. Os COC podem ser uma boa opção para o manuseio da SPM, especialmente se a mulher necessita de contracepção, podendo o uso ser feito em regime diário contínuo ou com um menor intervalo sem pílula, mais curto do que o habitual. Os COC podem melhorar a sintomatologia pré-menstrual geral em mulheres com SPM ou SDPM, mas observa-se que não têm ação sobre os sintomas depressivos pré-menstruais. Não há evidências de que um contraceptivo oral combinado seja mais eficaz do que qualquer outro.[8]

Outros medicamentos: os agonistas do GnRH suprimem a ovulação, levando à queda dos níveis de esteroides gonadais, o que explicaria sua ação no tratamento da SPM/SDPM. São mais efetivos para aliviar irritabilidade e sintomas físicos e sem ação importante sobre a depressão ou disforia.

Cirurgia

Abordagem cirúrgica é medida extrema para tratamento da SPM e SDPM, devendo a ooforectomia ser considerada de exceção, e somente empregada quando alternativas terapêuticas existentes não se mostrarem eficazes. Assim, se for realizada, vale salientar a possibilidade de fazer reposição com estrogênio pós-ooforectomia, e, caso o útero não seja retirado, o estrogênio deverá ser associado

RESUMO

A SPM acomete mulheres durante os anos reprodutivos, caracterizando-se por um padrão cíclico recorrente de sintomas físicos e comportamentais, que ocorrem durante a fase pré-menstrual, diminuem logo após o início da menstruação e que prejudicam significativamente a vida diária das mulheres. Dependendo da natureza dos sintomas e de sua intensidade, a síndrome pré-menstrual será descrita como síndrome disfórica pré-menstrual (SDPM), que é considerada a forma grave da SPM.

Sobre a fisiopatologia da SPM, acredita-se que reflete uma resposta anormal dos neurotransmissores centrais às mudanças cíclicas dos esteroides gonadais, sendo a serotonina destacada com um importante papel na fisiopatologia da SDPM.

Os sintomas físicos mais comuns são a sensibilidade mamária aumentada, desconforto abdominal, fadiga extrema, cefaleia, sensação de edema generalizado ou em membros inferiores e acne. As alterações comportamentais mais frequentes são instabilidade do humor, irritabilidade, tendência a humor deprimido, alteração do apetite, ansiedade, tensão, esquecimento, dificuldade de concentração.

A SDPM se caracteriza pela severidade dos sintomas de irritabilidade, raiva, tensão, disforia e labilidade do humor. O diagnóstico é feito com base em história clínica detalhada, ressaltando indagar sobre aspectos psiquiátricos e sobre distúrbios clínicos preexistentes.

Exames complementares são restritos às situações que necessitem de diagnóstico diferencial com outras doenças. Para o diagnóstico da SDPM, os critérios utilizados têm base no Manual Diagnóstico e Estatístico das Doenças Mentais da Associação Americana de Psiquiatria (DSM-IV-5). O tratamento da SPM/SDPM se faz necessário em torno de 5% das mulheres sintomáticas. A abordagem terapêutica conta com medidas complementares conservadoras, tratamento medicamentoso e intervenção cirúrgica.

com progestagênio para a devida proteção endometrial.

Dismenorreia

A dismenorreia é uma síndrome que se manifesta por dor em cólica ou sensação de peso no hipogástrio, durante o período menstrual, ou 1 dia antes do início. Tem duração de 12 a 24 horas, podendo atingir 2 a 3 dias em alguns casos. É o problema ginecológico mais comum na adolescência. Geralmente começa a se apresentar quando os ciclos se tornam ovulatórios, em torno de 6 a 24 meses após a menarca. Suas características podem variar em ciclos distintos, em alguns piores do que em outros.

A dismenorreia é classificada em primária, na ausência de doença pélvica, e secundária, na presença de doença pélvica subjacente. A forma primária é a que geralmente ocorre na adolescência e em jovens de até 20 anos, segundo diversos estudos observacionais e/ou revisões sistemáticas.

Na dismenorreia primária (DP), a dor tipo cólica apresenta um padrão temporário previsível. A dor pode ser leve, moderada ou acentuada e, quando necessário, pode ser medida por escalas validadas. A dismenorreia secundária (DS) é a dor menstrual causada por uma doença pélvica de base, como endometriose, doença inflamatória pélvica crônica, adenomiose, pólipos endometriais e complicações do dispositivo intrauterino (DIU). A forma secundária da dismenorreia pode se instalar em qualquer momento após a menarca, geralmente depois do segundo ano pós-menarca. A dor pode se acompanhar de outros sintomas ginecológicos e se manifestar em qualquer fase do ciclo, ou ser constante. A causa mais comum é a endometriose, que pode acometer as mulheres jovens, com frequência de mais de 50%.

A prevalência da DP gira em torno de 45 a 95% das mulheres em fase de vida reprodutiva, das quais 2 a 29% apresentam dores intensas.[9] Os dados referentes a essa prevalência variam de acordo com a população estudada, as regiões pesquisadas, a metodologia empregada, dentre outros fatores. Os resultados das pesquisas podem ser influenciados também por outros elementos, como considerar a cólica e demais sintomas normais para o período menstrual, a cultura e os padrões socioeconômicos distintos em diversos países, principalmente naqueles em que persistem os tabus sobre menstruação e/ou não se conversa sobre o tema, e onde não há apoio escolar.

Revisão sistemática recente mostrou prevalência de dismenorreia que atingiu 71,1%, não havendo diferenças quanto ao poder aquisitivo e o grau de instrução da população estudada.[10] Os sintomas associados mais encontrados foram distensão abdominal, intumescimento mamário, fadiga e alterações emocionais, em ordem de frequência.

Dentre os fatores de risco para apresentar DP, são importantes:

- Características físicas como o índice de massa corporal (IMC), a idade e a raça.
- Características menstruais como a idade da menarca, duração do período menstrual, regularidade do ciclo menstrual e a história familiar de DP.
- Modo de vida, como estresse, hábito de fumar, ingestão de álcool e café, ingestão de cafeína, dispensa do desjejum, falta de atividade física, duração do sono e do tempo de repouso. Outros fatores podem reduzir a gravidade da dismenorreia, como partos normais e exercícios físicos. À medida que a idade avança, ou após os partos, o quadro tende a melhorar.

A dismenorreia primária geralmente resulta em impacto negativo sobre a qualidade de vida, atividades diárias, produtividade no trabalho e no desempenho escolar da mulher. Apesar de sua alta prevalência, deve-se considerar que as portadoras de DP são inadequadamente tratadas, além do fato de muitas mulheres sofrerem em silêncio, não procurando o atendimento médico.

Fisiopatologia

As causas da DP não são completamente esclarecidas. Uma das explicações mais aceitas é a do aumento da secreção das prostaglandinas E (PgE) e F2-alfa (PgF2-alfa), cujo papel seria muito importante na isquemia e hipóxia e que provocaria contrações com ritmo alterado e redução do fluxo sanguíneo.[11]

O fluxo das artérias uterinas é significativamente mais elevado no primeiro dia do ciclo em mulheres portadoras de dismenorreia, o que sugere contração dos vasos e dor.[12] O endométrio secretor contém ácido araquidônico em significativa quantidade, que se converte em PGF2-alfa, PGE2 e leucotrienos durante a menstruação. A PGF2-alfa sempre estimula as contrações uterinas, e é tida como mediadora da dismenorreia. A gravidade da dismenorreia se correlaciona com as concentrações de PGF2-alfa e PGE2.

O tratamento com os inibidores da ciclo-xigenase (COX) reduz os níveis de PG no fluido menstrual e a contratilidade uterina. Os níveis plasmáticos de progesterona da fase lútea estabilizam os lisossomos celulares, porém no final dessa fase, quando esses níveis diminuem, os lisossomos se quebram e liberam a fosfolipase A2.[13] Esse fato explica por que a dor da dismenorreia se associa frequentemente com ciclos ovulatórios. A prostaglandina F2-alfa também reduz o limiar para a percepção da dor ao sensibilizar esses mesmos receptores nervosos. A prostaglandina E2 tem mecanismo duplo de ação, dependendo da interação do receptor, causando contração ou relaxamento do miométrio e constrição ou dilatação dos vasos uterinos.

Episódios dolorosos mensais repetidos podem levar ao desenvolvimento de sensibilidade central à dor.[14] A sensibilização central é definida como um aumento anormal da dor por mecanismos dentro do sistema nervoso central (SNC) e, portanto, representa um estado no qual a resposta às entradas periféricas normais é bastante aprimorada.

Diagnóstico

Dismenorreia primária

A dismenorreia primária é caracterizada por dor suprapúbica em cólica que começa algumas horas antes e/ou algumas horas depois do início do sangramento menstrual. Nas primeiras 24 horas, os sintomas atingem um pico com o fluxo sanguíneo máximo e podem persistir por até 2 a 3 dias. Os sintomas são mais ou menos reprodutíveis de um período menstrual para o outro. A dor é caracteristicamente em cólica, e localizada na linha média do abdome inferior, mas também pode ser descrita como um incômodo e pode se estender para ambos os quadrantes inferiores, área lombar e coxas. Os sintomas associados incluem diarreia, náuseas e vômitos, fadiga, dor de cabeça, tontura e, raramente, síncope e febre. São atribuídos à liberação de prostaglandinas.

Adolescentes podem sentir dor menstrual nos primeiros ciclos sem qualquer causa subjacente demonstrável, quando o sangramento for intenso e acompanhado de coágulos. No entanto, o início da dismenorreia com a menarca deve alertar o médico para a possibilidade de uma malformação do trato genital.

O diagnóstico diferencial da DP deve se fazer com as várias etiologias da DS, principalmente a endometriose, causa mais frequente de dismenorreia secundária. Em laparoscopia para dor pélvica crônica de adolescentes, a endometriose foi encontrada em aproximadamente 70% daquelas que não respondiam a antinflamatório não esteroide (AINE) e contraceptivos orais.[15] Dor pélvica crônica causada por aderências pélvicas, doenças inflamatórias intestinais, síndrome do intestino irritável e cistite intersticial apresenta manifestação dolorosa bastante diversa da DP. A adenomiose teve o diagnóstico facilitado nos últimos anos pelo aperfeiçoamento dos exames de imagens, principalmente a ultrassonografia.

Tratamento

O tratamento da dismenorreia primária visa principalmente aliviar a dor menstrual e os sintomas associados que afetam a qualidade de vida. Medidas gerais para o controle da dor incluem a educação da paciente sobre a fisiologia e a fisiopatologia da dor menstrual, a segurança e o suporte. Existem três tipos de tratamento para controle da dismenorreia: não farmacológico, farmacológico e cirúrgico.[16]

A evidência científica atual sugere que tratamentos conservadores, como plantas medicinais, acupuntura e certas técnicas de fisioterapia, podem proporcionar redução clinicamente significativa dos sintomas com a vantagem de ter poucos efeitos colaterais. Modalidades diferentes de fisioterapia são indicadas e por vezes podem ser realizadas de forma autônoma pela própria paciente.

A maioria das mulheres opta pelo tratamento medicamentoso e os Aine são considerados a primeira linha de tratamento. Atuam inibindo a COX, o que resulta na diminuição da concentração de prostaglandinas no fluido menstrual, redução da contratilidade uterina e do volume menstrual. Têm efeitos adversos incomuns e bem tolerados, principalmente sintomas gastrointestinais, como náuseas, vômitos e pirose. Devem ser iniciados 1 a 2 dias antes da menstruação após refeições para evitar irritação gástrica, e continuados por mais 2 dias durante o fluxo menstrual. Para pacientes com ciclos irregulares, deve ser orientado início imediato no dia do início do sangramento ou do surgimento de algum sintoma próprio da DP.

Ainda há poucas evidências sobre qual Aine é mais eficaz ou seguro. Atualmente, os mais utilizados são ibuprofeno, naproxeno, ácido mefenâmico e cetoprofeno (Tabela 1). Os inibidores da COX II são mais específicos e menos propensos a induzir úlceras duodenais, porém há evidências de riscos de complicações cardíacas no uso a longo prazo. O tratamento deve ser mantido por um período de 3 meses, e, caso a paciente não tenha melhora, pode-se partir para o tratamento hormonal.

O tratamento hormonal pode ser iniciado com COC de baixa dose ou terapia progestagênica isolada (oral, injetável ou implantes), nos casos de contraindicações ao uso de estrogênios. Os COC podem ser implementados no regime estendido, sem pausa entre as cartelas, especialmente para as adolescentes, e também para pacientes sexualmente ativas para reduzir a sintomatologia menstrual e em razão do menor risco de esquecimento. O anel vaginal (Nu-

TABELA 1 Relação de anti-inflamatórios mais utilizados para tratamento da dismenorreia

Anti-inflamatório	Posologia
Ácido mefenâmico	500 mg a cada 8 horas
Naproxeno	250 mg a cada 12 horas
Ibuprofeno	400 mg a cada 6-8 horas
Cetoprofeno	100 mg a cada 12 horas

Tabela ainda não publicada.

varing®) ou o adesivo transdérmico (Evra®) são opções para substituir medicamentos orais.

Caso a dor não melhore com o uso de Aine por 3 meses e terapia hormonal por mais 3 meses, o diagnóstico de dismenorreia secundária, particularmente endometriose, deve ser investigado. Caso a avaliação pélvica demonstre alterações sugestivas de causas orgânicas, deve-se iniciar tratamento específico mais adequado à patologia suspeita ou confirmada. O tratamento da DS tem como fundamento a identificação de sua etiologia, após diagnóstico diferencial adequado, com instituição de abordagem terapêutica específica. A decisão de quando realizar a abordagem cirúrgica é individualizada para cada caso após exposição dos riscos e benefícios à paciente, seguindo-se a melhor opção.

Importante para o ginecologista é o fato de que a sensibilização central à dor pode se desenvolver se os episódios dolorosos mensais forem frequentemente repetidos.

O diagnóstico da dismenorreia primária é clínico. O diagnóstico diferencial deve ser feito com dismenorreia secundária, principalmente com endometriose.

Para aliviar a dor menstrual e sintomas associados, medidas gerais podem incluir educação sobre a fisiologia e a fisiopatologia da menstruação, suporte e tratamentos não farmacológicos, como plantas medicinais, acupuntura e fisioterapia. Mais comumente usado é o tratamento medicamentoso, sendo os Aine considerados a primeira linha de tratamento. O tratamento hormonal pode ser iniciado com COC de baixa dose ou terapia progestagênica isolada nos casos de contraindicações ao uso de estrogênios. Diante da persistência da DP após tratamento com Aine e terapia hormonal, deve-se considerar o diagnóstico de dismenorreia secundária, investigando-se as principais causas etiológicas. A decisão de realizar a abordagem cirúrgica deve ser individualizada para cada caso.

RESUMO

A dismenorreia é uma síndrome que se manifesta como dor em cólica ou sensação de peso no hipogástrio durante o período menstrual. É uma dor cíclica que geralmente começa a se apresentar quando os ciclos se tornam ovulatórios. A dismenorreia é classificada em primária, na ausência de doença pélvica, e secundária, na presença de doença pélvica subjacente, mais frequentemente a endometriose.

A dismenorreia primária é mais comum na adolescência e em jovens de até 20 anos. A dismenorreia secundária pode se instalar em qualquer momento após a menarca e depende da existência e do tipo da causa base. A dismenorreia primária é causada pela significativa produção de prostaglandinas uterinas, principalmente PGF2-alfa e PGE2, que causam hipercontratilidade miometrial, isquemia e hipóxia de fibras miometriais, levando à dor menstrual.

Cefaleia menstrual

Introdução

A cefaleia menstrual compreende toda cefaleia relacionada, de forma temporal, com a menstruação, manifestando-se com o início dos ciclos e persistindo durante o sangramento menstrual. Representa um importante componente da SPM. Dentre muitos fatores biológicos, diversos estudos têm demonstrado que os hormônios sexuais se constituem nos principais fatores desencadeantes da cefaleia menstrual. A prevalência da cefaleia varia de acordo com o estado hormonal, a definição utilizada e a população estudada.

A classificação das cefaleias, em particular da migrânea, relacionadas ao ciclo menstrual, permanece conceitualmente problemática. A Sociedade Internacional de Cefaleia (SIC)[17] considera o diagnóstico "razoável se 90% das crises estiverem dentro dos dois dias que antecedem o primeiro dia e o último dia da menstruação". A observação da Tabela 2 indica que o diagnóstico que mais se aproxima da cefaleia menstrual é a migrânea ou enxaqueca sem aura relacionada com a menstruação (ICHD-3 beta:A1.1.2).

Já em 1996, Anne MacGregor[18] havia proposto uma definição para a expressão migrânea menstrual, reafirmada anos depois. Passados mais de 25 anos, a imprecisão diagnóstica persiste, com indefinição das características clínicas, o que leva a resultados conflitantes e muitas vezes à falta de adequada indicação e boa resposta aos tratamentos.

Mais de 50% das mulheres referem uma associação entre enxaqueca e menstruação. De acordo com a Classificação Internacional de Cefaleias, quando essa associação está presente em pelo menos dois terços dos ciclos passa a ser considerada enxaqueca menstrual (Tabela 2).

Fisiopatologia

São vários os mecanismos hormonais, e também não hormonais, propostos para explicar a variação cíclica da cefaleia menstrual, porém os reais mecanismos fisiopatológicos não estão completamente esclarecidos.

A cefaleia menstrual se associa à queda na concentração plasmática dos estrogênios após um longo período de exposição a eles. Daí por que está presente no final da fase lútea do ciclo,

TABELA 2 Critérios de Classificação Internacional de Cefaleias Hormonais[1]

Enxaqueca sem aura, menstrual: ■ Enxaqueca sem aura menstrual pura (ICHD-3 beta: A1.1.1): enxaqueca que se manifesta exclusivamente dos últimos 2 dias da fase lútea aos 3 primeiros dias da fase folicular do novo ciclo, não ocorrendo fora desse período. Dois em cada três ciclos menstruais são afetados. ■ Enxaqueca sem aura relacionada com a menstruação (ICHD-3 beta: A1.1.2): cumpre os mesmos critérios da enxaqueca sem aura menstrual pura, ocorrendo adicionalmente em outros momentos do ciclo menstrual.
Cefaleia atribuída a hormônio exógeno (ICHD-3 beta: 8.1.12): cefaleia que surge em estreita relação temporal com o uso de hormônio exógeno para contracepção ou terapêutica hormonal da pós-menopausa. Agrava-se com o aumento da dose de hormônio, diminui ou desaparece com a diminuição da dose e reverte com a cessação hormonal.
Cefaleia por privação de estrogênio (ICHD-3 beta: 8.3.3): cefaleia que se manifesta 5 dias após interrupção do consumo diário de estrogênio exógeno por um período mínimo de 3 semanas. Reverte espontaneamente em 3 dias após seu início.

Fonte: Frank.[1]

na pausa da contracepção hormonal combinada (CHC), na puberdade e na perimenopausa, em períodos de labilidade estrogênica intrínseca e algumas vezes também no pós-parto.

O efeito do estrogênio no córtex cerebral acontece por três vias distintas: por difusão direta do estrogênio periférico para o SNC, por conversão da testosterona e androstenediona pela aromatase pré-sináptica existente no cérebro[19] e pela síntese *de novo* de estrogênio no cérebro a partir do colesterol.[20] No cérebro, os hormônios sexuais podem alterar a expressão de receptores hormonais, modulando a síntese, liberação e transporte de neurotransmissores envolvidos nos processos de dor e inflamação. Essas ações dos esteroides sexuais são efetivadas por mecanismos celulares genômicos, lentos, e não genômicos, rápidos.[21]

Avaliação e diagnóstico

Crises de cefaleia são muito comuns entre as mulheres, porém suas causas raramente são graves. Podem resultar de vasodilatação, contração muscular e estresse psicológico. Em grupos de mulheres portadoras do quadro, 80% manifestam a dor até o primeiro dia da menstruação, dor de grave intensidade, principalmente no primeiro dia (60,5%), independentemente do número de dias do quadro. Ainda no segundo dia, 56,3% apresentam dor severa. A qualidade da dor é latejante (66%) ou em pressão (31%) na maioria dos casos. A maioria das cefaleias relacionadas à menstruação preenche critérios para migrânea. Algumas apresentam cefaleia do tipo tensional, cefaleia em pontadas e cefaleia cervicogênica estritamente relacionadas à menstruação.[22]

Embora a enxaqueca menstrual seja considerada a forma mais comum de cefaleia relacionada ao período menstrual, não está claro ainda que aspectos clínicos individuais da saúde reprodutiva poderiam ter maior influência na manifestação da cefaleia. As flutuações hormonais podem ser acrescidas de outros fatores, como a ingestão de certos alimentos, o consumo de álcool, além de alterações do sono para mais ou para menos. Outro tipo de migrânea menstrual é aquela mais recentemente descrita e que se manifesta no final do período menstrual (*end menstrual migraine* – EMM). A avaliação da EMM mostrou associação com queda dos níveis plasmáticos de ferritina e outras alterações hematológicas no final da menstruação ou logo nos primeiros dias do ciclo seguinte. A deficiência de ferro estimularia o metabolismo de dopamina e noreprinefrina, além da veiculação dos transportadores de monoamina e de receptores.[23]

Muito importantes para o diagnóstico e o seguimento da cefaleia menstrual são os registros diários em calendários com anotação das características, como o tipo de migrânea (com ou sem aura), o acontecimento das crises em relação ao período menstrual e a frequência das crises em relação à menstruação em diferentes ciclos, pelo menos dois ou três consecutivos. Na atualidade, os diários têm sido substituídos pelos aplicativos.

O diagnóstico diferencial do quadro de cefaleia é de fundamental valor, devendo-se ressaltar a história familiar e o aparecimento do quadro durante a puberdade.

Tratamento

Após a confirmação ou suspeita diagnóstica, utilizando-se os dados de avaliação da ICHD-3, passa-se à escolha da terapêutica mais adequada.

Tratamento agudo

As drogas utilizadas para o tratamento da migrânea não menstrual também podem ser utilizadas para o tratamento agudo da cefaleia

TABELA 3 Tratamento da enxaqueca menstrual – nível de evidência B[24]

Terapêutica aguda: dose e posologia		
Sumatriptano	50-100mg	Dose única
Rizatriptano	10 mg	Dose única
Ácido mefenâmico	500 mg	Dose única
Terapêutica combinada: sumatriptano/naproxeno	85/500 mg	Dose única
Terapêutica profilática: dose e posologia		
Frovatriptano	2,5 mg	12/12 horas
Naratriptano	1 mg	12/12 horas
Naproxeno	500 mg	12/12 horas

Fonte: Mannix et al.[24]

menstrual. As evidências indicam que o frovatriptano deve ser escolhido para o período menstrual. Esse composto pode ser associado aos Aine. Essa associação, além de atuar sobre a crise de cefaleia, também é eficaz para os sintomas de uma possível presença de dismenorreia.

A fisiopatologia da cefaleia menstrual, ou da migrânea pura, induz ao emprego da associação estro progestativa dos COC, com evidências ainda muito limitadas para recomendação definitiva. Tanto o regime estendido de tomada quanto o regime contínuo com indução de amenorreia são bem tolerados e parecem diminuir o risco dos sintomas nos dias sem estrogênio. Os COC que utilizam o progestagênio isolado não aumentam o risco de acidente vascular cerebral (AVC) e podem ser usados em qualquer tipo de cefaleia. O método com desogestrel a 75 mg apresenta vantagens sobre o método oral combinado.[25]

Implantes de estrogênio, os análogos do GnRH (hormônio liberador de gonadotrofinas), bromocriptina e os antiestrogênios, danazol e tamoxifeno, têm mostrado efeitos atenuadores da frequência e intensidade das crises de cefaleia menstrual. De acordo com Calhoun, a migrânea menstrual obedece aos seguintes princípios:

- O declínio nas concentrações plasmáticas estrogênicas precipita a migrânea relacionada à menstruação.
- A eliminação ou minimização da queda dos níveis plasmáticos estrogênicos previne ou atenua a migrânea menstrual.
- O aumento da magnitude do declínio estrogênico provoca exacerbação da crise de migrânea menstrual.[26]

Dessa forma, estratégias como encurtamento dos intervalos hormonais (24/4), suplementação hormonal no intervalo da CHC ou uso contínuo de CHC são condutas profiláticas eficazes, à semelhança do previamente descrito para as cefaleias relacionadas com hormônios exógenos.

Acompanhamento e repercussões

A avaliação da cefaleia ou da migrânea menstrual, de acordo com os critérios da ICHD, apresentam respostas ao tratamento com características clínicas que divergem das crises de fora do período menstrual. Isso provavelmente se deve às diferenças na fisiopatologia entre as manifestações. Por outro lado, os critérios para o diagnóstico ainda não estão completamente esclarecidos, apesar de todo o avanço nas pesquisas realizadas e da atualização no ICD-3.

Existem dois fatores importantes envolvidos na fisiopatologia da cefaleia ou da migrânea menstrual: a queda estrogênica e a liberação de prostaglandinas. O papel da progesterona, por exemplo, na prevenção da crise parece não ter sido ainda estudado. E a função do antagonismo estrogênio e progesterona deve ser importante na fisiopatologia da cefaleia ou da enxaqueca menstrual. Dessa forma, as pesquisas na área desse distúrbio menstrual continuam abertas e imprescindíveis, já que esse quadro doloroso interfere na qualidade de vida da mulher e em sua rotina diária.

RESUMO

A cefaleia menstrual é a cefaleia relacionada com a menstruação, manifestando-se com o início do ciclo e durante o sangramento menstrual. Faz parte do quadro clínico da SPM. Parece ter como causa principal a flutuação e queda dos esteroides gonadais no final do ciclo menstrual. Vários fatores podem interferir no estudo de sua prevalência. O diagnóstico se baseia principalmente na análise dos antecedentes familiares e na história menstrual, além do exame clínico. No tratamento são utilizados principalmente os triptanos, que podem ser associados aos Aine, e os contraceptivos hormonais orais com regime estendido ou intervalo reduzido. São necessários mais estudos no sentido de esclarecer a fisiopatologia e consequente diagnóstico, tratamento e prevenção das crises. Os profissionais da atenção primária à saúde precisam se apoderar desses conhecimentos, tendo em vista a frequência da cefaleia menstrual entre as mulheres.

Mastalgia pré-menstrual

Trata-se de um sintoma mamário cíclico, que se apresenta nas 2 semanas que antecedem o período menstrual, variando de intensidade, desde relato de discreto incômodo até dor mamária espontânea ou mesmo dor ao menor manuseio e palpação das mamas. Conforme mostra a grande maioria dos estudos, a mastalgia pré-menstrual é um dos sintomas somáticos mais comumente relatados, usualmente de natureza benigna, sendo referida por mais de 70% das mulheres em idade reprodutiva, com 22% delas mencionando desconforto moderado a extremo.[27] O sintoma pode se apresentar isoladamente ou conjuntamente com outros sintomas da SPM. A dor está associada ao ciclo menstrual, intensificando-se na semana que antecede o início da menstruação, diminuindo no dia em que o sangramento começa e desaparecendo nos dias seguintes. Mais comumente visto em mulheres na terceira ou quarta décadas de vida.[28]

Fisiopatologia

A etiologia exata da mastalgia permanece indefinida. A dor mamária pode ser classificada em dor cíclica, não cíclica e extramamária, sendo importante categorizar a dor para planejar seu manuseio.

Atribui-se que o desconforto periódico das mamas pode ser considerado normal, sendo decorrente de variação hormonal fisiológica. Ocorre aumento dos níveis de estrogênio, estimulando os ductos mamários, além das modificações do estroma mamário por ação da progesterona, bem como um aumento da prolactina, causando estimulação da secreção ductal. A proliferação epitelial se intensifica ao ser instalada a fase lútea, atingindo o pico no auge das produções de estradiol e de progesterona, em torno do 25º dia do ciclo.

O estradiol exerce ação vasodilatadora, parecida com a da histamina sobre a microcirculação do parênquima. A progesterona aumenta a permeabilidade vascular, facilitando a passagem de líquido para o espaço intersticial. Dependendo da quantidade do acúmulo de líquido intersticial, pode surgir desconforto acompanhado de sensação de peso ou de distensão das mamas.[29] Todas essas alterações hormonais são eventos regulares durante o ciclo menstrual em mulheres em idade reprodutiva, desempenhando um papel vital no desenvolvimento da mastalgia cíclica. Essa dor cíclica geralmente diminui com a gravidez ou a menopausa, o que reforça ainda mais o papel etiológico das flutuações hormonais.

Avaliação e diagnóstico

A mastalgia pré-menstrual é frequentemente associada a edema, aumento da sensibilidade e protuberância das mamas. Obter história clínica detalhada e conduzir um exame físico cuidadoso é fundamental para chegar ao diagnóstico correto. O uso de um diário com anotações sobre a dor mamária pode contribuir para fornecer informações valiosas. O período ideal para o exame das mamas é a primeira fase do ciclo menstrual.

Durante o exame físico, além da prioridade do exame mamário, é relevante avaliar a parede torácica para diferenciar entre dor extramamária e mastalgia verdadeira. Na exploração da mama, revisar sistematicamente os quatro quadrantes e as áreas subareolar, supraclavicular, infraclavicular e axilar, para afastar possíveis sinais de malignidade. Alguns sinais adicionais a serem observados incluem retração da pele ou do mamilo, edema, mudança de cor, ondulações, ulceração, assimetria, cicatrizes, inflamação ou secreção mamilar anormal.

Depois de uma história clínica meticulosa e exame físico cuidadoso, cabe ao médico definir sobre a necessidade de complementação com exames de imagem ou avaliação laboratorial. De acordo com os achados e dependendo da faixa etária, um exame de ultrassonografia e/ou mamografia poderá contribuir para esclarecimento diagnóstico, não sendo imperativo que seja solicitado.

Tratamento

A mastalgia cíclica pode ser abordada do ponto de vista terapêutico, isoladamente ou dentro do conjunto de sintomas que compõem a SPM. A maioria das dores mamárias é autolimitada e se resolverá espontaneamente com o tempo, portanto segurança e apoio são o primeiro passo no tratamento inicial, podendo desaparecer espontaneamente em 3 a 6 meses. Caso contrário, o tratamento farmacológico fornece resultados promissores na maioria dos casos.

O tratamento sintomático com analgesia adequada é feito com o uso de Aine quando a dor é intensa. Aine oral (acetaminofeno ou ibuprofeno) e tópico (diclofenaco em forma de adesivo ou gel) têm se mostrado as melhores modalidades disponíveis para esse fim.

Baixa dose de danazol, 100 mg/dia, por vários ciclos, seguidos por doses de manutenção apenas na fase lútea de 50 mg/dia, pode trazer alívio considerável da mastalgia na maioria das mulheres; no entanto, dosagens mais altas, de até 400 mg/dia, podem ser necessárias para aliviar outros sintomas de SDPM.[30]

O tamoxifeno (10 mg/dia) também pode obter bons resultados na mastalgia refratária grave, sendo considerado o tratamento de primeira linha nessa condição. Ele é administrado durante a fase lútea do ciclo menstrual em dose baixa para evitar efeitos colaterais.[28]

Estudos com o uso da vitamina E na mastalgia cíclica têm demonstrado efeitos terapêuticos positivos, sem efeitos colaterais relevantes.[31]

O emprego do óleo de prímula foi demonstrado como um medicamento seguro, com eficácia semelhante para o controle da dor em mulheres com mastalgia, em comparação com um placebo, Aine tópicos, danazol ou vitamina E.[32]

RESUMO

A mastalgia pré-menstrual é um sintoma mamário cíclico, que se intensifica na semana que antecede a menstruação, diminui no dia em que o sangramento começa e desaparece nos dias seguintes. É um dos sintomas somáticos mais comumente relatados, sendo referida por mais de 70% das mulheres em idade reprodutiva, é usualmente de natureza benigna e se manifesta com intensidade variável.

A etiologia exata da mastalgia permanece indefinida. Atribui-se que o desconforto periódico das mamas pode ser considerado normal, sendo decorrente de variação hormonal fisiológica durante a fase lútea do ciclo menstrual, devido ao aumento dos estrogênios, estimulando os ductos mamários, por ação da progesterona sobre o estroma mamário, e ao aumento da prolactina com estimulação da secreção ductal.

Estabelecer a ciclicidade da dor é importante para planejar o tratamento. História clínica detalhada e exame físico cuidadoso são fundamentais; após avaliação inicial, definir se há necessidade de exame complementar por imagem, como ultrassonografia e/ou mamografia, dependendo da faixa etária e do caso em si. Tratamento clínico/medicamentoso geralmente oferece bons resultados.

Referências

1. Frank RT. The hormonal causes of premenstrual tension. Arch Neurol Psychiatry. 1931;26:1052.
2. Zaka M, Mahmood KT. Pre-menstrual syndrome-a review. J Pharm Sci Res. 2012;4:1684-9.
3. Steiner M. Premenstrual syndrome and premenstrual dysphoric disorder: guidelines for management. J Psychiatry Neurosci. 2000;25(5):459-68.
4. Sacher J, Zsido RG, Barth C, Zientek F, Rullmann M, Luthardt J, et al. Increase in serotonin transporter binding in patients with premenstrual dysphoric disorder across the menstrual cycle: a case-control longitudinal neuroreceptor ligand PET imaging study. Biological Psychiatry, 2023.
5. Qian G, Sun W, Wang YR, Li ZF, Zhao F, Geng XW, et al. Role of allopregnanolone-mediated γ-aminobutyric acid A receptor sensitivity in the pathogenesis of premenstrual dysphoric disorder: toward precise targets for translational medicine and drug development. Front Psychiatry. 2023;Mar 2;14:1140796.
6. American Psychiatric Association (APA). Diagnostic and Statistical Manual of Mental Disorders. 5.ed. Washington, DC: American Psychiatric Association; 2013.
7. Maharaj S, Trevino K. A comprehensive review of treatment options for premenstrual syndrome and premenstrual dysphoric disorder. J Psychiatr Pract. 2015;21(5):334-350.
8. de Wit AE, de Vries YA, de Boer MK, Scheper C, Fokkema A, Janssen CAH, et al. Efficacy of combined oral contraceptives for depressive symptoms and overall symptomatology in premenstrual syndrome: pairwise and network meta-analysis of randomized trials. Am J Obstet Gynecol. 2021;225(6):624-33.
9. Fernández-Martínez E, Onieva-Zafra MD, Parra-Fernández ML. Lifestyle and prevalence of dysmenorrhea among Spanish female university students. 2018;10; 13(8):e0201894.
10. Armour M, Parry K, Manohar N, Holmes K, Ferfolja T, Curry C, et al. The prevalence and academic impact of dysmenorrhea in 21,573 young women: a systematic review and meta-analysis. J. Women's Health. 2019; 28:1161-71.
11. Mendiratta V. Primary and secondary dysmenorrhea, premenstrual syndrome, and premenstrual dysphoric disorder. In: Lobo RA, Gershenson DM, Lentz GM

(eds.). Comprehensive gynecology. 7.ed. Philadelphia: Elsevier; 2017. p. 815-28.

12. Altunyurt S, Gol M, Sezer O, Demir N. Primary dysmenorrhea and uterine blood flow: a color Doppler study. J Reprod Med. 2005;50(4):251-5.
13. Ferries-Rowe E, Corey E, Archer JS. Primary dysmenorrhea: diagnosis and therapy. Obstet Gynecol. 2020;136(5):1047-58.
14. Mitsuhashi R, Sawai A, Kiyohara K, Shiraki H, Nakata Y. Factors associated with the prevalence and severity of menstrual-related symptoms: a systematic review and meta-analysis. Int J Environ Res Public Health. 2023;20(1):569.
15. Chapron C, Borghese B, Streuli I, de Ziegler D. Markers of adult endometriosis detectable in adolescence. J Pediatr Adolesc Gynecol. 2011;24(5 Suppl):7-12.
16. Guimarães I, Póvoa A. Primary dysmenorrhea: assessment and treatment. Rev Bras Ginecol Obstet. 2020;42(8):501-7.
17. Headache Classification Committee of the International Headache Society. Classification and diagnostic criteria for headache disorders, cranial neuralgias and facial pain. Cephalalgia. 1988;8(Suppl 7):1-96.
18. MacGregor EA. "Menstrual" migraine: towards a definition. Cephalalgia. 1996;16:11-2.
19. Cornil CA, Ball GF, Balthazart J. Functional significance of the rapid regulation of brain estrogen action: where do the estrogens come from? Brain Res. 2006;1126:2-26.
20. Prange-Kiel J, Rune GM. Direct and indirect effects of estrogen on rat hippocampus. Neuroscience. 2006; 138:765-772.
21. Tang ZR, Zhang R, Lian ZX, Deng SL, Yu K. Estrogen--Receptor Expression and Function in Female Reproductive Disease. Cells. 2019;8(10):1123.
22. Miziara L, Bigal ME, Bordini CA, Speciali JG. Cefaléia menstrual: estudo semiológico de 100 casos [Menstrual headache: semiological study in 100 cases]. Arq Neuropsiquiatr. 2003;61(3A):596-600.
23. Calhoun AH, Gill N. Presenting a new, non-hormonally mediated cyclic headache in women: end-menstrual migraine. Headache. 2017;57(1):17-20.
24. Mannix LK, Martin VT, Cady RK. Combination treatment for menstrual migraine and dysmenorrhea using sumatriptan-naproxen: two randomized controlled trials. Obstet Gynecol. 2009;114(1):106-13.
25. Ahrendt HJ, Karckt U, Pichl T, Mueller T, Ernst U. The effects of an oestrogen-free, desogestrel containing oral contraceptive in women with cyclical symptoms: Results from two studies on oestrogen-related symptoms and dysmenorrhoea. Eur J Contracept Reprod Health Care. 2007;12:354-61.
26. Calhoun AH. Understanding menstrual migraine. Headache. 2018;58:626-30.
27. Stachs A, Stubert J, Reimer T, Hartmann S. benign breast disease in women. Dtsch Arztebl Int. 2019; 116(33-34):565-74.
28. Tahir MT, Shamsudeen S. Mastalgia. StatPearls [Internet]. Treasure Island (FL): StatPearls Publishing; 2023 Jan.
29. De Luca LA, Gonçalves MFVS, Carvalho LR. Mastalgia cíclica pré-menstrual: placebo versus outras drogas. Rev Assoc Med Bras. 2006;52(4):265-9.
30. Anwar S, Shami N, Asif S. Use of low dose danazol in luteal phase only as management of premenstrual syndrome and mastalgia. Pak J Med Heal Sci. 2015;9(3): 864-5.
31. Parsay S, Olfati F, Nahidi S. Therapeutic effects of vitamin E on cyclic mastalgia. Breast J. 2009 Sep-Oct; 15(5):510-4.
32. Adni L A, Norhayati MN, Rosli RM, Muhammad. A systematic review and meta-analysis of the efficacy of evening primrose oil for mastalgia treatment. Int J Environ Res Public Health. 2021 Jun;18(12): 6295.

28

Sangramento uterino anormal

Gabriela Pravatta Rezende Antoniassi
Daniela Angerame Yela
Cristina Laguna Benetti-Pinto

Introdução

Sangramento uterino anormal (SUA) é o nome dado à perda menstrual em excesso e engloba desordens de frequência, duração, regularidade ou volume, na ausência de gestação.[1,2] Trata-se de uma condição prevalente no Brasil e no mundo e que cursa com impactos em diversos âmbitos da vida das mulheres acometidas, como prejuízos nos relacionamentos sociais e afetivos, absenteísmo escolar, queda no desempenho laboral e piora da qualidade de vida, além de impactos socioeconômicos relevantes aos sistemas de saúde.[3] Dados demonstram que o SUA é a principal causa de indicação de histerectomia e de anemia ferropriva durante o menacme; números dos Estados Unidos mostram que mais de 1 bilhão de dólares ao ano são direcionados para tratamentos de distúrbios menstruais, além de outros gastos indiretamente relacionados.[4]

Diversas terminologias foram utilizadas por mais de 100 anos com o intuito de descrever SUA, como menorragia, metrorragia, hipermenorreia, polimenorreia, entre outras, conforme descrito no Quadro 1. Com o passar do tempo, notou-se que essa variação de termos poderia gerar inconsistências na literatura científica, fazendo-se necessário padronizar tal nomenclatura. Publicações da International Federation of Gynecology and Obstetrics (FIGO) foram divulgadas com esse intuito, e, atualmente, a recomendação é que as desordens menstruais sejam descritas com o termo SUA e que, na anamnese e avaliação clínica, seja, então, detalhado qual aspecto se apresenta em inconformidade (volume, frequência, intensidade ou duração).[5]

Apesar de essa padronização e de o termo SUA estar sendo mais largamente utilizado na literatura científica, estudos de base populacional que permitam estimar a prevalência dessa condição ao redor do mundo ainda são escassos, com dados conflitantes e diferenças expressivas de acordo com o nível de desenvolvimento do país avaliado. Estudos realizados na América do Norte e na Europa demonstram que 1 a cada 5 mulheres pode ser acometida por alguma desordem menstrual durante a vida reprodutiva e que 9 a 14% apresentam perda menstrual maior que 80 mililitros (mL) por ciclo. No Brasil, um grande estudo multicêntrico, publicado recentemente, incluindo as cinco regiões geográficas do país, com um total de 1.761 mulheres no menacme, demonstrou que 1 a cada 3 mulheres brasileiras pode apresentar SUA ao longo da vida (prevalência de 31,4%). Além disso, esse mesmo estudo demonstrou que, entre as mulheres brasileiras com SUA, 5 em cada 10 apre-

QUADRO 1 Termos utilizados para descrever desordens menstruais que não devem mais ser utilizados

- Hemorragia uterina anômala.
- Menorragia anovulatória.
- Sangramento uterino disfuncional.
- Perda menstrual excessiva.
- Epimenorreia.
- Epimenorragia.
- Hemorragia uterina funcional.
- Menorragia.
- Hipermenorreia.
- Metrorragia.
- Menometrorragia.
- Metropatia hemorrágica.
- Menorragia ovulatória.
- Polimenorreia.
- Polimenorragia.

Fonte: traduzido, adaptado e modificado de Chodankar et al., 2022.[3]

sentavam histórico de anemia e 80% referiam que a menstruação piorava sua qualidade de vida.[4]

O SUA pode ser classificado como agudo ou crônico, sendo o primeiro aquele que ocorre como episódio de sangramento intenso que necessita de intervenção imediata e o SUA crônico o que ocorre quando a alteração menstrual persiste por pelo menos 6 meses, sendo importante ressaltar que o SUA agudo (SUA-a) pode manifestar-se como descompensação de uma condição crônica.[2,6] Outra forma de classificação do SUA é de acordo com a sua etiologia, havendo um mnemônico descrito pela FIGO que separa as causas de sangramento em estruturais (PALM: pólipo, adenomiose, leiomioma, malignidade e hiperplasia do endométrio) e não estruturais (COEIN: coagulopatia, disfunções ovulatórias, endometrial, iatrogênica e causas não classificadas), conforme demonstrado na Figura 1.

Cada vez mais se discute a importância do SUA e de sua abordagem, que deve ser especializada e individualizada, pois envolve aspectos quantitativos, relacionados ao volume de sangue perdido, e subjetivos, em que a compreensão do contexto no qual as mulheres acometidas se inserem é fundamental para instituir um tratamento adequado. Este capítulo irá revisar os principais conceitos relacionados a essa condição, a fim de que o conhecimento sobre o tema seja ampliado visando

Pólipo
Adenomiose
Leiomioma
Malignidade e hiperplasia

Coagulopatia
Ovulação (disfunção)
Endometrial
Iatrogênica
Não classificadas

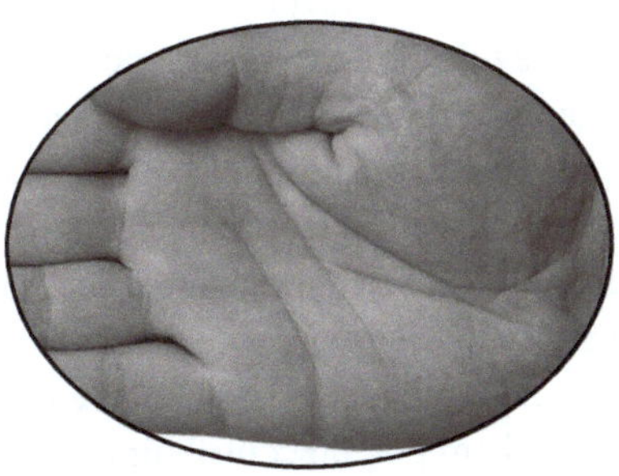

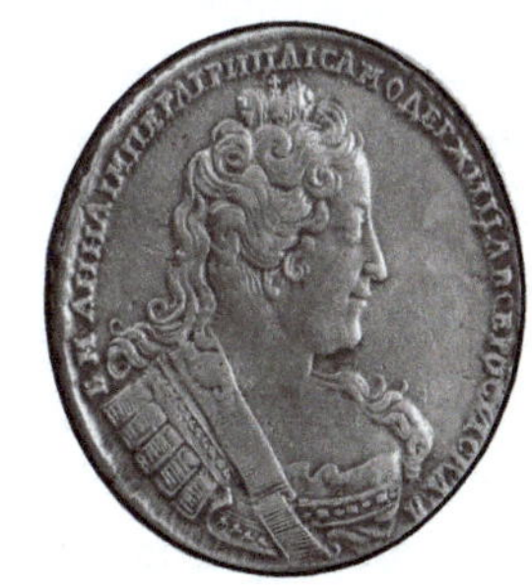

FIGURA 1 Sistema de classificação da FIGO para causas de sangramento uterino anormal na idade reprodutiva.

Fonte: traduzida e adaptada de Munro et al., 2011.[5]

não apenas ao controle da quantidade de sangue perdido, mas também à melhora da qualidade de vida das mulheres com SUA.

Fisiopatologia

A fisiopatologia do SUA está relacionada a situações estruturais, relacionadas à anatomia uterina, ou não estruturais, mas que culminam em maior atividade e resposta do endométrio. Assim, tudo depende da etiologia associada (PALM-COEIN), e é por isso que a investigação da causa do sangramento é parte fundamental do diagnóstico, permitindo tratamentos específicos, direcionados aos sintomas e às condições associadas.

Pólipos (SUA-P)

Consistem em proliferações digitiformes do estroma endometrial e glandular, com uma prevalência estimada na população de 7,8 a 34,9%, mais comumente encontrados em mulheres na peri e na pós-menopausa.[3] As alterações teciduais dos pólipos são secundárias a múltiplos fatores proliferativos que atuam no epitélio glandular, como inflamação crônica, congestão vascular e estímulos hormonais. Podem ser assintomáticos ou se manifestar como sangramento aumentado em volume, infertilidade e também como lesões hiperplásicas, malignas ou pré-malignas. Podem se exteriorizar pelo orifício cervical externo, sendo visíveis durante o exame físico especular, mas exames como ultrassonografia, histerossonografia e histerossalpingografia são ferramentas úteis para o diagnóstico, sendo o padrão-ouro a histeroscopia com biópsia guiada. Apresentam um potencial de malignidade de 0,5 a 3%, com alguns fatores mais relacionados à progressão para lesões malignas, como presença de sangramento na pós-menopausa, idade avançada, tamanho do pólipo (maior que 15 mm) e uso de medicações como o tamoxifeno e estrogênio isolado.[8]

Adenomiose (SUA-A)

Trata-se de uma condição que ocorre quando há glândulas e estroma endometrial no miométrio, havendo associação com hipertrofia e hiperplasia do miométrio que envolve esse tecido endometrial ectópico. Histologicamente, caracteriza-se pela invasão benigna do endométrio no miométrio além de 2,5 mm de profundidade e pode surgir como nódulos circunscritos na parede miometrial, chamados de adenomiomas, ou como pequenos lagos de tecido endometrial espalhados pela camada muscular uterina. Estimativas de prevalência de adenomiose são bastante variáveis (5 a 70%), o que pode ser explicado por inconsistências no diagnóstico, pois pode ser uma condição assintomática. Quando apresenta sintomatologia, costuma associar-se a dor pélvica, fluxo menstrual com duração aumentada ou volume sanguíneo excessivo, além de relacionar-se à infertilidade.[2,8]

A fisiopatologia da adenomiose ainda é desconhecida, mas são descritas teorias que tentam explicar o surgimento dessa doença. Uma delas sugere que a adenomiose é uma invasão direta do miométrio pelo endométrio, pois se sabe que o enfraquecimento da parede do miométrio e da junção mioendometrial, que ocorre durante a gravidez e em cirurgias uterinas prévias, pode facilitar a ocorrência da adenomiose, devido à hiperplasia reacional da camada basal do endométrio e infiltração do miométrio. A outra teoria sugere que os focos de adenomiose sejam originários de resquícios embrionários de remanescentes müllerianos, uma vez que alterações hormonais e imunológicas também podem contribuir para o surgimento da doença, e dados sugerem que nódulos adenomióticos aparentemente não respondem de modo cíclico a esteroides ovarianos como o endométrio saudável, sugerindo uma origem distinta desse tecido.[8] Além disso, é importante ressaltar que mais de 60% das mulheres com endometriose profunda grave podem apresentar adenomiose concomitantemente; estudos também demonstram relação semelhante entre endometriose ovariana (endometrioma) e adenomiose em mulheres mais jovens, sobretudo abaixo dos 30 anos.[9,10]

Tradicionalmente, o diagnóstico de adenomiose é feito de maneira retrospectiva com estudo histopatológico após histerectomias realizadas para SUA. No entanto, cada vez mais imagens com critérios definidos para diagnóstico de adenomiose têm sendo utilizadas, com destaque para a ultrassonografia transvaginal e para a ressonância magnética de pelve (RM), que buscam identificar a zona juncional, uma linha regular com espessura de 5 mm ou menos, que determina o limite entre endométrio e miométrio.[3] Estudos que avaliaram a acurácia desses métodos para o diagnóstico dessa condição mostram sensibilidade e especificidade da ultrassonografia variando de 74 a 84%, com destaque para a técnica 3D, e sensibilidade de 78% da RM, além de especificidade um pouco mais elevada (88%). Na ultrassonografia, é recomendado o uso de critérios sugeridos para avaliação morfológica sonográfica uterina (*morphological uterus sonographic assessment* [MUSA]), capaz de avaliar interrupção da zona juncional, espessamento miometrial assimétrico, cistos miometriais e zona juncional irregular, o que aumenta a acurácia desse exame, tornando-o comparável à RM.[2,11] Outras modalidades diagnósticas como a elastografia (realizada pela ultrassonografia) também parece ser uma técnica promissora na avaliação de adenomiose.[3]

Leiomioma uterino (SUA-L)

Os leiomiomas, também conhecidos como miomas uterinos, são bastante comuns e apresentam uma incidência cumulativa estimada maior que 70% aos 50 anos de idade, correspondendo a dois terços das indicações de histerectomia em mulheres dos 35-50 anos de idade.[12] Trata-se de tumores benignos, formado por fibras musculares lisas entrelaçadas por tecido conectivo, podendo ser múltiplos e classificados como corporais ou cervicais. Os miomas corporais podem ser subserosos, intramurais ou submucosos, sendo que estes últimos, quando pediculados, em situações raras podem exteriorizar-se pelo colo do útero, o que é conhecido como mioma parido.[8] A localização dos miomas parece ser mais importante que o tamanho do tumor para definir a presença de SUA, sendo os submucosos os mais frequentemente relacionados a perdas sanguíneas excessivas.

Há uma classificação da FIGO que divide os miomas em tipos 0 a 8 (Figura 2); os totalmente intracavitários são chamados de tipo 0. Os tipos 1 e 2 referem-se aos miomas submucosos que apresentam componente intramural, o tipo 3 os totalmente intramurais, mas que ainda atingem o endométrio, e tipo 4, os que são intramurais e completamente envoltos por miométrio. Os tipos 5 e 6 englobam miomas subserosos com componente intramural, e o tipo 7 corresponde aos totalmente subserosos e pediculados.[7] Miomas classificados como tipo 8 não apresentam nenhuma relação com o miométrio, incluindo lesões cervicais e que acometem o ligamento largo (miomas parasitas).

Malignidade e hiperplasia (SUA-M)

Compreende o grupo de lesões pré-malignas (hiperplasias endometriais) e o câncer de endométrio propriamente dito, condições que apresentam incidência aumentada após a menopausa e que se associam a fatores de risco como obesidade, história familiar, hipertensão arterial, diabetes *mellitus*, antecedente de anovulação crônica e nuliparidade (maior tempo

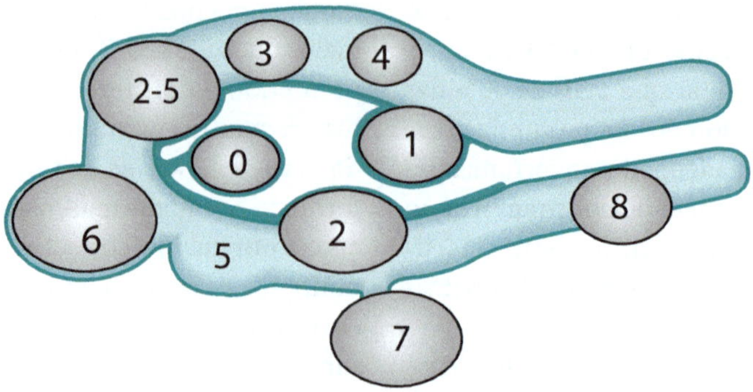

Submucosos	0 1 2	Intracavitário pediculado < 50% intramural ≥ 50% intramural
Intramurais	3 4	100% intramural com contato com endométrio 100% intramural totalmente envolto por miométrio
Subserosos	5 6 7	Subseroso ≥ 50% intramural Subseroso < 50% intramural Subseroso pediculado
Outros	8	Não apresentam relação com o miométrio (cervical, parasita)
Híbridos (apresentam contato com endométrio e com serosa uterina)	2-5	Submucoso e subserosos, com menos de 50% do diâmetro no miométrio e cavidade peritoneal (transmural)

FIGURA 2 Classificação da FIGO para leiomiomas uterinos.
Fonte: traduzida e adaptada de Munro et al., 2018.[7]

de exposição endometrial ao estrogênio). Apresentam prevalência maior no período peri e pós-menopausal, sendo necessária avaliação histopatológica para confirmação diagnóstica. Atualmente, recomendações internacionais recomendam que, em casos de SUA que cursem com indicação de biópsia endometrial, tal coleta da amostra seja feita preferencialmente por via histeroscópica, para uma análise mais adequada e que diminua o subdiagnóstico.[3]

Em relação aos subtipos oncológicos, merece destaque o leiomiossarcoma, tumor agressivo que pode apresentar-se com SUA e aumento acelerado do volume uterino, originado de mutações de miomas. Dados demonstram um aumento do diagnóstico anatomopatológico desse tipo de tumor em mulheres submetidas à histerectomia por indicações benignas, sobretudo acima dos 45 anos. Nesse contexto, discute-se na literatura qual seria o benefício de realizar o estudo de uma amostra de endométrio em mulheres com SUA de etiologia benigna, sobretudo em mulheres com fatores de risco para malignidade, mas ainda não há um consenso.[13]

Coagulopatia (SUA-C)

Considera-se que qualquer alteração dos mecanismos de coagulação pode manifestar-se com sangramento, presente em 12-14% das mulheres com SUA. A condição mais comumente associada nesses casos é a doença de von Willebrand, embora hemofilia, disfunção plaquetária, púrpura trombocitopênica e hepatopatias também devam ser lembradas.[14] Na maioria das vezes, o diagnóstico é suspeitado na perimenarca e pode associar-se a outras hemorragias, como epistaxe e sangramento gengival. Em mulheres submetidas a cirurgia, é frequente que também haja histórico de dificuldade de coagulação intraoperatória.[15]

Disfunções ovulatórias (SUA-O)

São bastante frequentes nos extremos da vida reprodutiva, em que há associação de ciclos anovulatórios devido a alterações do eixo hipotálamo-hipófise-ovariano, podendo ocorrer em outras fases da vida quando associadas a outras condições. Alterações de peso corporal, com ganho e perda excessiva de peso, sobretudo em períodos curtos, hiperprolactinemia, hipotireoidismo, estresse físico e emocional, síndrome dos ovários policísticos e insuficiência de corpo lúteo são condições bastante associadas a disfunções ovulatórias que podem cursar com SUA.[7] Nessas situações, a anamnese e o exame físico detalhados são capazes de trazer hipóteses mais prováveis para uma investigação laboratorial direcionada.

Mais recentemente foi proposta pela FIGO uma classificação para as disfunções ovulatórias, com divisão em quatro tipos: tipo 1 as desordens de causa hipotalâmica, tipo 2 as de causa hipofisária, tipo 3 as secundárias a disfunções ovarianas e tipo 4 a síndrome dos ovários policísticos.[16] Esse sistema é referido pelo acrônimo "HyPO-P", conforme descrito na Figura 3.

Causas endometriais ou distúrbios primários do endométrio (SUA-E)

É um dos diagnósticos mais difíceis de se estabelecer na prática clínica, podendo ser uma suspeita em casos de aumento do volume de sangue perdido em mulheres que apresentam ciclos menstruais regulares, o que exclui hipóteses de disfunção ovulatória, e investigação negativa para causas estruturais de SUA. A etiologia exata dessa condição ainda é desconhecida, mas sabe-se que há deficiência de agentes vasoconstritores no endométrio, causando alterações de hemostasia e aumento de vasodilatadores. Também pode ser secundária a uma resposta inflamatória aumentada, como nos casos de endometrite e doença inflamatória pélvica. Trata-se de um diagnóstico de exclusão.[2-7]

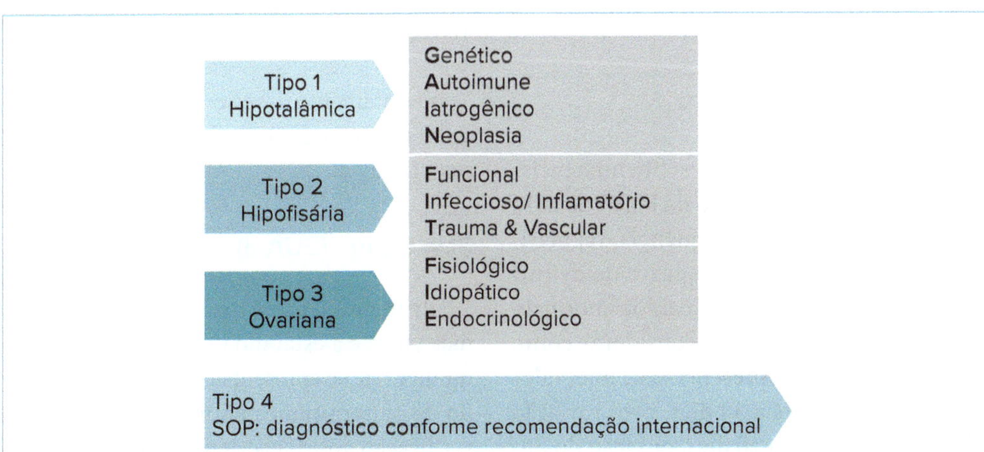

FIGURA 3 Classificação dos distúrbios ovulatórios segundo o sistema sugerido pela FIGO (HyPO-P).
Fonte: traduzida e adaptada de Munro et al., 2022.[16]

Iatrogênico (SUA-I)

Diversas medicações podem cursar com piora do sangramento uterino, incluindo sistemas intrauterinos. O uso de esteroides gonadais exógenos, como implantes de etonogestrel, agonistas e antagonistas do GnRH, progesteronas de longa ação, sistema intrauterino de levonorgestrel e anticoncepcionais orais (combinados ou de progestagênio exclusivo) pode alterar o ambiente hormonal uterino e causar sangramentos de escape e não programados.[17] Além disso, o uso de medicamentos que alteram enzimas hepáticas, como antiepilépticos e medicações para tratamento de tuberculose, também pode afetar os níveis circulantes de esteroides gonadais; anticoagulantes, por sua vez, impedem a formação de coágulos e também podem causar SUA; drogas que interferem na fisiologia da dopamina, como antidepressivos tricíclicos e fenotiazídicos, podem causar hiperprolactinemia e disfunção ovulatória.[3]

Não classificadas (SUA-N)

Incluem causas raras e incomuns de SUA, como malformações arteriovenosas, istmocele e alterações müllerianas.[2]

Avaliação e diagnóstico

Além da recomendação sobre nomenclatura para SUA, a publicação da FIGO de 2011 sugeriu parâmetros de frequência, regularidade, duração e volume capazes de definir ciclos menstruais como normais ou anormais. Dessa forma, passou-se a considerar como normais ciclos que apresentassem intervalos de ocorrência de 24 a 38 dias, com variação entre os ciclos de 2 a 20 dias, duração do fluxo menstrual por até 8 dias e perda sanguínea máxima de 80 mililitros (mL) por ciclo.[5] Com o passar do tempo, no entanto, notou-se que era necessário valorizar a percepção subjetiva que a paciente com SUA apresenta, com pesquisas na área reconhecendo a importância de avaliar não só o diagnóstico e a resposta aos tratamentos instituídos, no que se refere à redução da quantidade de sangue perdido, como também a experiência que a mulher com desordens menstruais vivencia de maneira mais ampla.[18] Houve então, em 2018, uma revisão dos parâmetros previamente estabelecidos; passou-se a considerar não mais a quantidade de sangue perdido em mL, mas sim a autopercepção da mulher no que se refere ao volume sanguíneo, ou seja, se a paciente refere que sangra em excesso, há critério para definir SUA. Além disso, também foram incluídos como parâmetros de anormalidade a ocorrência de sangramento intermenstrual e de sangramento imprevisível durante uso de progestagênios, associados ou não a estrogênios, conforme o Quadro 2.[7]

Diante de uma paciente que apresenta padrões menstruais diferentes do considerado normal, o diagnóstico de SUA é estabelecido, e deve-se investigar a etiologia associada (PALM-COEIN).

Tratamento e acompanhamento

O tratamento deve ser sempre direcionado à classificação do SUA (agudo × crônico) e à sua etiologia.

SUA agudo (SUA-a)

Primeiramente, é necessário avaliar os sinais vitais e a estabilidade hemodinâmica da mulher que se apresenta com um quadro agudo de sangramento anormal. Para tanto, a verificação dos sinais vitais, em especial pulso, pressão arterial e cor das mucosas, é fundamental, pois cerca de 35% das mulheres com

QUADRO 2 Nomenclatura e definições para sintomas de sangramento uterino anormal de acordo com a FIGO

Frequência	Ausente: amenorreia Frequente: < 24 dias Normal: 24-38 dias Infrequente: > 38 dias
Regularidade	Regular: variações ≤ 9 dias Variações > 10 dias
Duração	Prolongada > 8 dias Normal ≤ 8 dias
Volume	Determinado pela paciente como aumentado se interfere em sua qualidade de vida
Sangramento intermenstrual	Ausente Aleatório/imprevisível Cíclico/previsível
Sangramentos imprevisíveis durante uso de progestagênios ± estrogênios (anticoncepcionais combinados orais, anel vaginal, adesivos ou contraceptivos injetáveis)	Não aplicável Nenhum Presente

Fonte: traduzido e adaptado de Munro et al., 2018.[7]

SUA-a apresentam anemia no momento do atendimento.[6] Feito isso, haverá ou não indicação de reposição volêmica e/ou de hemoderivados. A anamnese e o exame clínico devem ser feitos de maneira cautelosa, excluindo-se gestação e com o raciocínio direcionado à etiologia do sangramento. Na avaliação clínica, é possível identificar lesões no colo uterino, pólipos cervicais e miomas que se exteriorizam pelo orifício externo (mioma parido), além da medida do tamanho uterino e outras anormalidades abdominais e pélvicas. Exames como ecografia transvaginal e biópsia de endométrio podem ser úteis.

Após estabilização hemodinâmica, as opções de tratamento podem ser hormonais, não hormonais ou cirúrgicas. Como tratamentos não hormonais, os antifibrinolíticos, sobretudo o ácido tranexâmico, é uma boa opção, com redução da perda menstrual referida em 34% a 54%, podendo ser administrado por via oral ou parenteral e associado a tratamentos hormonais. A dose recomendada de ácido tranexâmico por via oral é de 1,5 a 4 g por dia. Por via endovenosa, em caso de necessidade de internação hospitalar, recomenda-se a dose de 10 mg/kg, a cada 8 horas, também por 3 a 5 dias.[6] Além disso, anti-inflamatórios não esteroides (AINE) também podem reduzir o sangramento, associados ou não a antifibrinolíticos e terapêuticas hormonais, sem superioridade de determinada formulação. Medicações hormonais, por sua vez, são a primeira linha de tratamento para SUA-a e incluem anticoncepcionais combinados e progestagênios por via oral, conforme demonstrado na Tabela 1.[6]

SUA crônico

Para pensar em um tratamento ideal para SUA, é fundamental saber a etiologia e, para fins didáticos, cada uma das possíveis causas de SUA será tratada separadamente.

- Pólipos: o tratamento padrão-ouro para pólipos uterinos é a ressecção por histe-

TABELA 1 Formulações e dosagens dos principais progestagênios utilizados isoladamente no manejo do SUA

Formulação	Dose de ataque	Dose de manutenção
Contraceptivo oral combinado (30 μg de EE + progestagênio – noretisterona, levonorgestrel, gestodeno)	1 comprimido, a cada 6 a 8 horas, até parar o sangramento (manter ao menos 2 dias)	1 comprimido ao dia por 3 a 6 semanas OU 1 comprimido, a cada 8 horas, por 2 a 7 dias, seguido por 1 comprimido, a cada 12 horas, por 2 a 7 dias, seguido por 1 comprimido ao dia, até completar, no mínimo, 4 semanas
Acetato de medroxiprogesterona	60 a 120 mg/dia, por via oral, até parar o sangramento, por pelo menos 2 dias	Seguidos por 20 a 40 mg/dia, por 3 a 6 semanas
Acetato de medroxiprogesterona	10 mg, a cada 4 horas, por via oral, até parar o sangramento	Seguidos por 10 mg, por via oral, a cada 6 horas, por 4 dias, seguidos por 10 mg, a cada 8 horas, por 3 dias, seguidos por 10 mg, a cada 12 horas, por 2 dias, durante 2 semanas, e, então, diariamente, por 3 a 6 semanas
Noretisterona	5 a 15 mg/dia, por via oral, até parar o sangramento, por pelo menos 2 dias	Seguidos por 5 a 10 mg/dia, por 3 a 6 semanas
Noretisterona	5 a 10 mg, cada 4 horas, por via oral, até parar o sangramento	Após, manter dose de 5 a 10 mg, a cada 6 horas, por 4 dias, seguidos pela mesma dose a cada 8 horas, por 3 dias, seguidos pela mesma dose a cada 12 horas, por 2 dias, seguido por 1 vez ao dia, por 3 a 6 semanas
Megestrol	80 a 160 mg/dia, por via oral, até parar o sangramento (por pelo menos 2 dias)	Seguido por 40 a 80 mg/dia, por 3 a 6 semanas
Acetato de medroxiprogesterona de depósito + oral	150 mg, por via intramuscular, combinados com acetato de medroxiprogesterona 20 mg, via oral, a cada 8 horas, por 9 doses (3 dias)	

Fonte: adaptado de FEBRASGO, 2021.

roscopia, até considerando a possibilidade de hiperplasia e malignidade. Tal resseção pode ser feita concomitantemente ao diagnóstico, ambulatorialmente ou com necessidade de anestesia, a depender do tamanho e número de pólipos. Em casos de exceção, em que o risco cirúrgico da histeroscopia é significativo, pólipos pequenos, únicos e assintomáticos, é discutida na literatura a possibilidade de conduta expectante, mas são casos de exceção.[19]

- Adenomiose: considera-se que a histerectomia é o tratamento definitivo para adenomiose, no entanto há evidências significativas que corroboram o sucesso de tratamento clínico no que diz respeito a controle dos sintomas. Entre as opções disponíveis, o sistema intrauterino liberador de levonorgestrel (SIU-LNG) apresenta respostas comparáveis à histerectomia no que se refere à melhora da dor pélvica, da qualidade de vida e dos níveis de hemoglobina.[20] Além disso, tratamentos farmacológicos com agonistas do GnRH (gosserelina), inibidor de aromatase (letrozol), dienogeste e contraceptivo oral combinado também mostraram eficácia em controle do sangramento e da dismenorreia em uma revisão sistemática publicada em 2019.[21] A decisão pelo tratamento clínico ou cirúrgico deverá ser, então, baseada nos sintomas associados, riscos cirúrgicos, desejo reprodutivo e expectativa da paciente.

- Leiomiomas uterinos: em casos de miomatose uterina, é importante considerar os sintomas apresentados pela mulher, a localização e tamanho dos miomas e se há ou não desejo reprodutivo. Há consenso entre as diversas sociedades de Ginecologia de que o tratamento inicial para a maioria das pacientes deve ser clínico, sendo os contraceptivos orais combinados, progestagênios orais, análogo do GnRH e ácido tranexâmico as principais opções. Para miomas com menos de 3 cm de diâmetro e que não causam distorção da cavidade uterina, o SIU-LNG deve ser considerado primeira opção, e, naqueles maiores que 3 cm, há referências de superioridade da embolização da artéria uterina e de abordagens cirúrgicas (miomectomia ou histerectomia), embora, mesmo nessas situações, tratamentos clínicos também possam ser estabelecidos em um primeiro momento, com destaque ao acetato de ulipristal, medicação ainda indisponível no Brasil. Em casos de miomas submucosos, a ressecção histeroscópica deve ser sempre considerada.[22]
- Malignidade e hiperplasia endometrial: em casos de hiperplasia benigna, o risco de progressão para câncer de endométrio é bastante pequeno, sendo o tratamento com progestagênios indicado como primeira linha, pela capacidade de redução da espessura do endométrio, com destaque para o SIU-LNG. Entretanto, em situações em que não há desejo reprodutivo e há progressão ou recidiva da hiperplasia após o término do tratamento, a histerectomia deve ser indicada.[2] Nos casos de câncer de endométrio, o tratamento cirúrgico é a terapia de escolha, com estadiamento e podendo ser seguido de terapias adjuvantes, havendo apenas possibilidade de discutir uma conduta expectante em pacientes que desejam preservar a fertilidade. Entretanto, trata-se de uma questão controversa; a decisão deve ser discutida amplamente entre a equipe multidisciplinar responsável pela paciente.[23]
- Coagulopatias: o acompanhamento conjunto com o hematologista é fundamental nesses casos, com necessidade, a depender da situação, de reposição de fatores de coagulação e outras terapias específicas. Muitas mulheres com coagulopatias beneficiam-se de tratamentos hormonais como contraceptivos orais combinados, progestagênios orais isolados e SIU-LNG, devendo-se discutir caso a caso.[3]
- Distúrbios ovulatórios: a correção da disfunção ovulatória passa por uma investigação adequada. Disfunções tireoidianas e hiperprolactinemia exigem tratamentos específicos. Nos extremos da vida reprodutiva, o uso de métodos hormonais como contraceptivos orais combinados, progestagênios orais isolados e SIU-LNG pode controlar o sangramento, e, em casos de anovulação central, acompanhamentos específicos fazem-se necessários.
- Endometrial: tratamentos com métodos que visem à atrofia endometrial apresentam maior sucesso no controle de sangramento de mulheres com SUA-E. Entre eles,

destaca-se o SIU-LNG e, no caso de indicação cirúrgica, a ablação endometrial por histeroscopia.[2,3]

- Iatrogênico: deve-se avaliar a suspensão ou troca da medicação relacionada ao sangramento, sendo que o acompanhamento multidisciplinar é fundamental nessas situações, sobretudo em casos de uso de antipsicóticos e anticonvulsivantes, de forma a adequar a posologia e dose de cada medicação para melhora da qualidade de vida da mulher.
- Outras condições não previamente classificadas (não classificadas): malformações arteriovenosas, istmocele, alterações müllerianas e outras condições menos comuns que podem associar-se a SUA necessitarão também de tratamento específico; as medicações utilizadas para outras etiologias de SUA poderão apresentar resultado nesses casos. Entretanto, em muitas situações, a indicação cirúrgica será necessária, por via aberta, histeroscópica ou laparoscópica.

RESUMO

Por tratar-se de uma condição extremamente prevalente, com impactos diversos na vida das mulheres, toda paciente que seja diagnosticada com SUA necessita de acompanhamento contínuo e seriado, sendo necessário reavaliar a etiologia e os tratamentos estabelecidos de tempos em tempos. De maneira geral, a primeira linha de tratamento é medicamentosa, mas, em falha ou contraindicação a tratamentos clínicos ou em casos de desejo gestacional, abordagens cirúrgicas podem se fazer necessárias. O diagnóstico correto e a decisão terapêutica compartilhada com a paciente, buscando avaliar as principais evidências da literatura, garantem um maior sucesso no controle do SUA.

Referências

1. Walker MH, Coffey W, Borger J. Menorrhagia. 2023 Mar 11. In: StatPearls [Internet]. Treasure Island: StatPearls Publishing; 2023.
2. Federação Brasileira das Associações de Ginecologia e Obstetrícia (FEBRASGO). Sangramento uterino anormal. São Paulo: FEBRASGO; 2021. (Protocolo FEBRASGO-Ginecologia, n. 28/Comissão Nacional Especializada em Ginecologia Endócrina).
3. Chodankar RR, Munro MG, Critchley HOD. Historical Perspectives and Evolution of Menstrual Terminology. Front Reprod Health. 2022;4:820029.
4. Rezende GP, Yela Gomes DA, Benetti-Pinto CL. Prevalence of abnormal uterine bleeding in Brazilian women: Association between self-perception and objective parameters. PLoS One. 2023;18(3):e0282605.
5. Munro MG, Critchley HO, Broder MS, Fraser IS; FIGO Working Group on Menstrual Disorders. FIGO classification system (PALM-COEIN) for causes of abnormal uterine bleeding in nongravid women of reproductive age. Int J Gynaecol Obstet. 2011;113(1):3-13.
6. Federação Brasileira das Associações de Ginecologia e Obstetrícia (FEBRASGO). Diagnóstico e tratamento de sangramento uterino anormal agudo. São Paulo: FEBRASGO, 2021 (Protocolo FEBRASGO-Ginecologia, n. 80/Comissão Nacional Especializada em Ginecologia Endócrina).
7. Munro MG, Critchley HOD, Fraser IS; FIGO Menstrual Disorders Committee. The two FIGO systems for normal and abnormal uterine bleeding symptoms and classification of causes of abnormal uterine bleeding in the reproductive years: 2018 revisions. Int J Gynaecol Obstet. 2018;143(3):393-408.
8. Fernandes CE, Sá MFS, Silva Filho AS, editores. Tratado de Ginecologia Febrasgo. Rio de Janeiro: Elsevier; 2019.
9. Chapron C, Tosti C, Marcellin L, Bourdon M, Lafay-Pillet MC, Millischer AE, et al. Relationship between the magnetic resonance imaging appearance of adenomyosis and endometriosis phenotypes. Hum Reprod. 2017;32(7):1393-401.
10. Zannoni L, Del Forno S, Raimondo D, Arena A, Giaquinto I, Paradisi R, et al. Adenomyosis and endometriosis in adolescents and young women with pelvic pain: prevalence and risk factors. Minerva Pediatr. 2020.
11. Tellum T, Nygaard S, Lieng M. Noninvasive diagnosis of adenomyosis: a structured review and meta-analy-

sis of diagnostic accuracy in imaging. J Minim Invasive Gynecol. 2020;27(2):408-418.e3.
12. Baird DD, Dunson DB, Hill MC, Cousins D, Schectman JM. High cumulative incidence of uterine leiomyoma in black and white women: ultrasound evidence. Am J Obstet Gynecol. 2003;188:100-7.
13. Multinu F, Casarin J, Tortorella L, Huang Y, Weaver A, Angioni S, et al. Incidence of sarcoma in patients undergoing hysterectomy for benign indications: a population-based study. Am J Obstet Gynecol. 2019;220:179.e1-10.
14. Shankar M, Lee CA, Sabin CA, Economides DL, Kadir RA. von Willebrand disease in women with menorrhagia: a systematic review. BJOG. 2004;111:734-40.
15. American College of Obstetricians and Gynecologists. ACOG committee opinion no. 557: management of acute abnormal uterine bleeding in nonpregnant reproductive-aged women. Obstet Gynecol. 2013;121(4):891-6.
16. Munro MG, Balen AH, Cho S, Critchley HOD, Díaz I, Ferriani R, et al. The FIGO Ovulatory Disorders Classification System. Fertil Steril. 2022;118(4):768-86.
17. Guttinger A, Critchley HO. Endometrial effects of intrauterine levonorgestrel. Contraception. 2007;75:S93-8.
18. National Evidence Based Clinical Guidelines. Heavy menstrual bleeding. [acesso em julho de 2023]. Disponível em: https://www.nice.org.uk/guidance/cg44?unlid=84830935220164267953.
19. Lieng M, Istre O, Sandvik L, Qvigstad E. Prevalence, 1-year regression rate, and clinical significance of asymptomatic endometrial polyps: cross-sectional study. J Minim Invasive Gynecol. 2009;16(4):465-71.
20. Ozdegirmenci O, Kayikcioglu F, Akgul MA, Kaplan M, Karcaaltincaba M, Haberal A, et al. Comparison of levonorgestrel intrauterine system versus hysterectomy on efficacy and quality of life in patients with adenomyosis. Fertil Steril. 2011;95(2):497-502.
21. Benetti-Pinto CL, Mira TAA, Yela DA, Teatin-Juliato CR, Brito LGO. Pharmacological Treatment for Symptomatic Adenomyosis: A Systematic Review. Rev Bras Ginecol Obstet. 2019;41(9):564-74.
22. Stewart EA, Barbieri RL, Chakrabarti A. Uterine fibroids (Leiomyomas): Treatment overview. UpToDate; 2022.
23. Federação Brasileira das Associações de Ginecologia e Obstetrícia. Hiperplasia endometrial e câncer do endométrio. São Paulo: FEBRASGO; 2021.

29

Distúrbios da fertilidade feminina

Bruno Ramalho de Carvalho
Estella Thaísa Sontag dos Reis
Rui Alberto Ferriani

Introdução

Define-se fertilidade como a capacidade de estabelecer uma gravidez clínica. A infertilidade, por sua vez, é a doença caracterizada pela ausência de gravidez clínica depois de um período de 12 meses de relações sexuais regulares e desprotegidas ou em decorrência de impedimento à capacidade reprodutiva de uma das pessoas envolvidas ou de ambas.[1] Apesar da notória dificuldade de determinar e comparar os dados do problema em diferentes populações e regiões, há evidências razoáveis de que os distúrbios da fertilidade afetem milhões de pessoas em todo o mundo, com prevalência que varia de 12,6%, em um período de 12 meses, até 17,5%, ao longo da vida.[2]

Avaliação e abordagem

A avaliação inicial da mulher infértil deve ser suficiente para explorar os históricos médico, reprodutivo e familiar das pessoas envolvidas, de forma abrangente (Tabela 1), além da realização do exame físico direcionado e detalhado (Tabela 2), a fim de fornecer as informações suficientes para a suspeição das causas, que podem ser divididas nos seguintes grupos:

- Distúrbios ovulatórios.
- Reserva ovariana diminuída.
- Alterações canaliculares (incluem doenças da cérvice, do útero e/ou das tubas uterinas).
- Fatores peritoneais.
- Fatores masculinos.

Este capítulo tratará dos dois primeiros grupos.

Distúrbios ovulatórios

Os distúrbios ovulatórios estão presentes em cerca de 15% dos casais inférteis e respondem por até 40% das causas femininas de infertilidade. O diagnóstico é eminentemente clínico, pelo relato de oligomenorreia ou amenorreia, uma vez que ciclos ovulatórios costumam ser regulares e previsíveis,[3] geralmente com duração de 24 a 38 dias, podendo variar até 9 dias nos extremos reprodutivos e até 7, na faixa etária de 26 a 41 anos.[4] Dessa forma, associado na maioria dos casos, o relato de oligomenorreia ou amenorreia pela mulher infértil será clinicamente suficiente para a suspeição de distúrbio ovulatório, voltando a investigação complementar para o esclarecimento da etiologia.[3]

TABELA 1 Avaliação inicial da mulher infértil

Histórico reprodutivo
Sobre as tentativas de concepção atuais: ■ Tempo desde o início das relações sexuais desprotegidas. ■ Frequência do coito. ■ Uso de ferramentas de monitoração de ovulação. ■ *Status* do parceiro e sua participação no planejamento da gravidez. ■ Presença de disfunção sexual, incluindo: – Diminuição do desejo sexual. – Disfunção erétil. – Disfunção ejaculatória. – Dispareunia. – Vaginismo. **Histórico de infertilidade anterior:** ■ Tentativas anteriores de concepção. ■ Períodos anteriores de exposição (relações sexuais sem contracepção ou com contracepção de baixa eficácia). ■ Qualquer avaliação ou tratamento anterior de fertilidade.
Histórico ginecológico
Histórico menstrual: ■ Idade da menarca. ■ Duração do ciclo (intervalo entre menstruações), duração e quantidade de sangramento. ■ Presença de sangramento intermenstrual. ■ Dismenorreia. ■ Sintomas pré-menstruais. **História ginecológica geral:** ■ Tratamentos relacionados ao aparelho reprodutor. ■ Uso de anticoncepcionais, incluindo tipo e duração. ■ Infecções sexualmente transmissíveis e/ou doença inflamatória pélvica. ■ Dispareunia ou dor pélvica crônica. ■ História de rastreamento cervical anormal (pesquisa de papilomavírus humano).
Histórico obstétrico
■ Número total de gestações e desfechos: – Gravidez bioquímica. – Aborto. – Gravidez de localização desconhecida – interrupções. – Gravidez ectópica. – Natimorto. – Nascido vivo. ■ Concepções com o parceiro atual e anterior(es). ■ Detalhes de qualquer tratamento de fertilidade necessário. ■ Complicações obstétricas, incluindo: – Diabetes gestacional. – Distúrbios hipertensivos. – Parto pré-termo. – Doença da placenta. – Restrição de crescimento intrauterino. ■ Doença congênita ou defeitos congênitos na prole.

(continua)

TABELA 1 Avaliação inicial da mulher infértil *(continuação)*

Histórico de saúde geral
■ Distúrbios médicos, com atenção especial para doenças endócrinas, autoimunes, genéticas, psiquiátricas ou malignas. ■ Avaliar sinais/sintomas de doenças da tireoide, hiperandrogenismo, defeitos do campo visual, galactorreia, estressores, hábitos dietéticos e de exercício, sintomas vasomotores. ■ Hospitalizações prévias. ■ Procedimentos cirúrgicos prévios. **Medicamentos e alergias:** ■ Uso de medicamentos gonadotóxicos ou radioterapia. ■ Medicamentos atuais, incluindo quaisquer suplementos. ■ Alergias medicamentosas conhecidas e tipo de reação.
Histórico familiar
■ Qualquer membro da família com histórico conhecido de: - Distúrbios hereditários. - Endocrinopatias. - Defeitos de nascença. - Atraso no desenvolvimento. - Infertilidade. - Menopausa precoce (antes dos 40 anos). - Aborto espontâneo recorrente. - Síndromes de câncer hereditário.
Histórico social
■ Ocupação e exposição potencial a agentes tóxicos. ■ Uso de tabaco, álcool ou drogas recreativas. ■ História de trauma psicológico, físico e/ou sexual. ■ Identidade de gênero. ■ Raça e etnia. ■ Dieta e hábitos de exercício.

Fonte: adaptada de Practice Committee of the American Society for Reproductive Medicine.[3]

TABELA 2 Exame físico da mulher infértil

Exame	O que avaliar	Atenção para
Exame da pele	■ Hirsutismo. ■ Acne. ■ Alopecia androgenética. ■ Acantose *nigricans*.	Avaliar hiperandrogenismo, disfunção tireoidiana, hiperprolactinemia e hiperplasia adrenal congênita na forma não clássica.
Exame de tireoide	Textura e tamanho da tireoide e presença de nódulos ou sensibilidade, ou adenopatia cervical.	Ultrassonografia da tireoide se a mulher relatar crescimento rápido da glândula ou se o exame físico identificar nodulação, assimetria ou sensibilidade. A aspiração com agulha fina também pode ser indicada com base nos achados à ultrassonografia.

(continua)

TABELA 2 Exame físico da mulher infértil *(continuação)*

Exame	O que avaliar	Atenção para
Exame das mamas	■ Sensibilidade à palpação. ■ Massas. ■ Alterações na pele. ■ Secreção mamilar à expressão ou espontânea. ■ Quase todas as anormalidades da mama sem causa conhecida devem ser examinadas por imagem.	A ultrassonografia é a modalidade inicial preferida em mulheres < 30 anos e a mamografia diagnóstica, a partir dos 30 anos.
Exame especular	■ Anomalias vaginais. ■ Anomalias cervicais. ■ Lesões. ■ Pólipos cervicais.	
Toque vaginal	■ Sensibilidade ou sinais de irritação peritoneal. ■ Massas ou nódulos em escavação retovaginal ou vesicovaginal, ou fórnices. ■ Massas uterinas. ■ Massas ovarianas.	

Fonte: adaptada de Practice Committee of the American Society for Reproductive Medicine.[3]

A Federação Internacional de Ginecologia e Obstetrícia (Figo), por meio de Comitês especializados, sugeriu, recentemente, a classificação dos distúrbios ovulatórios de acordo com a origem anatômica, com o objetivo de tornar o diagnóstico diferencial preciso e acessível. O sistema denominado HyPO-P (do inglês, *Hypothalamic, Pituitary, Ovarian, and the Polycystic ovary syndrome*), dividiu as causas em quatro compartimentos:

1. Hipotalâmico (tipo I).
2. Hipofisário (tipo II).
3. Ovariano (tipo III).
4. Relacionado à síndrome dos ovários policísticos (SOP, tipo IV).

Em um segundo nível de categorização, a atribuição ao sítio anatômico mais específico é direcionada pelo acrônimo GAIN-FIT-PIE (do inglês *Genetic, Autoimmune, Iatrogenic, Neoplasm; Functional, Infectious and Inflammatory, Trauma and vascular; Physiological, Idiopathic, Endocrine*), para as causas genéticas, autoimunes, iatrogênicas, neoplásicas; funcionais, infecciosas ou inflamatórias, traumáticas ou vasculares; fisiológicas, idiopáticas ou endócrinas.[4]

Não é intenção deste capítulo explorar detalhadamente todos os compartimentos possivelmente associados aos distúrbios ovulatórios, mas destacar os que, entre eles, mais aparecem no cotidiano da clínica reprodutiva. Assim, diante de uma mulher com queixa de oligomenorreia ou amenorreia, a investigação complementar deve direcionar o raciocínio para o diagnóstico diferencial, incluindo as doenças da tireoide, a hiperprolactinemia, a insuficiência ovariana, a amenorreia hipotalâmica e a anovulação crônica hiperandrogênica (síndrome dos ovários policísticos).[3]

Doenças da tireoide

Os hormônios tireoidianos são coparticipantes na modulação do eixo hipotalâmico-hipofisário-gonadal, e, apesar da inexistência de evidências científicas robustas, os distúrbios da tireoide, com destaque para o hipotireoidismo, podem estar associados a oligo-ovulação ou anovulação, infertilidade, hiperandrogenismo clínico e hipogonadismo hipogonadotrófico, e ter impacto negativo em desfechos gestacionais, tanto maternos quanto perinatais. Por serem problemas com prevalência elevada entre as mulheres, a realização de testes específicos para o diagnóstico diferencial é preconizada. A dosagem sérica do hormônio tireoestimulante (TSH) é considerada o teste de primeira linha para avaliar distúrbios primários da tireoide, que podem exigir investigação aprofundada e tratamento adicionais.[3,5,6]

A autoimunidade tireoidiana é frequentemente associada às perdas gestacionais, mas os mecanismos por trás de tal associação não são claros, a causalidade não é comprovada e estudos randomizados avaliando o uso da levotiroxina por mulheres inférteis ou com perdas gestacionais pregressas não são suficientes para demonstrar piora dos desfechos reprodutivos ou neonatais.[7]

Embora o tratamento com levotiroxina esteja bem estabelecido apenas para os casos de hipotireoidismo clínico, de acordo com as recomendações atuais, é aceito quando o hipotireoidismo subclínico (TSH ≥ 4 mUI/L, tiroxina livre normal) está associado à infertilidade, quando há autoimunidade tireoidiana associada a TSH ≥ 4 mUI/L ou quando TSH > 10 mIU/L.[8]

Hiperprolactinemia

A hiperprolactinemia está altamente associada a quadros de oligo-ovulação ou anovulação e infertilidade, provavelmente por interrupção ou alterações do ritmo normal dos pulsos de hormônio liberador de gonadotrofinas (GnRH), resultando em níveis ineficazes ou mesmo francamente baixos de secreção de gonadotrofinas. O diagnóstico dessa condição é realizado pela dosagem sérica de prolactina, sendo a forma monomérica a de interesse clínico; por esse motivo, recomenda-se a pesquisa de macroprolactina em mulheres com níveis levemente alterados, uma vez que o diagnóstico de macroprolactinemia evita a realização de exames complementares desnecessários e afasta a possibilidade de lesões hipofisária e hipotalâmica.[5]

Os agonistas da dopamina são as drogas de escolha no tratamento da hiperprolactinemia, tanto para a retomada da ovulação quanto para a eliminação da galactorreia. A bromocriptina e a cabergolina são as duas moléculas comumente utilizadas, mas hoje, devido à melhor tolerância e conveniência de administração, a cabergolina é a droga de primeira escolha.

O tratamento geralmente se inicia com dose de 0,25 mg 2 vezes por semana, aumentando gradativamente a cada 4 semanas até que a dose efetiva seja estabelecida. O objetivo com qualquer uma das drogas deve ser utilizar a menor dose necessária para normalização da concentração sérica de prolactina. A maioria das mulheres atinge níveis normais de prolactina com doses semanais de 0,5 a 1 mg, e raramente são necessárias doses maiores que 2 mg por semana.[5]

Insuficiência ovariana

A insuficiência ovariana precoce (IOP) manifesta-se por quadro de amenorreia ou oligomenorreia e é caracterizada pelo hipogonadismo hipergonadotrófico, ou seja, pela baixa concentração sérica de estradiol e alta concentração sérica de gonadotrofinas hipofisárias.[9] Dados recentes mostram que a prevalência da IOP foi crescente nas duas últimas décadas, e estima-se que hoje acometa 3,5% das mulheres em todo o mundo, com maior número de ocorrências nas Américas do Norte e do Sul.[10]

Na maioria dos casos, a IOP é idiopática. Quando existentes, as causas principais da IOP primária são as aneuploidias, como a monossomia do cromossomo X (síndrome de Turner), e as doenças gênicas, como a síndrome do X frágil e os defeitos autossômicos; entre as causas mais frequentes da IOP secundária, estão as iatrogênicas, após a remoção cirúrgica dos ovários, radioterapia ou quimioterapia (11,2%), e as autoimunes (10,5%).[9,10] Infecções virais e fatores ambientais também podem levar ao quadro.[9]

No contexto da infertilidade, a reposição adequada de esteroides sexuais ovarianos pode garantir às mulheres com IOP desenvolvimento e funcionamento uterino adequados à ocorrência de gravidez, com desfecho favorável. Contudo, tanto não se pode falar em um regime de terapia hormonal ideal para maximizar o potencial reprodutivo quanto, nesses casos, deve-se recorrer às tecnologias de reprodução assistida utilizando oócitos ou embriões de uma doadora.[9]

Amenorreia hipotalâmica

A amenorreia hipotalâmica (AH) é definida como a ausência ou interrupção da menstruação causada por uma deficiência na secreção pulsátil do GnRH abaixo de um limiar mínimo. É um diagnóstico de exclusão, sustentado pelo achado de concentração sérica do hormônio folículo-estimulante (FSH) baixa ou normal, e baixa concentração de estradiol, na ausência de lesão selar ou outras causas hipofisárias raras de hipogonadismo hipogonadotrófico.[5,11] Os quadros primários estão relacionados à insuficiência no desenvolvimento da secreção de GnRH, enquanto a AH secundária é um distúrbio neuroendócrino associado a consequência de déficit energético, distúrbios alimentares, estresse ou exercícios físicos excessivos, na ausência de alterações orgânicas.[11]

Anovulação e infertilidade são consequências naturais da disfunção hipotalâmica e, normalmente, requerem intervenção terapêutica. Academicamente, a primeira opção terapêutica dá-se pela administração do próprio GnRH, administrado em pulsos pelas vias intramuscular ou subcutânea. Essa alternativa traduz-se na restauração perfeita da dinâmica hormonal do ciclo menstrual e, por esse motivo, é considerada o tratamento de escolha para induzir a ovulação e restaurar a fertilidade de mulheres com AH que não conseguiram restaurar a ovulação por modificações do estilo de vida.[11] Entretanto, a ovulação pode ser conseguida da mesma forma e de maneira mais fácil, já que o uso de GnRH requer infusão pulsátil, pela administração de FSH para desenvolvimento folicular, seguida da indução de maturação pela administração de gonadotrofina coriônica (hCG) ou hormônio luteinizante (LH), para desencadear a ovulação, como se pratica em tratamento de reprodução medicamente assistida.

Anovulação crônica hiperandrogênica (síndrome dos ovários policísticos)

A síndrome dos ovários policísticos (SOP) afeta entre 8 e 13% das mulheres em idade reprodutiva, a depender da população estudada e dos critérios diagnósticos adotados. De acordo com as recomendações atuais para mulheres adultas, o diagnóstico é feito pela presença de pelo menos dois dos seguintes critérios: ciclos menstruais irregulares, hiperandrogenismo clínico e/ou laboratorial, e morfologia ultrassonográfica de ovários policísticos; para as adolescentes, contudo, adotam-se critérios mais rígidos, estando dispensada a ultrassonografia quando existem hiperandrogenismo e ciclos irregulares concomitantes. É importante descartar outras doenças que também apresentam hiperandrogenismo para confirmar o diagnóstico, sendo imprescindível o diagnóstico diferencial de doenças da tireoide (pela dosagem do TSH), hiperprolactinemia (pela dosagem da prolactina e da macroprolactina) e hiperplasia adrenal congênita não clássica (pela dosagem da 17-hidroxiprogesterona).[12]

Mulheres com SOP frequentemente apresentam infertilidade devido ao distúrbio anovulatório característico da condição. O tratamento de primeira linha para a infertilidade associada à SOP, quando a análise do sêmen (espermograma) é normal e as tubas uterinas estão pérvias, é a indução medicamentosa da ovulação. Dentre os medicamentos utilizados, o letrozol é considerado o de escolha, por estar associado a maior probabilidade de ovulação, gravidez clínica e nascido vivo, e menor probabilidade de gravidez múltipla quando comparado ao citrato de clomifeno, sendo similares para ambas as drogas os riscos de aborto espontâneo e anomalias congênitas.[12,13] Deve-se fazer menção, antes de sua prescrição, ao fato de que no Brasil ainda é considerado *off label*, embora seu uso já seja aceito mundialmente.

Devido à natureza metabólica da SOP, é fundamental que essas mulheres sejam avaliadas quanto a fatores metabólicos e hábitos que possam afetar negativamente os desfechos reprodutivos: níveis glicêmicos, peso, pressão arterial, tabagismo, consumo de álcool, alimentação, exercícios, qualidade do sono e saúde mental, emocional e sexual.[12]

Indução da ovulação

Diante da infertilidade associada à SOP, instituídas as devidas mudanças no estilo de vida e melhorias dos problemas metabólicos como pré-requisito para o manejo, a indução da ovulação para o coito programado é considerada como primeira linha de tratamento (Figura 1). Não há, contudo, um protocolo de

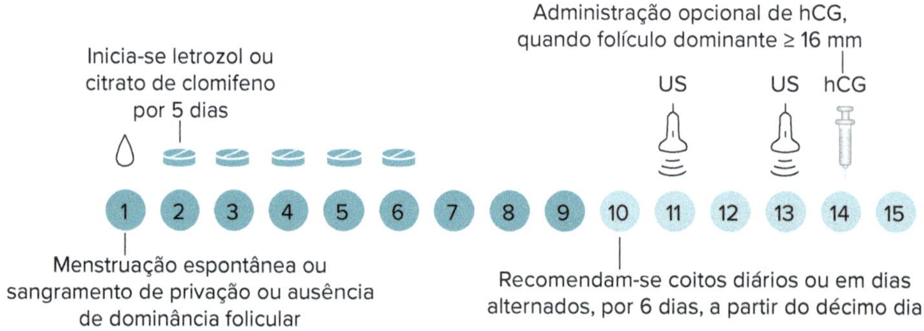
Administração opcional de hCG, quando folículo dominante ≥ 16 mm
Inicia-se letrozol ou citrato de clomifeno por 5 dias
US
US
hCG
1
2
3
4
5
6
7
8
9
10
11
12
13
14
15
Menstruação espontânea ou sangramento de privação ou ausência de dominância folicular
Recomendam-se coitos diários ou em dias alternados, por 6 dias, a partir do décimo dia

FIGURA 1 Exemplo de protocolo de indução da ovulação para mulheres com síndrome dos ovários policísticos. Entre o segundo e o quinto dia após o início do fluxo menstrual espontâneo ou induzido por um progestagênio, ou a qualquer momento, se constatada ausência de dominância folicular, inicia-se a administração do letrozol, na dose de 2,5 a 7,5 mg/dia, ou do citrato de clomifeno, na dose de 50 a 150 mg/dia, por 5 dias; realiza-se ultrassonografia (US) transvaginal entre os dias 11 e 14 do ciclo, para constatação da resposta ao indutor e monitoração da dominância folicular; constatada resposta ovariana, orienta-se o coito regular, diário ou em dias alternados, a partir do décimo dia do ciclo e até o dia seguinte ao previsto para a ocorrência da ovulação. Ao observar a existência de folículo dominante pré-ovulatório (diâmetro médio ≥ 16 mm), é facultativo o desencadeamento farmacológico da ovulação pela administração de 5.000 UI de gonadotrofina coriônica (hCG) altamente purificada ou 250 mcg de gonadotrofina coriônica recombinante.

hCG: gonadotrofina coriônica; US: ultrassonografia.

consenso, podendo-se personalizar a indução de acordo com a resposta observada ou as experiências terapêuticas prévias da mulher.[14]

As gonadotrofinas podem ser utilizadas para a indução farmacológica da ovulação na infertilidade associada à SOP, para mulheres que apresentam resistência aos indutores orais ou quando um tratamento prévio com essas drogas não tenha resultado em gravidez; nesse grupo, pode-se considerar, também, a utilização individualizada de fármacos adjuvantes, com destaque para sensibilizadores da insulina, corticosteroides, estereoisômeros do inositol, vitamina D, N-acetilcisteína e coenzima Q10, ainda que não existam evidências robustas de benefício dessas associações.[14] Por fim, para mulheres resistentes à indução farmacológica da ovulação com indutores orais ou gonadotrofinas em baixas doses, a reprodução medicamente assistida e o *drilling* ovariano laparoscópico podem ser considerados como opções terapêuticas.[12,14]

Reserva ovariana diminuída

Não há dúvida de que a idade seja o marcador isolado mais importante na estimativa do potencial reprodutivo da mulher. Isso ocorre porque o envelhecimento impacta negativamente sobre a reserva ovariana, tanto pela diminuição progressiva dos oócitos em quantidade quanto pela queda da qualidade. O tempo de espera do oócito desde a menarca até sua fertilização interfere na eficiência da ovulação, na capacidade de o gameta ser fertilizado e, em última análise, na chance de ele, uma vez fertilizado, formar um embrião viável. Além disso, disfunções sexuais, doenças uterinas e complicações em gestações prévias, fatores genéticos, tabagismo, infecções e cirurgias pélvicas podem ser determinantes da reserva ovariana diminuída em mulheres com idade avançada.[15,16]

Marcadores laboratoriais e ultrassonográficos, conhecidos conjuntamente como testes de reserva ovariana, têm sido estudados há décadas, com intenção de buscar uma ferramenta para a predição da capacidade reprodutiva feminina. Entretanto, não há, até o momento, um teste isolado ou uma combinação de testes que permita, de forma consistente, a identificação do declínio da fertilidade, a aferição das chances reais de obter uma gravidez espontânea ou a previsão da menopausa em mulheres com ciclos menstruais regulares.[17]

Testes de reserva ovariana

Em tese, um teste ideal de avaliação da reserva ovariana deveria permitir a inferência da quantidade e da qualidade do patrimônio de folículos disponíveis para recrutamento em certo momento, e, dessa forma, deveria ser possível determinar a chance de uma mulher obter uma gestação espontânea ou sob tratamento. Na prática, contudo, os testes de reserva ovariana disponíveis servem para nortear protocolos de estimulação, projetar a resposta dos ovários ao estímulo exógeno e, assim, amenizar encargos emocionais e financeiros de tratamentos de reprodução medicamente assistida, cujos resultados ainda se encontram aquém do desejado.[15]

Atualmente, dá-se preferência aos testes que fazem referência direta ao número de folículos funcionais remanescentes nos ovários no momento da dosagem: hormônio antimülleriano (AMH) e contagem de folículos antrais iniciais (CFA); na indisponibilidade desses testes, aceita-se algum benefício de dosar as concentrações séricas do FSH e, em situações específicas, do estradiol. Entretanto, mais difícil do que definir quais testes de reserva ovariana utilizar, é definir quando eles estão indicados, uma vez que a literatura não os aceita para inferência sobre a fertilidade futura,[18] ou sustenta que tenham algum papel quando aferidos de mulheres jovens que não estejam tentando engravidar.[17]

Hormônio antimülleriano

O AMH é produzido pelas células da granulosa dos folículos ovarianos com diâmetro de até 8 mm, a partir de quando a dominância estabelece relação aparentemente exclusiva com o FSH. De acordo com as evidências atuais, é o teste sanguíneo mais confiável para estimativa da reserva ovariana, por estabelecer correlação positiva com a resposta folicular ao estímulo exógeno em ciclos de reprodução assistida, sem que esteja clara sua associação a outros desfechos.[17,19] Atualmente, define-se reserva ovariana diminuída pelo nível sérico de AMH < 0,7 a 1 ng/mL (ou 5 a 7,14 pmol/L).[18,19]

Contagem de folículos antrais iniciais

A CFA é obtida pela soma dos folículos com diâmetro médio entre 2 e 10 mm de ambos os ovários, identificados à ultrassonografia transvaginal realizada entre o segundo e o quinto dia do ciclo menstrual (fase folicular inicial).[17] De acordo com as evidências atuais, é tão confiável para estimativa da reserva ovariana quanto o AMH, podendo ser ainda mais precisa na predição da resposta folicular ao estímulo exógeno em ciclo próximo ao momento da dosagem, mas também sem associação clara a outros desfechos reprodutivos.[17,19] Atualmente, define-se reserva ovariana diminuída pela CFA < 9.[20]

RESUMO

A avaliação da mulher infértil deve ser suficiente para explorar os históricos médico, reprodutivo e familiar das pessoas envolvidas, de forma abrangente, contemplando, além do exame físico direcionado e detalhado, as informações suficientes para a suspeição das causas.

Neste capítulo foram abordados os distúrbios ovulatórios e a reserva ovariana diminuída, de acordo com o escopo deste livro.

Referências

1. Zegers-Hochschild F, Adamson GD, Dyer S, Racowsky C, de Mouzon J, et al. The International Glossary on Infertility and Fertility Care, 2017. Hum Reprod. 2017 Sep 1;32(9):1786-801.
2. Cox CM, Thoma ME, Tchangalova N, Mburu G, Bornstein MJ, Johnson CL, et al. Infertility prevalence and the methods of estimation from 1990 to 2021: a systematic review and meta-analysis. Hum Reprod Open. 2022 Nov 12;2022(4):hoac051.
3. Practice Committee of the American Society for Reproductive Medicine. Fertility evaluation of infertile women: a committee opinion. Fertil Steril. 2021 Nov;116(5):1255-65.
4. Munro MG, Balen AH, Cho S, Critchley HOD, Díaz I, Ferriani R, et al.; Figo Committee on Menstrual Disorders and Related Health Impacts, and Figo Committee on Reproductive Medicine, Endocrinology, and Infertility. The Figo Ovulatory Disorders Classification System. Fertil Steril. 2022 Oct;118(4):768-86.
5. Fritz MA, Speroff L. Clinical gynecologic endocrinology and infertility. 9.ed. Lippincott: Williams & Wilkins; 2020.
6. Gracia CR. Thyroid in reproduction. Semin Reprod Med. 2016;34(6):315-6.
7. Maheshwari A, Bhide P, Pundir J, Bhattacharya S. Routine serum thyroid-stimulating hormone testing-optimizing pre-conception health or generating toxic knowledge? Hum Reprod. 2017;32(9):1779-85.
8. Carvalho BR, Nácul AP, Benetti-Pinto CL, Rosa-E-Silva ACJS, Soares Júnior JM, Maciel GAR, et al. Reproductive outcomes in cases of subclinical hypothyroidism and thyroid autoimmunity: a narrative review. Rev Bras Ginecol Obstet. 2020;42(12):829-33.

9. Craciunas L, Zdoukopoulos N, Vinayagam S, Mohiyiddeen L. Hormone therapy for uterine and endometrial development in women with premature ovarian insufficiency. Cochrane Database Syst Rev. 2022;10(10): CD008209.
10. Li M, Zhu Y, Wei J, Chen L, Chen S, Lai D. The global prevalence of premature ovarian insufficiency: a systematic review and meta-analysis. Climacteric. 2023; 26(2):95-102.
11. Tranoulis A, Laios A, Pampanos A, Yannoukakos D, Loutradis D, Michala L. Efficacy and safety of pulsatile gonadotropin-releasing hormone therapy among patients with idiopathic and functional hypothalamic amenorrhea: a systematic review of the literature and a meta-analysis. Fertil Steril. 2018;109(4):708-719.e8.
12. Teede HJ, Misso ML, Costello MF, Dokras A, Laven J, Moran L, et al.; International PCOS Network. Recommendations from the international evidence-based guideline for the assessment and management of polycystic ovary syndrome. Fertil Steril. 2018;110(3): 364-79.
13. Tsiami AP, Goulis DG, Sotiriadis AI, Kolibianakis EM. Higher ovulation rate with letrozole as compared with clomiphene citrate in infertile women with polycystic ovary syndrome: a systematic review and meta-analysis. Hormones (Athens). 2021;20(3):449-61.
14. Carvalho BR. Particularidades no manejo da infertilidade. In: Síndrome dos ovários policísticos. São Paulo: Federação Brasileira das Associações de Ginecologia e Obstetrícia (Febrasgo); 2018. Cap. 8. p.88-103 (Série Orientações e Recomendações Febrasgo, n. 4, Comissão Nacional de Ginecologia Endócrina).
15. Ferriani RA, Carvalho BR, Rosa-e-Silva ACJS. Avaliação da reserva ovariana. In: Marinho RM, Rosa-e-Silva ACJS, Caetano JPJ, Rodrigues JK (orgs.). Preservação da fertilidade: uma nova fronteira em medicina reprodutiva e oncologia. v.1. Rio de Janeiro: Medbook; 2015. p.255-62.
16. Krajnik K, Mietkiewska K, Skowronska A, Kordowitzki P, Skowronski MT. Oogenesis in women: from molecular regulatory pathways and maternal age to stem cells. Int J Mol Sci. 2023;24(7):6837.
17. Rosa e Silva ACJS, Carvalho BR, Nácul AP, Benetti-Pinto CL, Yela DA, Maciel GAR, et al. Avaliação da reserva ovariana na predição do mau prognóstico reprodutivo: quando e como investigar. Femina. 2018;46(3):144-52.
18. Harris BS, Jukic AM, Truong T, Nagle CT, Erkanli A, Steiner AZ. Markers of ovarian reserve as predictors of future fertility. Fertil Steril. 2023;119(1):99-106.
19. Busnelli A, Somigliana E, Cirillo F, Levi-Setti PE. Is diminished ovarian reserve a risk factor for miscarriage? Results of a systematic review and meta-analysis. Hum Reprod Update. 2021;27(6):973-88.
20. Coelho Neto MA, Ludwin A, Borrell A, Benacerraf B, Dewailly D, da Silva Costa F, et al. Counting ovarian antral follicles by ultrasound: a practical guide. Ultrasound Obstet Gynecol. 2018;51(1):10-20.

30

Endometriose

André Cassiani
Julio Cesar Rosa e Silva
Sérgio Podgaec

Introdução

Endometriose é uma doença inflamatória, crônica, estrogênio-dependente, associada a dor pélvica e infertilidade e potencialmente debilitante, sendo definida pela presença de tecido endometrial, glandular ou estromal, localizado fora do útero.[1] A doença manifesta-se principalmente no compartimento pélvico como lesões que podem ser: implantes peritoneais superficiais; endometriose profunda, quando a lesão endometriótica se infiltra mais de 5 mm abaixo do tecido peritoneal ou da musculatura própria de órgãos pélvicos tubulares, como intestino e bexiga (Figura 1); e endometriose ovariana, quando há a formação dos cistos ovarianos endometrióticos, denominados endometriomas.[2] Pode ainda acometer outras estruturas localizadas no abdome superior ou até mesmo órgãos distantes, consideradas manifestações raras da doença.

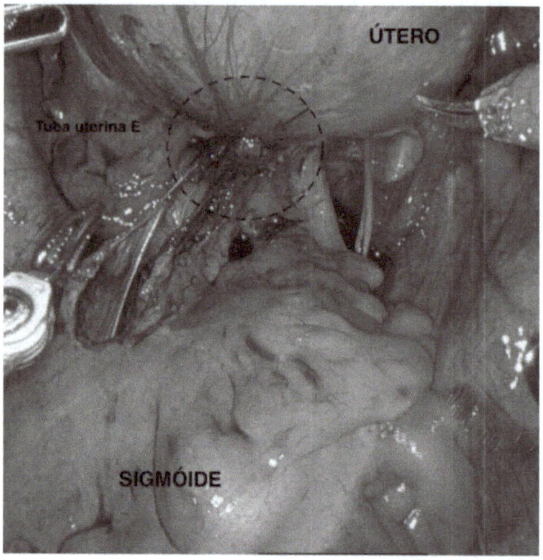

FIGURA 1 Endometriose profunda: presença de lesão endometriótica em região de fundo de saco posterior visualizada na extremidade da seta. Observa-se tecido nodular envolto por aderências pélvicas, falhas peritoneais com reação inflamatória e distorção anatômica secundária a endometriose.
Fonte: acervo dos autores.

A ação inflamatória crônica das lesões tem feito a endometriose ser considerada uma doença sistêmica, visto que apresenta comportamento, efeito e repercussões similares a doenças como diabetes, síndrome dos ovários policísticos (SOP), doenças autoimunes e doenças cardiovasculares. A inflamação pode ocorrer principalmente em mulheres com sintomas dolorosos e infertilidade, causando interações entre fatores genéticos, epigenéticos, imunorreguladores, hormonais e ambientais.[3]

A prevalência da endometriose gira em torno de 10% das mulheres no menacme, 2 a 11% das assintomáticas, 30 a 40% das mulheres inférteis e 40 a 50% em pacientes com dor pélvica. Com relação às adolescentes sintomáticas, a prevalência gira em torno de 49% e pode alcançar 75% daquelas que não respondem a tratamento medicamentoso.[4] No entanto, existe uma dificuldade global em estabelecer a real prevalência e incidência da endometriose, pois a confirmação diagnóstica classicamente aceita é feita por meio de confirmação histológica oriunda de biópsias ou peças cirúrgicas. Esse é um fator limitante, pois os tecidos coletados são em sua maioria advindos de procedimento cirúrgico, o que nem sempre apresenta indicação precisa e necessária. Outro viés ocorre com as mulheres com sintomas dolorosos menos intensos ou ausentes; essa condição clínica pode estar relacionada a fases iniciais da doença, e a fertilidade pode não ter sido diagnosticada pela não exposição ao gestar.[5]

Tópico importante das pesquisas nas últimas décadas remete ao potencial impacto na qualidade de vida, atividade profissional, constituição da prole e custos de saúde pública das mulheres portadoras e continua apresentando grandes desafios a serem solucionados, especificamente relacionados a sua etiologia, diagnóstico não invasivo e mais precoce, melhora das opções terapêuticas, assim como a capacitação de equipes da saúde para a assistência à paciente com endometriose.

Fisiopatologia

Principalmente a partir do século XX, a comunidade científica vem se dedicando cada vez mais a estudar e decifrar a endometriose. Assim, algumas teorias já foram descritas para explicar sua etiologia. Apesar de algumas dessas hipóteses serem bem-aceitas, nem todas as formas ou evoluções da doença conseguem ser totalmente explicadas. Em estudos mais recentes, as evidências relacionam fatores imunológicos e hormonais com a criação de um microambiente pró-inflamatório que facilitaria o desenvolvimento da doença e como consequência o aparecimento de dor e infertilidade, estabelecendo mais um direcionamento para as pesquisas.[6] As principais teorias são:

- Teoria da implantação: Sampson, em 1927, descreveu o fluxo retrógrado tubáreo que ocorre a partir da descamação fisiológica do endométrio no período menstrual de muitas mulheres; parte desse sangue reflui pelas tubas uterinas, derramando-se pela cavidade abdominal e favorecendo assim a implantação desse tecido em local ectópico que passa a ser responsivo aos estímulos hormonais ovarianos.
- Teoria das células-tronco: complementar à teoria de Sampson, relata que nos primeiros dias de vida das meninas ocorre fisiologicamente drástica privação hormonal, com consequente descamação do endométrio; esse fenômeno seria o primeiro refluxo tubáreo que ocorre na vida da futura mulher. Esse sangue tem grande quantidade de células-tronco, que, ao caírem na cavidade abdominal, permanecem latentes durante a infância. Com a chegada da puberdade, inicia-se a atividade ovariana, com produção hormonal sistemática durante toda a fase reprodutiva. Aquelas células-tronco latentes, implantadas logo após o nascimento, passam a crescer sob a ação hormonal, especificamente pela ação dos estrogênios, e provocam o desenvolvimento das lesões endometrióticas.
- Teoria da metaplasia celômica: sugere a transformação de tecido peritoneal saudável em tecido endometrial ectópico. O tecido mülleriano, que se diferencia no aparelho reprodutor feminino durante a fase embrionária (útero e terço distal da vagina), permanece como restos teciduais, mais precisamente como células de tecidos müllerianos, e sofreria um processo de metaplasia a partir do estímulo estrogênico,

transformando-se em tecido endometrial ectópico.

- Teoria dos receptores hormonais: reconhece que as lesões endometrióticas apresentam heterogenicidade na distribuição dos receptores estrogênicos e progestagênicos nos tecidos endometrióticos. Essas lesões podem apresentar atividade própria da enzima aromatase e resistência à progesterona, justificando o fato de algumas lesões responderem mal aos tratamentos hormonais, e pode ocorrer progressão da doença mesmo na ausência de estímulo estrogênico.
- Teoria específica da endometriose profunda: sugere que as lesões infiltrativas apresentam fenótipos diferentes comparativamente a outras manifestações pélvicas da doença. Pode-se observar mecanismos invasivos potencializados, como expressão de metaloproteinases e ativinas, expressão aumentada de neuroangiogênese e alteração de perfil de diferentes células envolvidas na resposta imunológica (macrófagos peritoneais, células *natural killer* e linfócitos). O comportamento agressivo da doença poderia ter sua causa na diminuição da apoptose no conteúdo oriundo do fluxo tubáreo retrógrado e também na atividade proliferativa relacionada ao estresse oxidativo.
- Teoria do desenvolvimento dos endometriomas ovarianos: traz a hipótese de dois mecanismos para a formação dos cistos ovarianos, a invaginação com a formação de pseudocistos a partir de sangue menstrual depositados no parênquima ovariano e a ocorrência da metaplasia celômica no epitélio ovariano invaginado, originando os endometriomas.
- Teoria epigenética: em recente revisão[7] foram elaboradas duas hipóteses distintas, a primeira relacionada ao aparecimento precoce da doença com a presença do sangramento uterino neonatal e posteriormente com as menstruações cíclicas do menacme estimulando o mecanismo patogênico para a formação de nódulos adenomióticos. A segunda hipótese estaria relacionada ao fato de a doença profunda ser um tipo específico de lesão compatível com um tumor benigno similar ao endométrio anormal encontrado na doença. As lesões endometrióticas peritoneais ou císticas podem apresentar a mesma origem celular das lesões profundas, porém a atuação de moduladores genéticos e epigenéticos induziria formas distintas de doença.

Diagnóstico

Segundo o Professor Charles Chapron em artigo de 2019,[8] "devido ao progresso considerável com o diagnóstico por imagem (por exemplo, ultrassonografia transvaginal e ressonância magnética), a laparoscopia exploratória não deve mais ser usada para diagnosticar lesões endometrióticas. Em vez disso, o diagnóstico de endometriose deve ser baseado em um processo estruturado envolvendo a combinação de entrevistas com pacientes, exame clínico e imagem".

Classicamente, o diagnóstico de certeza da endometriose é feito por laparoscopia por meio da visualização de lesões típicas, mas principalmente do anatomopatológico comprobatório. A elaboração do diagnóstico deve inicialmente seguir uma história clínica guiada pela experiência, baseada na história, sintomas, exame clínico e imagem. Marcadores bioquímicos não são úteis; a imagiologia é importante previamente à cirurgia para informar sobre as lesões profundas.[9]

A consulta médica deve investigar a história clínica, antecedentes pessoais e familiares e realizar o exame físico geral e ginecológico. A queixa de dor é o sintoma mais onipresente da doença e manifesta-se principalmente como dismenorreia, dispareunia de profundidade, dor periovulatória, dor pélvica crônica (acíclica), disquesia e disúria. Uma característica importante é que grande parte das pacientes apresenta piora dos sintomas dolorosos no período menstrual, demonstrando um caráter cíclico da doença; porém, nem sempre os sintomas serão sistematicamente cíclicos. Outro sintoma frequente é a infertilidade, que apresenta alta correlação com as mulheres com endometriose. Os sintomas referidos podem ocorrer em outras doenças, aumentando a dificuldade em estabelecer o diagnóstico. Outro fato importante demonstrado em diversas pesquisas está relacionado com o tempo médio de 5 a 12 anos entre o aparecimento dos sintomas e o diagnóstico definitivo da endometriose.[10]

O exame físico deve ser realizado avaliando-se o abdome e a seguir procedendo-se ao exame pélvico ginecológico tradicional. O exame clínico nem sempre traz informações claras sobre a presença da doença, porém deve ser realizado de forma detalhada e cautelosa, estabelecendo-se uma sintonia com a paciente para que ela participe ativamente do exame, relatando os pontos dolorosos, a intensidade da dor, sua localização e qualquer outra informação que auxilie na sinalização dos prováveis sítios inflamatórios. O exame clínico pode ser um gatilho importante na suspeição e progressão do diagnóstico da endometriose pelo médico assistente. Nessa etapa, podem ser identificados nódulos em cicatriz cirúrgica abdominal, espessamentos e nódulos em região retrocervical e em fundo de saco posterior, aumento de região anexial, assim como pontos de gatilho que remetem à dor miofascial e disfunções da musculatura de assoalho pélvico, muito frequentes em mulheres com endometriose e com dor pélvica de forma geral.

Com as limitações da anamnese e do exame clínico, outras ferramentas são necessárias para o auxílio no diagnóstico e até mesmo o estadiamento da doença. Os exames de imagem ocupam um lugar de destaque, principalmente o USG pélvico e transvaginal (USTV) e a ressonância magnética (RM) de pelve, que são considerados os de maior acurácia nessa propedêutica.[11]

A manifestação da endometriose pélvica e sua localização (peritoneal superficial, profunda ou ovariana) são fundamentais para definir a acurácia dos exames de imagem. Com relação à endometriose ovariana, pode ser avaliada por meio de USTV ou RM com excelente sensibilidade e especificidade.[12] Comparativamente, a RM é um exame com custo mais alto e menos acessível e o USTV é mais examinador-dependente, porém ambos são amplamente utilizados no estudo dos cistos ovarianos, com excelente acurácia.

USTV e RM podem avaliar a endometriose profunda, doença localizada na região retrocervical (ligamentos uterossacros, tórus uterino), vagina, intestino, bexiga e ureter. Em nosso meio, vem se estabelecendo o USTV com preparo intestinal para o mapeamento da endometriose, que apresenta alta sensibilidade e especificidade para avaliar a doença intestinal, seu grau de infiltração na parede do órgão, o tamanho da lesão, a extensão da circunferência da alça comprometida e a distância da borda anal, informações úteis no direcionamento da terapêutica e, se necessário, no planejamento cirúrgico.[13] Vale ressaltar que o ultrassom e a RM são ambos eficientes na pesquisa da endometriose profunda e suas múltiplas manifestações. Porém, com relação à endometriose peritoneal superficial, por serem lesões milimétricas, a radiologia ainda encontra pouca acurácia em sua identificação.

Dessa forma, a história clínica, o exame físico e o diagnóstico por imagem realizado com protocolo específico e por radiologistas experientes na identificação da lesão permitem indicar o tratamento adequado para cada paciente. É bem certo que o diagnóstico da endometriose tem avançado continuamente com o aperfeiçoamento dos exames de imagem e o aumento do conhecimento relacionado ao tema. Contudo, ainda é preciso investir na capacitação dos profissionais para conseguir expandir o diagnóstico por imagem, estabelecendo assim uma ferramenta menos invasiva que a cirurgia e seus potenciais riscos. Com relação aos biomarcadores e ao papel da genética, estes foram objeto de muitos estudos e artigos, porém não foram encontradas aplicações relevantes na elucidação diagnóstica da doença.

Tratamento

O tratamento da endometriose deve ter como principal objetivo a resolução dos sintomas e, consequentemente, a melhora na qualidade de vida da paciente. A escolha terapêutica deve levar em conta a idade, os sintomas referidos e sua intensidade, as manifestações e localizações das lesões e suas repercussões. Os aspectos biopsicossociais precisam ser avaliados e considerados para acompanhamento conjunto por equipe multidisciplinar capacitada, contribuindo para melhores respostas terapêuticas. Dessa forma, a paciente, em comum acordo com o profissional assistente, poderá definir as metas de seu tratamento de forma individualizada, porém respeitando as diretrizes estabelecidas pelas evidências científicas referenciadas.

O tratamento clínico hormonal tem papel fundamental, tendo em vista que o estrogênio atua na proliferação do tecido endometrial tópico ou ectópico. Os medicamentos com propriedades antagonistas à ação proliferativa ou que reduzem a concentração de estrogênio circulante são opções terapêuticas bem estabelecidas para o tratamento. Os fármacos com essas propriedades são os análogos do hormônio liberador de gonadotrofinas (GnRH), androgênios, contraceptivos orais combinados e progestagênios. O tratamento clínico tem uma resposta altamente eficaz na sintomatologia dolorosa, segundo a literatura científica, independentemente da escolha do fármaco dentre as opções citadas. No entanto, vale ressaltar que as medicações têm efeitos adversos diferentes, fato que deve ser levado em consideração na prescrição.

Os progestagênios sintéticos têm ação atrófica no tecido endometrial, sendo possível encontrar alguns fármacos dessa classe de medicamentos, como: acetato de medroxiprogesterona, ciproterona, desogestrel, acetato de noretindrona, levonorgestrel, dienogeste, etonogestrel, dentre outros. Todos eles desencadeiam resposta similar e eficaz na melhora dos sintomas dolorosos, com efeitos adversos diferentes e, por vezes, pouco tolerados pelas usuárias, dentre eles aumento de peso, sangramento de escape, acne, hirsutismo e edema.[14] Os progestagênios podem ser prescritos nos contraceptivos combinados, sendo a medicação mais prescrita para o controle da dor, também com boa eficácia no seu uso sem pausa e principalmente quando ocorre amenorreia.[15] Os progestagênios estão disponibilizados em nosso país para uso oral, vaginal, injetável, subdérmico e em dispositivos intrauterinos hormonais com liberação lenta.

Os análogos do GnRh são medicações com boa eficácia, além de altos custos. Desencadeiam uma condição clínica muito similar à menopausa, devido ao hipoestrogenismo induzido, causando sintomas como ondas de calor, atrofia vaginal, dispareunia, insônia e impacto na saúde óssea. Embora exista a recomendação da terapia *add-back* conjuntamente ao análogo, o que significa associar um contraceptivo oral combinado ou progestagênio isolado para minimizar os efeitos indesejados, essa medicação tem ficado como segunda linha de tratamento.[16] Historicamente, o danazol foi utilizado com boa eficácia terapêutica, mas incorria nas questões de efeitos indesejados e não tolerados pelas pacientes.

O tratamento cirúrgico tem indicação precisa na abordagem da endometriose para casos de maior gravidade ou nas situações em que não há melhora dos sintomas ou progressão da doença. Doença com indicação inequívoca de cirurgia inclui endometriose intrínseca no ureter, causando hidronefrose, lesões infiltrativas intestinais provocando suboclusão em íleo ou reto-sigmoide, lesão em apêndice e cistos ovarianos volumosos (não há um consenso em relação ao tamanho para essa indicação, devendo ser avaliada a idade da paciente, a reserva ovariana e o desejo reprodutivo, tendo em vista questões relativas ao trauma cirúrgico ovariano, que pode levar à perda de folículos). As Figuras 2 e 3 mostram os roteiros terapêuticos propostos para situações de dor pélvica e infertilidade, de acordo com a Febrasgo.

Com relação à infertilidade associada à endometriose, o tratamento medicamentoso, embora tenha bons resultados relacionados aos sintomas dolorosos, não deve ser indicado em hipótese alguma, pois não aumenta a fecundidade e atrasa a chance de gestação. A indução da ovulação e ou a fertilização assistida são tratamentos propostos no manejo de pacientes com endometriose e infertilidade.

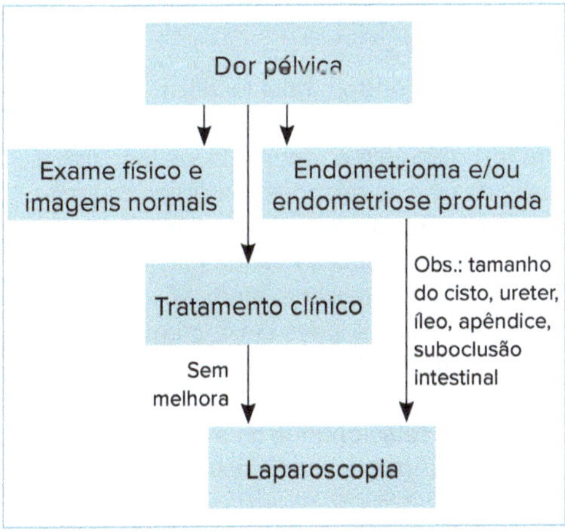

FIGURA 2 Roteiro terapêutico para as mulheres com suspeita clínica de endometriose e dor pélvica. Fonte: Caraça et al.[17]

Vale ressaltar que nem sempre a causa da infertilidade está relacionada somente à endometriose. A pergunta se a paciente deve ser submetida a tratamento cirúrgico para endometriose previamente a tratamentos de reprodução assistida ou até mesmo gestar apresenta controvérsias e deve ser individualizada considerando vários fatores, como idade da paciente, infertilidade do parceiro, outras causas de infertilidade da mulher, manifestações da endometriose e desejo do casal enquanto tentantes (Figura 3).[17]

Considerações finais

A literatura sobre endometriose compreende mais de 30 mil artigos revisados por pares, numerosos livros, *sites* e artigos leigos. Os eventos para discutir a doença são frequentes, e existem associações de pacientes portadoras em quase todos os países. Isso sinaliza que as informações não são claras, que muitas mulheres não estão satisfeitas com o diagnóstico e o tratamento e que todos esses pontos continuam sendo pesquisados com necessidade de melhorias. Além disso, para uma doença multifacetada como a endometriose surgem terapias complementares, como acupuntura, fitoterapia, mudanças na dieta e medicina física.[9] Embora todas essas abordagens possam trazer benefícios para a paciente, ainda é preciso mais estudos para demonstrar sua real eficácia.

A endometriose apresenta especialidades envolvidas com direcionamentos específicos, como o médico especialista em fertilidade, o cirurgião para endometriose e o especialista em dor, o que pode gerar posicionamentos controversos. O desafio é árduo em aumentar conhecimentos, unificar a assistência com evidências claras e robustas e poder oferecer às portadoras qualidade de vida sem o ônus da endometriose.

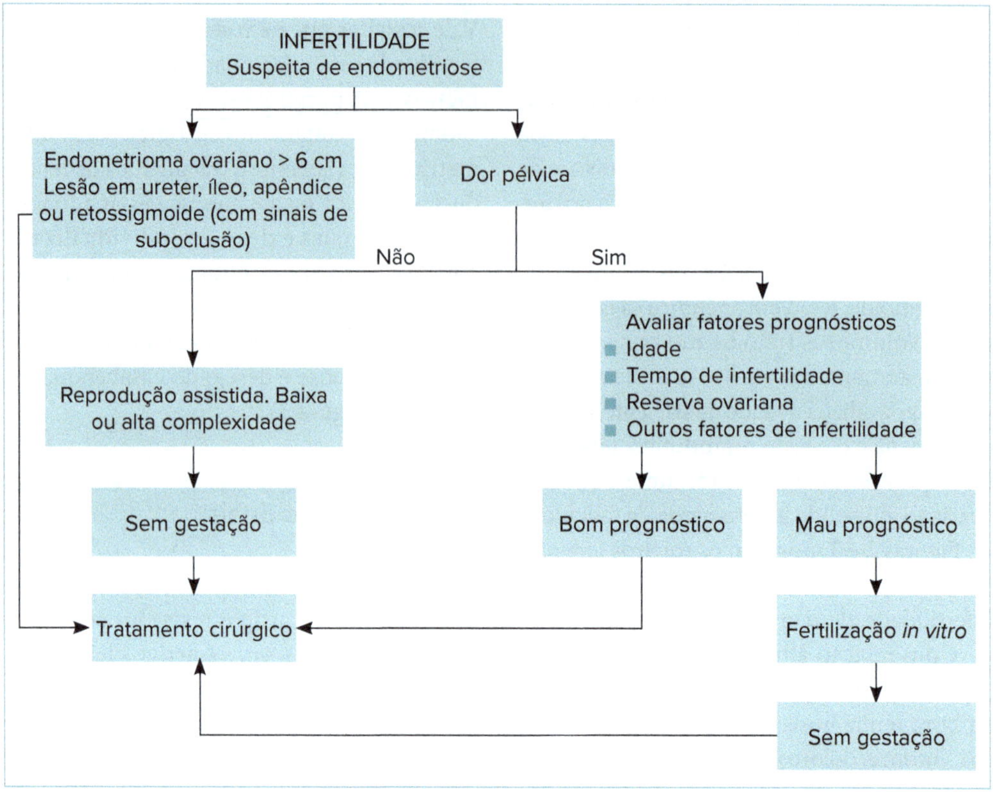

FIGURA 3 Roteiro terapêutico para mulheres com suspeita clínica de endometriose e infertilidade. Fonte: Caraça et al.[17]

RESUMO

A endometriose consiste na presença de tecido endometrial localizado fora do útero, podendo causar sintomas dolorosos e infertilidade, com grande impacto na qualidade de vida das mulheres. Com prevalência em torno de 10% e repercussões biopsicossociais, a doença tem sido tema de muita pesquisa nas últimas décadas, sendo protagonista de inúmeros artigos científicos e de dedicação de pesquisadores relacionados ao tema. Algumas teorias foram postuladas para explicar sua etiologia, porém ainda não se consegue justificar todas as formas da doença. O diagnóstico e o tratamento ainda são um grande desafio a ser solucionado. A pluralidade da doença traz dificuldades em confirmar o diagnóstico de forma menos invasiva e mais precoce, e a escolha da melhor terapêutica necessita de estratégias claras e eficazes.

Este capítulo trouxe uma visão geral da endometriose, relacionando as evidências científicas mais aceitas e procurando, assim, melhorar a assistência à saúde das mulheres portadoras da doença.

Referências

1. Andres MP, Lopes LA, Baracat EC, Podgaec S. Dienogest in the treatment of endometriosis: systematic review. Arch Gynecol Obstet. 2015;292(3):523-9.
2. Taylor HS, Kotlyar AM, Flores VA. Endometriosis is a chronic systemic disease: clinical challenges and novel innovations. Lancet. 2021;397(10276):839-52.
3. Wang PH, Yang ST, Chang WH, Liu CH, Lee FK, Lee WL. Endometriosis: Part I. Basic concept. Taiwan J Obstet Gynecol. 2022;61(6):927-34.
4. Zondervan KT, Becker CM, Missmer SA. Endometriosis. N Engl J Med. 2020;382(13):1244-56.
5. Rolla E. Endometriosis: advances and controversies in classification, pathogenesis, diagnosis, and treatment. F1000Res. 2019;8.
6. Patel BG, Lenk EE, Lebovic DI, Shu Y, Yu J, Taylor RN. Pathogenesis of endometriosis: interaction between endocrine and inflammatory pathways. Best Pract Res Clin Obstet Gynaecol. 2018;50:50-60.
7. Gordts S, Koninckx P, Brosens I. Pathogenesis of deep endometriosis. Fertil Steril. 2017;108(6):872-85.e1.
8. Chapron C, Marcellin L, Borghese B, Santulli P. Rethinking mechanisms, diagnosis and management of endometriosis. Nat Rev Endocrinol. 2019;15(11):666-82.
9. Koninckx PR, Fernandes R, Ussia A, Schindler L, Wattiez A, Al-Suwaidi S, et al. Pathogenesis based diagnosis and treatment of endometriosis. Front Endocrinol (Lausanne). 2021;12:745548.
10. Morassutto C, Monasta L, Ricci G, Barbone F, Ronfani L. Incidence and estimated prevalence of endometriosis and adenomyosis in Northeast Italy: a data linkage study. PLoS One. 2016;11(4):e0154227.
11. Goncalves MO, Podgaec S, Dias JA, Jr., Gonzalez M, Abrao MS. Transvaginal ultrasonography with bowel preparation is able to predict the number of lesions and rectosigmoid layers affected in cases of deep endometriosis, defining surgical strategy. Hum Reprod. 2010;25(3):665-71.
12. Foti PV, Farina R, Palmucci S, Vizzini IAA, Libertini N, Coronella M, et al. Endometriosis: clinical features, MR imaging findings and pathologic correlation. Insights Imaging. 2018;9(2):149-72.
13. Goncalves MO, Dias JA, Jr., Podgaec S, Averbach M, Abrão MS. Transvaginal ultrasound for diagnosis of deeply infiltrating endometriosis. Int J Gynaecol Obstet. 2009;104(2):156-60.
14. Sifakis S, Androutsopoulos VP, Tsatsakis AM, Spandidos DA. Human exposure to endocrine disrupting chemicals: effects on the male and female reproductive systems. Environ Toxicol Pharmacol. 2017;51:56-70.
15. Mehedintu C, Plotogea MN, Ionescu S, Antonovici M. Endometriosis still a challenge. J Med Life. 2014;7(3): 349-57.
16. Bedaiwy MA, Allaire C, Alfaraj S. Long-term medical management of endometriosis with dienogest and with a gonadotropin-releasing hormone agonist and add-back hormone therapy. Fertil Steril. 2017;107(3):537-48.
17. Caraça DB, Bellelis P, Podgaec S. Endometriose (cap. 32). In: Fernandes CE, Sá MFS. Tratado de ginecologia da Febrasgo. São Paulo, 2017. p.357.

31

Adenomiose

Bianca Gomes Peixoto
Sérgio Podgaec
Julio Cesar Rosa e Silva

Introdução

A adenomiose é uma condição ginecológica caracterizada pela presença de tecido endometrial glandular e estromal no miométrio uterino.[1] Os primeiros achados de adenomiose foram descritos por Carl von Rokitansky em 1860, ao que chamou de "cistossarcoma adenoide uterino",[2] porém só em 1972 a adenomiose foi definida como ainda é hoje: "Invasão benigna do endométrio no miométrio, com consequente aumento difuso do útero e microscopicamente com glândulas ectópicas não neoplásicas endometriais e estroma ao redor de miométrio hipertrófico e hiperplásico".[3]

Estudos da década de 1990 estimam a prevalência da adenomiose em 10 a 30% das mulheres em idade reprodutiva,[4] porém a prevalência exata é difícil de ser estabelecida. Na maior parte das vezes o diagnóstico ocorre a partir da análise histopatológica pós-histerectomia; entretanto, a indicação cirúrgica é restrita a casos específicos. Associado a isso, muitas mulheres não chegam ao atendimento clínico, e até um terço das portadoras podem ser assintomáticas, comprometendo o conhecimento da sua real prevalência. Por outro lado, a adenomiose pode coexistir com outras doenças uterinas; com isso, a prevalência por meio da análise histológica pós-histerectomia por outras causas pode também superestimar em comparação à população geral.[5,6]

Um estudo mais atual, de coorte retrospectiva populacional realizado nos Estados Unidos, baseado na busca por códigos relacionados à adenomiose entre 2006 e 2015, encontrou uma incidência geral de adenomiose de 28,9/10.000 mulheres-ano, sendo maior em mulheres negras e com idade entre 41 e 45 anos; além disso, 18% tiveram co-ocorrência com outros códigos de endometriose e 47% com miomatose uterina. O mesmo estudo observou, ainda, que 70% dos casos tinham algum exame de imagem prévio sugestivo de adenomiose, e 82% das pacientes com adenomiose foram submetidas a histerectomia.[7]

Acredita-se que, atualmente, com melhora da tecnologia de imagem e aumento do diagnóstico, pode-se ter melhor compreensão da prevalência.[5,7]

Fisiopatologia

Embora seja uma doença descrita há muitos anos, a fisiopatologia da adenomiose ainda é discutida. Semelhante ao que se observa na endometriose, vários fatores hormonais, inflamatórios e neuroangiogênicos já foram propostos para explicá-la.[8] Atualmente, duas teorias são as mais aceitas para explicar a adenomiose: a teoria da invaginação do endométrio sobre o miométrio e a teoria da metaplasia a partir de células-tronco.[9]

A teoria da invaginação acredita que a lesão se desenvolva a partir da invaginação do endométrio basal através de uma zona juncional alterada ou ausente em direção ao miométrio, decorrente da ruptura da interface endométrio-miometrial. Essa é a teoria mais aceita nos dias atuais.[10]

Vale ressaltar que não há membrana verdadeira que delimite o endométrio observada na análise histológica, sendo "zona juncional" um termo radiológico muito utilizado para descrever o halo subendometrial ou tecido hipoecoico que se observa em exames de ressonância magnética ou ultrassonografia, porém não padronizado pelos patologistas.[8]

A segunda teoria mais aceita é a da metaplasia, na qual se acredita que remanescentes müllerianos pluripotentes embrionários intramiometriais ou células-tronco embrionárias ou adultas presentes no miométrio sofram diferenciação, levando ao desenvolvimento de tecido endometrial ectópico.[11]

Outras teorias para a doença já foram também descritas:

- Teoria do autotraumatismo uterino: baseia-se no mecanismo de lesão e reparo tecidual, em que lesões teciduais uterinas (autotraumatismo uterino) cronicamente induzem um processo de proliferação crônica e inflamação ao nível da zona juncional, com consequente reparo tecidual, culminando na iniciação das lesões.[12]
- Teoria da invasão de fora para dentro: baseia-se na migração de células endometriais ectópicas para o miométrio a partir de nódulos de endometriose infiltrativa profunda.[13]

Explicando ainda a progressão da doença, acredita-se que a irregularidade do ciclo menstrual consequente à própria doença cause aumento da peristalse uterina, com autotraumatismo uterino, ativando mecanismos estrogênio-dependentes de tecidos mesenquimatosos em resposta à lesão (TIAR – *tissue injury and repair*) com aumento local de estrogênios, consequentemente mais peristalse, perpetuando o processo fisiopatológico com o deslocamento do endométrio em direção ao miométrio.[2]

Avaliação e diagnóstico

O quadro clínico mais comumente relacionado à adenomiose é de sangramento uterino anormal com aumento do volume e/ou duração associado a dismenorreia, embora parte das pacientes possa ser assintomática.

Pacientes com suspeita de adenomiose devem ser avaliadas a partir da anamnese, do exame físico e de exames complementares, principalmente de imagem. Exames laboratoriais podem ser úteis para a avaliação de anemia consequente ao sangramento aumentado secundário à doença.

Por meio do exame físico, pode-se notar o útero difusamente aumentado e por vezes amolecido. Na adenomiose grave, a doença é bem aparente, observando-se um corpo uterino globoso, aumentado difusamente ou com predominância de uma parede sobre a outra.[8]

Outro quadro ginecológico muitas vezes também associado à adenomiose é a infertilidade. Diversos são os mecanismos que tentam explicar essa associação: aumento da peristalse uterina, áreas de hipóxia relativa e prejuízo na implantação do embrião, contratilidade anterógrada e relação com expulsão do embrião; menor expressão endometrial de proteínas de adesão; alteração na expressão de genes relacionados à receptividade endometrial; aumento de radicais livres na cavidade uterina; aumento de fatores reguladores da proliferação vascular, como VEGF, que pode se associar com alteração na implantação, entre outros.[2]

A adenomiose também se associa a desfechos obstétricos desfavoráveis, como maior taxa de abortamento no primeiro trimestre, parto prematuro, placentação anômala como a placenta prévia e hemorragia puerperal.[14] Quanto ao diagnóstico, a análise histológica é o método confirmatório. Historicamente o diagnóstico é feito a partir da análise do útero pós-histerectomia. Atualmente, entretanto, a confirmação histológica pode ser feita por biópsia histeroscópica ou laparoscópica,[15] embora ainda falte consenso de critérios histológicos robustos para o diagnóstico microscópico.[8] Além disso, atualmente os métodos de imagem, embora não permitam a confirmação histológica, por meio de critérios cada vez mais estabelecidos, se tornam ferramentas muito úteis diante da suspeita diagnóstica.

A histeroscopia é uma ferramenta que possibilita visualizar a cavidade uterina e consequentemente alterações como hipervascularização, aberturas superficiais na cavidade endometrial e lesões hemorrágicas císticas que sugerem o diagnóstico de adenomiose. Ela permite, portanto, a visualização de lesões suspeitas e a realização de biópsia do endométrio ou miométrio para posterior avaliação histológica.[16,17]

A laparoscopia também permite a visualização de lesões suspeitas, como aumento uterino, lesões císticas hemorrágicas subserosas, além da biópsia quando se realizam intervenções cirúrgicas por outras causas em mulheres com suspeita de adenomiose.[15]

Como métodos de imagem utilizados para o diagnóstico de adenomiose, há principalmente a ressonância magnética e a ultrassonografia transvaginal, este último o método mais acessível, com sensibilidade que varia de 65 a 81% e especificidade de 65 a 100%.[15]

Foram descritos nove sinais ultrassonográficos principais para adenomiose:[18]

- **Heterogeneidade miometrial difusa ou focal.**
- **Microcistos subendometriais.**
- **Espessamento assimétrico das paredes uterinas.**
- **Aumento global do útero.**
- **Espessamento da zona de transição.**
- **Presença de áreas hiperecoicas no miométrio.**
- **Cistos miometriais.**
- **Estrias lineares no miométrio.**
- **Heterogeneidade miometrial.**

Esses critérios têm aumentado a suspeita diagnóstica, e a presença de cistos miometriais, de estrias no miométrio e de heterogeneidade miometrial é a que mais aumenta a probabilidade diagnóstica. A dopplervelocimetria pode acrescentar achados que auxiliam o diagnóstico ultrassonográfico de adenomiose; a sonoelastografia e a ultrassonografia 3D, embora sejam métodos de análise ultrassonográfica menos comuns, podem auxiliar principalmente em casos mais desafiadores, tendo a ultrassonografia 3D acurácia de até 90% para adenomiose.[15]

A ressonância magnética consiste em um exame de imagem ocasionalmente mais oneroso que a ultrassonografia. Seus critérios diagnósticos são: espessura da zona conjuntiva > 12 mm, relação da espessura da zona conjuntiva com a espessura do miométrio > 40% e sinal miometrial com alto sinal.[19] Comparativamente, a ressonância tem vantagem sobre a ultrassonografia em casos de adenomiose com áreas adenomióticas císticas ao permitir melhor descrição quanto a localização e tamanho, mas consiste em um método de maior custo e normalmente utilizado para casos complexos, permitindo diagnóstico em estágios mais iniciais, com sensibilidade de 46% e especificidade 99%.

Quanto à classificação da adenomiose, é mais frequentemente baseada na forma de apresentação e no grau de acometimento. De acordo com Levgur et al.,[20] a adenomiose pode ser classificada conforme evidenciado no Quadro 1.

Diagnósticos diferenciais são feitos com endometriose, leiomiomatose, doença inflamatória pélvica, gestação e complicações obstétricas. A leiomiomatose pode frequentemente coexistir com a adenomiose e, sendo a sintomatologia semelhante (sangramento anormal, dismenorreia), muitas vezes dificulta estabelecer a real causa dos sintomas.

Tratamento

O tratamento da adenomiose se baseia em:[2]

1. Tratamento sintomático medicamentoso, com preservação uterina.
2. Tratamento sintomático cirúrgico, como histerectomia ou ablação endometrial.
3. Tratamento da infertilidade.

Tradicionalmente, a histerectomia é o tratamento definitivo para adenomiose sintomática. No entanto, sua realização pode ser associada a morbidade perioperatória e pós-operatória, diminuição da qualidade de vida e altos custos para os sistemas de saúde; além disso, não deve ser indicada para mulheres que desejam preservar sua fertilidade. Tratamento conservador para o tratamento da adenomiose pode ser preferível para grande parte das mulheres, objetivando redução no número de intervenções cirúrgicas e redução dos custos para os sistemas de saúde.[21]

Tratamento clínico

Terapias hormonais são de grande valia na abordagem da adenomiose, pois são a base para o tratamento medicamentoso em longo prazo. Métodos eficazes consistem no uso de inibidores de aromatase, anticoncepcionais orais, agonistas do hormônio liberador de gonadotrofinas, dispositivos intrauterinos de liberação de levonorgestrel ou de danazol (este último não disponível no Brasil), danazol e antagonistas do hormônio liberador de gonadotropina.[15,21]

Propõe-se que a terapia hormonal reduza a proliferação de células endometriais agindo no endométrio ectópico, com consequente redução da perda de sangue menstrual e dismenorreia. Diversos ensaios clínicos já foram realizados nos quais foi reportada a eficácia de tais terapias para o tratamento da adenomiose.[21]

A terapia hormonal sistêmica induz um estado de hipoestrogenismo que leva a regressão das lesões. Já a terapia hormonal local

QUADRO 1 Classificação da adenomiose

Grau	Grau de infiltração da adenomiose
I	Presente na camada submucosa do útero, ocupando menos de 40% da espessura do miométrio
II	Ocupando de 40% a 80% da parede miometrial
III	Ocupando > 80% da espessura do miométrio
IV	Focos ectópicos presentes em toda a extensão do miométrio até serosa uterina. Possível extensão para peritônio e órgãos pélvicos

Fonte: Levgur et al., 2000.[20]

atinge diretamente o endométrio ectópico e causa atrofia das glândulas endometriais e decidualização estromal.[21] O sistema intrauterino liberador de levonorgestrel e a pílula de dienogeste isolado são os tratamentos clínicos hormonais mais estudados e propostos para adenomiose, como será visto a seguir.

Outros tratamentos também frequentemente utilizados incluem as pílulas combinadas orais, o análogo do hormônio liberador de gonadotrofina (GnRH) de depósito, o inibidor da aromatase e o antagonista de GnRH, chamado elagolix. Vale ressaltar que, após a descontinuação do tratamento medicamentoso, por opção da paciente ou com fim reprodutivo, podem-se observar recorrência dos sintomas e aumento do volume uterino.

Sistema intrauterino liberador de levonorgestrel

O sistema intrauterino liberador de levonorgestrel (SIU-LNG) é um método contraceptivo de longa duração, porém muito usado para controle de sangramento uterino anormal em pacientes com adenomiose. Estudos demonstram superioridade do dispositivo intrauterino liberador de levonorgestrel em comparação a tratamentos hormonais sistêmicos para adenomiose quanto ao controle de sangramento uterino aumentado e dismenorreia.[22] Em comparação com contraceptivos combinados orais, observaram-se melhores resultados do SIU-LNG quanto à diminuição do número de dias de sangramento, melhora dos níveis de hemoglobina, diminuição do volume uterino e melhora da dor pélvica.[23] Um estudo com menor amostragem ainda observou redução da espessura da zona juncional através da ressonância magnética após 6 meses de uso do dispositivo,[24] e um estudo observou efeito positivo nos aspectos psicológicos e sociais com SIU-LNG quando comparado à histerectomia.[23]

Progestagênio isolado oral

O dienogeste é um tipo de progestagênio oral de uso diário com benefício no tratamento da adenomiose. Um ensaio clínico randomizado com 125 mulheres com diagnóstico de adenomiose comparou dienogeste e contraceptivo oral combinado (etinilestradiol + gestodeno) e observou diminuição significativa no escore de dor (escala visual analógica) após 6 meses em ambos os grupos, com superioridade do dienogeste sobre a pílula combinada oral, além de superioridade do dienogeste em relação a diminuição do volume uterino e satisfação das pacientes após 6 meses.[25] Os últimos estudos disponíveis mostram superioridade do SIU-LNG para controle de sangramento na adenomiose e do dienogeste para dor pélvica secundária a adenomiose *versus* seus comparadores. No entanto, revisões sistemáticas ressaltam que são necessários novos ensaios clínicos randomizados para reforçar esses dados.[23]

Análogo de GnRH

A gosserrelina, um análogo de GnRH, o qual é um hormônio hipotalâmico, é utilizada em diversas situações ginecológicas com o objetivo de suprimir a produção de hormônios sexuais. Para o tratamento da adenomiose, foi avaliada em apenas dois estudos, que a comparou com dienogeste e letrozol, este último menos comumente utilizado para adenomiose e sem outros estudos que o analisaram nesse contexto. Em comparação ao dienogeste, o análogo de GnRH foi mais eficiente no controle da dismenorreia em 16 semanas, mas igualmente eficaz quanto à melhora da dispareunia e dor pélvica crônica. Quando comparado ao inibidor da aromatase, também apresentou resultado semelhante no que tange à melhora da dismenorreia e da dispareunia, ao controle do sangramento e à redução do volume uterino.[23]

Tratamento cirúrgico

A histerectomia era o único método cirúrgico para tratamento das pacientes com adenomiose, mas atualmente opções menos invasivas e definitivas têm sido propostas. Tratamentos cirúrgicos alternativos à histerectomia são métodos cirúrgicos utilizados principalmente quando da refratariedade ao tratamento clínico associado ao desejo de preservação do útero, ou de alto risco para histerectomia.[26] Técnicas minimamente invasivas têm sido cada vez mais escolhidas, em particular a ablação endometrial e a embolização de artéria uterina.[15,21]

A embolização da artéria uterina é indicada para pacientes com prole completa, com intuito de redução de sintomas, podendo reduzir em média 25% o volume uterino.[26] Sua limitação se dá pela disponibilidade de equipe capacitada, haja vista a maior restrição a serviços de maior complexidade e seu alto custo, quando comparado aos demais tratamentos cirúrgicos.

A ablação endometrial e a ressecção endometrial histeroscópica correspondem a destruição cirúrgica do endométrio até a camada basal e são destinadas a pacientes sem desejo reprodutivo futuro.[27] Pode ser realizada por radiofrequência, crioterapia ou com ressectoscópio através da ressecção com alça de *loop* ou *roller*. Trata-se de procedimento minimamente invasivo e de menor complexidade, porém tem seu sucesso limitado em lesões profundas, que podem se manter ativas abaixo da área ablacionada. Os melhores resultados são observados em pacientes com adenomiose de até 2 mm.[15]

A histerectomia é o tratamento definitivo para a adenomiose e historicamente é principal método diagnóstico e terapêutico. Ainda tem sua indicação, principalmente, em pacientes com refratariedade ao tratamento clínico, podendo atualmente ser realizada de forma minimamente invasiva, por laparoscopia ou via vaginal. Vale ressaltar que, após a histerectomia, embora seja observada melhora considerável dos sintomas, a dor pélvica pode persistir em até 22% das pacientes pós-histerectomia.

Por fim, faltam ensaios randomizados bem desenhados para justificar o uso de um tratamento em detrimento de outro, mas a conclusão é de que existem fatores que sempre devem ser considerados ao se optar por um ou outro método, como idade, tipo de sintoma, desejo de fertilidade futura e comorbidades associadas, como endometriose ou miomatose.

Acompanhamento e repercussões

Pacientes em tratamento clínico para adenomiose devem ser acompanhadas continuamente, nos primeiros meses objetivando avaliar o sucesso da terapêutica implantada e, ao longo dos anos, objetivando acompanhar, quanto possível, a evolução das lesões adenomióticas e o retorno dos sintomas. Idem para pacientes submetidas a tratamentos cirúrgicos conservadores. Pacientes submetidas à histerectomia devem ser acompanhadas no primeiro momento quanto à repercussão da cirurgia, avaliando possíveis sequelas e complicações e, em longo prazo, quanto à melhora da dor pélvica.

RESUMO

A adenomiose é uma doença ginecológica caracterizada pela presença de células endometriais, estroma ou glândulas, entremeadas no miométrio, com prevalência ainda não totalmente estabelecida. Cursa com sintomas que comprometem a qualidade de vida e causam repercussão para muitas mulheres, sendo eles principalmente a dismenorreia, o sangramento uterino anormal e a dor pélvica crônica.

A suspeita diagnóstica normalmente se inicia a partir dos sintomas, sendo a anamnese associada ao exame físico fundamental, além de exames de imagem como ultrassonografia e ressonância magnética que, através de critérios embora ainda não totalmente estabelecidos, fortalecem o diagnóstico, o qual somente é definitivo após análise histopatológica.

Por muitos anos o tratamento de escolha era a histerectomia, a qual era também o meio para o diagnóstico, porém atualmente propõem-se diversas alternativas medicamentosas ou cirúrgicas menos invasivas e não definitivas. A terapia hormonal é a escolhida para o controle clínico da doença; diversas opções já foram testadas e podem ser utilizadas. Até o momento, o SIU-LNG tem se mostrado o método mais eficaz para controle de sangramento, e o dienogeste, terapêutica via oral que demanda uso diário, tem apresentado bons resultados para o controle da dor.

Faltam ensaios clínicos devidamente randomizados para que se possa estabelecer o melhor tratamento para a doença.

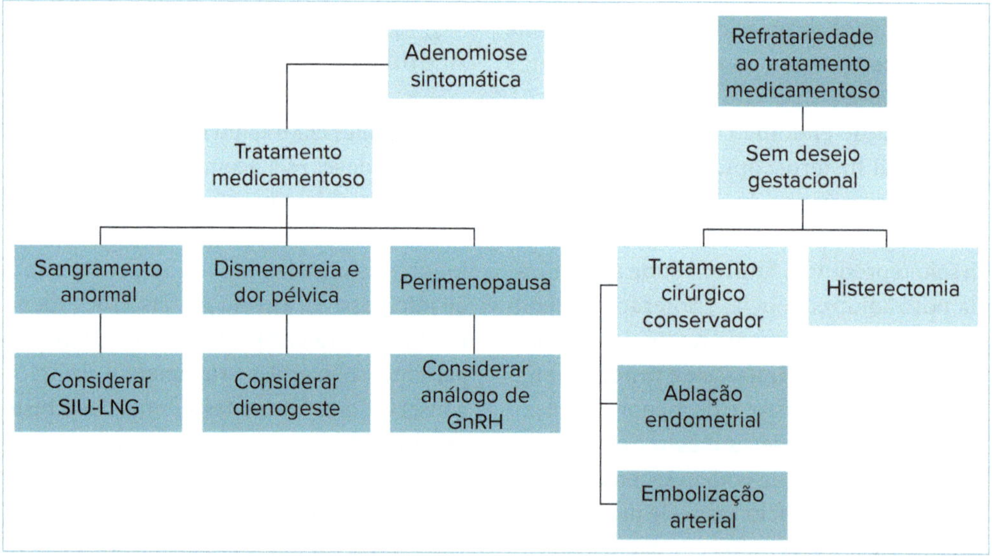

FIGURA 1 Fluxograma.

Referências

1. Ormenezi I, Ribeiro-Silva A, Rosa-E-Silva JC, Meola J, Candido-Dos-Reis FJ, Poli-Neto OB. Immunohistochemical expression of Drosha is reduced in eutopic and ectopic endometrium of women with adenomyosis. Braz J Med Biol Res. 2022;55:e12375.
2. Macedo CS, Barreiro M. Adenomiose e Saúde Reprodutiva. Acta Obstet Ginecol Port. 2017;11(3):198-207.

3. Bird CC, McElin TW, Manalo-Estrella P. The elusive adenomyosis of the uterus-revisited. Am J Obstet Gynecol. 1972;112(5):583-93.
4. Vercellini P, Parazzini F, Oldani S, Panazza S, Bramante T, Crosignani PG. Adenomyosis at hysterectomy: a study on frequency distribution and patient characteristics. Hum Reprod. 1995;10(5):1160-2.
5. Upson K, Missmer SA. Epidemiology of Adenomyosis. Semin Reprod Med. 2020;38(2-03):89-107.
6. Ferraz Z, Nogueira-Martins N, Nogueira-Martins F. Adenomyosis: back to the future? Facts Views Vis Obgyn. 2017;9(1):15-20.
7. Yu O, Schulze-Rath R, Grafton J, Hansen K, Scholes D, Reed SD. Adenomyosis incidence, prevalence and treatment: United States population-based study 2006-2015. AJOG. 2020;223(1):94.
8. Chapron C, Vannuccini S, Santulli P, Abrão MS, Carmona F, Fraser IS, et al. Diagnosing adenomyosis: an integrated clinical and imaging approach. Human Reprod Update. 2020;26(3):392-411.
9. García-Solares J, Donnez J, Donnez O, Dolmans M-M. Pathogenesis of uterine adenomyosis: invagination or metaplasia? Fertil Steril. 2018;109:371-9.
10. Parrott E, Butterworth M, Green A, White IN, Greaves P. Adenomyosis- a result of disordered stromal differentiation. Am J Pathol. 2001;159(2):623-30.
11. Gargett CE, Schwab KE, Deane JA. Endometrial stem/progenitor cells: the first 10 years. Hum Reprod Update. 2016;22(2):137-63.
12. Leyendecker G, Bilgicyildirim A, Inacker M, Stalf T, Huppert P, Mall G, et al. Adenomyosis and endometriosis. Re-visiting their association and further insights into the mechanisms of auto-traumatisation. An MRI study. Arch Gynecol Obstet. 2015;291(4):917-32.
13. Chapron C, Tosti C, Marcellin L. Relationship between the magnetic resonance imaging appearance of adenomyosis and endometriosis phenotypes. Hum Reprod. 2017;32(7):1393-401.
14. Mandelbaum RS, Melville SJF, Violette CJ, Guner JZ, Doody KA, Matsuzaki S, et al. The association between uterine adenomyosis and adverse obstetric outcomes: A propensity score-matched analysis. Acta Obstet Gynecol Scand. 2023;102(7):833-42.
15. Moldassarina RS. Modern view on the diagnostics and treatment of adenomyosis. Arch Gynecol Obstet. 2023 Jul;308(1):171-81.
16. Sardo ADS, Calagna G, Santangelo F, Zizolfi B, Tanos V, Perino A, et al. The role of hysteroscopy in the diagnosis and treatment of adenomyosis. Biomed Res Int. 2017;2017:2518396.
17. Graziano A, Lo Monte G, Piva I. Diagnostic findings in adenomyosis: a pictorial review on the major concerns. Diagnostic findings in adenomyosis: a pictorial review on the major concerns. Eur Rev Med Pharmacol Sci. 2015;19(7):1146-54.
18. Di Donato N, Bertoldo V, Montanari G, Zannoni L, Caprara G, Seracchioli R. Question mark form of uterus: a simple sonographic sign associated with the presence of adenomyosis. Obstet Gynecol Int. 2015; 46(1):126-7.
19. Bazot M, Cortez A, Darai E, Rouger J, Chopier J, Antoine JM, et al. Ultrasonography compared with magnetic resonance imaging for the diagnosis of adenomyosis: correlation with histopathology. Hum Reprod. 2001;16(11):2427-33.
20. Levgur M, Abadi MA, Tucker A. Adenomyosis: symptoms, histology, and pregnancy terminations. Obstet Gynecol. 2000;95(5):688-91.
21. Nagandla K, Idris N, Nalliah S, Sreeramareddy CT, George SRK, Kanagasabai S. Hormonal treatment for uterine adenomyosis. Cochrane Database Syst Rev. 2014.
22. Wang J, Deng K, Li L, Dai Y, Sun X. Levonorgestrel--releasing intrauterine system vs. systemic medication or blank control for women with dysmenorrhea: Systematic review and meta-analysis of randomized controlled trials. Front Glob Womens Health. 2022; 3:1013921.
23. Benetti-Pinto CL, Mira TAA, Yela DA, Teatin-Juliato CR, Brito LGO. Pharmacological Treatment for Symptomatic Adenomyosis: A Systematic Review. Rev Bras Ginecol Obstet. 2019;41:564-74.
24. Bragheto AM, Caserta N, Bahamondes L, Petta CA. Effectiveness of the levonorgestrel-releasing intrauterine system in the treatment of adenomyosis diagnosed and monitored by magnetic resonance Imaging. Contraception. 2007;76(3):195.
25. Hassanin AI, Youssef AA, Yousef AM, Ali MK. Comparison of dienogest versus combined oral contraceptive pills in the treatment of women with adenomyosis: A randomized clinical trial. Int J Gynecol Obstet. 2021;154(2):263-9.
26. Kim MD, Kim S, Kim NK, Lee MH, Ahn EH, Kim HJ. Long-term results of uterine artery embolization for symptomatic adenomyosis. AJR Am J Roentgenol. 2007;188(1)176-81.
27. Handa VL, Van Le L. Te Linde's Operative Gynecology. 12. ed. Lippincott Williams and Wilkins; 2020. p. 403-10.

32

Transição menopausal

Rodolfo Strufaldi
Nilson Roberto de Melo
Marcelo Luis Steiner

Introdução

A transição menopausal, ou também denominada de perimenopausa, é caracterizada por um período de alterações fisiológicas a partir do momento em que as mulheres se aproximam do final da fase reprodutiva. Evidências demonstram a importância clínica desse momento de transição em função das mudanças na saúde e na qualidade de vida das mulheres, que podem apresentar sintomas vasomotores, distúrbios do sono, ansiedade, depressão e variação do humor.[1] Os sintomas urogenitais, a piora da qualidade óssea, as alterações no metabolismo lipoproteico e o aumento do risco cardiovascular recebem igualmente contribuição do hipoestrogenismo subjacente, ainda que se manifestem mais adiante e possam influenciar de sobremaneira a piora na qualidade de vida e comprometer o envelhecimento saudável.[1]

Menopausa é conceituada como sendo o último período menstrual identificado retrospectivamente após 12 meses de amenorreia. A média etária de ocorrência da menopausa permanece por décadas aos 50 anos, independentemente da idade da menarca, história familiar, paridade ou uso de contraceptivos anovulatórios, e em alguns casos pode antecipar em até 2 anos em mulheres tabagistas.[2] A depender da maneira como ocorre, a menopausa pode ser chamada de natural (espontânea) ou induzida, nos casos de cirurgias, radioterapia ou quimioterapia. Tem-se dado preferência a se denominar de insuficiência ovariana prematura o que alguns autores chamam de precoce, quando da ocorrência da menopausa antes dos 40 anos, ou tardia, após os 55 anos de idade.

Conceito

Define-se perimenopausa como o período que antecede a menopausa propriamente dita, com características clínicas, biológicas e endocrinológicas iniciadas quando os ciclos menstruais se tornam irregulares, associados ou não aos sintomas do hipoestrogenismo, estendendo-se até 1 ano após a menopausa.[3] A North American Menopause Society (NAMS) revisou em 2011 a padronização dos estágios da vida reprodutiva da mulher (*Stages of Reproductive Aging Workshop*), consistindo até o momento atual no padrão mais utilizado em publicações para caracterizar o envelhecimento reprodutivo. Nessa revisão, 10 anos após a primeira publicação, passou a ser conhecido como STRAW+10, o qual se definiu em 10 estágios da vida das mulheres adultas agrupados em três categorias: idade reprodutiva, transição menopausal e pós-menopausa (Figura 1).[4]

Fisiologia e fisiopatologia

Ao nascimento, as mulheres possuem de 1 a 2 milhões de folículos primordiais ovarianos. Ao tempo da menopausa, restam apenas algumas centenas ou poucos milhares desses folículos. Durante os 40 anos da vida reprodutiva, o mecanismo de atresia folicular prevalece nos ovários, sendo que a taxa de perda folicular é considerada linear até 35 a 38 anos de idade, seguida de uma redução vertiginosa até a última menstruação. Por volta dos 40 anos, os ovários começam a reduzir de tamanho, acentuando-se a redução do volume na perimenopausa e tornando-se atróficos de 5 a 10 anos após a menopausa.

A perimenopausa é marcada por diversas alterações metabólicas decorrentes do processo de atresia folicular acelerada e da baixa reserva ovariana.[3] Os poucos folículos restantes respondem de maneira inadequada ao hormônio folículo-estimulante (FSH), promovendo menor desenvolvimento folicular e consequentemente diminuição da produção de inibina B, glicoproteína dimérica produzida pelas células da granulosa, que, por sua vez, não proporciona adequado *feedback* negativo sobre a hipófise, aumentando ainda mais os níveis de gonadotrofinas. Assim, os primeiros sinais da falência ovariana são a queda da inibina B e o aumento nos níveis séricos de FSH.

Inicialmente, esse processo é clinicamente imperceptível, mas no decorrer do tempo e na aproximação dos 40 anos de idade, o aumento significativo do FSH acarreta uma hiperestimulação ovariana que pode determinar o encurtamento da fase folicular com manu-

STRAW+10. ESTÁGIOS DA IDADE REPRODUTIVA FEMININA

	Menarca					FMP (0)				
Estágio	-5	-4	-3b	-3a	-2	-1	+1a	+1b	+1c	+2
Terminologia	REPRODUTIVO				TRANSIÇÃO MENOPAUSAL		PÓS-MENOPAUSA			
	Cedo	Pico	Tarde		Cedo	Tarde	Cedo			Tarde
					Perimenopausa					
Duração	Variável				Variável	1-3 anos	2 anos (1-1)		3-6 anos	Vida útil restante
PRINCIPAIS CRITÉRIOS										
Ciclo menstrual	Variável a regular	Regular	Regular	Mudanças sutis em fluxo/comprimento	Comprimento variável persistente ≥ 7 dias de diferença em comprimento de ciclos consecutivos	Intervalo de amenorreia ≥ 60 dias				
CRITÉRIOS DE APOIO										
Endócrinos FSH AMH Inibina A			Baixo Baixo	↑ variável Baixo Baixo	↑ variável Baixo Baixo	↑ >25 IU/L Baixo Baixo	↑ variável Baixo Baixo		Estabiliza Muito baixo Muito baixo	
Contagem de folículos antrais			Baixo	Baixo	Baixo	Baixo	Muito baixo		Muito baixo	
CARACTERÍSTICAS DESCRITIVAS										
Sintomas						Sintomas vasomotores prováveis	Sintomas vasomotores mais prováveis			Sintomas aumentados de atrofia urogenital

FIGURA 1 Estágios da vida reprodutiva feminina segundo o Workshop STRAW+10.
Fonte: Harlow SD, 2012.[4]

tenção da fase lútea, promovendo o encurtamento dos ciclos menstruais. Nessa etapa, os níveis de estrogênios encontram-se flutuantes e, na maioria das vezes, normais ou até aumentados, o que mantêm níveis de progesterona e hormônio luteinizante (LH) normais. Os níveis elevados de FSH e LH estimulam o estroma ovariano, o qual, em consequência, promove níveis de estrona (E1) mais elevados que os de estradiol (E2). Alguns sintomas comuns ao hipoestrogenismo, como edema, irritabilidade e mastalgia, podem estar presentes nessa fase.[5]

O hormônio antimülleriano (HAM) é um fator de crescimento produzido pelas células da granulosa dos folículos antrais, sendo, portanto, um marcador de reserva ovariana. Os níveis de HAM no soro independem do eixo hipotálamo-hipófise-ovário, diminuindo a níveis indetectáveis na pós-menopausa.[6] Os androgênios podem estar normais ou diminuídos no início da menopausa. Entretanto, mesmo que os níveis de testosterona estejam reduzidos, essa diminuição é inferior à de E2. Os ovários e a suprarrenal pós-menopáusicos continuam a secreção de androstenediona e testosterona.[7]

O principal estrogênio circulante na mulher pós-menopáusica é a estrona, produto da conversão periférica da androstenediona no tecido adiposo. Vale salientar que os níveis de estrogênio não são absolutamente ausentes nas mulheres pós-menopáusicas. Apesar de ser biologicamente mais fraca que o estradiol, a estrona produzida no tecido adiposo se liga ao receptor hormonal específico e causa efeitos estrogênicos nas células-alvo. Além disso, uma quantidade muito reduzida de estrona pode ainda ser convertida em estradiol.[8]

Quadro clínico

O período da perimenopausa costuma ser acompanhado de uma série de modificações indesejáveis em vários sistemas e funções. Além dos efeitos sobre o centro termorregulador hipotalâmico e sobre o sistema reprodutivo, podem ocorrer modificações no metabolismo ósseo, na função cardiovascular e no humor. Na perimenopausa, apenas 15% das mulheres não têm nenhum sintoma relacionado ao hipoestrogenismo. Um dos principais indícios da perimenopausa se faz pela alteração dos ciclos menstruais, que, em decorrência da anovulação, podem tornar-se mais curtos ou ainda mais longos. Inúmeras consequências sistêmicas e locais estão relacionadas ao hipoestrogenismo da peri e da pós-menopausa, listados individualmente a seguir.

Sintomas vasomotores

Os sintomas vasomotores (fogachos e suores noturnos) representam o marco da transição menopausal. Aproximadamente 80% das mulheres experimentam sintomas vasomotores na perimenopausa, a maioria deles classificados como moderado a intensos. Evidências a partir do Study of Women's Health Across the Nation (SWAN) demonstraram que mais da metade das mulheres pode ter fogachos acima de 7 anos da transição menopausal.[9,10] Esses sintomas se caracterizam por episódios de calor agudo acompanhados de sudorese e rubor facial, predominantemente na cabeça, no pescoço, peito e na região superior das costas. A frequência diária dos fogachos é variável, desde assintomática, uma vez por semana, até 20 episódios ao dia, podendo ser acompanhados de vertigem, palpitações e insônia. A causa mais provável das ondas de calor parece ser a instabilidade no sistema termorregulador hipotalâmico, envolvendo os sistemas adrenérgico, dopaminérgico, opioide e vários outros neurotransmissores.

Alterações de cognição, memória e humor

Entre os aspectos atualmente considerados para prescrição da terapia hormonal (TH) na pós-menopausa, está seu efeito sobre o tecido cerebral. Há questionamentos se mulheres que utilizam TH apresentam melhora no desempenho cognitivo ou até se essa terapia pode exercer efeito preventivo no risco de desenvolver demência. Estudos observacionais prospectivos, com diferenças na metodologia, tipos e tempo de TH realizadas, e tipos de teste de cognição empregados, não permitem conclusão definitiva sobre o tema.

Estudo baseado no banco de dados do Nurses Health Study não encontrou melhora no desempenho cognitivo em 13.087 mulheres de 70 a 81 anos de idade que já haviam utilizado TH em algum momento da vida em comparação com as não usuárias. Entretanto, aquelas que iniciaram TH mais tardiamente tiveram piora da cognição medida por testes aplicados por entrevista telefônica com intervalo de 2 anos.[11] No sentido contrário, estudo que avaliou mudança cognitiva em mulheres menopausadas entre 41 e 79 anos mostrou que o uso de terapia estrogênica isolada no momento mais próximo do início da menopausa reduziu o risco de declínio cognitivo, benefício não observado quando a TH foi realizada com a associação de progestagênio.[12]

O Women's Health Initiative Memory Study (WHIMS) é o maior estudo clínico randomizado que avaliou, por meio de miniexame de estado mental modificado – Mini Mental State Examination –, os efeitos da TH na cognição e na demência de mulheres com idade superior a 65 anos e sem diagnóstico prévio de demência. Foram avaliados os resultados de usuárias de 0,625 mg de EEC associado a 2,5 mg de acetato de medroxiprogesterona *versus* placebo e mulheres usuárias de EEC isolado *versus* placebo. A conclusão foi que a TH não é recomendada para prevenir demência ou diminuição da cognição em mulheres com idade superior a 65 anos.[13]

Atrofia urogenital

A prevalência de sintomas urinários sofre um incremento com o avanço da idade, principalmente quando as mulheres aportam na perimenopausa e na menopausa propriamente dita. Contudo, ainda não está completamente esclarecido se esse aumento da prevalência de sintomas urogenitais ocorre apenas pelas alterações hormonais ou em decorrência do processo de envelhecimento natural. A incidência de queixas de secura vaginal cresce de 3% na pré-menopausa para 21% no primeiro ano de amenorreia e 47% nos 3 primeiros anos pós-menopausa. Acrescentam-se a isso as queixas de dispareunia e sensação de queimação vaginal (Figura 2).

Reconhece-se também que o estrogênio está relacionado à síntese de colágeno e tem efeito direto no metabolismo do colágeno no trato genital inferior. O prolapso vaginal, a atrofia urogenital e a incontinência urinária são alterações comumente percebidas e estão associadas à redução do colágeno nesses tecidos.[14] O estado de hipoestrogenismo está associado com a diminuição da espessura da mucosa uretral, mudanças na pressão de fechamento, redução do tônus do esfíncter uretral e mudanças no ângulo uretrovesical, alterações que, isoladas ou em conjunto, contribuem para a ocorrência da incontinência urinária.

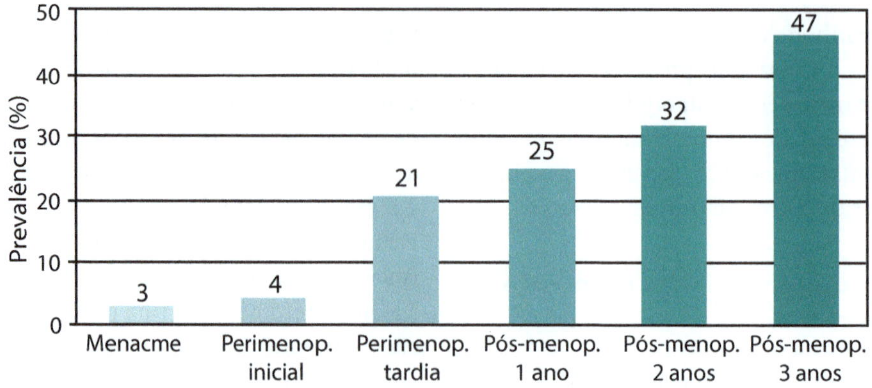

FIGURA 2 Prevalência da queixa de secura vaginal de acordo com o momento em relação à menopausa.

Fonte: adaptada de Dennerstein L et al., 2000.

Pele

O envelhecimento proporciona um efeito prejudicial sobre as propriedades biomecânicas da pele, tornando-a atrófica e transparente com perda progressiva da elasticidade. Tanto a epiderme como a derme afinam-se, havendo redução da vascularização da derme e da capacidade biossintética dos fibroblastos, resultando na maior fragilidade da pele e processo cicatricial em geral mais lento. A carência estrogênica também contribui para a aceleração na perda de aproximadamente 15 a 30% do colágeno nos primeiros 5 anos após a menopausa, levando a maior ressecamento e redução da espessura da pele.[15]

Doença cardiovascular

A incidência de doenças cardiovasculares (DCV) aumenta drasticamente com o envelhecimento. Especialmente as mulheres são mais comumente acometidas no período de hipoestrogenismo caracterizado inconteste desde a perimenopausa e acrescido ainda mais na menopausa. As mulheres com múltiplos fatores de risco para DCV ou portadoras de síndrome metabólica (obesidade central, resistência à insulina e dislipidemias) são consideradas de risco elevado para infarto do miocárdio. O surgimento desses fatores de risco pode se dever tanto ao resultado direto da falência ovariana como ao papel indireto exercido pelas consequências metabólicas produto da redistribuição de gordura central decorrente da deficiência estrogênica.[16]

O estudo SWAN (Study of Women's Health Across the Nation) mostrou que mulheres na peri ou pós-menopausa inicial comparadas com mulheres na menacme possuem risco elevado em duas vezes de apresentar níveis sanguíneos de LDL superiores a 130 mg/dL.[17] A administração de estrogênios por via oral ou transdérmica demonstra ter a capacidade de reduzir os níveis de LDL colesterol e bloquear a atividade da enzima lipase hepática, resultando em aumento da fração HDL colesterol.[18]

Várias publicações ao longo das últimas décadas têm demonstrado influência positiva do uso de estrogênio na TH com ação benéfica nos marcadores intermediários de risco para DCV, principalmente após a publicação do estudo WHI, incluindo o Consenso Brasileiro de Terapêutica Hormonal, da Associação Brasileira de Climatério (SOBRAC).[9,10,19,20]

A conclusão sobre esse aspecto é que, em mulheres saudáveis sem DCV, existem evidências de benefícios cardiovasculares quando a TH é indicada na transição menopáusica ou nos primeiros anos de pós-menopausa, chamada de janela de oportunidade. Contrariamente a isso, pode haver aumento de risco de DCV quando a TH é iniciada em mulheres com muitos anos de menopausa, ainda que um único estudo randomizado tenha feito essa avaliação e com emprego de apenas um tipo de estrogênio e de progestagênio. À luz dos conhecimentos atuais, não há evidências que justifiquem o emprego de TH em mulheres saudáveis e assintomáticas com a única finalidade de reduzir o risco de DCV durante todo o climatério.

Metabolismo ósseo e risco de osteoporose

A osteoporose é uma doença esquelética sistêmica, caracterizada por diminuição da chamada resistência óssea, integração entre a quantidade e a qualidade óssea, que predispõe a um risco aumentado de fraturas.[21] Um extenso corpo de evidências suporta a tese do efeito positivo da TH na redução do risco de fraturas osteoporóticas. Estudos observacionais de alto nível de evidência (NORA e Million Women Study) apontaram essa ação benéfica tanto com terapia estrogênica quanto com a estroprogestativa, com redução de 25 a 29% do risco de fraturas em mulheres com idade igual ou superior a 50 anos usuárias de TH em comparação com não usuárias.[22,23]

O estudo randomizado WHI é o maior com dados de redução aproximada de 30% nas fraturas de quadril e vertebrais clínicas em ambos os grupos de TH exclusivamente estrogênica ou na combinação com progestagênio.[24]

Há consenso atual de que a TH deve ser considerada como primeira opção para mulheres na transição menopausal e nos primeiros anos de pós-menopausa com risco de fratura de fragilidade. Além disso, a TH aumenta a densidade mineral óssea em qualquer dose administrada na pós-menopausa e reduz o risco de fraturas tanto em mulheres de baixo ou alto risco, podendo a descontinuação da TH resultar em perda de massa óssea e declínio da proteção antifratura.

Isso significa que os riscos da TH na menopausa podem ser bem menores, enquanto os benefícios se mantêm em mulheres menopausadas mais jovens ou com menos tempo de pós-menopausa. Com base nesse conceito, apoia-se o início da TH na época da menopausa para tratar os sintomas relacionados à menopausa e prevenir a osteoporose em mulheres de alto risco de fratura.

Avaliação e diagnóstico

O período da perimenopausa costuma ser acompanhado de modificações indesejáveis em vários sistemas e funções. Além dos efeitos exercidos sobre o centro termorregulador hipotalâmico e no sistema reprodutivo, ocorrem atrofia dos órgãos genitais, alterações na função cardiovascular, impacto negativo no metabolismo ósseo, na cognição e no humor. A piora da qualidade de vida pode ser inicialmente responsabilizada à ocorrência dos sintomas vasomotores e às alterações psicológicos; cerca de15% das mulheres não irão apresentar nenhum sintoma na pós-menopausa.

O diagnóstico dos eventos menopáusicos é essencialmente clínico, devendo-se atentar para a saúde atual e pregressa da mulher desde a primeira avaliação da mulher. Nessa etapa da vida, e mesmo antes, as mulheres têm dificuldade de mencionar algumas queixas pessoais, mormente as relacionadas com as disfunções sexuais, principalmente a diminuição do interesse, do desejo e da satisfação sexual. Os sintomas vasomotores e as modificações atróficas podem aparecer mesmo antes de estabelecida a menopausa. A presença das alterações menstruais na perimenopausa pode igualmente denunciar as irregularidades na maturação folicular nesse momento da vida feminina.

A atrofia urogenital constitui outro ponto da síndrome menopáusica. Assim como o epitélio vaginal, a uretra, são tecidos ricos em receptores estrogênicos. Dessa maneira, a queda dos níveis de estrogênio compromete igualmente uretra e vagina. De outra parte, ambos os tecidos são responsivos à terapêutica de reposição hormonal estrogênica, seja ela realizada por via local ou sistêmica. Estudos têm mostrado que de 15 a 38% das mulheres acima de 55 anos em pós-menopausa apresentam quadros de atrofia urogenital.[25,26]

A história alimentar e a prática de exercícios devem ser investigadas à parte durante a anamnese. É necessário conhecer adequadamente os hábitos alimentares, principalmente a ingestão diária de cálcio, fibras e gorduras. É conveniente interrogar a respeito da frequência, duração e intensidade dos exercícios físicos. Exames complementares não costumam fazer parte da propedêutica na perimenopausa, devendo ser solicitados exclusivamente sob cuidado clínico, enfatizando que a Medicina deve ser exercida respeitando os recursos disponíveis. Nesse sentido, qualquer sistematização fere os princípios da individualidade de cada caso ou local. Assim, tais circunstâncias deixam prova inequívoca do hipoestrogenismo reinante, dispensando a necessidade de qualquer exame laboratorial para esclarecer o diagnóstico. Entretanto, em casos em que o tratamento hormonal seja a melhor opção para a melhoria da qualidade de vida das mulheres, considera-se adequada a realização de alguns exames laboratoriais ou de imagem antecedendo a introdução da terapêutica:

- Perfil glicídico e lipoproteico.
- Dosagem de FSH e TSH.
- Colpocitologia oncótica.
- Mamografia.
- Ultrassonografia transvaginal (a critério clínico).
- Densitometria óssea (a critério clínico).

Tratamento

Não há tratamento padrão para todas as mulheres, pois a apresentação clínica da menopausa é muito variada e dinâmica, incluindo mulheres assintomáticas até aquelas com múltiplas queixas. O tratamento deve ser sempre individualizado, entendendo as distintas queixas e necessidades de cada paciente. É de fundamental importância que se avaliem hábitos de vida, padrões alimentares saudáveis, estímulo à prática de exercícios físicos regulares e orientação sobre a eliminação de fatores de risco, como excesso de consumo de álcool e fumo.

A indicação de TH no climatério está bem estabelecida em mulheres com menopausa precoce ou na presença de sintomas vasomotores moderados ou graves. Pode, ainda, ser indicada na prevenção de osteoporose e para o tratamento dos sintomas da síndrome urogenital. Na presença apenas de alterações menstruais sem outras manifestações, pode-se fazer uso apenas de progestagênios cíclicos (12 a 14 dias ao mês) para correção da irregularidade menstrual e prevenção da hiperplasia endometrial.[27] O uso contínuo de estrogênio e progestagênio ao longo do mês produz amenorreia no geral, tendo sido atualmente preconizadas terapias estroprogestativas de baixa dose. Apesar de a terapia oral ser a via de administração mais frequentemente utilizada na TH, a absorção e metabolização dos hormônios com primeira passagem hepática promovem aumento da secreção de renina e de vários fatores de coagulação, os quais não são observados quando a TH é feita por via transdérmica, tendo maior indicação nos casos de hipertensão arterial sistêmica e em mulheres com história familiar de fenômenos tromboembólicos.[28]

A via de administração vaginal pode ser utilizada isoladamente ou em conjunto com a TH sistêmica com o objetivo de alívio dos sintomas urogenitais.

Prognóstico, acompanhamento e repercussões

O aumento da expectativa de vida e as melhorias nas condições de saúde proporcionaram que as mulheres convivessem parte considerável da vida sob regime de hipoestrogenismo após a menopausa, com aumento do risco de desenvolver doenças crônicas, como osteoporose e DCV. A transição menopausal representa um período de marcantes modificações das mulheres, sendo importante que os profissionais de saúde estejam atentos e preparados para orientar e oferecer as melhores alternativas para auxiliar no bem-estar e na melhoria da qualidade de vida.

RESUMO

- A perimenopausa é a fase que se estende até o final do primeiro ano após a menopausa, sendo o período em que se iniciam os primeiros sintomas climatéricos, como os fogachos e as alterações menstruais.
- O diagnóstico é essencialmente clínico, sendo em geral desnecessárias as dosagens hormonais. Entretanto, deve-se estar atento aos exames de rotina preventiva ginecológica e a sua periodicidade.
- O tratamento na perimenopausa está na dependência da manifestação clínica, podendo ser desde a orientação sobre hábitos de vida saudável, passando pelo uso de progestagênios cíclicos ou até mesmo a utilização dos regimes de TH clássicos na menopausa.

Referências

1. Kravitz HM, Avery E, Sowers MF, Bromberger JT, Owens JF, Matthews KA, et al. Relationships between Menopausal and Mood Symptoms and EEG Sleep Measures in a Multi-ethnic Sample of Middle-Aged Women: The SWAN Sleep Study. Sleep. 2011;34(9):1221-32.
2. Pompei LM, Machado RB, Wender COM, Fernandes CE. Consenso Brasileiro de Terapêutica Hormonal da Menopausa. Associação Brasileira de Climatério (SOBRAC); 2018.
3. Hale GE, Zhao X, Hugles CL, Burger HG, Robertson DM, Fraser IS. Endocrine features of menstrual cycles in middle and late reproductive age and the menopausal transition classified according to the Staging of Reproductive Aging Workshop (STRAW) staging system. J Clin End Metabol. 2007;92(8):3060-7.
4. Harlow SD, Gass M, Hall JE, Lobo R, Maki P, Rebar RW, et al. Executive summary of the Stages of Reproductive Aging Workshop + 10: addressing the unfinished agenda of staging reproductive aging. J Clin End Metabol. 2012;97(4):1159-68.
5. Machado RB, Morimoto MSS. Fisiologia da perimenopausa. Rev Bras Med. 2012;69:22-4.

6. Visser JA, Schipper J, Laven JSE, Themmen APN. Anti-mullerian hormone: an ovarian reserve marker in primary ovarian insufficiency. Nat Rev Endocrinol. 2012;8(6):331-41.
7. Davison SL, Bell R, Donath S, Montalto JG, Davis SR. Androgen levels in adult females: changes with age, menopause, and oophorectomy. J Clin Endocrinol Metab. 2005;90(7):3847-53.
8. Hale GE, Robertson DM, Burger HG. The perimenopausal woman: endocrinology and management. J Steroid Biochem Mol Biol. 2014;142:121-31.
9. Fernandes CE, Pinho-Neto JSL, Gebara OCE, Santos Filho RD, Pinto Neto AM, Pereira Filho AS, et al. I Diretriz Brasileira sobre Prevenção de Doenças Cardiovasculares em Mulheres Climatéricas e a Influência da Terapia de Reposição Hormonal (TRH) da Sociedade Brasileira de Cardiologia (SBC) e da Associação Brasileira do Climatério (SOBRAC). Arq Bras Cardiol. 2008;91(1 supl.1):1-23.
10. The North American Menopause Society (NAMS). The 2012 Hormone Therapy Position Statement. Menopause. 2012;19(3):257-71.
11. Kang JH, Weuve J, Grodstein F. Postmenopausal hormone therapy and risk of cognitive decline in Community-dwelling aging women. Neurology. 2004; 63(1):101-7.
12. Khoo SK, O'Neill S, Byrne G, King R, Travers C, Tripcony L. Postmenopausal hormone therapy and cognition: effects of timing and treatment type. Climacteric. 2010;13(3):259-64.
13. Espeland MA, Rapp SR, Shumaker SA, Brunner R, Manson JE, Sherwin BB, et al. Conjugated equine estrogens and global cognitive function in postmenopausal women: Women's Health Initiative Memory Study. Women's Health Initiative Memory Study. JAMA. 2004;291(24):2959-68.
14. Palacios S. Managing urogenital atrophy. Maturitas. 2009;63(4):315-8.
15. The NAMS 2017 Hormone Therapy Position Statement Advisory Panel. The 2017 hormone therapy position statement of The North American Menopause Society. Menopause. 2017;24(7):728-53.
16. Derby CA, Crawford SL, Pasternak RC, Sowers M, Sternfeld B, Matthews KA. Lipid changes during the menopause transition in relation to age and weight: the Study of Women's Health Across the Nation. Am J Epidemiol. 2009;169(11):1352-61.
17. Matthews KA, Crawford SL, Chae CU, Everson-Rose SA, Sowers MF, Sternfeld B, et al. Are changes in cardiovascular disease risk factors in midlife women due to chronological aging or to the menopausal transition? J Am Coll Cardiol. 2009;54(25):2366-73.
18. Tikkanen MJ, Nikkila EA, Kuusi T, Sipinen SU. High density lipoprotein-2 and hepatic lipase: reciprocal changes produced by estrogen and norgestrel. J Clin Endocrinol Metab. 1982;54(6):1113-7.
19. Pines A, Sturdee DW, Birkhauser MH, Schneider HPG, Gambacciani M, Panay N. IMS updated recommendations on postmenopausal hormone therapy. Climacteric. 2007;10(3):181-94.
20. Villiers TJ, Pines A, Panay N, Archer DF, Baber RJ, Davis SR, et al. Updated 2013 International Menopause Society recommendations on menopausal hormone therapy and preventive strategies for midlife health. Climacteric. 2013;16(3):316-37.
21. NIH Consensus Development Panel on Osteoporosis Prevention, Diagnosis and Therapy. Osteoporosis, prevention, diagnosis, and therapy. JAMA. 2001;285(6): 785-95.
22. Siris ES, Miller PD, Barrett-Connor E, Faulkner KG, Wehren LE, Abbott TA, et al. Identification and fracture outcomes of undiagnosed low bone mineral density in postmenopausal women: results from the National Osteoporosis Risk Assessment. JAMA. 2001; 286(22):2815-22.
23. Banks E, Beral V, Reeves G, Balkwill A, Barnes I; Million Women Study Collaborators. Million Women Study Collaborators. Fracture incidence in relation to the pattern of use of hormone therapy in postmenopausal women. JAMA. 2004;291(18):2212-20.
24. Torgerson DL, Bell-Syer SE. Hormone replacement therapy and prevention of nonvertebral fractures. JAMA. 2001;285(22):2891-7.
25. Pompei LM, Wender MCO, de Melo NR, Kulak Jr J, Pardini D, Machado RB, et al. Vaginal Health: Insights, Views & Attitudes survey in Latin America (VIVA-LATAM): focus on Brazil. Climacteric. 2021;24(2):157-63.
26. Nappi RE, Palacios S, Panay N, Particco M, Krychman ML. 5. Vulvar and vaginal atrophy in four European countries: evidence from the European REVIVE Survey. Climacteric. 2016;19(2):188-97.
27. Delamater L, Santoro N. Management of the perimenopause. Clin Obstet Gynecol. 2018;61(3):419-32.
28. Spritzer PM, Wender MCO. Hormone therapy in menopause: when not to use. Arq Bras Endocrinol Metabol. 2007;51(7):1058-63.

33

Climatério: conceitos gerais e avaliação na prática clínica

Maria Celeste Osório Wender
Mona Lúcia Dall'Agno

Introdução e definição

Dentre os períodos da vida reprodutiva da mulher, o climatério ganha destaque uma vez que a expectativa de vida aumenta de maneira progressiva em âmbito mundial.[1] As mulheres vivem mais do que os homens: a expectativa de vida ao nascer da população feminina no Brasil é de 80,5 anos.[1] Além de viver mais, a sociedade feminina está mais madura. Em 2010, 21,5% da população feminina era composta por mulheres com 50 anos ou mais, enquanto a projeção para o ano de 2060 é de que 47% das mulheres estejam nessa faixa etária.[2]

O climatério representa o período de transição da fase reprodutiva para a não reprodutiva da vida da mulher. A falência ovariana é progressiva, ocorrendo em concomitância com o envelhecimento sem estar associada a causas patológicas.[3] Ciclos anovulatórios são esperados até que a última menstruação aconteça – a chamada menopausa, diagnosticada após 12 meses de amenorreia. Em consequência, diversas modificações ocorrem no organismo feminino, sendo o hipoestrogenismo a principal característica dessa fase.[3]

Os diferentes estágios reprodutivos existentes ao longo da vida feminina são regidos pela função ovariana e sua produção hormonal. Com o objetivo de padronizar globalmente o diagnóstico e nomenclatura de cada um desses estágios, foi desenvolvido o sistema STRAW (*Stages of reproductive aging workshop +10*), que divide a vida reprodutiva feminina em três principais categorias: "estágio reprodutivo", "transição menopausal" e "pós-menopausa".[4] O marco zero é representado pela menopausa, ou última menstruação. As características do ciclo menstrual são a base para a determinação de cada estágio reprodutivo. Outros sintomas e exames complementares são utilizados como critérios de apoio.[4]

O climatério engloba os estágios "reprodutivo final" (-3a), no qual alterações sutis no fluxo e na duração do ciclo menstrual iniciam, "transição menopausal" (-2 e -1) e "pós-menopausa inicial" (+1), caracterizado pelo fim da capacidade reprodutiva.[4]

Fisiopatologia e epidemiologia

A produção de folículos ovarianos pelas mulheres inicia a partir da oitava semana de vida intrauterina por meio da rápida multiplicação mitótica das células germinativas. Já o envelhecimento do sistema reprodutivo co-

MENARCA → Estágio -5 | ÚLTIMA MENSTRUAÇÃO (0) → entre -1 e +1a

Estágios	-5	-4	-3b	-3a	-2	-1	+1a	+1b	+1c	2
Terminologia	REPRODUTIVO				TRANSIÇÃO MENOPAUSAL		PÓS-MENOPAUSA			
	Inicial	Pico	Final		Inicial	Final	Inicial			Final
					PERIMENOPAUSA					
Duração	Variável				Variável	1-3 anos	2 anos (1 + 1)		3-6 anos	Até o fim da vida
Critérios principais										
Ciclo menstrual	Variável a regular	Regular	Regular	Variações sutis no fluxo e duração	Duração variável	Amenorreia > 60 dias				
Critérios de apoio										
Endócrinos										
FSH			Baixo	Variável	Levemente elevado	> 25 UI/L	Elevado		Estabilizado	
AMH			Baixo	Baixo	Baixo	Baixo	Baixo		Muito baixo	
Inibina B				Baixo	Baixo	Baixo	Baixo		Muito baixo	
CFA			Baixa	Baixa	Baixa	Baixa	Muito baixa		Muito baixo	
Características descritivas										
Sintomas						Sintomas vasomotores prováveis	Sintomas vasomotores muito prováveis			Sintomas urogenitais

FIGURA 1 Sistema STRAW (*Stages of reproductive aging workshop +10*).
AMH: hormônio antimülleriano; CFA: contagem de folículos antrais; FSH: hormônio folículo-estimulante.
Fonte: adaptada de Harlow et al.[4]

meça pouco tempo depois por meio do processo de apoptose celular programado ao atingir o número máximo de folículos primordiais – cerca de 7 milhões –, por volta da 20ª semana de gestação. Antes do nascimento, cerca de 70% do *pool* folicular será perdido devido a esse processo, e, ao chegar à puberdade, fase em que os ovários se tornarão funcionalmente ativos, restarão em média 300 a 500 mil folículos.[5]

Até que seu número se esgote na pós-menopausa, os folículos crescem e sofrem atresia de forma contínua. Esse processo é irrecuperável e ininterrupto, independentemente de situações como gravidez, uso de anticoncepcionais ou de períodos de anovulação. O declínio paralelo da quantidade e qualidade dos folículos contribui para a diminuição da fertilidade. Além disso, o consumo do *pool* folicular com o passar dos anos determina alterações hormonais importantes, responsáveis pelas alterações fisiológicas características do período peri e pós-menopáusico.[5]

A transição menopausal é caracterizada pela irregularidade do ciclo menstrual devido à variabilidade hormonal e à ovulação inconstante. As dosagens hormonais nesse período não têm valor na avaliação e no diagnóstico das pacientes.[5]

A diminuição maciça do número de folículos ovarianos resulta na diminuição gradual da inibina B, que, por sua vez, desativa o *feedback* negativo sobre a hipófise, liberando a secreção de FSH (hormônio folículo-estimulante) e aumentando o recrutamento folicular. O resultado dos níveis elevados de FSH é a aceleração da depleção folicular, o que encurta a primeira fase do ciclo menstrual e marca os últimos anos antes da menopausa pela intensa atresia e apoptose até o esgotamento dos folículos.[5,6] Enquanto houver folículos suficientes, a ovulação é mantida e os níveis de estradiol permanecerão dentro da normalidade. A contínua perda da reserva folicular diminui os níveis de estradiol, que não são mais suficientes para estimular o pico de hormônio luteinizante (LH), encerrando assim os ciclos ovulatórios. Sem a ovulação propriamente dita não há produção de corpo lúteo e, consequentemente, de progesterona.[5,6]

Na pós-menopausa, na tentativa de estimular uma adequada produção de estradiol pelos ovários, a hipófise é ativada por picos de GnRH (hormônio liberador de gonadotrofinas) e secreta grandes quantidades de gonadotrofinas, levando as mulheres a um estado de hipogonadismo hipergonadotrófico. Os níveis de FSH e LH são marcadamente altos nos primeiros anos após a menopausa, decrescendo com o envelhecimento.[5,6]

Não há mais produção de progesterona. Já os estrogênios seguem sendo produzidos, porém em níveis muito menores se comparados à menacme. No ovário, a produção de estradiol é quase nula. A estrona, resultado da aromatização periférica da androstenediona, mesmo em pequenas quantidades, passa a ser o principal estrogênio circulante na pós-menopausa.[5,6]

Além dessas mudanças, observa-se que, com a diminuição da massa folicular, ocorre um relativo aumento no estroma ovariano, porção responsável pela produção de testosterona e androstenediona. Apesar da diminuição da síntese desses hormônios de maneira geral na pós-menopausa, a produção remanescente dos esteroides androgênicos é suficiente para manter os ovários ativos. Os androgênios, especialmente a androstenediona, são os principais hormônios ovarianos disponíveis na pós-menopausa. Eles servem como substrato para a aromatização periférica e a formação de estrona.[5,6]

As alterações nos níveis circulantes dos esteroides sexuais afetam a atividade reprodutiva e, de forma não menos importante, outros órgãos e suas funções. Receptores estrogênicos existem em diferentes concentrações em vários locais do organismo, como pele, ossos, vasos sanguíneos, coração, diversas regiões do cérebro, mama, útero, vagina, uretra e bexiga, gerando efeitos diferentes para cada mulher em decorrência da carência estrogênica. A variação hormonal e as características individuais das mulheres determinam perfis diferentes de biodisponibilidade de estrogênios, com repercussões individuais no metabolismo e quadro clínico laboratorial de cada paciente.[6]

A velocidade da taxa de atresia folicular e os fatores que interferem nessa velocidade não são completamente entendidos, apesar de estar claro que o tabagismo pode antecipar a idade da menopausa. A idade da menopausa materna e o peso corporal também parecem influenciar.[7]

A média de idade global para a ocorrência da menopausa descrita em estudos populacionais é de 51 anos,[8] podendo variar de maneira discreta conforme diferentes populações. Segundo uma metanálise que incluiu estudos de 24 países diferentes, a média de idade da menopausa na América Latina foi de 47,37 (46,91-47,51) anos.[9] Especificamente em nosso país, recente estudo populacional envolvendo 1.500 mulheres em todo o Brasil, publicado com o objetivo de caracterizar essa população, demonstrou que a média de idade da menopausa foi de 48 anos.[10]

Diagnóstico e quadro clínico

A síndrome climatérica é um conjunto de sinais e sintomas resultantes da interação de fatores socioculturais, psicológicos e endócrinos.

Para mulheres com mais de 45 anos em amenorreia há mais de 1 ano e quadro clínico sugestivos de hipoestrogenismo, outros exames para investigação são dispensáveis. Em situações duvidosas, duas dosagens séricas de FSH na fase folicular inicial, com intervalo de 4 a 6 semanas entre elas, podem ser consideradas. Valores acima de 25 mUI/mL estão relacionados ao início da transição menopausal.[11] Para mulheres com menos de 45 anos e sintomas característicos, exames complementares devem ser considerados com o objetivo de descartar outras possíveis etiologias para o mesmo quadro clínico.[11] A interpretação dos exames laboratoriais deve ser realizada com cautela, já que oscilações hormonais são características desse período.[11]

O hipoestrogenismo característico desse período afeta a atividade reprodutiva e, de forma não menos importante, outros órgãos e suas funções. Além dos efeitos sobre o centro termorregulador hipotalâmico e o sistema reprodutivo, o metabolismo ósseo, a função cardiovascular e o humor podem sofrer impacto negativo. A qualidade de vida está comprometida. O quadro clínico é variável, determinado pela variação hormonal e pelas características individuais de cada mulher. Apenas 15 a 30% das mulheres não apresentam sintomas.[8]

O diagnóstico clínico deve ser incentivado por meio do questionamento ativo do profissional de saúde baseado nos possíveis sintomas da síndrome climatérica.[11]

Manifestações precoces do hipoestrogenismo

Irregularidade menstrual

A irregularidade menstrual é a manifestação mais precoce do climatério. Inicia ainda na fase de transição menopausal, refletindo a perda progressiva da função ovariana. O intervalo entre os ciclos muda, sendo inicialmente mais curtos devido ao aumento nas gonadotrofinas na tentativa de otimizar o estímulo ovariano. Progride para intervalos cada vez mais longos até a amenorreia. O volume de fluxo menstrual também pode variar, sendo comum ocorrer sangramento aumentado.[8,12]

Devido às constantes oscilações hormonais, o desenvolvimento de patologias orgânicas como miomas e pólipos é favorecido. Nos casos de sangramento uterino intenso, são mandatórias a investigação e a exclusão de alterações endometriais, com atenção às hiperplasias e ao carcinoma de endométrio.[8,12]

Sintomas vasomotores (SVM)

São os sintomas mais comuns da transição menopausal e pós-menopausa inicial, acometendo 80% dessas mulheres.[13] Manifestam-se como uma súbita sensação de calor intenso que se inicia na face, pescoço, parte superior dos troncos e braços, depois se generaliza e é seguida por enrubescimento da pele e subsequente sudorese. Observa-se aumento do fluxo sanguíneo cutâneo, taquicardia e pode ser acompanhado de palpitações e sensação de ansiedade.[13] Cada episódio dura aproximadamente de 1 a 5 minutos e ocorre diversas vezes no decorrer do dia. É particularmente comum à noite, prejudicando a qualidade do sono.[8,12]

Os SVM ocorrem devido a uma instabilidade do centro termorregulador hipotalâmico, porém seu mecanismo exato ainda é desconhecido. Apesar do importante papel do hipoestrogenismo para os SVM, outros mecanismos parecem estar envolvidos simultaneamente, como pulsos de LH, mediados centralmente pela kisspeptina, neuroquinina B e dinorfina.[12,13]

A duração média total dos SVM é de 7,4 anos, iniciando ainda na transição menopausal. Após a menopausa, tendem a permanecer em torno de 4,5 anos em média.[13]

Manifestações tardias do hipoestrogenismo

Síndrome geniturinária da menopausa (SGM)

Os sintomas urogenitais acometem mais da metade das mulheres pós-menopáusicas e, em geral, surgem de forma gradual mais tardiamente após alguns anos de hipoestrogenismo. Têm caráter progressivo e determinam grande impacto no perfil psicológico, social e na qualidade de vida, quando o tratamento adequado não é instituído.[12]

A vulva e a vagina passam a ter características atróficas, que podem resultar em dispareunia, propensão a traumatismos locais e disfunção sexual; o epitélio torna-se afinado, perde suas rugosidades e a lubrificação vaginal é comprometida pela diminuição da secreção glandular. A elasticidade e o tamanho da vagina reduzem. A atrofia também afeta o epitélio do trígono vesical e a uretra, produzindo, com frequência, noctúria, incontinência, infecções urinárias de repetição e urgência miccional.[12]

Osteoporose

A osteoporose pós-menopáusica caracteriza-se por desestruturação da microarquitetura e perda da qualidade óssea, com consequente aumento do risco de fraturas por fragilidade. Há predomínio da reabsorção sobre a formação do tecido ósseo, intensificada pelo hipoestrogenismo. A maior parte da perda óssea ocorre durante os primeiros 5 anos pós-menopáusicos. As fraturas mais comuns são na coluna vertebral, quadril (fêmur proximal), antebraço e úmero proximal.[12]

A osteoporose é um importante problema de saúde pública devido a sua alta prevalência, além da gravidade e morbidade das fraturas por fragilidade consequentes à doença.[8,12]

São fatores de risco não modificáveis para osteoporose: sexo feminino, idade avançada, hipoestrogenismo, cor branca, artrite reumatoide, história familiar de osteoporose e história de fratura prévia. São fatores de risco modificáveis: baixo peso, sedentarismo, tabagismo, consumo de álcool, deficiência de vitamina D, distúrbios alimentares, baixa ingesta de cálcio, uso crônico de corticosteroides e outras medicações, como agonistas do GnRH, inibidores da aromatase, inibidores seletivos da recaptação da serotonina e tiazolidinedionas/glitazonas.[14]

Aumento do risco cardiovascular

Atualmente, doenças cardiovasculares são a maior causa de mortalidade em mulheres em todo o mundo, sendo a idade o principal fator de risco associado.

O efeito protetor do estrogênio faz com que as mulheres desenvolvam doença coronariana mais tardiamente em comparação com os homens. Devido ao perfil hormonal, há estímulo para a produção de óxido nítrico e prostaglandinas, causando efeito vasodilatador e antitrombótico, além de estímulo para a inibição da oxidação de lipoproteína de baixa densidade (LDL, do inglês *low density lipoprotein*) e proteção do endotélio diante de molécula oxidada. O resultado é a menor formação de placas ateroscleróticas e, consequentemente, menor prevalência de doença coronariana.[15]

Esse benefício desaparece com a menopausa, e, aos 55 anos, os riscos se equivalem.[12] A produção de estrogênio diminui e o perfil hormonal passa a ser androgênico. Como consequência, ocorre aumento da concentração de colesterol total e queda dos níveis de lipoproteína de alta densidade (HDL, do inglês *high density lipoprotein*), o principal preditor para eventos isquêmicos cardíacos. O aumento de risco chega a 40 a 50% a cada 10 mg/dL a menos de HDL na concentração sérica total. O risco global para doença cardiovascular é, nesse período, duas vezes maior do que na menacme.[15]

A redução do HDL é um dos critérios para diagnóstico de síndrome metabólica. Há alguma interferência genética na incidência dessa síndrome, porém fatores como obesidade e sedentarismo são fundamentais para seu desenvolvimento. O período pós-menopáusico é facilitador, já que, devido às alterações nos perfis hormonais, há acúmulo de gordura central e desequilíbrio no perfil lipídico. A transição menopáusica por si só é fator de risco para a síndrome, independentemente de idade, hábitos de vida e composição corporal. E, conforme o esperado, o risco para doença cardiovascular está substancialmente aumentado nos portadores de síndrome metabólica.[15]

Além dos fatores de risco tradicionalmente descritos para doença cardiovascular, os eventos entre as mulheres parecem estar associados a mecanismos fisiopatológicos diferentes, e entre eles destacam-se as patologias relacionadas à gestação (diabetes gestacional, parto prematuro e distúrbios hipertensivos como a pré-eclâmpsia) e síndrome dos ovários policísticos.[16]

Outros sintomas

Outros sintomas não menos importantes também são atribuídos às mudanças hormonais decorrentes da menopausa: distúrbios do sono e do humor, alterações cognitivas, alterações na função sexual, alterações em fâneros (pele e cabelo), dores articulares e mudanças na composição corporal.[12]

Acompanhamento e repercussões

O atendimento adequado da mulher climatérica passa pelo entendimento do processo de envelhecimento e suas consequências e envolve educação em saúde, aconselhamento e medicina preventiva, com ênfase no diagnóstico e tratamento precoce de patologias comuns e importantes nessa faixa etária, como a doença cardiovascular, hipertensão arterial, diabetes e alguns tipos de câncer.[11]

Além disso, a história clínica detalhada e o uso racional dos exames complementares de forma individualizada são essenciais para definir a melhor terapêutica e seguimento para cada mulher.[11]

Rastreamento para doenças crônicas e neoplasias

Doenças cardiovasculares

Devido ao aumento do risco cardiovascular nessa população, recomenda-se o rastreamento de fatores de risco bem estabelecidos, como diabetes *mellitus*, hipertensão arterial, dislipidemia, tabagismo e obesidade.[11]

A anamnese bem estruturada, o uso de ferramentas como o Escore de Risco Global de Framingham, o exame físico e alguns exames complementares são suficientes para essa estratificação de risco. Está recomendado, em todas as consultas, o cálculo do índice de massa corporal (IMC) e a aferição da pressão arterial. Para mulheres acima de 45 anos, o rastreamento de dislipidemia e diabetes com exames laboratoriais, como perfil lipídico e glicêmico, pode ser útil.[11]

Osteoporose

A densitometria óssea está recomendada para todas as mulheres com 65 anos ou mais. Mulheres com fatores de risco se beneficiam de rastreamento precoce. São eles: uso crônico de corticoide, baixo peso, tabagismo, artrite reumatoide, menopausa antes dos 45 anos, história de fratura por fragilidade, pais com história de fratura de fêmur e alcoolismo.[11]

Em caso de dúvidas, a ferramenta FRAX-Brasil auxilia na determinação da necessidade de realizar a densitometria óssea, além de definir o início do tratamento.[11]

Depressão

O rastreamento pode ser realizado com base na histórica clínica completa ou por meio do uso de ferramentas para auxílio. O diagnóstico deve ser definido por profissional especialista.[11]

Doenças de tireoide

A avaliação da tireoide por meio do exame clínico deve ser realizada rotineiramente. O rastreamento com dosagem sérica de hormônio tireoestimulante (TSH) está recomendado a partir dos 60 anos para a população de risco habitual.[11]

É importante lembrar que o quadro clínico do hipotireoidismo é similar ao do hipoestrogenismo, e, para mulheres abaixo de 45 anos com sintomas característicos, o rastreamento laboratorial para doenças de tireoide está recomendado.[11]

Infecções sexualmente transmissíveis (IST)

Devem ser realizados rotineiramente, por meio da história clínica, exame físico e exames laboratoriais complementares de acordo com os dados da anamnese.[11]

Câncer de mama

Conforme recomendação da Federação Brasileira de Ginecologia e Obstetrícia (Febrasgo) e da Sociedade Brasileira de Mastologia (SBM), para mulheres com baixo risco para câncer de mama o rastreamento deve iniciar aos 40 anos, com mamografia anual. A realização de ultrassonografia mamária pode ser considerada como exame complementar para aquelas mulheres com mamas densas. O rastreamento deve ser mantido até a expectativa de vida ser menor do que 7 anos ou a partir do momento em que não existam condições clínicas para diagnóstico ou tratamento da doença.[11]

O rastreamento para mulheres com alto risco para esse tipo de patologia deve ser individualizado.

Câncer de colo uterino

O rastreamento de câncer de colo uterino é realizado conforme as recomendações do Ministério da Saúde, com citologia oncótica periódica. As coletas iniciam aos 25 anos de idade para as mulheres sexualmente ativas com 1 ano de intervalo entre os dois primeiros exames. Após dois exames normais, a coleta passa a ser trienal e deve ser mantida até os 64 anos. Para as mulheres nessa faixa etária que nunca foram submetidas ao rastreamento, são recomendadas duas coletas normais com intervalo entre 1 e 3 anos antes de encerrar o acompanhamento.[11]

Especificamente para mulheres climatéricas com sinais de SGM, o uso de estrogênio tópico por pelo menos 21 dias antes da coleta da citologia pode ser útil.[11]

Câncer colorretal

De acordo com o Ministério da Saúde, mulheres com baixo risco para câncer colorretal devem iniciar o rastreamento com pesquisa de sangue oculto nas fezes ou colonoscopia na idade de 50 anos. A frequência do rastreamento não está bem estabelecida.[11]

Especificamente para mulheres climatéricas, a Sociedade Norte-Americana de Menopausa

(NAMS) recomenda colonoscopia a cada 10 anos a partir dos 50 anos de idade, para mulheres com baixo risco para câncer colorretal.[11]

O rastreamento para mulheres com alto risco para esse tipo de patologia deve ser individualizado.

RESUMO

O climatério é o período de transição da fase reprodutiva da vida da mulher para a fase não reprodutiva. A menopausa é um marco representado pela última menstruação. No Brasil, a média de idade da menopausa é em torno dos 48 anos.

Dentre as inúmeras modificações hormonais desse período, a mais marcante é o hipoestrogenismo – principal mecanismo para a instalação da síndrome climatérica.

O diagnóstico é clínico. O quadro característico envolve mulheres com mais de 45 anos com sintomas de hipoestrogenismo, como irregularidade menstrual ou amenorreia, sintomas vasomotores, alterações de humor, sono e cognição, dores articulares, síndrome geniturinária da menopausa, além de aumento do risco cardiovascular e osteoporose.

Mulheres climatéricas necessitam de orientações quanto à prevenção e promoção de saúde, e a consulta médica é uma excelente oportunidade para rastreamento de doenças crônicas e alguns tipos de cânceres, além de ser um dado objetivo importante para a definição da terapêutica a ser oferecida.

TABELA 1 Avaliação geral da mulher climatérica

História médica e exame físico completo Anualmente: exame físico ginecológico e de mamas, aferição da pressão arterial, cálculo do IMC, investigação de infecções sexualmente transmissíveis e tabagismo, atenção para sintomas depressivos.	
Dislipidemia e diabetes	Investigação laboratorial a partir dos 45 anos. Individualizar a frequência do seguimento.
Osteoporose	Densitometria óssea a partir dos 65 anos ou antes, se fatores de risco.
Doenças da tireoide	Exame clínico da tireoide anualmente e avaliação laboratorial a partir dos 60 anos.
Câncer de mama	Mamografia anual Considerar ultrassonografia mamária.
Câncer de colo uterino	Citologia oncótica anual. Após 2 exames normais, manter rastreamento por meio de coleta a cada 3 anos até os 64 anos.
Câncer colorretal	Pesquisa de sangue oculto nas fezes ou colonoscopia a partir dos 50 anos. Individualizar a frequência do seguimento.
Outros	Anualmente, orientar imunizações, necessidades nutricionais, atividade física, prevenção de lesões e comorbidades, função urinária e sexual.

IMC: índice de massa corporal.
Fonte: adaptada de Baccaro et al.[11]

Referências

1. Brasil. Instituto Brasileiro de Geografia e Estatística (IBGE). Tábua completa de mortalidade para o Brasil - 2021. Disponível em: https://biblioteca.ibge.gov.br/index.php/biblioteca-catalogo?view=detalhes&id=73097. Acesso em: 26 mar. 2023.
2. Brasil. Instituto Brasileiro de Geografia e Estatística (IBGE). Projeções da População do Brasil e Unidades da Federação por sexo e idade: 2010-2060. Disponível em: https://www.ibge.gov.br/estatisticas/sociais/populacao/9109-projecao-da-populacao.html. Acesso em: 26 mar. 2023.
3. Baccaro LF, Paiva LH, Nasser EJ, Valadares AL, Silva CR, Nahas EA, et al. Initial evaluation in the climacteric. The National Specialty Commission on Climateric of the Brazilian Federation of Gynecology and Obstetrics Associations (Febrasgo). Febrasgo positiom statement. Number 5. May 2022.
4. Harlow SD, Gass M, Hall JE, Lobo R, Maki P, Rebar RW, et al. Executive summary: Stages of Reproductive Aging Workshop+10: addressing the unfinished agenda of staging reproductive aging. Climacteric. 2012; 15(2):105-14.
5. American College of Obstetricians and Gynecologists (ACOG). Committee on Gynecologic Practice. Female age-related fertility decline. Committee Opinion No. 589. Obstet Gynecol. 2014;123(3):719-21.
6. Burger HG, Hale GE, Dennerstein L, Robertson DM. Cycle and hormone changes during perimenopause: the key role of ovarian function. Menopause. 2008;15(4 Pt 1):603-12.
7. Mishra GD, Chung HF, Cano A, Chedraui P, Goulis DG, Lopes P, et al. EMAS position statement: predictors of premature and early natural menopause. Maturitas. 2019 May;123:82-8.
8. Pompei LM, Bonassi-Machado R, Wender MCO, Fernandes CE. Consenso Brasileiro de Terapêutica Hormonal da Menopausa – Associação Brasileira de Climatério (Sobrac). São Paulo: Leitura Médica; 2018.
9. Schoenaker DA, Jackson CA, Rowlands JV, Mishra GD. Socioeconomic position, lifestyle factors and age at natural menopause: a systematic review and meta--analyses of studies across six continents. Int J Epidemiol. 2014 Oct;43(5):1542-62.
10. Pompei LM, Bonassi-Machado R, Steiner ML, Pompei IM, Melo NR, et al. Profile of Brazilian climacteric women: results from the Brazilian Menopause Study. Climacteric 2022;25:5, 523-9.
11. Baccaro LFC, Paiva LHSDC, Nasser EJ, Valadares ALR, Silva CRD, Nahas EAP, et al. Initial evaluation in the climacteric. Rev Bras Ginecol Obstet. 2022 May;44(5): 548-56.
12. The 2022 Hormone Therapy Position Statement of The North American Menopause Society Advisory Panel. The 2022 hormone therapy position statement of The North American Menopause Society. Menopause (New York). 2022;29,7:767-94.
13. Avis NE, Crawford SL, Greendale G, Bromberger JT, Everson-Rose SA, Gold EB, et al.; Study of Women's Health Across the Nation. Duration of menopausal vasomotor symptoms over the menopause transition. JAMA Intern Med. 2015 Apr;175(4):531-9.
14. Cooper C, Ferrari S. IOF compendium of osteoporosis. Nyon: International Osteoporosis Foundation; 2017.
15. Lobo RA. Metabolic syndrome after menopause and the role of hormones. Maturitas. 2008;60(1):10-8.
16. Vogel B, Acevedo M, Appelman Y, Bairey Merz CN, Chieffo A, Figtree GA, et al. The Lancet Women and Cardiovascular Disease Commission: reducing the global burden by 2030. Lancet. 2021 Jun 19;397(10292): 2385-438.

34

Terapêutica hormonal: síndrome metabólica e climatério

César Eduardo Fernandes
Marcelo Luis Steiner
Rodolfo Strufaldi
Luciano de Melo Pompei

Introdução

A síndrome metabólica (SM) se caracteriza pela associação de dislipidemia, diabetes *mellitus* tipo 2 (DM2) ou intolerância à glicose, hipertensão arterial e excesso de peso ou obesidade central. Interligando essas alterações metabólicas está a resistência à insulina e a hiperinsulinemia resultante, razão pela qual é também conhecida como síndrome de resistência à insulina.[1,2]

Apesar da escassez de dados epidemiológicos robustos, levantamentos demonstram que sua prevalência ocorre entre 30 e 40% da população brasileira, com uma incidência maior no gênero feminino, idosos e indivíduos de baixa escolaridade. Dentre os parâmetros definidores da síndrome, o aumento da circunferência abdominal e os níveis séricos diminuídos de HDL colesterol são os mais frequentemente encontrados.[3,4] Projeções estimam que no ano de 2030 a prevalência de obesidade será de 29,6%, aumento considerável em relação aos 20,3% registrados em 2019.[5] Da mesma forma, estima-se aumento na prevalência de DM2 e de hipertensão arterial sistêmica. Tal cenário tem como resultado o aumento na prevalência de SM.[6,7]

A SM é a doença metabólica mais comum da atualidade e a principal responsável pela ocorrência das doenças cardiovasculares (DCV). Estima-se que os indivíduos acometidos apresentem risco duas vezes maior de morrer por infarto agudo do miocárdio ou acidente vascular hemorrágico e cinco vezes mais chance de desenvolver DM2 comparado com aqueles não afetados pela doença.[8]

As mulheres, principalmente no período de peri e pós-menopausa, têm maior risco de desenvolver SM. A literatura demonstra que mulheres entre 40 e 59 anos tem três vezes mais chances de apresentar os critérios componentes da SM em relação àquelas com 20 a 39 anos. Já naquelas com mais de 60 anos, esse risco pode chegar a ser seis vezes maior.[9,10]

A falência gonadal fisiológica, com a diminuição dos níveis de estrogênio, demonstra ter importância no aumento da prevalência de mulheres acima de 40 anos. Estudos encontraram que a pós-menopausa associa-se a um risco 60% maior de desenvolver SM, mesmo após o controle de variáveis como idade, índice de massa corporal (IMC), nível social e sedentarismo.[10]

A transição menopáusica está associada com o aparecimento de muitos dos componentes da SM, incluindo o aumento da adiposidade central (intra-abdominal), mudança para um perfil lipídico e lipoproteico mais aterogênico, com aumento dos níveis plasmáticos do LDL, dos triglicérides e redução de HDL. Também observa-se aumento da glicemia e dos níveis de insulina.

O surgimento desses fatores de risco para DCV pode ocorrer por resultado direto da falência ovariana e do estado de deficiência estrogênica, como também por um resultado indireto das consequências metabólicas resultantes da redistribuição de gordura central em decorrência do hipoestrogenismo subjacente.[11,12]

As mulheres tendem a ganhar peso quando chegam à menopausa. Ao mesmo tempo, experimentam uma redistribuição da gordura corporal, mudando a típica distribuição ginoide feminina da menacme para um padrão androide. Aumentos significativos no peso corporal acima de 5 kg nos 36 primeiros meses após a menopausa foram observados e encontram explicação no aumento de gordura corporal total. Aproximadamente 70% das mulheres americanas na faixa etária de 40 a 59 anos têm sobrepeso ou obesidade, o que ressalta a importância do entendimento acerca dos fatores que influenciam a gordura corporal e sua distribuição, particularmente durante o período de transição menopáusica e nos primeiros anos da fase pós-menopáusica.[13]

Fisiopatologia

Mecanismos complexos estão envolvidos na fisiopatologia da SM e alguns deles ainda não estão completamente compreendidos. Há uma discussão se cada um dos critérios que a compõem são doenças distintas ou fazem parte de um mesmo processo patológico. De qualquer forma, seu desenvolvimento ocorre por manifestação conjunta de fatores genéticos, epigenéticos e ambientais.[14-16]

O estilo de vida moderno caracterizado pelo consumo aumentado de alimentos ultraprocessados e calóricos, com baixa densidade de nutrientes e inatividade física, são elementos centrais para o desenvolvimento da SM. Tal comportamento contribui principalmente para uma expansão disfuncional do tecido adiposo visceral, um gatilho importante para uma série de mecanismos envolvidos na gênese da síndrome, como resistência à insulina, inflamação crônica e ativação neuro-hormonal.

Indivíduos geneticamente suscetíveis, com consumo calórico de gordura e carboidratos excessivo associado a um comportamento sedentário, tendem a gerar uma "sobrecarga energética" ao organismo. O tecido adiposo e hepático tem a capacidade de "armazenar" esse excesso pelos mecanismos de lipogênese e glicogênese, respectivamente. Já o tecido musculoesquelético tem menor capacidade adaptativa, e o acúmulo de ácidos graxos livres nos miócitos determina uma diminuição da translocação do transportador de glicose 4 (GLUT-4), diminuindo a entrada de glicose na célula e desencadeando processo inicial de resistência de insulina. O consequente aumento dos níveis séricos de glicose determina um aumento da secreção de insulina pelo pâncreas e um estado subsequente de hiperinsulinemia.[14-16]

A hiperinsulinemia associada à manutenção da sobrecarga energética (alta ingesta calórica) determina uma pressão na capacidade de adaptação dos tecidos adiposo e hepático, que perdem a capacidade de "tamponamento" fisiológico e desenvolvem resistência à insulina. O tecido adiposo expandido tem sua perfusão sanguínea diminuída, inflamação local, lipólise de triglicérides reduzida e aumento da liberação de ácidos graxos, que por sua vez reforça o processo de resistência à insulina (ciclo vicioso).[17] Já o tecido hepático acumula o excesso de ácidos graxos (esteatose não alcoólica) e tem os processos de gliconeogênese (compensatório da resistência à insulina) e a produção de triglicérides (TG) aumentados, contribuindo também para o estado de inflexibilidade metabólica.[18]

Concentrações aumentadas de ácidos graxos livres aumentam a síntese de colesterol, TG e a produção de lipoproteínas de muito baixa densidade (VLDL) ricas em triglicérides. Isso ativa a proteína de transferência de colesterol esterificado, que promove a transferência do TG do VLDL para a lipoproteína de alta densidade (HDL), aumentando o *clearance* dessa lipoproteína e diminuindo sua concentração sérica. Há também a transferência de TG para lipoproteína de baixa densidade (LDL) por meio da atuação de lipase hepática e de lipase lipoproteica, formando partículas de LDL pequenas e densas em colesterol (sdLDL).[19] Níveis aumentados de triglicérides associados a aumento do número de partículas de sdLDL e a diminuição de HDL contribuem para o desenvolvimento de doença cardiovascular e são um dos componentes definidores da SM.

A resistência à insulina demonstra favorecer o desenvolvimento de hipertensão arterial. A hiperinsulinemia compensatória desencadeia mecanismos que direta ou indiretamente aumentam a reabsorção renal de sódio e a atividade do sistema nervoso simpático. Há também o mecanismo envolvendo a perda do efeito vasodilatador da insulina e o aumento da vasoconstrição induzida por FFA devido à produção de espécies reativas de oxigênio e subsequente eliminação de óxido nítrico.[20,21] O hipoestrogenismo decorrente da falência ovariana fisiológica no período do climatério determina uma série de mudanças biológicas que colocam as mulheres com maior risco para o desenvolvimento de SM. Há expansão do tecido visceral, alteração do perfil lipoproteico e maior risco para resistência à insulina.[22] Nesse período observa-se a troca de um ambiente predominantemente estrogênico por um androgênico.[23]

Distintamente do estrogênio, os androgênios continuam sendo produzidos pelo ovário, e, com a diminuição da produção hepática da proteína carregadora de hormônios sexuais (SHBG), os androgênios têm sua circulação aumentada tanto na forma livre como na biologicamente ativa.[24] No tecido adiposo os androgênios estimulam o acúmulo de gordura pelos adipócitos, principalmente naqueles localizados na gordura visceral, que possuem maior número de receptores para esse hormônio.[25] De maneira que mulheres na transição menopausal tendem a acumular gordura visceral, mudando a distribuição de gordura do padrão ginecoide para o androide. E, como já anteriormente comentado, o aumento de gordura central é um dos fatores envolvidos na fisiopatologia da SM.

Um interessante estudo observacional, com medições anuais por 4 anos, avaliou as alterações longitudinais na composição corporal e na distribuição da gordura em mulheres na perimenopausa, com a hipótese de que a gordura total e a gordura corporal abdominal aumentariam na menopausa devido à diminuição do gasto energético e ao estrogênio em declínio, respectivamente.[26] Foram incluídas mulheres saudáveis (103 caucasianas e 53 afro-americanas), inicialmente no período de função ovariana presente e em transição menopáusica. Durante o período de observação, a falta de menstruação por 1 ano e o hormônio folículo-estimulante (FSH) acima de 30 mUI/mL definiram o estado pós-menopáusico das participantes. Foi observado aumento do peso corporal, pela análise *post hoc* no ano 4 em comparação aos valores iniciais, significativamente maior apenas no grupo de mulheres no período pós-menopáusico ($p < 0,0001$), ainda que também tenha aumentado em mulheres na fase de função ovariana preservada e na perimenopausa.[26]

De outra parte, a quantidade de gordura visceral abdominal foi significativamente menor no ano −4 e no ano −3 e aumentou até o início da menopausa (T = 0), momento em que houve um platô nos anos pós-menopáusicos +1 e +2. A gordura abdominal subcutânea (compartimentos total, profundo e superficial) mostrou um aumento mais linear em toda a linha do tempo em relação à menopausa e foi significativamente menor nos anos −4 a −2 em relação ao ano zero. Os aumentos na gordura visceral dos anos −4 a −1 foram paralelos às diminuições no estradiol sérico e aos aumentos no FSH sérico ao longo do tempo (Figura 1).[26]

Metanálise de estudos observacionais comparando mulheres no período reprodutivo com aquelas na pós-menopausa demonstrou um risco aumentado para SM (OR 3.54; IC 95% 2,92-4,30). Além disso, demonstrou risco aumentado para aumento do nível de glicemia de jejum (OR 3,51, IC 95% 2,11-5,83), colesterol LDL aumentado (OR 1,45, IC 95%1,03-2,03), triglicérides aumentados (OR 3,2, IC 95% 2,37-4,31) e maior circunferência abdominal (OR 2,75, IC 95% 1,80-4,21).

Concluindo, observa-se que o estado de resistência à insulina e hiperinsulinemia per-

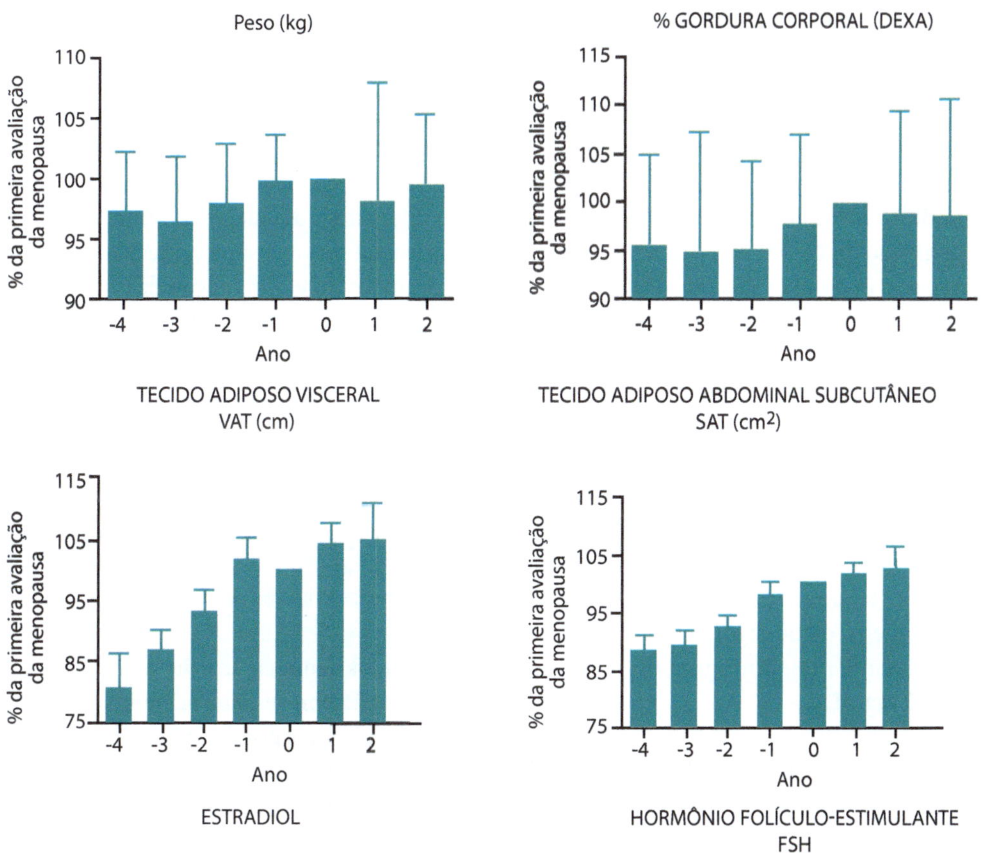

FIGURA 1 Alterações longitudinais do peso e do percentual de gordura corporal aferida por DEXA em relação ao início da menopausa (ano 0) em 48 mulheres.
Fonte: Lovejoy et al.[26]

sistentes estão no centro da fisiopatologia da SM. Ambos, por mecanismos complexos (não esgotados no resumo anterior), desencadeiam processos promotores para hiperglicemia, hipertrigliceridemia associada à diminuição de HDL, aumento da circunferência abdominal por expansão do tecido gorduroso visceral e hepático e aumento dos níveis pressóricos. Também, que as mudanças hormonais e biológicas ocorridas na transição menopausal deixam as mulheres mais vulneráveis para o desenvolvimento da SM.

Avaliação e diagnóstico

O Painel de Tratamento de Adultos III (ATP III) do National Cholesterol Education Program (NCEP) elaborou uma definição para a SM (National Cholesterol Education Program, 2002), que foi atualizada pela American Heart Association e pelo National Heart Lung and Blood Institute em 2005.[27] De acordo com a definição do NCEP ATP III, a SM está presente se três ou mais dos cinco critérios a seguir forem atendidos:

1. Circunferência da cintura acima de 102 cm (homens) ou 88 cm (mulheres).
2. Pressão arterial acima de 130/85 mmHg.
3. Níveis de triglicerídeos de jejum (TG) maior ou igual 150 mg/dL.
4. Colesterol de lipoproteína de alta densidade (HDL) em jejum inferior a 40 mg/dL (homens) ou 50 mg/dL (mulheres).
5. Glicemia de jejum igual ou maior que 100 mg/dL.

A definição do NCEP ATP III é um dos critérios de SM mais amplamente utilizados. Ele incorpora as principais características de hiperglicemia/resistência à insulina, obesidade visceral, dislipidemia aterogênica e hipertensão. Utiliza medidas e resultados laboratoriais de fácil acesso ao médico, facilitando sua aplicação clínica e epidemiológica. Também é simples e fácil de lembrar. É importante ressaltar que não exige que nenhum critério específico seja atendido; apenas que pelo menos três dos cinco critérios sejam atendidos. Assim, a definição não se baseia em nenhuma noção preconcebida da causa subjacente da SM, seja resistência à insulina ou obesidade

Em 2005, a International Diabetes Foundation (IDF) publicou novos critérios para a SM.[28] Embora inclua os mesmos critérios gerais que as outras definições, exige que a obesidade, mas não necessariamente a resistência à insulina, esteja presente. O requisito da obesidade é atendido por pontos de corte específicos da população. Isso explica o fato de diferentes populações, etnias e nacionalidades terem diferentes distribuições de normas para peso corporal e circunferência da cintura. Ele também reconhece que a relação entre esses valores e o risco de diabetes tipo 2 ou DCV difere em diferentes populações. Embora a obesidade visceral seja agora reconhecida como um fator importante, a definição da IDF tem sido criticada por sua ênfase na obesidade, em vez da resistência à insulina, na fisiopatologia.

Tratamento

A terapêutica hormonal (TH) pode, por seu turno, atenuar essa redistribuição de gordura corporal observada no período pós-menopáusico.

Estudos demonstram que usuárias de hormônios não apresentam aumentos significativos do peso corporal, da gordura corporal total, da gordura no tronco e dos braços, enquanto não usuárias de TH experimentam aumentos significativos em todos esses parâmetros.[29]

Da mesma forma, a gordura abdominal também se mostra melhor em mulheres que usam TH. Trabalhos demonstram que a TH reduz a obesidade abdominal, a resistência à insulina, o diabetes de início recente, os lipídios, a pressão arterial, as moléculas de adesão e os fatores pró-coagulantes em mulheres sem diabetes, e a resistência reduzida à insulina e glicemia de jejum em mulheres com diabetes. A TH por via oral, diferente da via transdérmica, afeta negativamente a proteína C-reativa (PCR) e a proteína S.[30-33] O tratamento da SM pressupõe que, como base, se promovam intervenções dirigidas a mudanças do estilo de vida (MEV) com o objetivo de diminuir a ingestão calórica, aumentar os níveis de atividade física e otimizar a composição da dieta. Essas continuam sendo ferramentas fundamentais para a correção da dislipidemia aterogênica e da resistência à insulina presentes em indivíduos com SM.

Quando as MEV de vida falham, oferecem resultados parciais ou não podem ser implementadas, as intervenções farmacológicas devem ser iniciadas. No mais das vezes, são necessárias múltiplas intervenções farmacológicas para a correção adequada dos fatores de risco individuais incluídos na SM. As intervenções farmacológicas compreendem a inclusão de medicações para o tratamento das dislipidemias, da hipertensão arterial e da intolerância à glicose, para as quais se dispõe de muitas opções de fármacos embasadas em *guidelines* bem fundamentados.

O tratamento farmacológico da obesidade tem sido o mais desafiador. Como mencionado, além do risco das DCV, a obesidade aumenta o risco de certos tipos de câncer. Como exemplos, a contribuição da obesidade para o câncer é de até 40% para o adenocarcinoma endometrial e esofágico (NCI, 2012). As tendências atuais indicam que em 2030 haverá mais 500 mil casos de câncer associados à obesidade nos EUA. Além disso, a prevalência de distúrbios neuropsiquiátricos, particularmente demência, depressão e ansiedade, aumenta na obesidade. As taxas crescentes de obesidade e distúrbios concomitantes com risco de vida ressaltam a necessidade de estratégias seguras e eficazes para tratar essa complexa condição médica, entre as quais os tratamentos farmacológicos, além, claro, de múltiplas outras estratégias que incluem as MEV, com mudanças de hábitos alimentares, aumento das atividades físicas/exercícios e, quando indicado adequadamente, a realização de cirurgia bariátrica.

Vários foram os tratamentos farmacológicos testados ao longo do tempo com esse propósito. Nos últimos 20 anos, diversos medicamentos para o combate da obesidade foram descobertos, comercializados e posteriormente retirados do mercado. Apesar de mostrar eficácia durante os estágios iniciais do tratamento, a terapêutica para a obesidade infelizmente sempre se mostrou acompanhada de efeitos colaterais adversos após o uso a longo prazo. Entretanto, há que se reconhecer, temos tidos avanços com fármacos que atendem mais a fisiopatologia envolvida no ganho de peso e com menos efeitos colaterais. Entre estes, é possível mencionar os análogos do GLP-1, um hormônio peptídico, naturalmente sintetizado pelas células L do intestino delgado distal, e liberado em resposta à digestão de carboidratos e gorduras. O GLP-1 medeia o controle do apetite via liberação de insulina, inibição do glucagon, bem como absorção e metabolismo de macronutrientes. Os receptores de GLP-1 são membros da família GPCR e são expressos amplamente em ilhotas pancreáticas, rim, pulmão, coração e numerosas regiões dos sistemas nervoso central e periférico.

Um dos análogos do GLP-1 aprovado para o tratamento da obesidade é a liraglutida, que tem mostrado evidências sobre sua eficácia na redução de eventos cardiovasculares e mortes entre portadores de DM2 e DCV estabelecida. Certamente, esse e outros fármacos antiobesidade serão considerados no capítulo específico sobre o tratamento da obesidade.

A TH, quando indicada para o alívio dos sintomas neurovegetativos próprios do período, para tratar a síndrome geniturinária e para a prevenção da osteoporose, não agrava a SM. Todas as evidências de que se dispõe neste momento, ao contrário, mostram efeitos benéficos para reduzir as mortalidades por DCV nessa situação.

Acompanhamento e repercussões

A transição menopáusica está associada ao surgimento de muitos dos componentes da SM, incluindo aumento da adiposidade central, mudança do perfil lipídico e lipoproteico mais aterogênico, com incremento no plasma dos níveis de LDL, glicemia, insulina e triglicérides e redução da lipoproteína HDL.[34]

A despeito da inconteste prevalência de DCV na peri e na pós-menopausa, dados demonstram que cerca de 60% das mulheres reconhecem que mudanças nos hábitos de vida nutricional, prática regular de atividade física, controle do estresse, são medidas importantes para redução desse risco.[35]

O surgimento desses fatores de risco pode dever-se tanto ao resultado direto do hipoestrogenismo provocado pela falência ovariana, ou de maneira direta pelas consequências metabólicas decorrentes da redistribuição de gordura central promovida pela deficiência estrogênica. A menopausa se apresenta como um fator de risco potencial para o desenvolvimento de resistência à insulina independentemente da idade, e isso se deve à redução dos níveis de estrogênio circulantes.[36] Estudo transversal realizado em mulheres menopausadas, diabéticas ou não, observou que a TH promoveu redução significativa nos fatores etiológicos da SM.[37]

Em síntese, as evidências têm demonstrado no geral que a TH confere uma redução significativa na sensibilidade à insulina pelos valores do HOMA-IR, com consequente queda no aparecimento de diabetes em mulheres.[38]

Na mulher na pós-menopausa com SM, a primeira abordagem terapêutica deve ser a promoção de hábitos saudáveis de vida, com perda de peso e um programa regular de atividade física. Os diversos componentes da SM devem merecer atenção individual, com a programação de tratamento medicamentoso adequado para hipertensão arterial, dislipidemia, diabetes e, caso necessário, para obesidade.

Quando os sintomas de síndrome do climatério estiverem presentes, a TH, individualizada a depender das características clínicas de cada mulher e de acordo com o desejo das pacientes, pode contribuir sobremaneira para a melhora do quadro metabólico e a redução do risco cardiovascular, desde que respeitados os princípios do início da terapêutica nos primeiros anos após a menopausa.

Conclusões

- A SM está fortemente ligada a um estilo de vida caracterizado por fácil acesso a alimentos altamente calóricos, baixa densidade de nutrientes e inatividade física.
- Durante o período menopáusico observa-se um incremento da prevalência da SM que pode, por seu turno, explicar parcialmente a aceleração aparente das DCV no período pós-menopáusico.
- A transição menopáusica está associada com o aparecimento de muitos dos componentes da SM, incluindo aumento da adiposidade central (intra-abdominal), mudança para um perfil lipídico e lipoproteico mais aterogênico, aumento dos níveis plasmáticos do LDL, dos triglicérides e redução de HDL, assim como se observa aumento da glicemia e dos níveis de insulina.

- As mulheres na pós-menopausa tendem, em sua grande maioria, a ganhar peso. Ao mesmo tempo, experimentam uma redistribuição da gordura corporal, mudando a típica distribuição ginecoide da menacme para um perfil androide.

O tratamento da SM pressupõe que, como base, se promovam intervenções dirigidas a mudanças do estilo de vida (MEV) com o objetivo de diminuir a ingestão calórica e aumentar os níveis de atividade física.

As intervenções farmacológicas compreendem a inclusão de medicações para o tratamento das dislipidemias, da hipertensão arterial e da intolerância à glicose, para as quais os praticantes têm um grande número de opções de drogas embasadas em *guidelines* bem fundamentados. A TH, quando indicada nessa etapa da vida, não agrava a SM, e todas as evidências de que se dispõe neste momento, ao contrário, mostram efeitos benéficos para reduzir a mortalidade por DCV nessa situação.

RESUMO

Durante o período perimenopáusico e pós-menopáusico observa-se um aumento da prevalência da SM, que pode, por seu turno, explicar, parcialmente, a aceleração aparente das DCV nessa etapa da vida. A deficiência estrogênica subjacente se mostra associada com muitos dos componentes da SM, incluindo o aumento da adiposidade central (intra-abdominal), a resistência insulínica, uma mudança para um perfil lipídico e lipoproteico mais aterogênico, com aumento dos níveis plasmáticos do LDL, dos triglicérides e redução de HDL. Ocorre também uma redistribuição da gordura corporal, mudando a distribuição ginoide feminina da menacme para um padrão androide com concomitante aumento da gordura visceral abdominal que se inicia mesmo antes da ocorrência da menopausa.

O *status* pós-menopáusico se constitui em fator de risco independente para a SM. As intervenções visando às mudanças do estilo de vida (MEV) continuam sendo as ferramentas terapêuticas fundamentais para a correção da adiposidade central, da dislipidemia aterogênica, da hipertensão arterial e da resistência à insulina. Quando as MEV malogram, oferecem resultados parciais ou não podem ser implementadas, as intervenções farmacológicas se impõem.

A TH, quando indicada, não agrava a SM. Ao contrário, mostra efeito benéfico e pode reduzir as mortalidades por DCV nessa situação.

Referências

1. Zimmet P, Boyko EJ, Collier GR, de Courten M. Etiology of the metabolic syndrome: potential role of insulin resistance, leptin resistance, and other players. Ann NY Acad Sci. 1999;18/892:25-44
2. Jiamsripong P, Mookadam M, Honda T, Khandheria BK, Mookadam F. The metabolic syndrome and cardiovascular disease: Part I. Prev Cardiol. 2008;11(3): 155-61.
3. Valadares LTS, Souza LSB, Salgado JR A, Bonomo LF, Macedo LR, Silva M. Prevalence of metabolic syndrome in Brazilian adults in the last 10 years: a systematic review and meta-analysis. BMC Public Health. 2022;22(1):327.
4. Oliveira LVA, Dos Santos BNS, Machado IE, Malta DC, Velasquez-Melendez G, Felisbino-Mendes MS, et al. Prevalence of the metabolic syndrome and its components in the Brazilian adult population. Cien Saude Colet. 2020;25(11):4269-80.
5. Estivaleti JM, Guzman-Habinger J, Lobos J, Azeredo CM, Claro R, Ferrari G, et al. Time trends and projected obesity epidemic in Brazilian adults between 2006 and 2030. Scientific Reports. 2022;12:12699.
6. Duncan BB, Cousin E, Naghavi M, Afshin A, França EB, Passos VMA, et al. The burden of diabetes and

hyperglycemia in Brazil: a global burden of disease study 2017. Population Health Metrics. 2020;18:9.
7. Nascimento BR, Brant LCC, Yadgir S, Oliveira GMM, Roth G, Glenn SD, et al. Trends in prevalence, mortality, and morbidity associated with high systolic blood pressure in Brazil from 1990 to 2017: estimates from the "Global Burden of Disease 2017" (GBD 2017) study. Population Health Metrics. 2020;18:17.
8. DiBello JR, Ioannou C, Rees J, Challacombe B, Maskell J, Choudhury N, et al. Prevalence of metabolic syndrome and its components among men with and without clinical benign prostatic hyperplasia: a large, cross-sectional, UK epidemiological study. BJU Int. 2016;117:801-8.
9. Pu D, Tan R, Yu Q, Wu J. Metabolic syndrome in menopause and associated factors: a meta-analysis. Climacteric. 2017 Dec;20(6):583-91.
10. Hallajzadeh J, Khoramdad M, Izadi N, Karamzad N, Almasi-Hashiani A, Ayubi E, et al. Metabolic syndrome and its components in premenopausal and postmenopausal women: a comprehensive systematic review and meta-analysis on observational studies. Menopause. 2018;25(10):1155-64.
11. Mumusoglu S, Yildiz BO. Metabolic syndrome during menopause. Curr Vasc Pharmacol. 2019;17(6):595-603.
12. Jeong HG, Park H. Metabolic disorders in menopause. Metabolites. 2022;12:954.
13. Ogden CL, Carroll MD, Curtin LR, McDowell MA, Tabak CJ, Flegal KM. Prevalence of overweight and obesity in the United States, 1999-2004. JAMA. 2006;295:1549-55.
14. Fahed G, Aoun L, Bou Zerdan M, Allam S, Bou Zerdan M, Bouferraa Y, et al. Metabolic syndrome: updates on pathophysiology and management in 2021. Int J Mol Sci. 2022.
15. Matsuzawa Y, Funahashi T, Nakamura T. The concept of metabolic syndrome: contribution of visceral fat accumulation and its molecular mechanism. J Atheroscler Thromb. 2011;18:629-39.
16. Pekgor S, Duran C, Berberoglu U, Eryilmaz MA. The role of visceral adiposity index levels in predicting the presence of metabolic syndrome and insulin resistance in overweight and obese patients. Metab Syndr Relat Disord. 2019;17:296-302.
17. Koh H-CE, Mittendorfer B. Adipose tissue lipolysis, plasma fatty acids, and glucose homeostasis in people with obesity: new pieces that help solve the puzzle. EBioMedicine. 2021;66:103311.
18. Manco M. Insulin resistance and NAFLD: a dangerous liaison beyond the genetics. Children (Basel). 2017; 4(8):74.
19. Duran EK, Aday AW, Cook NR, Buring JE, Ridker PM, Pradhan AD. Triglyceride-rich lipoprotein cholesterol, small dense LDL cholesterol, and incident cardiovascular disease. Journal of the American College of Cardiology. 2020;75:(17).
20. Tripathy D, Mohanty P, Dhindsa S, Syed T, Ghanim H, Aljada A, et al. Elevation of free fatty acids induces inflammation and impairs vascular reactivity in healthy subjects. Diabetes. 2003;52:2882-7.
21. Esler M, Rumantir M, Wiesner G, Kaye D, Hastings J, Lambert G. Sympathetic nervous system and insulin resistance: from obesity to diabetes. Am J Hypertens. 2001;14:304S-309S.
22. Khalfa A, Tiali A, Zemour L, Fatah A, Mekki K. Prevalence of metabolic syndrome and its association with lifestyle and cardiovascular biomarkers among postmenopausal women in western Algeria. Int J Gynaecol Obstet. 2017;138:201-6.
23. Janssen I, Powell LH, Jasielec MS, Kazlauskaite R. Covariation of change in bioavailable testosterone and adiposity in midlife women. Obesity. 2015;23:488-94.
24. Thurston RC, Sowers MR, Chang Y, Sternfeld B, Gold EB, Johnston JM, et al. Adiposity and reporting of vasomotor symptoms among midlife women: the study of women's health across the nation. Am J Epidemiol. 2008;167:78-85.
25. Guthrie JR, Dennerstein L, Taffe JR, Ebeling PR, Randolph JF, Burger HG, et al. Central abdominal fat and endogenous hormones during the menopausal transition. Fertil Steril. 2003;79:1335-40.
26. Lovejoy JC, Champagne CM, de Jonge L, Xie H, Smith SR. Increased visceral fat and decreased energyexpenditure during the menopausal transition. International Journal of Obesity. 2008;32:949-58.
27. Grundy SM, Cleeman JI, Daniels SR, Donato KA, Eckel RH, et al; American Heart Association; National Heart, Lung, and Blood Institute. Diagnosis and management of the metabolic syndrome: an American Heart Association/National Heart, Lung, and Blood Institute Scientific Statement. Circulation. 2005;112(17):2735-52. Epub 2005 Sep 12. Erratum in: Circulation. 2005 Oct 25;112(17):e297. Erratum in: Circulation. 2005 Oct 25;112(17):e298.
28. Alberti KG, Zimmet P, Shaw J. Metabolic syndrome--a new world-wide definition. A Consensus Statement from the International Diabetes Federation. Diabet Med. 2006 May;23(5):469-80.
29. Lovre D, Lindsey SH, Mauvais-Jarvis F. Effect of menopausal hormone therapy on components of the metabolic syndrome. Ther Adv Cardiovasc Dis. 2016;27;11(1):33-43.
30. Shin W, Kim SE, Lee JY, Seo JW, Hyun HS, Suh JH, et al. The effects of menopausal hormone therapy on serum level of C-reactive protein in postmenopausal Korean women. J Menopausal Med. 2019;25(1):49-54.
31. Christakis MK, Hasan H, De Souza LR, Shirreff L. The effect of menopause on metabolic syndrome: cross-sectional results from the Canadian Longitudinal Study on Aging. Menopause. 2020;27(9):999-1009.
32. Salpeter SR, Walsh JM, Ormiston TM, Greyber E, Buckley NS, Salpeter EE. Meta-analysis: effect of hor-

mone-replacement therapy on components of the metabolic syndrome in postmenopausal women. Diabetes Obes Metab. 2006;8(5):538-54.

33. Bitoska I, Krstevska B, Milenkovic T, Subeska-Stratrova S, Petrovski G, Mishevska SJ, et al. Effects of hormone replacement therapy on insulin resistance in postmenopausal diabetic women. Open Access Maced J Med Sci. 2016,15;4(1):83-8.
34. Carr MC. The emergence of metabolic syndrome with menopause. J Clin Endocrinol Metab. 2003;88:2404-11.
35. Mosca L, Banka CL, Benjamin EJ, Berra K, Bushnell C, Dolor RJ, et al. Evidence based guidelines for cardiovascular disease prevention in women. 2007 update. Circulation. 2007;115:1481-501.
36. Lobo RA. Metabolic syndrome after menopause and the role of hormones. Maturitas. 2008;60(1):10-8.
37. Saisai Li, Ma L, Song Y, Zhen J, Cai Y, Xu H, et al. Effects of hormone replacement therapy on glucose and lipid metabolism in peri- and postmenopausal women with a history of menstrual disorders. BMC Endocrine Disorders. 2021;15(21):121.
38. De Paoli M, Zakharia A, Werstuck GH. The role of estrogen in insulin resistance: a review of clinical and preclinical data. The American Journal of Pathology. 2021;191(9):1490-8.

35

Climatério e síndrome urogenital

Lucia Helena Costa Paiva
Marair Gracio Ferreira Sartori

Introdução

A síndrome geniturinária (SGU) é uma condição crônica que ocorre principalmente em decorrência de deficiência estrogênica da pós-menopausa e que tende a se agravar com o decorrer dos anos de hipoestrogenismo. Também pode ocorrer em outras situações clínicas de hipoestrogenismo, como no pós-parto, na amamentação e secundária ao uso de alguns medicamentos hormonais.

Estima-se que afete entre 40 e 70% das mulheres pós-menopausa. Grandes estudos multicêntricos mostram que, apesar de ser muito frequente, apenas 4% das mulheres atribuem os sintomas à atrofia e a maioria não relata aos médicos esses sintomas, sendo uma condição subdiagnosticada e subtratada.[1]

Definição

Atualmente, após uma mudança na terminologia, a síndrome geniturinária é definida como como um conjunto de sintomas e sinais associados à diminuição do estrogênio e de outros esteroides sexuais envolvendo alterações nos lábios maiores/menores, clitóris, vestíbulo/introito, vagina, uretra e bexiga. Entre os sintomas mais comuns, incluem-se os sintomas genitais de secura, queimação e irritação; sintomas sexuais de falta de lubrificação, desconforto ou dispareunia com comprometimento da função sexual; sintomas urinários de urgência, disúria e infecções recorrentes do trato urinário.[2]

Fisiopatologia

O hipoestrogenismo leva a acentuadas mudanças na mucosa vaginal e no trato urinário porque ambos têm a mesma origem embriológica e possuem receptores estrogênicos e androgênicos. Com a diminuição dos níveis estrogênicos, o epitélio estratificado escamoso da mucosa vaginal sofre mudanças importantes, com diminuição da camada de células superficiais, da produção de glicogênio, diminuição dos *lactobacillus* e consequentemente da produção de ácido láctico e ácido acético, ocasionando elevação do pH vaginal (maior que 5). Com a menor acidez vaginal, pode haver alteração da flora vaginal e maior propensão a infecções vaginais e do trato urinário. Ocorre diminuição do fluxo sanguíneo, diminuição do colágeno e da elastina.[3]

Manifestações clínicas

Sintomas vaginais

Todas essas mudanças acarretam perda da lubrificação vaginal, a mucosa se torna fina, friável, com maior suscetibilidade ao sangramento e a petéquias. O ardor, a queimação e o prurido são comuns e desconfortáveis mesmo na ausência de atividade sexual. Dentre os sintomas vaginais, a secura e a dispareunia são os mais frequentes e levam à diminuição do desejo e da satisfação sexual. A vagina se torna menos elástica, podendo ocorrer seu encurtamento e em casos mais graves resultar em estenose vaginal. Na vulva também se pode observar aglutinação dos pequenos lábios vaginais, perda da elasticidade e do tônus dos grandes lábios.[1,4]

Esses sintomas afetam o relacionamento, com perda da intimidade conjugal e prejuízo da autoestima, da satisfação sexual e da qualidade de vida.[1]

Sintomas urinários

Incontinência urinária de esforço

A deficiência estrogênica da pós-menopausa afeta diversos mecanismos de continência urinária, como epitélio uretral, tecido conjuntivo periuretral, plexo vascular submucoso e tônus da musculatura lisa, podendo interferir negativamente no tônus da musculatura estriada do assoalho pélvico.[5] Desse modo, observa-se aumento da incidência de incontinência urinária de esforço (IUE) nessa fase da vida da mulher. A IUE se caracteriza pelo quadro clínico típico de perda de urina associada aos esforços, como tossir, espirrar, pular, andar rápido, pegar peso e exercitar-se.

Aumento da frequência miccional e noctúria

As alterações atróficas da SGU também afetam o epitélio do trígono vesical e da uretra, promovendo sintomas como aumento da frequência urinária, noctúria, urgência miccional e incontinência urinária de urgência (IUU).[5] Considera-se mais que 8 micções ao dia como aumento da frequência miccional. A noctúria é a queixa de interrupção do sono uma ou mais vezes pela necessidade de urinar, e também pode estar presente. Pode ser acompanhada de enurese noturna, quando há perda de urina involuntária durante o sono.[6]

Urgência miccional, incontinência urinária de urgência e síndrome da bexiga hiperativa

Urgência miccional é a queixa de desejo súbito e imperioso de urinar, de difícil adiamento. Esse sintoma pode vir acompanhado ou não de perda urinária. A ocorrência de perda de urina no momento da urgência miccional caracteriza a incontinência urinária de urgência. Caracteriza-se como síndrome da bexiga hiperativa (SBH) a presença de urgência urinária, geralmente acompanhada de aumento de frequência e noctúria, com ou sem incontinência urinária de urgência, na ausência de infecção do trato urinário ou outra patologia óbvia.[6]

Infecção urinária de repetição

Na pós-menopausa há diminuição dos lactobacilos vaginais, que acarreta aumento do pH vaginal e diminui os mecanismos de defesa, favorecendo infecções vaginais e colonização por uropatógenos, como Enterococos, Estreptococos do grupo B e *Escherichia coli*.[7] A presença desses patógenos na vagina favorece a ascensão bacteriana pela uretra, aumentado a possibilidade de infecçao urinária. Por isso, a queixa de infecções urinárias de repetição pode ser observada no climatério. Define-se infecção urinária de repetição (ITUR) como a presença de 2 episódios de infecção urinária em 6 meses ou 3 episódios em 1 ano.

Diagnóstico

O diagnóstico da SGU é baseado na presença de sintomas vaginais e urinários, como sensação de ressecamento, desconforto, fissuras ou prurido vaginal, dispareunia, perda de urina ou sintomas irritativos urinários. Além disso, o diagnóstico é completado pela inspeção visual dos órgãos genitais externos e pela avaliação de pH e da maturação celular, que, devido à atrofia, mostra aumento na porcentagem de células parabasais e redução nas células intermediárias e superficiais.

Ao exame físico, há afinamento e ressecamento do epitélio na região vestibular e do canal vaginal. Há perda da gordura dos lábios, aumentando sulcos e dobras na pele vulvar, assim como menor definição dos pequenos lábios. O canal vaginal é menos elástico e podem ser verificadas palidez da mucosa, petéquias e perda da rugosidade.[4]

O índice de saúde vaginal é um escore que avalia a elasticidade, a presença de fluido, o aspecto da mucosa, sua umidade e o pH vaginal, que varia entre 1 (intensa atrofia) a 5 (trofismo normal). A vagina é também dependente do transudato das células epiteliais mais superficiais, que estão reduzidas em número, e assim há redução do glicogênio e aumento do pH (maior que 4,5), em comparação com o pH de 3,5 a 4,5 durante os anos reprodutivos.

Para o diagnóstico dos sintomas urinários, a história clínica e o exame físico são suficientes na maioria dos casos. Deve-se sempre excluir infecção urinária como causa dos sintomas urinários por meio de urocultura. Quando a queixa de perda urinária é significativa, por vezes a avaliação urodinâmica se faz necessária.

Tratamento

A escolha do tratamento da SGU deve ser individualizada e depende da gravidade dos sintomas, das preferências da paciente e da presença de contraindicações. Se as únicas queixas da paciente foram relacionadas à SGU, o tratamento local é preferível à terapia hormonal sistêmica; quando a TH sistêmica não foi suficiente para melhora significativa dos sintomas, o tratamento local pode ser associado.

Terapia não hormonal

Lubrificantes e hidratantes

Lubrificantes e hidratantes são os tratamentos iniciais considerados de primeira linha para os casos leves, podendo aliviar os sintomas vaginais e melhorar a dispareunia (Quadro 1). Os lubrificantes são usados durante a relação sexual e atuam apenas a curto prazo, diminuindo o atrito mecânico.

Existem lubrificantes à base de água, de óleo ou silicone. Os lubrificantes à base de óleo podem danificar o látex do *condom*. Dá-se

QUADRO 1 Tratamentos não hormonais para síndrome geniturinária

Lubrificantes	Hidratantes
▪ Água. ▪ Oleosa. ▪ Silicone. ▪ Isosmolar < 1.200 mOsm/kg. ▪ Hipoalergênico.	▪ Polímeros bioadesivos. ▪ Policarbofila. ▪ Ácido poliacrílico. ▪ Ácido hialurônico. ▪ pH neutro-ácido. ▪ Efeito prolongado. ▪ Uma aplicação vaginal 2-3 vezes por semana.

preferência aos lubrificantes isosmolares (< 1.200 mOsm/kg) porque os hiperosmolares podem apresentar toxicidade para as células epiteliais e para os lactobacilos. Algumas mulheres podem apresentar irritação e alergias, por isso deve-se dar preferência a produtos isosmolares, livres de alérgenos, como propilenoglicol.[4,8]

Os hidratantes vaginais são bioadesivos de alto peso molecular que têm capacidade de se ligar às moléculas de água liberadas para o tecido vaginal. Apresentam ação prolongada, que permanece por cerca de 72 horas. Recomenda-se uma aplicação vaginal 2 a 3 vezes por semana regularmente, independentemente da relação sexual. Está disponível no mercado uma grande variedade de hidratantes vaginais que podem conter policarbofila, ácido poliacrílico ou ácido hialurônico.[8]

Terapia hormonal

Terapia hormonal para sintomas vaginais

O uso de estrogênio vaginal em baixa dose é considerado o tratamento mais eficaz para os casos com sintomas moderados e severos e para aquelas que não responderam satisfatoriamente aos tratamentos com lubrificantes e hidratantes.

O estrogênio vaginal é capaz de restabelecer o trofismo vaginal evidenciado por meio da citologia de maturação vaginal que mostra aumento das células intermediárias e superficiais, do restabelecimento de pH ácido, dos *lactobacillus* e da microflora vaginal. Histologicamente, observa-se aumento do número de camadas celulares com extensão das bordas epiteliais, tecido conjuntivo com papilas profundas e neovascularização, indicando recuperação estrutural da mucosa após algumas semanas de uso de estrogênio tópico.[3,9]

A dose inicial recomendada é de uma aplicação diária à noite durante 14 dias seguida do tratamento de manutenção com uma aplicação 2 vezes por semana por pelo menos 3 meses. Essa terapia pode ser estendida ou repetida sempre que houver necessidade. As preparações comercialmente disponíveis de estrogênio vaginal são o estriol creme, o estradiol comprimido vaginal e o promestrieno creme ou óvulo (Tabela 1).

Vários estudos têm confirmado a eficácia e segurança do uso de estrogênios vaginais no tratamento da SGU.[8,10] Revisões sistemáticas recentes incluindo vários ensaios clínicos mostraram que todos os estrogênios vaginais foram mais eficazes que o placebo na melhora dos sintomas vaginais de secura e dispareunia, não havendo diferenças na eficácia e segurança entre as diferentes preparações.[9,10]

A absorção sistêmica dos estrogênios vaginais em baixas doses é muito baixa. Estudos

TABELA 1 Preparações hormonais para uso vaginal

Hormônio	Formulação
Estriol	Creme (1 mg/g)
Estradiol	Comprimido (10 mcg) Anel vaginal (7,5 mcg)
Promestrieno	Óvulo ou creme (10 mg)
Estrogênios conjugados	Creme
DHEA	Óvulo (6,5 mg)
Propionato de testosterona	Creme (1-4%)

DHEA: de-hidroepiandrosterona.

de farmacocinética mostram que, após o uso de 10 mcg de estradiol vaginal, os níveis de estradiol sérico observados permaneceram muito baixos, entre 3,6 e 10,9 pg/mL, valores considerados dentro da faixa normal para a pós-menopausa.[11] O promestrieno vaginal, um éter 3-propílico e 17b-metílico do estradiol, é minimamente absorvido devido à menor penetração através da membrana basal.[12] Devido a essa baixa absorção vaginal, não há evidência de proliferação endometrial ou aumento no risco de câncer de endométrio, não havendo necessidade de adição de progestagênio para proteção endometrial durante o uso de estrogênio exclusivamente vaginal.[10]

O uso de androgênios vaginais como a DHEA (de-hidroepiandrosterona) ou a prasterona sob a forma de óvulos vaginais de 6,5 mg de uso diário está disponível em alguns países e tem se mostrado eficaz no tratamento dos sintomas de ressecamento e dispareunia, entretanto seu efeito sobre a melhora da função sexual não está bem estabelecido.[8] Tem o inconveniente do uso vaginal diário e é bem menos estudado que o estrogênio vaginal.

O uso de propionato de testosterona vaginal tem sido avaliado em alguns estudos que mostram melhora dos sintomas vaginais e da função sexual semelhante ao obtido com estrogênio vaginal, entretanto são estudos com pequena casuística e seu uso é ainda *off-label*.[13] O ospemifeno é um modulador seletivo de receptor estrogênico (SERM) para uso oral na dose de 60 mg diário que mostra eficácia comprovada na melhora dos sintomas de secura e dispareunia e está aprovado para uso em alguns países, entretanto não está disponível comercialmente no Brasil.[8]

Terapia hormonal para sintomas urinários

O uso de estrogênios no tratamento dos sintomas urinários da pós-menopausa se baseia na origem embriológica comum da uretra, bexiga e parte da vagina a partir do seio urogenital. Desse modo, existem receptores esteroídicos comuns.

Com relação à infecção do trato urinário (ITU), metanálise realizada em 2008 demonstrou que os estrogênios utilizados por via vaginal podem reduzir os episódios de infecção urinária de repetição (ITUR), o que não acontece com estrogênios usados por via sistêmica.[14] A Associação de Obstetrícia e Ginecologia do Estado de São Paulo (Sogesp), em 2017, publicou recomendações de prevenção de ITUR com estrogênios tópicos, reforçando a importância da terapia hormonal nesses casos.[15]

Em relação à IUE, sabe-se que os principais mecanismos de continência urinária são afetados diretamente pelo hipoestrogenismo. São eles: posição intra-abdominal do colo vesical, suporte adequado da parede vaginal, vascularização periuretral, tônus e trofismo muscular, trofismo da mucosa uretral, quantidade e qualidade do colágeno periuretral. Diversos estudos *in vitro* demostram que estrogênios atuam em todos esses fatores.

Revisão da Cochrane publicada em 2012 mostrou que a perda de urina pode ser reduzida com o uso de estrogênios locais, porém sem informações sobre seguimento de longo prazo.[16] Quanto à SBH, descreve-se que os estrogênios teriam efeito na mucosa uretral, na musculatura lisa e no tônus adrenérgico, na quantidade e qualidade da camada de glicosaminoglicanos sulfatados (GAGS) da mucosa vesical e uretral, na função neuromoduladora, aumentando a densidade simpática na pelve e regulando neurotransmissores. Estudos em animais mostram redução da amplitude e frequência de contrações espontâneas do detrusor e aumento da sensibilidade vesical a estímulos alfa-adrenérgicos, bem como aumento da densidade de receptores adrenérgicos e redução da densidade de receptores muscarínicos.[17]

Portanto, em relação aos sintomas urinários, há poucos estudos controlados e randomizados, com padronização de tipos, doses e vias de administração de estrogênios. Na prática, muitos sintomas urinários melhoram com o uso local de estrogênios. Portanto, cada caso deve ser individualizado para a decisão do uso de terapia hormonal no tratamento de sintomas urinários

Uso de energias para tratamento da síndrome urogenital

O emprego de novas tecnologias com uso de energias como *laser* de CO_2, *laser* Erbium e a radiofrequência (RF) vaginal ablativa ou não ablativa para tratamento da SGU tem avançado nos últimos anos.

Pesquisa que comparou a eficácia do *laser* de CO_2 com promestrieno vaginal e lubrificante vaginal em 60 mulheres na pós-menopausa evidenciou que tanto o *laser* como o promestrieno vaginal foram superiores ao lubrificante na melhora dos sintomas de ressecamento, dispareunia, no escore de saúde vaginal, na maturação vaginal e na função sexual.[18]

Revisão sistemática publicada em 2022, na qual foram incluídos 25 estudos, sendo que desses apenas 5 eram ECA, concluiu que o *laser* de CO_2 melhorou a saúde vaginal, entretanto a qualidade do conjunto de evidências foi considerada "muito baixa" ou "baixa" pelo pequeno número de estudos bem desenhados e curto tempo de acompanhamento.[19]

Outra revisão sistemática recente incluiu 64 estudos, sendo que destes somente 10 eram ECA, e também evidenciou melhora dos sintomas e da saúde vaginal a curto prazo, mas conclui que mais estudos são necessários para fornecer a melhor evidência sobre a eficácia.[20]

Por outro lado, ensaio clínico australiano que comparou 3 sessões de *laser* de CO_2 com grupo Sham simulado não evidenciou diferença significativa na melhora dos sintomas e nos escores de saúde vaginal entre o grupo de *laser* CO_2 e o grupo placebo.[21]

Uso de energias para tratamento da incontinência urinária

Recentemente, tem-se verificado um aumento de pesquisas avaliando o uso de energias como *laser* e RF no tratamento dos sintomas urinários, particularmente na IUE e na IUU.

Estudo multicêntrico comparando *laser* de CO_2 com grupo Sham, em mulheres com idade média de 53 anos, não mostrou diferenças após 3 meses nas taxas de cura objetiva ou subjetiva da IUE nem da qualidade de vida.[22]

Uma revisão sistemática e metanálise publicada em 2021 incluiu 27 estudos sobre *laser* em IUE ou SBH. Foi observado que tanto o *laser* Erbium quanto o de CO_2 causam melhora modesta na IUE, além de resultados conflitantes para a bexiga hiperativa. Uma das críticas levantadas pelos autores foi a inclusão de protocolos variados, curto seguimento e estudos de curta duração.[23] Outra revisão sistemática sobre *laser* e IUE avaliou 256 estudos, mas com apenas 4 incluídos (sendo 2 brasileiros). Concluíram que há efeito benéfico no tratamento da IUE, no entanto o tempo de seguimento curto e o número pequeno de pacientes não permitem conclusão adequada.[24]

Estudos com aplicação de RF vaginal são ainda mais escassos. A RF é uma corrente de alta frequência que causa produção de calor por conversão de energia elétrica e que atinge tecidos localizados a 0,5 mm ou 500 mc de profundidade. Leibaschoff et al.[25] obtiveram significativa melhora da IUE (70%) após a utilização da RF intravaginal, 1 vez por mês, durante 3 meses, no seguimento de 12 semanas.[25]

Em nosso meio, Slongo et al.[26] compararam os efeitos da RF ou fisioterapia isoladas ou associadas, no tratamento dos sintomas vaginais e IUE, em 117 mulheres no climatério. Houve melhora da IUE nos 3 grupos estudados, sendo mais acentuada no grupo em que se associou fisioterapia à RF. O teste do absorvente teve redução de 7,72 g, similar nos 3 grupos.[26]

Ainda no Brasil, o estudo de Seki et al.[27] publicou os resultados do *Larf Study*, randomizado e duplo cego, que incluiu 139 mulheres com IUE, divididas em grupos RF, *laser* e Sham, por 3 meses. O seguimento foi de 12 meses e as pacientes foram avaliadas por melhora subjetiva da IUE e por cura objetiva, quando o teste de esforço, o diário miccional e o *pad test* foram todos negativos. A melhora subjetiva foi de 76,2% (*laser*), 61,7% (RF) e 30% (Sham). A cura objetiva foi de 45,2% (*laser*), 44,7% (RF) e 14% (Sham). Os resultados obtidos nos grupos tratados com energias foram melhores nos casos de IUE leve, e sem componente de urgência.[27]

O tratamento da SGU com energias é promissor. No entanto, ainda há uma série de perguntas a serem respondidas, como: Quais são os efeitos a longo prazo? Há aparecimento de fibrose? Existe diferença entre as diferentes energias? Qual a periodicidade das reaplicações? Novos estudos em andamento com seguimentos maiores poderão responder a essas dúvidas.

Casos graves com estenose vaginal

A SGU não tratada pode em alguns casos resultar na estenose vaginal. A estenose vaginal é definida como estreitamento do canal vaginal resultante da atrofia intensa e do acúmulo de tecido cicatricial. Mulheres pós-menopáusicas, sobreviventes de câncer e mulheres com outros distúrbios do assoalho pélvico que apresentam dispareunia podem necessitar do uso de dilatadores vaginais associados aos outros tratamentos com hidratantes vaginais, estrogênio vaginal, lubrificantes e fisioterapia do assoalho pélvico genital para restabelecer a anatomia da vagina e permitir relações sexuais com penetração com menos dispareunia. Não há protocolo fixo, mas os resultados são mais bem alcançados quando os dilatadores são usados pelo menos 3 a 4 vezes por semana por um tempo de 15 minutos e após 3 meses de uso.[28]

RESUMO

Síndrome geniturinária é uma condição muito prevalente que afeta cerca de 40 a 70% das mulheres na pós-menopausa. É decorrente da diminuição do estrogênio e de outros esteroides sexuais e leva a um conjunto de sintomas e sinais envolvendo alterações nos lábios maiores/menores, clitóris, vestíbulo/introito, vagina, uretra e bexiga. Os sintomas geralmente são de secura vaginal, ardor ou queimação, disparenia com prejuízo da função sexual, disúria, incontinência urinária e infecção urinária de repetição. A vagina se torna menos elástica, podendo ocorrer encurtamento e em casos mais graves resultar em estenose vaginal. Na vulva também pode se observar aglutinação dos pequenos lábios vaginais, perda da elasticidade e do tônus dos grandes lábios.

Os tratamentos para essa condição podem ser realizados por meio do uso vaginal de produtos não hormonais com o uso de lubrificantes e hidratantes vaginais. Para casos moderados ou graves, o uso do estrogênio vaginal ainda é considerado o tratamento mais eficaz. Novas tecnologias, como o emprego do *laser* de CO_2, *laser* Erbium ou RF vaginal para tratamento dos sintomas vaginas e urinários, são discutidas e revisadas. Embora sejam promissoras, ainda apresentam evidências limitadas.

Referências

1. Nappi RE, de Melo NR, Martino M, Celis-González C, Villaseca P, Röhrich S, et al. Vaginal health: insights, views & attitudes (Viva-Latam): results from a survey in Latin America. Climacteric. 2018;21(4):397-403.
2. Portman DJ, Gass ML, Panel VATCC. Genitourinary syndrome of menopause: new terminology for vulvovaginal atrophy from the International Society for the

Study of Women's Sexual Health and the North American Menopause Society. Menopause. 2014;21(10): 1063-8.
3. Bachmann G SR. Genitourinary syndrome of menopause (vulvovaginal atrophy): clinical manifestations and diagnosis. 2023.
4. The 2020 genitourinary syndrome of menopause position statement of The North American Menopause Society. Menopause. 2020;27(9):976-92.
5. Sartori MG, Feldner PC, Jarmy-Di Bella ZI, Aquino Castro R, Baracat EC, Rodrigues de Lima G, et al. Sexual steroids in urogynecology. Climacteric. 2011;14(1): 5-14.
6. Haylen BT, de Ridder D, Freeman RM, Swift SE, Berghmans B, Lee J, et al. An International Urogynecological Association (IUGA) / International Continence Society (ICS) joint report on the terminology for female pelvic floor dysfunction. Int Urogynecol J. 2010;21(1):5-26.
7. Palma F, Volpe A, Villa P, Cagnacci A, study WgoA. Vaginal atrophy of women in postmenopause. Results from a multicentric observational study: The AGATA study. Maturitas. 2016;83:40-4.
8. Genitourinary syndrome of menopause (vulvovaginal atrophy): treatment [Internet]. 2023. Disponível em: https://www.uptodate.com/contents/genitourinary--syndrome-of-menopause-vulvovaginal-atrophy. Acesso em: 15 maio 2023.
9. Biehl C, Plotsker O, Mirkin S. A systematic review of the efficacy and safety of vaginal estrogen products for the treatment of genitourinary syndrome of menopause. Menopause. 2019;26(4):431-53.
10. Lethaby A, Ayeleke RO, Roberts H. Local oestrogen for vaginal atrophy in postmenopausal women. Cochrane Database Syst Rev. 2016;2016(8):CD001500.
11. Archer DF, Constantine GD, Simon JA, Kushner H, Mayer P, Bernick B, et al. TX-004HR vaginal estradiol has negligible to very low systemic absorption of estradiol. Menopause. 2017;24(5):510-6.
12. Del Pup L, Di Francia R, Cavaliere C, Facchini G, Giorda G, De Paoli P, et al. Promestriene, a specific topic estrogen: review of 40 years of vaginal atrophy treatment: is it safe even in cancer patients? Anticancer Drugs. 2013;24(10):989-98.
13. Fernandes T, Costa-Paiva LH, Pedro AO, Cintra Baccaro LF, Pinto-Neto AM. Efficacy of vaginally applied estrogen, testosterone, or polyacrylic acid on vaginal atrophy: a randomized controlled trial. Menopause – The Journal of the North American Menopause Society. 2016;23(7):792-8.
14. Perrotta C, Aznar M, Mejia R, Albert X, Ng CW. Oestrogens for preventing recurrent urinary tract infection in postmenopausal women. Obstet Gynecol. 2008; 112(3):689-90.
15. Sartori MGF PA, Haddad JM et al. Infecção urinária de repetição: como fazer a profilaxia? Recomendações Sogesp. 2017.
16. Cody JD, Jacobs ML, Richardson K, Moehrer B, Hextall A. Oestrogen therapy for urinary incontinence in post-menopausal women. Cochrane Database Syst Rev. 2012;10(10):CD001405.
17. Jackson S, James M, Abrams P. The effect of oestradiol on vaginal collagen metabolism in postmenopausal women with genuine stress incontinence. BJOG. 2002;109(3):339-44.
18. Politano CA, Costa-Paiva L, Aguiar LB, Machado HC, Baccaro LF. Fractional CO2 laser versus promestriene and lubricant in genitourinary syndrome of menopause: a randomized clinical trial. Menopause. 2019;26(8): 833-40.
19. Filippini M, Porcari I, Ruffolo AF, Casiraghi A, Farinelli M, Uccella S, et al. CO2-laser therapy and genitourinary syndrome of menopause: a systematic review and meta-analysis. J Sex Med. 2022;19(3):452-70.
20. Mension E, Alonso I, Tortajada M, Matas I, Gómez S, Ribera L, et al. Vaginal laser therapy for genitourinary syndrome of menopause: systematic review. Maturitas. 2022;156:37-59.
21. Li FG, Maheux-Lacroix S, Deans R, Nesbitt-Hawes E, Budden A, Nguyen K, et al. Effect of Fractional carbon dioxide laser vs Sham treatment on symptom severity in women with postmenopausal vaginal symptoms: a randomized clinical trial. JAMA. 2021;326(14):1381-9.
22. Alexander JW, Karjalainen P, Ow LL, Kulkarni M, Lee JK, Karjalainen T, et al. CO. Am J Obstet Gynecol. 2022;227(3):473.e1-.e12.
23. Alsulihem A, Corcos J. The use of vaginal lasers in the treatment of urinary incontinence and overactive bladder, systematic review. Int Urogynecol J. 2021;32(3): 553-72.
24. Ranjbar A, Mehrnoush V, Darsareh F, Kotb A, Zakaria A, Shekari M, et al. Vaginal laser therapy for stress urinary incontinence: a systematic review of prospective randomized clinical trials. J Menopausal Med. 2022;28(3):103-11.
25. Leibaschoff G, Izasa PG, Cardona JL, Miklos JR, Moore RD. Transcutaneous temperature controlled radiofrequency (TTCRF) for the treatment of menopausal vaginal/genitourinary symptoms. Surg Technol Int. 2016;29:149-59.
26. Slongo H, Lunardi ALB, Riccetto CLZ, Machado HC, Juliato CRT. Microablative radiofrequency versus pelvic floor muscle training for stress urinary incontinence: a randomized controlled trial. Int Urogynecol J. 2022;33(1):53-64.
27. Seki AS, Bianchi-Ferraro AMHM, Fonseca ESM, Sartori MGF, Girão MJBC, Jarmy-Di Bella ZIK. CO. Int Urogynecol J. 2022;33(12):3535-42.
28. Liu M, Juravic M, Mazza G, Krychman ML. Vaginal dilators: issues and answers. Sex Med Rev. 2021;9(2): 212-20.

36

Climatério e terapia hormonal

Luciano de Melo Pompei
Nilson Roberto de Melo
Isabella de Melo Pompei
César Eduardo Fernandes

Introdução

A transição menopausal e a pós-menopausa são caracterizadas pelo hipoestrogenismo, podendo acarretar sintomas climatéricos que prejudicam a qualidade de vida feminina, além do aumento de risco de outras doenças.[1,2] Dessa forma, é natural pensar no emprego do estrogênio para reverter tal condição, e, de fato, a terapêutica hormonal da menopausa (TH) é considerada o tratamento mais efetivo para alívio dos sintomas climatéricos, em especial dos vasomotores, além de seu papel na prevenção da osteoporose e até mesmo de proteção cardiovascular, desde que respeitadas as indicações, as contraindicações e a janela de oportunidade para seu início.[2-6]

A TH teve seu início histórico em 1942 com a autorização pelo Food and Drug Administration (FDA) nos EUA para a comercialização de estrogênios equinos conjugados para o tratamento dos sintomas climatéricos.[6] Desde então passou por grande evolução e muitas mudanças.[3,5,7]

Princípios gerais

A TH da menopausa, que consiste na administração farmacológica de esteroides sexuais a mulheres na transição menopausal ou na pós-menopausa, mormente estrogênios e progestagênios, a fim de aliviar sintomas ou prevenir problemas de saúde, deve fazer parte de uma estratégia global de saúde no climatério, conforme apregoa a International Menopause Society (IMS), devendo-se também incluir recomendações de estilo de vida voltadas para alimentação saudável, atividade física, interrupção do tabagismo, consumo de álcool em níveis seguros, entre outros.[2]

Também segundo a IMS, a TH envolve uma grande gama de hormônios, diferentes vias de administração, doses e esquemas, o que torna o termo "efeito de classe" inapropriado. Também ressalta que essa terapêutica deve ser individualizada e ajustada de acordo com as manifestações clínicas e necessidades de prevenção, levando em conta todo o contexto de saúde da paciente, bem como suas preferências e expectativas.[2]

Na verdade, o esteroide mais importante nesse contexto é o estrogênio, pois alivia os sintomas climatéricos e diminui os riscos de fratura osteoporótica. Na mulher histerectomizada, como regra geral, não há necessidade de progestagênio.[3,5]

Com relação à dose do estrogênio, atualmente há preferência para as doses mínimas efetivas. As doses de estrogênio consideradas padrão correspondiam, até o final do século XX, a 2 mg diários de estradiol oral, 0,625 mg de estrogênios equinos conjugados orais e 50 mcg para o estradiol transdérmico por meio de adesivos, entendendo-se que estas seriam as doses mínimas para preservação de massa óssea.[8] Entretanto, descobriu-se que doses estrogênicas menores do que aquelas seriam suficientes para inibir a reabsorção óssea.[9] Além disso, demonstrou-se que doses menores também seriam suficientes para alívio dos fogachos.[10] Em função disso, a North American Menopause Society (NAMS) recomenda utilizar a dose mais apropriada, que frequentemente é a dose efetiva mais baixa,[5] no que concorda a IMS.[2]

Conceito de janela de oportunidade

Até a publicação do estudo Women's Health Initiative (WHI), acreditava-se que a TH diminuía o risco cardiovascular, em função de resultados de estudos observacionais. Dentre estes, merece destaque o Nurses' Health Study (NHS).[11] Contudo, o WHI, que foi um grande estudo randomizado controlado por placebo, no qual as participantes receberam TH por meio de estrogênios conjugados com ou sem acetato de medroxiprogesterona, ou placebo, revelou aumento de risco cardiovascular associado à TH.[12]

Todavia, mais tarde, percebeu-se que isso ocorreu pelo fato de a maior parte das mulheres incluídas estar fora do que hoje se convencionou chamar de "janela de oportunidade para início da TH". Mais de dois terços das mulheres apresentavam 60 anos ou mais no momento da randomização, e parte significativa tinha 70 ou mais, apenas uma menor parte tinha menos de 10 anos transcorridos desde a menopausa no momento do início da TH no estudo e a grande maioria não apresentava fogachos ou os apresentava apenas na intensidade leve.[13]

Outros estudos mostraram que a TH iniciada proximamente à menopausa poderia ter efeitos cardioprotetores, com diminuição da progressão da aterosclerose ou redução de desfechos cardiovasculares. Assim, o conceito de janela de oportunidade se fortaleceu.[14,15] Em decorrência disso, a NAMS recomenda o início da TH para mulheres nos primeiros 10 anos de pós-menopausa e aconselha que a TH não seja iniciada após esse prazo (Figura 1).[2,5,16]

Indicações e contraindicações

Segundo o último consenso da Associação Brasileira de Climatério (Sobrac), o tratamento dos sintomas climatéricos é a indicação primordial da TH. A prevenção da osteoporose também é considerada uma indicação,[7]

Risco CV em 10 anos*	Anos decorridos desde a menopausa	
	≤ 10	> 10
Baixo (< 5%)	TH OK	Evitar TRH
Moderado (5-10%)	TH OK (recomendada a via transdérmica)	Evitar TRH
Alto (> 10%)	Evitar TRH	Evitar TRH

FIGURA 1 Janela de oportunidade para início da TH e relação com o risco cardiovascular calculado.[16]
* Obtido por meio de calculadoras de risco cardiovascular.
CV: cardiovascular; TH: terapêutica hormonal da menopausa; TRH: terapia de reposição hormonal.
Fonte: adaptada de Manson et al.[16]

no que concordam a IMS e a NAMS (Tabela 1).[2,5]

Também a síndrome geniturinária da menopausa pode ser abordada efetivamente pela TH; entretanto, na ausência de sintomas sistêmicos, a preferência é pelo emprego de estrogênios de aplicação vaginal.[2,5,7]

A NAMS informa ainda que a TH está aprovada pelo FDA para tratamento do hipoestrogenismo associado à insuficiência ovariana prematura, hipogonadismo ou ooforectomia primária.[5] A Sobrac alerta que, na ausência de contraindicações, mulheres com insuficiência prematura devem usar a TH até no mínimo a idade habitual de menopausa fisiológica.[7]

A NAMS lista como contraindicações à TH sangramento vaginal inexplicado; doença hepática; antecedente pessoal de câncer estrogênio-dependente (incluindo câncer de mama); antecedente pessoal de doença coronariana; acidente vascular cerebral; infarto do miocárdio ou trombose venosa profunda; ou antecedente pessoal de doença adquirida ou hereditária associada a elevado risco tromboembólico.[5]

A Sobrac concorda com a maioria dessas condições e acrescenta porfiria, antecedente pessoal de meningeoma (contraindicação especialmente para o progestagênio) e lúpus eritematoso sistêmico associado a risco elevado para trombose venosa (Tabela 1).[7]

Em relação ao antecedente pessoal de câncer de endométrio, o consenso da Sobrac publicado em 2018 considerou como contraindicação à TH.[7] Contudo, no posicionamento de 2022 da NAMS, é feita consideração de que a TH pode ser prescrita para tratar sintomas climatéricos importantes em mulheres com câncer de endométrio de baixo grau em estádio I após a histerectomia.[5] Esse posicionamento concorda com a Society of Gynecologic Oncology, segundo a qual o uso de terapêutica estrogênica em pacientes tratadas de câncer de endométrio em estádios iniciais é aceitável, devendo a decisão ser individualizada em pacientes com sintomas climatéricos importantes, após aconselhamento sobre riscos e benefícios.[17]

TABELA 1 Indicações e contraindicações da TH[7]

Terapêutica hormonal da menopausa	
Indicações	**Contraindicações**
▪ Sintomas climatéricos (em especial, fogachos). ▪ Síndrome geniturinária da menopausa.* ▪ Prevenção da perda de massa óssea e de fraturas osteoporóticas. ▪ Insuficiência ovariana prematura.	▪ Câncer de mama ou lesão precursora para o câncer de mama. ▪ Câncer de endométrio.** ▪ Sangramento vaginal inexplicado. ▪ Doença coronariana e cerebrovascular. ▪ Doença trombótica ou tromboembólica venosa – levar em conta a via de administração do estrogênio. ▪ Lúpus eritematoso sistêmico com elevado risco tromboembólico. ▪ Doença hepática descompensada. ▪ Porfiria. ▪ Meningeoma.

*Obs.: Preferência pelo estrogênio de aplicação vaginal.

**Obs.: A Society of Gynecologic Oncology (2020) e a North American Menopause Society (2022) consideram que a TH pode ser prescrita para alívio de sintomas climatéricos significativos em mulheres tratadas de câncer de endométrio em estádios iniciais (mais detalhes no texto).[5,17]

TH: terapêutica hormonal da menopausa.

Fonte: Pompei et al.[7]

Os principais riscos potenciais da TH em mulheres que iniciam o tratamento dentro da "janela de oportunidade" são o aumento de chance (considerado pequeno) de desenvolver câncer de mama, de hiperplasia e câncer de endométrio (se não houver oposição progestacional adequada), de trombose venosa (associado à via oral de administração estrogênica) e de colecistopatia.[5,7] Entretanto, a TH também oferece benefícios de saúde além do alívio dos sintomas. Assim, quando respeitadas as indicações, ausência de contraindicações e janela de oportunidade, a TH oferece relação benefício-risco favorável.[18,19]

Vias de administração

O estrogênio pode ser administrado pelas vias oral ou transdérmica.[20] A via oral é a mais frequentemente empregada no Brasil.[21]

Quando o estrogênio é administrado por via oral, ele é absorvido no tubo digestivo e chega, pelo sistema porta, ao fígado, onde exercerá vários efeitos na síntese proteica hepática e, apenas após essa primeira passagem hepática é que o estrogênio finalmente atinge a circulação sistêmica. A esse fenômeno convencionou-se denominar efeito de primeira passagem hepática. Em função de o fígado metabolizar o estrogênio em formas menos potentes ou mesmo inativas, uma consequência é a necessidade de doses maiores do que pela via transdérmica para obter os mesmos efeitos biológicos.[22]

É por esse motivo que, quando da administração oral, os níveis hepáticos de estrogênio são mais elevados, o que faz com se encontrem níveis plasmáticos mais elevados da globulina transportadora de esteroides sexuais (SHBG), bem como pode ocorrer maior estimulação do sistema renina-angiotensina-aldosterona e de fatores de coagulação.[23,24] Além disso, o estrogênio administrado por via oral propicia aumento dos níveis plasmáticos de triglicerídeos, contudo favorece maior acréscimo da lipoproteína de alta densidade (HDL), protetora cardiovascular, e maior redução de lipoproteína de baixa densidade (LDL), de risco cardiovascular.[25]

Já os estrogênios administrados por via transdérmica (adesivo e gel – a apresentação gel também é denominada percutânea) chegam diretamente à circulação sistêmica a partir de sua absorção através da pele e propiciam menores concentrações hepáticas do hormônio do que quando pela via oral. Em termos de bioequivalência, adesivos que liberam 50 mcg diários de estradiol correspondem a 2 mg do hormônio quando administrado por via oral.[26]

Já os estrogênios de administração vaginal são empregados para o tratamento da síndrome geniturinária da menopausa, sem efeitos sistêmicos significativos.[27] Segundo registro na Agência Nacional de Vigilância Sanitária (Anvisa), os estrogênios de administração vaginal disponíveis no Brasil são: promestrieno, estriol e estradiol; os dois primeiros estão disponíveis na apresentação de creme vaginal, e o estradiol está disponível na apresentação de comprimido vaginal.[28]

Em relação aos diversos progestagênios empregados em regimes de TH, a grande maioria está disponível para uso oral. Segundo registro da Anvisa, o acetato de noretisterona é o único progestagênio disponível para uso transdérmico (na apresentação adesivo, em associação ao estradiol).[28] Deve-se recordar que o dispositivo intrauterino liberador de levonorgestrel também pode ser empregado para proteção endometrial por pacientes em uso de estrogenioterapia sistêmica, constando essa indicação em sua bula.[28]

Hormônios utilizados em terapia hormonal

O hormônio fundamental utilizados na TH é o estrogênio, sendo necessário o progestagênio para proteção endometrial. Eventualmente a testosterona também ser empregada em situação específica.[5] A tibolona é um progestagênio sintético, mas com metabólitos que apresentam ação estrogênica, androgênica e progestagênica, e, portanto, também pode ser empregada em regimes de TH.[29]

Estrogênios

Os estrogênios disponíveis no Brasil para a TH são: estradiol, valerato de estradiol, estrogênios conjugados e estriol. Todos estão disponíveis para administração oral, porém apenas o estradiol está disponível também para administração transdérmica por meio de adesivo ou de gel.[30] Para uso vaginal, com efeitos eminentemente locais, há disponibilidade de estriol, estradiol e promestrieno, este último um diéter do estradiol.[28,31] Atualmente o estriol é usado predominantemente por via vaginal.[30]

Nas últimas décadas, houve pesquisa por doses menores de estrogênio para a TH, assim surgindo os conceitos de TH de baixa dose e de ultrabaixa dose. Um dos estudos que fez essa avaliação foi o de Notelovitz et al., no qual doses orais diárias de estradiol variando de 0,25 até 2 mg foram comparadas entre si e ao placebo. As doses de estradiol de 2, 1 e 0,5 mg foram superiores ao placebo no alívio dos fogachos, mas a de 0,25 mg, não. A conclusão foi a de que a menor dose oral de estradiol para alívio dos sintomas vasomotores com superioridade em relação ao placebo foi 0,5 mg, melhor do que placebo com significância estatística.[32]

Um grupo multinacional e uma diretriz italiana de 2018 denominam como dose padrão a de 2 mg de estradiol oral, correspondendo a 0,625 mg de estrogênios conjugados. Já a dose de 1 mg de estradiol oral foi chamada de baixa dose e 0,5 mg de ultrabaixa dose. As correspondências para demais estrogênios e vias de administração podem ser vistas na Tabela 2.[33,34]

Progestagênios

Os progestagênios são indicados essencialmente para proteção endometrial, pois o estrogênio isoladamente aumenta o risco para câncer de endométrio.[2,5] Há uma grande variedade de progestagênio que pode ser empregada em regimes de TH com a finalidade de proteção endometrial.[30]

A maioria dos progestagênio empregados é sintética, como noretisterona, drospirenona, acetato de nomegestrol, didrogesterona, acetato de medroxiprogesterona, entre outros.

TABELA 2 Terminologia para doses de estrogênio em regimes de TH[33,34]

Dose de estrogênio na TH				
	Alta	Plena/convencional	Baixa	Ultrabaixa
Estrogênios conjugados	1,25	0,625 mg	0,45/0,3 mg	
Valerato de estradiol		2 mg	1 mg	
17-beta-estradiol oral	4 mg	2 mg	1 mg	0,5 mg
17-beta-estradiol transdérmico/adesivo	100 µg	50 mcg	25 mcg	14 mcg*

*Obs.: Não disponível no Brasil.
TH: terapêutica hormonal da menopausa.
Fonte: adaptada de Birkhäuser et al.[26]

Entretanto, há também a progesterona micronizada, idêntica à progesterona natural. A dose e a duração da sequência de progestagênio são importantes para assegurar a proteção endometrial.[5]

A Tabela 3 apresenta as doses e vias de administração dos progestagênios mais frequentemente utilizados em regimes TH. Importante notar que as doses empregadas variam conforme a dose e o tipo do estrogênio usado associadamente, bem como do regime de administração, se combinado contínuo ou se combinado sequencial, e da via de administração do progestagênio.[28,30,35,36]

Tibolona

A tibolona é um esteroide sintético da família dos progestagênios, cujos metabólitos apresentam ações estrogênica, androgênica e progestagênica.[1,29] Apresenta efeitos específicos em diferentes tecidos devido a variações nos metabolismos tecido-específicos, de regulação enzimática e de ligação/ativação de receptores, por isso alguns a classificam como *selective tissue estrogenic activity regulator* (Stear).[29]

A tibolona é efetiva no alívio dos sintomas vasomotores, porém uma revisão sistemática de 46 estudos mostrou que, embora mais efetiva do que o placebo, ela é menos efetiva do que a TH tradicional com estrogênio. Por outro lado, embora a taxa de sangramento não programado seja maior do que a observada com placebo, ela é menor do que a observada com a TH tradicional.[37] A tibolona também melhora sono, trofismo vaginal e pode melhorar o desejo sexual, estando disponível nas doses diárias de 1,25 e 2,5 mg.[35]

Regimes de administração

A TH pode ser estrogênica isolada, normalmente restrita às mulheres histerectomizadas, ou combinada, também chamada de estroprogestativa. Em ambas, administram-se os estrogênios diariamente, ou são usados

TABELA 3 Principais progestagênios: doses e vias de administração[28,30,35,36]

Progestagênio/via de administração	Dose
Via oral	
Acetato de medroxiprogesterona	1,5-10 mg/dia
Acetato de ciproterona	1-2 mg/dia
Noretisterona	0,35 mg/dia
Acetato de noretisterona	0,1-1 mg/dia
Acetato de nomegestrol	2,5-5 mg/dia
Didrogesterona	5-10 mg/dia
Progesterona micronizada	100-300 mg/dia
Via transdérmica (adesivo)	
Acetato de noretisterona	140-170 mcg/dia
Via vaginal	
Progesterona micronizada (óvulo)	100-300 mg
Via intrauterina	
Dispositivo intrauterino liberador de levonorgestrel	Libera 20 mcg/dia

sistemas que liberam o hormônio para a absorção continuamente (como os adesivos). Há ainda a possibilidade de administração de estrogênio intercalada com período de pausa hormonal por 7 dias a cada mês, contudo esse regime é pouco utilizado atualmente devido à possibilidade de recidiva dos sintomas no intervalo livre de hormônios.[30]

O estrogênio isolado aumenta o risco de câncer de endométrio, enquanto a TH combinada pode impedir esse aumento ou até mesmo propiciar redução do risco, a depender do regime e do tipo do progestagênio empregado.[38] É por esse motivo que a regra geral é que em mulheres com útero preservado, ao utilizarem a TH, esta deve ser do tipo combinada (estrogênio associado a progestagênio) ou tibolona.[2,7] Como exceção a essa regra, se for usada a associação estrogênio conjugado com bazedoxifeno, uma associação não disponível comercialmente no Brasil, o progestagênio não se faz necessário.[5]

Mulheres histerectomizadas, como regra geral, não necessitam de progestagênio; neste caso se prescrevem apenas estrogênios, mas uma exceção é a mulher histerectomizada e com endometriose: mesmo sendo histerectomizada, e embora os estudos sejam escassos, há recomendação de a TH ser do tipo combinada ou de se empregar a tibolona.[39]

A TH combinada pode ser do tipo contínua, quando o progestagênio é administrado diariamente, ou do tipo sequencial (também chamado de cíclica), na qual o progestagênio é administrado durante 12 a 14 dias consecutivos ao mês e nos demais dias do ciclo o estrogênio é administrado isoladamente. Outro regime de TH combinada é a do tipo intermitente, com administração de 3 dias de estrogênio isolado, seguidos por 3 dias de estrogênio associado a progestagênio, e então se repete o ciclo sucessivamente, porém não está mais disponível comercialmente no Brasil.[30]

Outra possibilidade é uma variação do regime sequencial. Consiste na administração de progestagênio por 12 a 14 dias consecutivos, porém a cada 3 meses; entretanto, com esse esquema a proteção endometrial é menos intensa, e a chance de desenvolver câncer de endométrio é maior em comparação ao regime combinado contínuo.[40]

Geralmente, os regimes combinados sequenciais são preferidos na transição menopausal até os primeiros anos de pós-menopausa, pois a chance de sangramento sob TH nos primeiros anos pós-menopausa é maior, e, embora a taxa de sangramentos com a TH combinada sequencial seja maior do que com a contínua, eles são mais previsíveis, ou programados, enquanto com a TH combinada contínua, embora os sangramentos em regra sejam menos frequentes, eles são imprevisíveis, mas nada impede que mesmo nos primeiros anos da pós-menopausa a TH combinada contínua seja empregada, desde que o padrão de sangramento seja tolerado pela paciente.[30,41]

Outra possibilidade para proteção endometrial que convém recordar é o emprego do dispositivo intrauterino liberador de levonorgestrel 52 mg, que apresenta essa indicação em bula.[28,42] Neste caso, com a administração de estrogênio, o regime seria classificado com combinado contínuo.

Na período de transição menopausal, quando as irregularidades menstruais são a tônica e, em cuja fase inicial ainda não se caracteriza hipoestrogenismo, portanto não necessitando de estrogenioterapia, os progestagênios podem ser administrados em regime cíclico de 10 a 14 dias ao mês a fim de regularizar o ciclo e evitar a hiperplasia endometrial.[30,41]

Duração da terapêutica hormonal da menopausa

Segundo a IMS, não há razão para que se determine uma duração máxima mandatória, devendo a duração ser concordante com os objetivos do tratamento.[2]

Embora o risco de câncer de mama aumente com o aumento da duração da TH,[5] um estudo observacional finlandês revelou redução da mortalidade cardiovascular e por todas as causas agrupadas conforme o tempo de uso da TH aumenta.[43]

A NAMS entende existir carência de evidências para definir a duração ideal da TH e informa que a TH não é aprovada pelo governo com a finalidade de prevenção cardiovascular, porém há o entendimento de que para muitas mulheres o uso prolongado é justificado, pois elas podem apresentar sintomas vasomotores por muitos anos. A NAMS manifesta não ser apropriado definir arbitrariamente uma idade-limite para uso da TH. Formas de mitigação de risco para uso mais prolongado, segundo a NAMS, podem ser: uso da menor dose efetiva e preferência pela via transdérmica.[5]

A Sobrac informa que a duração da TH deve ser individualizada de acordo com o equilíbrio entre benefícios e riscos, e considerando a preferência da paciente. Igualmente, informa não haver definição para duração máxima ou idade-limite obrigatórias.[7]

RESUMO

A transição menopausal e a pós-menopausa se caracterizam pelo hipoestrogenismo e geram sintomas climatéricos, prejuízo da qualidade de vida e risco aumentado para algumas doenças crônicas.[1,2]

A terapêutica hormonal da menopausa (TH) consiste no emprego de esteroides sexuais a fim de aliviar os sintomas climatéricos, incluindo os relacionados à síndrome geniturinária, assim como para a prevenção da osteoporose.[2,5,7]

Quando indicado, e na ausência de contraindicações, recomenda-se o emprego do estrogênio na menor dose efetiva; para mulheres com útero intacto, deve-se acrescentar progestagênio para proteção endometrial.[2,5] Uma alternativa à TH estroprogestativa é o emprego da tibolona.[35]

O estradiol pode ser administrado por via oral ou pela via transdérmica, enquanto os estrogênios conjugados e a tibolona, apenas por via transdérmica. Quanto ao componente progestacional, a noretisterona está disponível por via oral ou transdérmica, os demais progestagênios usados em TH apenas por via oral, com exceção da progesterona micronizada, que pode ser administrada também por via vaginal, e do levonorgestrel, que pode proteger o endométrio por meio do sistema intrauterino.[30]

Muito importante respeitar a "janela de oportunidade" para início da TH. Essa janela corresponde aos primeiros 10 anos de pós-menopausa.[2,5,7,16]

Não há definição de duração máxima obrigatória para a TH e sua continuidade no longo prazo se baseia na avaliação contínua da relação benefício-risco.[2,5,7]

Referências

1. Ye L, Knox B, Hickey M. Management of menopause symptoms and quality of life during the menopause transition. Endocrinol Metab Clin North Am. 2022; 51(4):817-36.
2. Baber RJ, Panay N, Fenton A; IMS Writing Group. 2016 IMS recommendations on women's midlife health and menopause hormone therapy. Climacteric. 2016;19(2): 109-50.
3. de Villiers TJ, Hall JE, Pinkerton JV, Cerdas Pérez S, Rees M, Yang C, et al. Revised global consensus statement on menopausal hormone therapy. Climacteric. 2016;19(4):313-5.
4. National Institutes of Health (NIH). National Institutes of Health State-of-the-Science Conference statement: management of menopause-related symptoms. Ann Intern Med. 2005;142(12 Pt 1):1003-13.
5. North American Menopause Society (NAMS). The 2022 hormone therapy position statement of The North American Menopause Society. Menopause. 2022;29(7): 767-94.
6. Ferreira JAS, Fernandes CE, Melo NR, Peixoto S. Evolução histórica da terapêutica hormonal no climatério: o que mudou nos últimos anos? In: Fernandes CE, Ferreira JAS, Melo NR, Peixoto S (eds.). Terapêutica hormonal no climatério feminino: onde estamos e para onde vamos? São Paulo: Segmento; 2004.
7. Pompei LM, Machado RB, Wender MCO, Fernandes CE (eds.). Consenso Brasileiro de Terapêutica Hormonal da Menopausa. São Paulo: Leitura Médica; 2018.
8. Hillard TC, Whitcroft S, Ellerington MC, Whitehead MI. The long-term risks and benefits of hormone replacement therapy. J Clin Pharm Ther. 1991;16(4):231-45.
9. Chetkowski RJ, Meldrum DR, Steingold KA, Randle D, Lu JK, Eggena P, et al. Biologic effects of transdermal estradiol. N Engl J Med. 1986;314(25):1615-20.
10. Notelovitz M, Lenihan JP, McDermott M, Kerber IJ, Nanavati N, Arce J. Initial 17beta-estradiol dose for treating vasomotor symptoms. Obstet Gynecol. 2000; 95(5):726-31.
11. Grodstein F, Manson JE, Colditz GA, Willett WC, Speizer FE, Stampfer MJ. A prospective, observational study of postmenopausal hormone therapy and primary prevention of cardiovascular disease. Ann Intern Med. 2000;133(12):933-41.
12. Rossouw JE, Anderson GL, Prentice RL, LaCroix AZ, Kooperberg C, Stefanick ML, et al. Risks and benefits of estrogen plus progestin in healthy postmenopausal women: principal results from the Women's Health Initiative randomized controlled trial. JAMA. 2002; 288(3):321-33.
13. Manson JE, Chlebowski RT, Stefanick ML, Aragaki AK, Rossouw JE, Prentice RL, et al. Menopausal hormone therapy and health outcomes during the intervention and extended poststopping phases of the Women's Health Initiative randomized trials. JAMA. 2013;310(13):1353-68.
14. Hodis HN, Mack WJ, Henderson VW, Shouppe D, Budoff MJ, Hwang-Levine J, et al. Vascular effects of early versus late postmenopausal treatment with estradiol. N Engl J Med. 2016;374(13):1221-31.
15. Schierbeck LL, Rejnmark L, Tofteng CL et al. Effect of hormone replacement therapy on cardiovascular events in recently postmenopausal women: randomised trial. BMJ. 2012;345:e6409.
16. Manson JE, Ames JM, Shapiro M, Gass MLS, Shifren JL, Stuenkel CA, et al. Algorithm and mobile app for menopausal symptom management and hormonal/non-hormonal therapy decision making: a clinical decision-support tool from The North American Menopause Society. Menopause. 2015;22(3):247-53.
17. Sinno AK, Pinkerton J, Febbraro T, Jones N, Khanna N, Tempkin S, et al. Hormone therapy (HT) in women with gynecologic cancers and in women at high risk for developing a gynecologic cancer: a Society of Gynecologic Oncology (SGO) clinical practice statement. This practice statement has been endorsed by The North American Menopause Society. Gynecol Oncol. 2020; 157(2):303-6.
18. Panay N, Hamoda H, Arya R, Savvas M; British Menopause Society and Women's Health Concern. The 2013 British Menopause Society & Women's Health Concern recommendations on hormone replacement therapy. Menopause Int. 2013;19(2):59-68.
19. Langer RD, Hodis HN, Lobo RA, Allison MA. Hormone replacement therapy: where are we now? Climacteric. 2021;24(1):3-10.
20. Lima GR, Soares Jr JM, Baracat EC, Magalhães J. Hormonioterapia. In: Lima GR (ed.). Ginecologia clínica. São Paulo: Atheneu; 2015.
21. Pompei LM, Bonassi-Machado R, Steiner ML, Pompei IM, Melo NR, Nappi RE, et al. Profile of Brazilian climacteric women: results from the Brazilian Menopause Study. Climacteric. 2022;25(5):523-9.
22. Goodman MP. Are all estrogens created equal? A review of oral vs transdermal therapy. J Womens Health (Larchmt). 2012;21(2):161-9.
23. Sood R, Faubion SS, Kuhle CL, Thielen JM, Shuster LT. Prescribing menopausal hormone therapy: an evidence-based approach. Int J Womens Health. 2014;6:47-57.
24. Mueck AO, Seeger H. Effect of hormone therapy on BP in normotensive and hypertensive postmenopausal women. Maturitas. 2004;49(3):189-203.
25. Godsland IF. Effects of postmenopausal hormone replacement therapy on lipid, lipoprotein, and apolipoprotein (a) concentrations: analysis of studies published from 1974-2000. Fertil Steril. 2001;75(5):898-915.
26. Birkhäuser MH, Panay N, Archer DF, Barlow D, Burger H, Gambacciani M, et al. Updated practical recommendations for hormone replacement therapy in the

peri- and postmenopause. Climacteric. 2008;11(2):108-23.

27. Cox S, Nasseri R, Rubin RS, Santiago-Lastra Y. Genitourinary syndrome of menopause. Med Clin North Am. 2023;107(2):357-69.
28. Brasil. Agência Nacional de Vigilância Sanitária (Anvisa). Consultas. Disponível em: https://consultas.anvisa.gov.br/. Acesso em: 28 maio 2023.
29. Kenemans P, Speroff L; International Tibolone Consensus Group. Tibolone: clinical recommendations and practical guidelines. A report of the International Tibolone Consensus Group. Maturitas. 2005;51(1):21-8.
30. Pompei LM, Melo NR, Fernandes CE. Terapêutica hormonal da menopausa: princípios gerais, indicações, contraindicações, vias de administração, doses e esquemas. In: Fernandes CE, Pompei LM (eds.). Endocrinologia feminina. Barueri: Manole; 2016. p.781-803.
31. Pompei LM, Fernandes CE, Melo NR. Promestrieno no tratamento da atrofia vulvovaginal: revisão sistemática. Femina. 2010;38(7):359-65.
32. Notelovitz M, Lenihan JP, McDermott M, Kerber IJ, Nanavati N, Arce J. Initial 17beta-estradiol dose for treating vasomotor symptoms. Obstet Gynecol. 2000;95(5):726-31.
33. Birkhäuser MH, Panay N, Archer DF, Barlow D, Burger H, Gambacciani M, Goldstein S, et al. Updated practical recommendations for hormone replacement therapy in the peri- and postmenopause. Climacteric. 2008;11(2):108-23.
34. Gambacciani M, Biglia N, Cagnacci A, Caruso S, Cicinelli E, DE Leo V, et al. Italian Menopause Society (SIM). Menopause and hormone replacement therapy: the 2017 Recommendations of the Italian Menopause Society. Minerva Ginecol. 2018;70(1):27-34.
35. Stuenkel CA, Davis SR, Gompel A, Lumsden MA, Murad MH, Pinkerton JV, et al. Treatment of symptoms of the menopause: an Endocrine Society clinical practice guideline. J Clin Endocrinol Metab. 2015;100(11):3975-4011.
36. Kulak Jr J, Chrisostomo KR. Uso de progestagênios e progesterona: tipos, doses e vias. In: Wender MCO, Fernandes CE, Sá MFS (eds.). Climatério e menopausa. Rio de Janeiro: Elsevier; 2019.
37. Formoso G, Perrone E, Maltoni S, Balduzzi S, Wilkinson J, Basevi V, et al. Short-term and long-term effects of tibolone in postmenopausal women. Cochrane Database Syst Rev. 2016 Oct 12;10(10):CD008536.
38. Tempfer CB, Hilal Z, Kern P, Juhasz-Boess I, Rezniczek GA. Menopausal hormone therapy and risk of endometrial cancer: a systematic review. Cancers (Basel). 2020;12(8):2195.319-329.
39. Gemmell LC, Webster KE, Kirtley S, Vincent K, Zondervan KT, Becker CM. The management of menopause in women with a history of endometriosis: a systematic review. Hum Reprod Update. 2017;23(4):481-500.
40. Jaakkola S, Lyytinen H, Pukkala E, Ylikorkala O. Endometrial cancer in postmenopausal women using estradiol-progestin therapy. Obstet Gynecol. 2009;114(6):1197-204.
41. Fernandes CE, Machado RB, Pompei LM, Melo NR. Terapêutica de reposição hormonal: fundamentos, racionalidade e regimes terapêuticos. In: Fernandes CE (ed.). Menopausa: diagnóstico e tratamento. São Paulo: Segmento; 2003.
42. Wan YL, Holland C. The efficacy of levonorgestrel intrauterine systems for endometrial protection: a systematic review. Climacteric. 2011;14(6):622-32.
43. Mikkola TS, Tuomikoski P, Lyytinen H, Korkhonen P, Hoti F, Vattulainen P, et al. Estradiol-based postmenopausal hormone therapy and risk of cardiovascular and all-cause mortality. Menopause. 2015;22(9):976-83.

37

Terapia hormonal e câncer

Rivia Mara Lamaita
Agnaldo Lopes da Silva Filho

Introdução

A expectativa de vida das mulheres brasileiras é 7,3 anos maior que a dos homens, segundo os dados do Instituto Brasileiro de Geografia e Estatística (IBGE). Em 2016, a expectativa de vida da população feminina chegou a 79,4 anos. No entanto, a taxa de longevidade da população somente fará sentido se acrescentarmos a ela a qualidade de vida. Acredita-se também que um crescente aumento na proporção de mulheres dentro da faixa etária acima de 50 anos no Brasil, saltando de 21,5% a cerca de 50% em alguns anos, equiparando ao número de mulheres jovens, torne esse período uma preocupação em saúde pública.[1]

O climatério compreende o período de vida da mulher entre o final da fase reprodutiva e a senilidade, variando dos 40 aos 65 anos de idade. Nesse período ocorre a menopausa definida como interrupção permanente da menstruação e reconhecida após 12 meses consecutivos de amenorreia. A etiopatogenia do climatério é complexa, e, embora envolva todo o eixo hipotálamo-hipófise-ovariano, a estrutura mais relevante nesse processo é o ovário, refletindo a perda da sua função folicular.[2]

Embora o climatério e a menopausa sejam eventos fisiológicos da mulher, o aparecimento ou não de sintomas dependerá de variações hormonais próprias e de fatores sociais. As considerações relativas a esse período apresentam grande importância, pois, considerando as modificações endócrinas, físicas, emocionais e socioculturais próprias dessa fase e adequando medidas preventivas, podem-se melhorar a qualidade de vida e também a longevidade.[3] Os sintomas dessa fase são caracterizados por:

- Alterações hormonais: diminuição dos níveis de estradiol, progesterona e aumento das gonadotrofinas hipofisárias.
- Modificações funcionais: disfunções menstruais, sintomas vasomotores.
- Modificações morfológicas: atrofia mamária e urogenital, alterações da pele e mucosas.
- Outras alterações em sistemas hormoniodependentes, como o cardiovascular e os ossos.

A combinação de cuidados preventivos, mudanças no estilo de vida e terapia hormonal, (TH) quando indicada, constitui estratégia importante para a manutenção da qualidade de vida e da saúde das mulheres no climatério.[3,4]

Epidemiologia do câncer nas mulheres

A distribuição da incidência e da mortalidade por câncer nas mulheres é de fundamental importância para o conhecimento epidemiológico desse agravo, desde os aspectos etiológicos até o estabelecimento de medidas de controle.

Estima-se que, para o ano de 2023, são esperados 362.730 casos novos de câncer para o sexo feminino no Brasil. Estima-se que os tumores mais incidentes nesse grupo populacional, exceto os tumores de pele não melanoma (244.160 casos novos), são os de mama, cólon e reto, colo do útero e pulmão.[5]

As doenças cardiovasculares e o câncer são atualmente as principais causas de morte – o que se deve não ao aumento da incidência dessas patologias, mas à maior longevidade. Os principais fatores que afetam o risco saúde, hoje em dia, são as doenças crônicas determinadas por problemas genéticos, estilo de vida, meio ambiente e ao próprio envelhecimento.

Os cânceres do pulmão, mamas, colorretal, uterino (colo e corpo), tireoide e ovário são, por ordem de frequência e importância, aqueles com os quais devemos nos preocupar, pois alguns (cólon, útero e mama) são preveníveis e os demais dependem de um diagnóstico precoce para aumentar as chances de cura ou sobrevida. Estima-se que a metade dos cânceres na mulher esteja relacionada com o estilo de vida, como tabagismo, bebidas alcoólicas, doenças infecciosas, dieta e comportamento sexual. As medidas gerais que devem ser tomadas para prevenir ou reduzir as chances de um câncer estão relacionadas a seguir:[6]

- Desestimular o tabagismo.
- Restringir bebidas alcoólicas.
- Evitar a exposição a carcinogênicos (drogas, radiação ultravioleta e toxinas).
- Individualizar a necessidade, o tipo, o esquema e a via da reposição hormonal.
- Usar o condom como proteção contra infecções sexualmente transmissíveis.
- Promover uma dieta pobre em carnes vermelhas e rica em fibras, frutas frescas e vegetais.
- Estabelecer o peso ideal e discutir os meios adequados para atingi-lo e mantê-lo.

Os benefícios da reposição hormonal já são bastante conhecidos. A principal indicação

TABELA 1 Distribuição proporcional dos dez tipos de câncer mais incidentes estimados para 2023, exceto pele não melanoma

Localização	Nº de casos novos	%
Mama feminina	73.610	30,1%
Cólon e reto	23.660	9,7%
Colo do útero	17.010	7,0%
Traqueia, brônquio e pulmão	14.540	6,0%
Glândula tireoide	14.160	5,8%
Estômago	8.140	3,3%
Corpo do útero	7.840	3,2%
Ovário	7.310	3,0%
Pâncreas	5.690	2,3%
Linfoma não Hodgkin	5.620	2,3%

Fonte: INCA, 2022.[5]

da TH consiste no tratamento dos sintomas vasomotores associados ao climatério. Entretanto, evidências mostram benefícios secundários da TH no controle da perda óssea e da osteoporose, nos sintomas geniturinários, nos distúrbios do humor e do sono, na resistência insulínica e na prevenção do diabetes, na demência, na melhora da qualidade de vida e inclusive na prevenção de doenças cardiovasculares, quando iniciada adequadamente.[7]

A terapia de reposição hormonal (TH) consiste em repor ao organismo a concentração de estrogênio, progestagênio e androgênio reduzida fisiologicamente. Ela pode acontecer por diferentes vias de administração, como via oral, transdérmica, por meio de adesivos aplicados sobre a pele, percutânea ou ainda na forma de cremes vaginais.[7] Devido ao grande aumento de usuárias de TH na última década, existe a necessidade de conhecer os efeitos dela sobre o risco de câncer de mama, genital e extragenital em mulheres saudáveis, como também o risco de recorrência e diminuição da sobrevida naquelas que tiveram a doença e encontram-se em remissão.[7]

Terapia de reposição hormonal e câncer ginecológico

Cerca de 40% das mulheres com neoplasias ginecológicas estão na pré ou na perimenopausa no momento do diagnóstico.[8] Dependendo do tipo e estágio do tumor, os tratamentos incluem histerectomia com ou sem salpingooforectomia bilateral, radioterapia e quimioterapia. Isso pode resultar em perda da função ovariana e, em mulheres com menos de 45 anos, um estado de menopausa precoce, o que aumenta o risco não apenas de osteoporose, mas também de doenças cardiovasculares e declínio cognitivo.[9] O manejo dos sintomas da menopausa em sobreviventes de câncer ginecológico deve levar em conta a idade da mulher, o tipo de tumor e estágio, o uso de terapias antiestrogênicas (para cânceres considerados dependentes de hormônios) e a presença de morbidades concomitantes nesse grupo de pacientes.[9]

Câncer de endométrio

O carcinoma do endométrio (CE) é o sétimo tumor maligno mais frequente na mulher. A grande maioria (cerca de 75% dos casos) surge no período pós-menopausa, com o pico de incidência aos 60-70 anos de vida, e são diagnosticados em sua fase ainda inicial, levando a um bom prognóstico após histerectomia e remoção dos ovários (ooforectomia), com ou sem radioterapia. É considerado um tipo de câncer receptor positivo ao estímulo estrogênico, e, com isso, há uma relutância em prescrever TH para os sobreviventes devido ao risco teórico de promover recorrência.[10] A sobrevida global em 5 anos para todos os estágios é de cerca de 86%, e, se o câncer estiver confinado ao útero, a taxa de sobrevida em 5 anos pode aumentar para 97%.[11]

Uma revisão da Cochrane concluiu que não havia evidências suficientes de alta qualidade para informar as decisões sobre TH em sobreviventes de CE.[11] Os dados limitados existentes não parecem sugerir danos e risco de recorrência significativos no uso de TH em pacientes de baixo risco, em estágio inicial do CE e que apresentam sintomas vasomotores. No entanto, para os estágios avançados da doença (estágio III-IV), não há dados que suportem o uso de TH, portanto a terapia estrogênica não é recomendada.[9-11]

A TH pode estimular o crescimento do tumor em pacientes com doença mais avançada ou tumores em estágio inicial de alto risco, logo abordagens não hormonais para o tratamento dos sintomas da menopausa são recomendadas.[9]

O uso da TH após o tratamento do CE deve ser individualizado, levando em consideração os sintomas e as preferências da mulher, e não há evidências definidas a favor ou contra o uso da reposição hormonal.[9-11] Não foi observado um efeito desfavorável na recorrência, na sobrevida livre de doença ou na sobrevida global. Entre os diferentes tipos de TH, a que mais reduziu o risco de recorrência foi a terapia combinada de estrogênio e progesterona e em regime cíclico. Deve-se considerar a TH pelo menor tempo possível e somente em pacientes com sintomas climatéricos.[12]

Câncer de ovário

O câncer de ovário é muito menos frequente, mas é o mais grave entre os cânceres ginecológicos. Mais de um terço (37%) ocorre em mulheres na pré-menopausa que apresentarão sintomas vasomotores significativos após a instituição da cirurgia citorredutora e quimioterapia. O progresso no tratamento está associado a uma taxa de sobrevivência crescente, alcançando em 5 anos cerca de 45%. Existem diferentes tipos de câncer de ovário epitelial. O mais frequente é o tipo seroso de alto grau, seguido do tipo endometrioide de alto grau. Outros tipos de câncer epitelial de ovário são os tumores mucinosos, de células claras e de células transicionais. Tumores não epiteliais são tumores de células germinativas e tumores estromais de cordão sexual.[13]

Estudos randomizados e observacionais demonstram segurança oncológica da TH sistêmica oral nessa população de pacientes.[14-16] Em um ensaio clínico randomizado, não cego e controlado, observou-se melhora na sobrevida global e livre de recidiva em pacientes com câncer de ovário randomizadas para terapia estrogênica *versus* aquelas randomizadas para tratamento livre de hormônio. As pacientes incluídas nesse estudo apresentavam histologias variadas (39% seroso, 15% mucinoso, 11% de células claras e 10% endometrioide) e foram acompanhadas por uma média de 19 anos.[17] Uma metanálise subsequente não demonstrou uma associação entre o uso de estrogênio e risco aumentado de morte em pacientes com câncer de ovário.[18] Com base nesses dados, a terapia estrogênica ou combinada pode ser prescrita a mulheres com câncer epitelial de ovário. Há falta de dados no que se refere a subconjuntos específicos do câncer de ovário epitelial; no entanto, como o câncer de ovário seroso e endometrioide de baixo grau podem responder ao tratamento com terapias antiestrogênicas, a TH não é recomendada.[8]

Não há dados suficientes para fazer uma recomendação sobre TH em mulheres com história de tumores *borderline* do ovário. A TH, sistêmica ou tópica, não parece estar associada a danos e não parece diminuir sobrevida global ou livre de doença em mulheres com câncer de ovário epitelial não seroso e tumores de células germinativas, embora a evidência seja limitada.[14]

O tipo de reposição hormonal (estrogênio ou estrogênio combinado com progestagênio) dependerá da necessidade ou não de proteção endometrial, logo, do tratamento cirúrgico ao qual foi submetida a paciente para controle da doença. A duração da TH dependerá da idade da mulher e seguirá as recomendações sobre o tempo seguro de uso da reposição hormonal.[9]

Contudo, uma recente revisão da Cochrane sobre uso de TH após tratamento cirúrgico para câncer epitelial ovariano concluiu que as evidências ainda são limitadas pela imprecisão dos resultados relatados e, portanto, devem ser interpretadas com cautela. Futuros ensaios clínicos randomizados bem desenhados são necessários, pois essa é uma área importante para mulheres que apresentam sintomas da menopausa após tratamento cirúrgico para câncer de ovário, especialmente porque os médicos muitas vezes relutam em prescrever TH nesse cenário. As evidências nessa revisão foram limitadas para apoiar ou refutar que a reposição hormonal seria prejudicial nessa população.[19]

Câncer de colo uterino

O câncer cervical (CC) é o quarto tipo de câncer mais comum em mulheres em todo o mundo. É o terceiro câncer mais frequente em mulheres com menos de 45 anos em 146 de 185 países e está diretamente relacionado ao contexto de baixa renda e ausência de rastreamento.[20] Em países de alta renda, o CC é detectado principalmente por volta de 40 anos e em países subdesenvolvidos em torno dos 55 anos.[20]

O tipo mais comum é o carcinoma de células escamosas (CCE) (85%), sendo o restante representado pelo adenocarcinoma. A taxa de sobrevivência esperada em 5 anos para o tipo mais comum alcança 74%, mas depende também do estágio em que é diagnosticado, idade da paciente e etnia. Na doença local, estima-se uma sobrevivência nesse período de 96%, mas na doença disseminada essa taxa atinge 45%, com um prognóstico reservado.[21]

Todos os dados mostram que o CCE não é hormônio-dependente, portanto não há limitação para tratar mulheres que experimentam uma menopausa sintomática, por TH sistêmica ou tópica.[8,9,13] O único estudo disponível não relatou nenhum impacto da MHT na sobrevida geral e na recorrência.[22]

Quanto aos casos de adenocarcinoma, a questão é mais complexa. Atualmente é classificado como associado ou não associado ao HPV. Entre as duas classes, diferentes tipos histológicos estão associados a diferentes prognósticos. São considerados como potencialmente dependentes de hormônios, mas, devido à raridade de seus diferentes tipos, não há dados recentes de acordo com a nova classificação. Alguns estudos com relativo baixo poder de evidência contraindicam a terapia estrogênica e um estudo retrospectivo, a reposição com tibolona devido a um aumento no risco de recidiva da doença, porém os fatores prognósticos foram piores no grupo controle (mais parâmetros e invasão do espaço linfático-vascular), impossibilitando conclusões claras. Após discussão entre a equipe multidisciplinar e a paciente, levando em consideração uma melhora na qualidade de vida, seria plausível indicar a TH em alguns casos. Estrogênios tópicos devem ser evitados, pelo risco de recidiva local.[23,24]

Outros cânceres ginecológicos

Como o câncer de tuba uterina, o câncer peritoneal primário e o câncer epitelial de ovário são indistinguíveis e compartilham a mesma assinatura genômica, seguindo por analogia ao que já foi descrito sobre o câncer epitelial de ovário, dada a escassez de dados para abordagem de cada um especificamente.[8,9]

Os sarcomas uterinos são tumores raros e geralmente graves. Correspondem a menos de 5% dos tumores uterinos, e os tipos histológicos mais comuns são leiomiossarcoma uterino, sarcoma estromal endometrial de baixo grau, sarcoma estromal endometrial de alto grau, adenossarcomas e sarcoma indiferenciado de alto grau. Acometem principalmente mulheres após a menopausa, mas podem ocorrer em mulheres mais jovens. Os sarcomas uterinos podem conter receptores hormonais, e a avaliação dos receptores de estrogênio e progesterona deve ser realizada para orientar as decisões sobre o uso de TH no controle de sintomas climatéricos ou para estratégias não hormonais que necessitem ser usadas. Dada a falta de dados sobre a segurança da TH nesse cenário e a resposta potencial à terapia antiestrogênica, a TH sistêmica para sarcomas uterinos, particularmente aqueles que expressam receptores hormonais, não é recomendada.[8,9]

As recomendações do uso de TH para controle dos sintomas em pacientes climatéricas podem ser resumidas no Quadro 1.

A terapia de reposição hormonal e outros tipos de câncer (não ginecológicos)

Câncer colorretal

O câncer colorretal é uma neoplasia de alta prevalência e letalidade, cujo fator de risco mais importante é a idade (acima de 50 anos). Atualmente é o segundo câncer mais diagnosticado em mulheres, e cerca de um terço dos portadores morre por essa neoplasia. O risco estimado de câncer de cólon durante a vida é de 5%. Sua incidência aumenta progressivamente para 3,7/1.000 por ano, e cerca de 90% dos casos ocorrem após 50 anos.[25]

Tanto a incidência quanto a mortalidade por câncer do cólon são mais baixas nas mulheres do que nos homens, diferença intimamente ligada a fatores hormonais. Estudos experimentais e observações clínicas parecem sugerir um efeito protetor do estrogênio sobre essa neoplasia, mas outros estudos relatam ser essa relação não completamente esclarecida. Acredita-se que o câncer colorretal compreenda um grupo heterogêneo de doenças com componentes genéticos e epigenéticos que se desenvolvem através de diferentes vias carcinogênicas e caracterizadas por modelos distintos, manifestações clínicas e patológicas ainda não esclarecidas.[26]

Os estrogênios inibem a síntese de ácidos biliares no intestino. Também o metabolismo

QUADRO 1 Resumo das indicações e contraindicações para TH em pacientes com câncer ginecológico

Câncer	Contraindicação	Contraindicação relativa	Possível
Ovário	Seroso de baixo grau e endometrioide	Endometrioide de alto grau?	Seroso de alto grau
	Borderline com implantes, invasivo	Ausência de dados	Mucinoso
	Tumores de células granulosas		*Borderline* de bom prognóstico (ausência de dados)
	Tumores germinativos		Progesterona/progestagênios em tumores da granulosa
Endometrial	Estágio avançado	Baixo grau e sem disseminação desde a instituição do tratamento	Progesterona/progestagênios
		Ausência de dados	
Colo uterino	Adenocarcinoma HPV?	Adenocarcinoma *in situ*	Carcinoma de células escamosas
	Outros?		
	Ausência de dados		

Fonte: adaptada de Gompel A, 2023.[13]

e a produção de estrogênio são diferentes comparados a outros tecidos como a mama. No cólon, o estradiol (E2) é convertido a estrona (E1), que possui efeito antiproliferativo na linhagem de células cancerígenas colônicas. Os estrogênios encontram-se também envolvidos na modulação da expressão do receptor de vitamina D no tecido colônico. A vitamina D e seus análogos são considerados agentes antiproliferativos e antineoplásicos em vários tipos celulares, incluindo os colonócitos.[27]

Os efeitos celulares da progesterona nos colonócitos têm sido minimamente estudados. As interações entre esse hormônio e os receptores estrogênicos alfa e beta ainda não foram exploradas no tecido colônico. Mas sabe-se que a medroxiprogesterona, presente em algumas formulações de TH, apresenta um efeito inibitório na linhagem de células cancerígenas do cólon, apoiando a observação que a TH teria um efeito protetor para essa neoplasia.[27]

Desde a publicação dos resultados do Women and Health Initiative (WHI), vários estudos observacionais têm procurado avaliar a influência da TH na incidência e no prognóstico do câncer colorretal. A maioria apresenta uma redução na incidência e na mortalidade por câncer do cólon durante o uso de hormonoterapia. Esse efeito protetor diminui significativamente após a suspensão do tratamento. Uma metanálise de estudos especificamente dirigidos para a relação entre TH e câncer do cólon mostrou que o seu uso recente (no primeiro ano) associou-se com risco relativo (RR) igual a 0,67 (IC95%: 0,59-0,77). O efeito protetor se restringiu ao uso recente, uma vez que em todas as usuárias o RR foi de 0,92 (IC95%: 0,79-1,08).[28,29]

Não foram observadas diferenças quanto à formulação utilizada na TH (estrogênio associado a progesterona ou estrogênio isolado), na via de administração ou na variação de idade entre as usuárias, referentes aos achados de menor risco de câncer colorretal. Um estudo caso-controle envolvendo 1.456 mulheres na pós-menopausa (546 casos e 910 controles) mostrou redução no risco de carcinoma colorretal entre as usuárias de qualquer TH (OR: 0,65; IC95%: 0,50-0,84), usuárias atuais e usuárias recentes.[30] Embora não estejam disponíveis estudos que avaliaram a TH em mulheres sobreviventes desse tipo de câncer, os dados apresentados suportam não haver contraindicação ao uso de TH a mulheres com esse antecedente.[31]

Câncer gástrico

Cânceres do trato gastrintestinal superior são associados a uma elevada morbimortalidade. São poucos os estudos que avaliaram a relação entre TH e incidência de câncer gástrico e não demonstraram uma associação significativa. Apesar disso, o papel dos receptores hormonais no adenocarcinoma gástrico ainda é controverso. Receptores estrogênicos (RE) têm sido identificados em tumor gástrico há bastante tempo, e alguns estudos procuraram estabelecer relações entre sua presença e aspectos clínico-patológicos. Todavia, tais estudos são pequenos, não permitindo fortes conclusões. Alguns autores demonstram que os RE estão presentes em 46% das amostras do estômago de mulheres com essa neoplasia e parecem ter maior expressão nos tumores difusos, pouco diferenciados e com metástases linfonodais.[13]

A sobrevida após o tratamento cirúrgico é significativamente mais baixa nos tumores de estômago com RE positivos (15% *versus* 62% nos tumores RE negativos) e também quando apresentam receptores de progesterona (RP).[13]

Na ausência de dados em mulheres sobreviventes de câncer de estômago, a TH deve ser utilizada com cautela e não é contraindicada, mas recomenda-se precaução nos casos com RE positivo.[13]

Câncer hepático

Estudos epidemiológicos têm demonstrado menor risco de câncer hepatocelular e vias biliares (cerca de 40%) em usuárias de TH. Assim, não se encontram disponíveis evidências suficientes para contraindicar o uso de TH no câncer hepático.[32]

Câncer de pulmão

É o tipo mais letal. O aumento da incidência na população feminina tem levantado o questionamento sobre se teria alguma influência hormonal. A relevância da contribuição de estrogênios endógenos ou exógenos, incluindo a TH na epidemiologia e biologia desse tumor, não é clara, tornando-o muito heterogêneo, bem como se as mulheres teriam um maior risco para câncer de pulmão correlacionada com homens e o mesmo nível de tabagismo.[33] Usuárias de TH têm menor incidência de câncer de pulmão, mas podem ter maior mortalidade, de acordo com alguns estudos. Não há dados disponíveis sobre TH em sobreviventes de câncer de pulmão.[28,33] Os resultados do WHI sobre o efeito da TH no risco de câncer de pulmão não demonstraram aumento na sua incidência, porém houve acréscimo na mortalidade por essa neoplasia nas usuárias de TH.[28]

Câncer renal e de bexiga

Todos os estudos epidemiológicos não conseguiram demonstrar associação entre o uso da TH e a incidência de câncer renal.[13] Quanto ao câncer de bexiga, a influência dos estrogênios permanece indefinida. Não há ensaios clínicos disponíveis para avaliar o efeito da TH em mulheres submetidas a tratamento para câncer de bexiga.[13]

Câncer da tireoide

Apesar de alguns fatores de risco bem estabelecidos, como sexo feminino, exposição a radiação ionizante e histórico de doença benigna da tireoide, pouco se conhece sobre a etiologia desse tipo de câncer. No entanto, fatores reprodutivos como idade da menopausa, uso de TH e/ou contraceptivos orais não têm sido associados a um maior risco dessa neoplasia.[34] Vários estudos demonstram que a TH não se associa a um aumento no risco do câncer da tireoide e ela pode ser empregada em mulheres com antecedentes de câncer tireoidiano.[13]

Melanoma

O melanoma é um tipo de tumor aparentemente não responsivo a progestagênios, antiandrogênios ou inibidores da aromatase e tamoxifeno, segundo estudos desenvolvidos nessa área.[35] Observa-se que a TH não se relaciona a um aumento no risco de desenvolver ou de mortalidade pela doença. Apesar da falta de estudos avaliando o uso de TH após o diagnóstico e tratamento desse tipo de câncer, não se tem contraindicado o uso da TH, exceto nos casos de gravidade.[13]

Meningiomas

A alta incidência de meningiomas em mulheres, o crescimento acelerado durante a fase lútea e durante a gravidez, assim como a associação entre o meningioma e o câncer de mama, sugerem a participação de esteroides sexuais sobre esse tumor benigno.[36] Discreta associação entre meningioma e fatores hormonais foi relatada em estudos nos quais também foi observado que o risco de meningioma se eleva diante da exposição tanto a hormônios endógenos quanto exógenos.[36] Embora não existam evidências conclusivas quanto à segurança na prescrição da TH em mulheres com meningioma, a TH está contraindicada, particularmente com o uso de progestagênios.[13]

Doenças malignas hematológicas

Mulheres na pós-menopausa e que usaram TH não apresentaram risco de desenvolver linfomas não Hodgkin. Não há estudos envolvendo outros tumores hematológicos e reposição hormonal.[32] A despeito da escassez de dados, a TH não representa contraindicação a mulheres com neoplasias hematológicas.[13,32]

RESUMO

- Apesar da falta de evidência de nível I, o perfil de risco/benefício da TH parece ser favorável em muitas mulheres com história pessoal de câncer de ovário seroso de alto grau (evidência de nível II), CE em estágio inicial (evidência de nível II) e câncer do colo do útero (evidência de nível III).
- A TH não é recomendada em mulheres com CE avançado, sarcoma uterino, câncer de ovário endometrioide ou carcinoma de ovário seroso de baixo grau.
- A TH combinada apresenta um efeito protetor em relação ao câncer colorretal. Antecedentes de câncer colorretal não constituem contraindicação à TH.
- A associação da TH com câncer de pulmão não está claramente estabelecida. Antecedentes de câncer de pulmão não constituem contraindicação à TH.
- A TH não se associa a aumento no risco de câncer gástrico, neoplasias da tireoide, tumores de pele (melanoma e não melanoma), hepático, renal e nas doenças hematológicas malignas. TH não é contraindicada a mulheres com antecedentes de tais neoplasias.
- Há aumento no risco de meningioma em mulheres expostas à TH combinada. Devido às características desse tumor, os progestagênios devem ser contraindicados (evidência nível III).

Referências

1. Instituto Brasileiro de Geografia e Estatística (IBGE). Projeções da população. 2018. [citado em abril de 2021].
2. Shifren JL, Gass MLS; NAMS Recommendations for Clinical Care of Midlife Women Working Group. The North American Menopause Society recommendations for clinical care of midlife women. Menopause. 2014; 21(10):1038-62.
3. Takahashi TA, Johnson KM. Menopause. Med Clin North Am. 2015;99(3):521-34.
4. Brasil. Ministério da Saúde. Secretaria de Atenção à Saúde. Departamento de Ações Programáticas Estratégicas. Manual de Atenção à Mulher no Climatério/Menopausa. Brasília, DF: Ministério da Saúde; 2008.
5. INCA. Estimativa para o ano de 2023/Instituto Nacional do Câncer/MS. [publicado em 8 de setembro de 2022].
6. van Dijk GM, Kavousi M, Troup J, Franco OH. Health issues for menopausal women: the top 11 conditions have common solutions. Maturitas. 2015;80(1):24-30.
7. Madsen TE, Sobel T, Negash S, Shrout Allen T, Stefanick ML, Manson JE, et al. A Review of Hormone and Non-Hormonal Therapy Options for the Treatment of Menopause. Int J Womens Health. 2023;15:825-36.
8. Sinno AK, Pinkerton J, Febbraro T, Jones N, Khanna N, Temkin S, et al. Hormone therapy (HT) in women with gynecologic cancers and in women at high risk for developing a gynecologic cancer: A Society of Gynecologic Oncology (SGO) clinical practice statement: This practice statement has been endorsed by The North American Menopause Society. Gynecol Oncol. 2020;157(2):303-6.
9. Rees M, Angioli R, Coleman RL, Glasspool R, Plotti F, Simoncini T, et al. European Menopause and Andropause Society (EMAS) and International Gynecologic Cancer Society (IGCS) position statement on managing the menopause after gynecological cancer: focus on menopausal symptoms and osteoporosis. Maturitas. 2020;134:56-61.
10. Tempfer CB, Hilal Z, Kern P, Juhasz-Boess I, Rezniczek GA. Menopausal Hormone Therapy and Risk of En-

dometrial Cancer: A Systematic Review. Cancers (Basel). 2020;12(8):2195.
11. Edey KA, Rundle S, Hickey M. Hormone replacement therapy for women previously treated for endometrial cancer. Cochrane Database Syst Rev. 2018;5(5): CD008830.
12. Londero AP, Parisi N, Tassi A, Bertozzi S, Cagnacci A. Hormone Replacement Therapy in Endometrial Cancer Survivors: A Meta-Analysis. J Clin Med. 2021; 10(14):3165.
13. Gompel A. Menopause hormone treatment after cancer. Climacteric. 2023;26(3):240-7.
14. Mascarenhas C, Lambe M, Bellocco R, Bergfeldt K, Riman T, Persson I, et al. Use of hormone replacement therapy before and after ovarian cancer diagnosis and ovarian cancer survival. Int J Cancer. 2006;119(12): 2907-15.
15. Guidozzi F, Daponte A. Estrogen replacement therapy for ovarian carcinoma survivors: A randomized controlled trial. Cancer. 1999;86(6):1013-8.
16. Ursic-Vrscaj M, Bebar S, Zakelj MP. Hormone replacement therapy after invasive ovarian serous cystadenocarcinoma treatment: the effect on survival. Menopause. 2001;8(1):70-5.
17. Eeles RA, Morden JP, Gore M, Mansi J, Glees J, Wenczl M, et al. Adjuvant Hormone Therapy May Improve Survival in Epithelial Ovarian Cancer: Results of the AHT Randomized Trial. J Clin Oncol. 2015;33(35): 4138-44.
18. Li D, Ding C-Y, Qiu L-H. Postoperative hormone replacement therapy for epithelial ovarian cancer patients: A systematic review and meta-analysis. Gynecol Oncol. 2015;139(2):355-62.
19. Saeaib N, Peeyananjarassri K, Liabsuetrakul T, Buhachat R, Myriokefalitaki E. Hormone replacement therapy after surgery for epithelial ovarian cancer. Cochrane Database Syst Rev. 2020;1(1):CD012559.
20. Arbyn M, Weiderpass E, Bruni L, de Sanjosé S, Saraiya M, Ferlay J, et al. Estimates of incidence and mortality of cervical cancer in 2018: a worldwide analysis. Lancet Glob Health. 2020;8(2):e191-e203.
21. Abdalla E, Troy R, Fall S, Elhussin I, Egiebor-Aiwan O, Nganwa D. Racial differences in 5-year relative survival rates of cervical cancer by stage at diagnosis, between African American (black) and white women, living in the state of Alabama, USA. BMC Cancer. 2020;20(1):830.
22. Ploch E. Hormonal replacement therapy in patients after cervical cancer treatment. Gynecol Oncol. 1987;26(2):169-77.
23. Stolnicu S, Hoang L, Chiu D, Hanko-Bauer O, Terinte C, Pesci A, et al. Clinical Outcomes of HPV-associated and Unassociated Endocervical Adenocarcinomas Categorized by the International Endocervical Adenocarcinoma Criteria and Classification (IECC). Am J Surg Pathol. 2019;43(4):466-74.
24. Lacey JV, Brinton LA, Barnes WA, Gravitt PE, Greenberg MD, Hadjimichael OC, et al. Use of hormone replacement therapy and adenocarcinomas and squamous cell carcinomas of the uterine cervix. Gynecol Oncol. 2000;77(1):149-54.
25. National Cancer Institute. Cancer Stat Facts: Colorectal Cancer [Internet]. [acesso em julho de 2023]. Disponível em: https://seer.cancer.gov/statfacts/html/colorect.html
26. Brändstedt J, Wangefjord S, Nodin B, Eberhard J, Jirström K, Manjer J. Associations of hormone replacement therapy and oral contraceptives with risk of colorectal cancer defined by clinicopathological factors, beta-catenin alterations, expression of cyclin D1, p53, and microsatellite-instability. BMC Cancer. 2014;14:371.
27. Barzi A, Lenz AM, Labonte MJ, Lenz H-J. Molecular pathways: Estrogen pathway in colorectal câncer. Clin Cancer Res. 2013;19(21):5842-8.
28. Rossouw JE, Anderson GL, Prentice RL, LaCroix AZ, Kooperberg C, Stefanick ML, et al. Risks and benefits of estrogen plus progestin in healthy postmenopausal women: principal results From the Women's Health Initiative randomized controlled trial. JAMA. 2002; 288(3):321-33.
29. Nanda K, Bastian LA, Hasselblad V, Simel DL. Hormone replacement therapy and the risk of colorectal cancer: a meta-analysis. Obstet Gynecol. 1999;93(5 Pt 2):880-8.
30. Hoffmeister M, Raum E, Krtschil A, Chang-Claude J, Brenner H. No evidence for variation in colorectal cancer risk associated with different types of postmenopausal hormone therapy. Clin Pharmacol Ther. 2009;86(4):416-24.
31. Genazzani AR, Gadducci A, Gambacciani M. Controversial issues in climacteric medicine II. Hormone replacement therapy and cancer. International Menopause Society Expert Workshop. 9-12 June 2001, Opera del Duomo, Pisa, Italy. Climacteric. 2001; 4(3):181-93.
32. Biglia N, Gadducci A, Ponzone R, Roagna R, Sismondi P. Hormone replacement therapy in cancer survivors. Maturitas. 2004;48(4):333-46.
33. Belani CP, Marts S, Schiller J, Socinski MA. Women and lung cancer: epidemiology, tumor biology, and emerging trends in clinical research. Lung Cancer 2007;55(1):5-23.
34. Peterson E, De P, Nuttall R. BMI, diet and female reproductive factors as risks for thyroid cancer: a systematic review. PLOS ONE. 2012;7(1):e29177.
35. Miller JG, Gee J, Price A. Investigation of oestrogen receptors, sex steroids and soluble adhesion molecules in the progression of malignant melanoma. Melanoma Res. 1997;7:197-208.
36. Jhawar BS, Fuchs CS, Colditz GA, Stampfer MJ. Sex steroid hormone exposures and risk for meningioma. J Neurosurg. 2003;99(5):848-53.

38

Massa óssea: do nascimento à senilidade

Adriana Orcesi Pedro
Marcelo Luis Steiner

Introdução

A osteoporose é uma doença osteometabólica sistêmica, caracterizada pela redução na densidade e qualidade óssea, e tem como desfecho clínico mais importante a ocorrência de fraturas por baixo impacto, particularmente na coluna, no antebraço e no quadril. A fragilidade óssea decorre tanto de uma diminuição da quantidade óssea, estimada pela medição da densidade mineral óssea (DMO), como do comprometimento da qualidade óssea, decorrente de um conjunto de propriedades que incluem a microarquitetura óssea e a taxa/grau de remodelação óssea.[1]

É estimado que cerca de 200 milhões de pessoas ao redor do mundo estejam afetadas pela osteoporose, segundo a International Osteoporosis Foundation (IOF). Desse total, encontram-se 37,5% nos EUA, Europa e Japão, e aproximadamente 5% no Brasil1.[2] A prevalência estimada de osteopenia vertebral em mulheres de 50 anos ou mais na América Latina é de 45,5 a 49,7%, e de osteoporose entre 12,1 e 17,6%; já a prevalência de osteopenia de colo femoral relatada foi de 46 a 57,2%, e de osteoporose, entre 7,9 e 22%.[3,4]

As fraturas causadas pela osteoporose assumem grande importância por sua alta prevalência e por impor grande encargo econômico aos sistemas de saúde do mundo, além do imenso ônus pessoal e social. No Brasil, atualmente é estimado que o custo anual com a osteoporose seja de US$310 milhões. Desse total, é calculado que 61% são custos causados pela perda de produtividade do paciente acometido pela doença, 19% com custos provenientes de despesas hospitalares, R$ 162,6 milhões com custos em cirurgias e R$ 31,9 milhões com o tratamento farmacológico para a doença.[3,5]

A forma mais comum de osteoporose é a osteoporose primária, que inclui a osteoporose juvenil, pós-menopausa, masculina e senil. A osteoporose secundária pode ser definida como uma redução da massa óssea em que um fator etiológico pode ser identificado; isso é mais comumente representado por doenças ou drogas que afetam a massa óssea e/ou a qualidade óssea, causando aumento do risco de fratura. Os medicamentos são a etiologia mais comum de osteoporose secundária.[6] Drogas reconhecidas com efeitos prejudiciais no esqueleto são glicocorticoides, drogas supressoras da função gonadal (inibidores da aromatase, antiandrogênicos, análogos do GnRH), drogas antirretrovirais, anticoagulantes, diuréticos, inibidores da bomba de prótons, medicamentos que atuam no sistema nervoso central.[6]

Fisiopatologia

A conquista de uma saúde óssea adequada começa na infância e na adolescência. Nesse período é fundamental adquirir o máximo possível de massa óssea, possibilitando alcançar todo o potencial de pico de massa no início da vida adulta (Figura 1). Próximo de 70% da aquisição tem influência genética, e o restante depende de hábitos de vida favoráveis.[7] Dessa forma, nutrição inadequada com baixo consumo de cálcio, sedentarismo e poucas atividades ao ar livre, doenças graves que demandem ficar acamado, utilização de medicamentos que impactam o metabolismo do cálcio e consumo de tabaco ou álcool são exemplos de atitudes que podem impactar o pico de massa óssea na infância e na adolescência.[8-10]

O tecido ósseo está em processo contínuo de modelamento e remodelamento, buscando manter sua microestrutura e adaptando-se às exigências mecânicas e funcionais do esqueleto.[11-13]

Nessa dinâmica de remodelação óssea há participação de 4 tipos celulares: osteoblastos, osteócitos, células de superfície óssea e o osteoclatos. As três primeiras pertencem ao sistema de células fixas do osso e derivam da linhagem das células de revestimento (células pluripotentes originadas do mesênquima – conhecidas como osteoprogenitoras). Já os osteoclastos, pertencentes ao sistema de células móveis, são provenientes das unidades formadoras comuns de granulócitos e macrófagos, que recebe a denominação de UFC-GM (linhagem linfócito-monócito-macrófago-ostoclasto).[11-13]

Os osteoblastos são responsáveis pela formação do osso e darão origem aos osteócitos e células de superfície no osso quiescente. Já os osteoclastos respondem pela reabsorção óssea. Enquanto a ação dessas duas células está equilibrada, a quantidade de massa óssea no início e no final da remodelação permanece homeostaticamente inalterada.[11]

De maneira resumida, a remodelação óssea pode ser explicada da seguinte maneira:

- Fase de ativação: primeiro há o recrutamento por parte dos osteoblastos dos chamados preosteoclastos (precursor mononuclear monócito-macrófago do osteoclasto) que estão na corrente sanguínea. Estes se dispõem na superfície óssea, abaixo das células de superfície, e começam a se fundir formando múltiplos preosteoclastos polinucleares.
- Fase de reabsorção: o estímulo contínuo determina o amadurecimento em osteoclastos que destroem uma quantidade predeterminada de tecido ósseo, e provocam um microambiente ácido que facilita a remoção do componente mineral; a secreção local de enzimas (metaloproteinases e cologenases) se encarrega de remover o componente orgânico, formando uma cavidade (lacuna de Howchip).
- Fase reversa: a lacuna formada é preenchida por uma série de células mononucleares, incluindo monócitos, osteócitos liberados da matriz óssea e preosteoblastos recrutados.
- Fase de formação: os osteoblastos sintetizam novos colágenos e regulam a mineralização da matriz, liberando pequenas vesículas com alta concentração de cálcio e fosfato que, por ação enzimática, destroem inibidores da mineralização, como proteoglicanos e pirofosfato. No final do processo de formação óssea os osteoblastos responsáveis pela mineralização e pela formação da nova matriz acabam ficando envoltos por ela. Nesse momento eles se transformam em osteócitos ou células de superfície óssea ou sofrem apoptose e o osso entra em um período de quiescência.

Para iniciar a remodelação é fundamental a diferenciação e ativação dos osteoclastos a

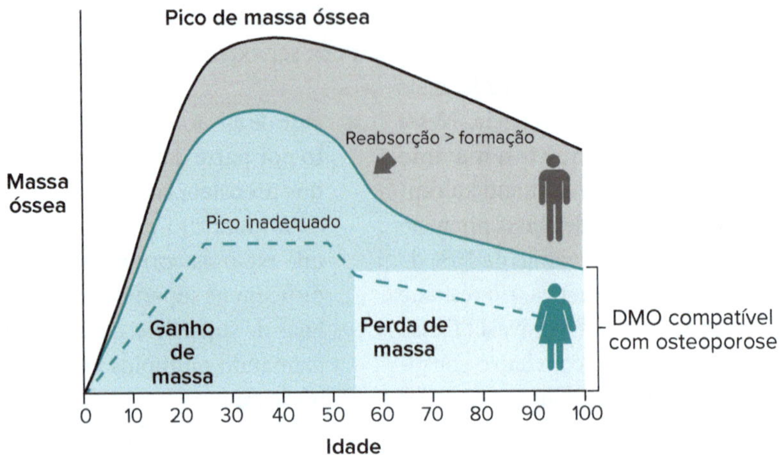

FIGURA 1 Potencial de alcance de massa óssea no adulto jovem fundamental para uma boa saúde óssea.
Fonte: Weaver et al.[7]
DMO: densidade mineral óssea.

partir das células-tronco hematopoiéticas. Esse evento depende de três moléculas: o fator estimulador de colônia dos macrófagos (M-CSF), o ativador do receptor do fator kappa B nuclear (RANK) e seu ligante (RANK-L). A interação RANK-RANKL é primordial para a maturação e a ação dos osteoclastos e é contrarregulada, por meio da inibição dessa ligação, pela osteoprotegerina (OPG). Tanto o RANK como a OPG são sintetizados pelos osteoblastos, que, dependendo da sinalização, pode estimular a reabsorção ou inibi-la.[11-13]

Outro mecanismo de sinalização envolvido no remodelamento ósseo é o da via Wnt. Os osteoblastos possuem receptor lipoproteína de baixa densidade relacionado à proteína 5 (LRP-5), que funciona como um correceptor das proteínas do Wnt. Seu estímulo desencadeia a estabilização beta-catenina e sua translocação para o núcleo celular e ativação gênica para a formação óssea. Tal mecanismo é bloqueado fisiologicamente pela esclerostina (OST) produzida pelos osteócitos por meio da degradação da beta-catenina.[11-13]

Qualquer fator que interfira no mecanismo de remodelação óssea, proporcionando um aumento da reabsorção em relação à formação e favorecendo a perda óssea, está implicado na etiologia e fisiopatologia da osteoporose. Dentre estes, a deficiência de estrogênio é um fator importante nas mulheres na pós-menopausa.[14]

Algumas evidências apontam o estrogênio como inibidor da reabsorção e estimulador da formação óssea. Receptores de estrogênio foram identificados nas células osteoclasto-progenitoras e osteclasto-multinucleadas, e com a queda dos níveis de estrogênio há aumento de M-CSF, da produção do RANK-L e da expressão em células T de citocinas, que estimulam a osteoclastogênese, tais como as interleucinas IL-1, IL-6 e TNF-alfa. O papel do estrogênio na formação óssea é menos compreendido.[14]

Normalmente até os 35 anos, a balança entre formação e reabsorção no remodelamento ósseo tende para a formação, sendo observado o pico de massa óssea. Após os 40 anos, inicia-se a perda de massa óssea, que até a menopausa ocorre de maneira lenta, em torno de 0,5 a 1% por ano. E nos primeiros anos de pós-menopausa, como consequência do hipoestrogenismo, há um estímulo potencializado para a reabsorção óssea, sem uma compensação equivalente na formação óssea (apesar de ela estar aumentada também), tendo como resultado uma perda anual próxima a 5% por ano (Figura 1). Aquelas mulheres que não alcançaram um bom pico de massa óssea ou têm um processo de remodelamento exacerbado nesse período têm maior risco de desenvolver osteoporose e fratura por fragilidade.[7]

Avaliação e diagnóstico

O principal desafio na assistência à osteoporose não é fazer o diagnóstico de osteoporose, mas identificar o risco de fratura a curto e longo prazo e estabelecer a conduta terapêutica adequada.[15]

O tecido ósseo é composto por uma porção mineral, contendo basicamente cristais de hidroxiapatita (Ca10(PO4)6(OH)2); uma porção orgânica (~90% colágeno tipo 1), ~5% proteínas não colágenas (NCP), ~2% gordura/peso corpóreo e água. A "quantidade" de osso mineralizado (densidade mineral óssea) está inversamente relacionada com a resistência óssea. Da mesma forma, fatores relacionados à arquitetura e estruturação, ou seja, à "qualidade" do tecido ósseo, influenciam a resistência e o risco de fratura.[12,16]

Considerando que o risco de fratura está diretamente relacionado à resistência, que por sua vez é influenciada pela quantidade (massa) e qualidade (arquitetura/estrutura) do tecido ósseo, ambos precisam ser avaliados para estimar o risco de fratura.[17]

Avaliação da quantidade óssea

A avaliação da massa óssea é feita por meio da medição da densidade mineral óssea. Na prática clínica o exame de absorciometria de raio x de dupla energia (DXA), que mede a densidade mineral óssea areal (aBMD, g/cm^2), é o mais utilizado. Ele permite o diagnóstico de osteoporose e auxilia na avaliação do risco de fratura.[18]

Normalmente, indivíduos com T-score inferior a –2,5 DP em qualquer sítio ósseo na DXA, têm diagnóstico de osteoporose (fragilidade por alteração na quantidade óssea) e indicação de tratamento farmacológico.[11] Os indivíduos com valores de T-score entre –1 e –2,5 DP são classificados como osteopênicos, e aqueles com valores superiores a –1 DP são considerados normais. Do ponto de vista prático, esses resultados auxiliam na definição do risco absoluto de fratura.[19]

Nas mulheres, recomenda-se a realização da DXA a partir dos 65 anos de idade, ou previamente, quando há fatores de riscos clínicos para fratura. Destacam-se menopausa anterior aos 45 anos, índice de massa corporal (IMC) inferior a 21 kg/m^2, fratura de fragilidade em quadril em parente de primeiro grau, tabagismo, etilismo e artrite reumatoide.[20] O julgamento clínico do médico também deve nortear a solicitação da DXA em mulheres antes dos 65 anos.[18]

No seguimento habitual da mulher, a solicitação de um novo exame deve seguir um racional clínico mais rigoroso e ser embasado tanto no risco absoluto de fratura como em um provável impacto na conduta terapêutica. Segundo Gourlay ML, a realização frequente de DXA em mulheres com idade inferior a 65 anos, sem o diagnóstico de osteoporose no primeiro exame, não demonstra benefício.[21] Dessa forma, a melhor juízo clínico, mulheres saudáveis com massa óssea normal no primeiro exame podem ser reavaliadas aos 65 anos; aquelas com osteopenia, reavaliadas em torno de 5 anos e as com osteoporose de acordo com a conduta terapêutica estabelecida.

Avaliação de qualidade óssea

A avaliação da qualidade óssea é feita de maneira indireta por meio dos fatores de risco clínicos de fratura.[17] Entretanto, há uma dificuldade de quantificar a influência de cada fator de risco clínico ou mesmo o conjunto deles na resistência óssea.[22]

Visando facilitar e melhorar a avaliação de risco de fratura baseado nos fatores de risco, foram criados modelos de ferramentas clínicas (p. ex., Garvan, QFracture e FRAX) que combinam a idade e o gênero com fatores de risco clínico para estimar o risco de fratura nos próximos 5 ou 10 anos.[23] No Brasil recomenda-se o uso do Fracture Risk Assessment Tool (FRAX). Desenvolvido pela Organização Mundial da Saúde (OMS), estima a probabilidade de fratura de quadril e fraturas "maiores" (fraturas vertebrais clínicas, antebraço, quadril e ombro) nos próximos 10 anos (https://abrasso.org.br/calculadora/calculadora/).[24]

Levando em conta a avaliação da resistência óssea, são considerados indicações para tratamento antifratura:

- Mulheres com histórico pessoal de fraturas por fragilidade. Esse grupo tem risco aumentado de uma segunda fratura no primeiro ano após a primeira.
- Mulheres com presença de T-score < –2,5 DP em coluna lombar, quadril total ou colo de fêmur.
- Mulheres com osteopenia e exame FRAX indicando risco de fratura.

Para avaliação do risco de fratura de cada indivíduo e do medicamento mais apropriado para aquele determinado risco, a European Society for Clinical and Economic Aspects of Osteoporosis, Osteoarthritis and Musculoskeletal Diseases (ESCEO) e a International Osteoporosis Foundation (IOF) propuseram um algoritmo. Baseado na ferramenta FRAX, elas dividiram os indivíduos em baixo, alto e altíssimo risco.[17] Para tanto eles consideram os seguintes parâmetros (Figuras 2 e 3):

- Limiar inferior de assistência (LAT): valores do FRAX de indivíduos sem nenhum fator de risco de acordo com a idade.

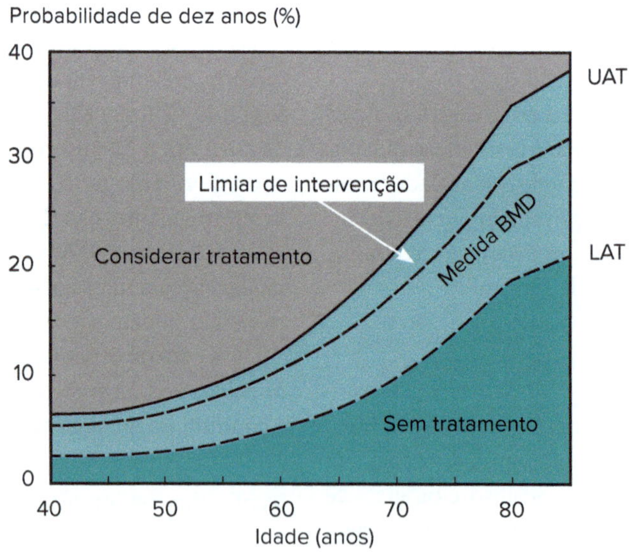

FIGURA 2 Limiares da assistência dos valores do FRAX de acordo com a idade.

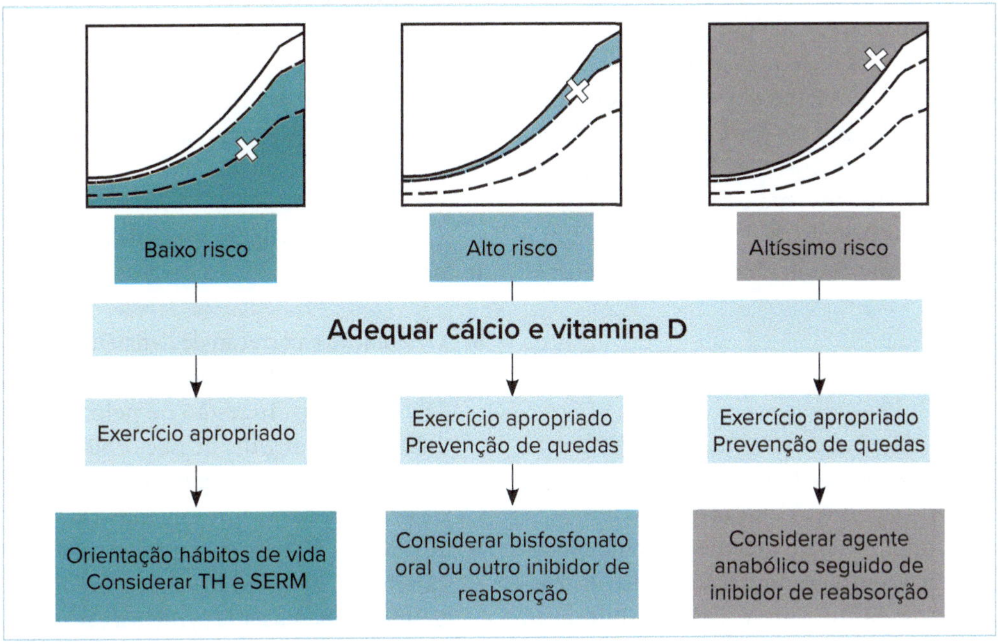

FIGURA 3 Opções de tratamento baseado no risco do FRAX conforme algoritmo proposto por European Society for Clinical and Economic Aspects of Osteoporosis, Osteoarthritis and Musculoskeletal Diseases (ESCEO) e International Osteoporosis Foundation (IOF).
SERM: modulador seletivo do receptor de estrógeno; TH: terapia hormonal.

- Limiar de intervenção: valores de FRAX equivalentes à presença de uma fratura prévia de acordo com a idade.
- Limiar superior de assistência (UAT): equivale a valores 1,2 vez o valor do limiar de intervenção (aumento no risco em 20% ao limiar de intervenção).

Na assistência à osteoporose, indivíduos abaixo do LAT apresentam baixo risco e só devem ser orientados em relação a hábitos de vida. Já aqueles entre LAT e UAT seriam os de médio risco e deveriam ter sua densidade óssea avaliada para definição da assistência, e indivíduos acima do UAT seriam de alto risco e deveriam receber tratamento medicamentoso.

Investigação laboratorial em pacientes com osteoporose

Devido à alta prevalência de causas secundárias de osteoporose, recomenda-se para todos os pacientes, antes de iniciar qualquer tratamento, uma avaliação laboratorial mínima que inclua hemograma completo, cálcio, fósforo, fosfatase alcalina, função tireoidiana e dosagem da 25(OH) vitamina D sérica, calciúria de 24 horas. Outros testes específicos devem ser feitos apenas em pacientes com suspeita clínica de doenças associadas a perda óssea. Esses exames laboratoriais podem identificar doenças e distúrbios além da osteoporose, que precisarão ser abordados antes do início do tratamento. Os resultados poderão ser úteis na seleção inicial da terapia para reduzir o risco de fratura. A escolha dos exames deverá ser individualizada, e em parte depende da disponibilidade e do custo. A Tabela 1 ilustra os exames utilizados para o diagnóstico ou a exclusão das principais doenças que afetam o metabolismo do cálcio ou o tecido ósseo.[25]

Tratamento

Os objetivos da prevenção e do tratamento da osteoporose são:

- A otimização do desenvolvimento esquelético com a maximização do pico de massa óssea durante o desenvolvimento esquelético.
- A manutenção da massa óssea.
- A prevenção da perda óssea relacionada à idade.
- A preservação da integridade estrutural do esqueleto e a prevenção de quedas e fraturas.[26]

Dessa forma, as linhas gerais de tratamento incluem:[26]

- Orientação e correção de deficiências nutricionais em relação ao cálcio, vitamina D e proteínas. Ingestão de pelo menos 1.000 a 1.200 mg/dia de cálcio, 800 UI de vitamina D e de 1 g/kg de peso corporal de proteína deve ser recomendada.
- A vitamina D, além de seu papel na absorção intestinal de cálcio, exerce importante ação na musculatura periférica e no equilíbrio, podendo interferir no risco de quedas. Em pacientes com osteoporose

TABELA 1 Exames laboratoriais para avaliação de pacientes com osteoporose

Exames laboratoriais	Diagnóstico provável
Cálcio elevado	Hiperparatireoidismo primário, metástase óssea
Fósforo baixo	Hiperparatireoidismo primário, osteomalácia
25-hidroxivitamina D baixa	Deficiência de vitamina D, osteomalácia
Fosfatase alcalina elevada	Osteomalácia, doença de Paget
Calciúria de 24 horas elevada	Hipercalciúria, hiperparatireoidismo primário
Calciúria de 24 horas baixa	Deficiência de vitamina D, má absorção de cálcio
Eletroforese de proteínas com pico monoclonal	Mieloma múltiplo
TSH elevado	Hipotireoidismo
FSH elevado e estradiol baixo	Insuficiência ovariana
Testosterona livre diminuída	Hipogonadismo masculino
Anticorpos: antigliadina, antiendomísio positivos	Doença celíaca
Paratormônio intacto elevado	Hiperparatireoidismo
Creatinina sérica elevada	Insuficiência renal
Enzimas hepáticas alteradas	Doença hepática
Cortisol livre na urina de 24 horas elevado ou teste de supressão com dexametasona positivo	Síndrome de Cushing

FSH: hormônio folículo-estimulante; TSH: hormônio estimulador da tireoide.
Fonte: adaptada de Lewiecki.[25]

pós-menopausa, recomenda-se avaliar as concentrações plasmáticas da 25(OH) vitamina D antes de iniciar o tratamento. Em pacientes deficientes de vitamina D, a reposição deverá ser iniciada com 50.000 UI por semana durante 8 a 12 semanas e após instituir dose de manutenção. Recomendam-se doses diárias de 1.000 a 2.000 UI e valores plasmáticos acima de 30 ng/mL para a prevenção do hiperparatireoidismo secundário, melhora da massa óssea e redução do risco de quedas.[27]

- Orientação sobre estilo de vida saudável é essencial para obter a preservação da massa óssea ao longo da vida. Várias modificações no estilo de vida e intervenções sobre os fatores de risco que são modificáveis podem melhorar a integridade musculoesquelética e o equilíbrio, preservar a resistência óssea e prevenir futuras fraturas. Recomenda-se a cessação do tabagismo e a limitação da ingestão de álcool. Mulheres fumantes têm 2 vezes mais prevalência de osteoporose em relação às não fumantes. Consumo excessivo de álcool (definido como > 30 g de álcool ao dia) tem sido associado a maior risco de osteoporose, de fratura de quadril e menor DMO. Recomenda-se também evitar abuso de medicamentos que tenham impacto negativo sobre a massa óssea.
- Atividade física regular: uma revisão da Cochrane observou que o exercício pode melhorar ligeiramente a DMO e diminuir a perda óssea em comparação ao grupo controle sem exercício. Houve uma pequena, mas estatisticamente significativa diminuição na probabilidade de uma fratura.[28] Além do benefício na DMO, a atividade física está associada à diminuição da incidência de quedas. Programas de exercícios que visam ao equilíbrio, à marcha e à força muscular são a maneira mais eficaz de prevenir quedas em idosos.
- Manutenção da mobilidade: é importante a fisioterapia para melhorar a força e o equilíbrio. Avaliar pacientes que necessitarão de dispositivos auxiliares para marcha com a finalidade de evitar quedas e manter a mobilidade
- Avaliação do risco de quedas e sua prevenção: uma abordagem multidisciplinar sobre os potenciais riscos de quedas no ambiente doméstico, evitando pisos escorregadios, instalar barras de apoio em banheiros, removendo tapetes soltos, instituir iluminação adequada, orientar sobre calçados adequados e antiderrapantes, colocar corrimão em escadas, além de restringir medicações sedativas e hipnóticas, bem como outros motivos que possam expor ao risco de quedas. A diminuição da acuidade visual também está associada a quedas, portanto exames regulares de visão e uso de óculos quando necessário podem diminuir o risco de quedas.
- Intervenções farmacológicas: terapia hormonal (estrogênio, estrogênio associado ao progestagênio e tibolona), moduladores seletivos de receptor de estrogênio (raloxifeno), bisfosfonatos, demosumabe e peptídeos do paratormônio e romosozumabe. Todas essas intervenções demonstraram reduzir o risco de fratura vertebral quando administrado com suplementos de cálcio e vitamina D. Alguns demonstraram também reduzir o risco de fraturas não vertebrais e de quadril.[29,30]

Tratamento farmacológico

As opções farmacológicas para tratamento da osteoporose são indicadas e aprovadas para prevenção, tratamento ou ambos. As medicações aprovadas para a prevenção demonstraram aumento significativo da DMO, e os aprovados para o tratamento da osteoporose demonstraram redução significativa do risco de fratura. Ao selecionar um medicamento, é importante considerar os benefícios e riscos, fatores clínicos individuais, os valores e as preferências do paciente. Todos os medicamentos listados na Tabela 1 mantêm a DMO em comparação ao placebo, mas a redução da fratura por fragilidade em mulheres com osteoporose é o desfecho clinico mais relevante a ser considerado nos ensaios clínicos. Na Tabela 2 estão expostos todos os fármacos disponíveis no Brasil, assim como a posologia, via de administração, indicação, eficácia, sítio de ação, efeitos adversos e contraindicações. Independentemente da opção farmacológica escolhida, a adequação de cálcio e vitamina D, quer seja pela nutrição ou suplementação, é fundamental até mesmo antes de iniciar o tratamento.

Indicação de tratamento farmacológico[24,29]

- Pacientes com T-score igual ou menor a –2,5 DP na coluna lombar, colo femoral, fêmur total ou rádio distal.
- Pacientes com fratura por fragilidade (vertebral ou de quadril), independentemente da avaliação densitométrica, embora a realização da DMO possa ser apropriada com finalidade de monitoramento do tratamento.
- Pacientes com T-score entre –1 e –2,5 e fratura por fragilidade de úmero proximal, pelve ou antebraço distal.
- Pacientes com T-score entre –1 e –2,5 e alta probabilidade de fratura pelo FRAX (ou, se disponível, FRAX® ajustado pelo escore de osso trabecular – TBS) com base em limiares específicos de cada país.

Considerações terapêuticas

Terapia hormonal (TH)

Tanto na perda de massa óssea quanto na diminuição do risco de fratura, a reposição estrogênica demonstra ter efeito preventivo. O mecanismo de ação acontece pela diminuição ou reversão dos efeitos ósseos, como a osteoclastogênese decorrente do hipoestrogenismo, e por isso torna a terapia de reposição hormonal (TH) uma opção racional para a prevenção e o tratamento da osteoporose.[29]

A terapia estrogênica isolada (para pacientes sem útero) ou combinada com um progestagênio e a tibolona pode ser considerada como uma opção para a prevenção de perda óssea e fratura em mulheres com risco aumentado que preencham todos os seguintes critérios:

- Ter menos de 60 anos ou até 10 anos após a menopausa.
- Baixo risco de tromboembolismo venoso, câncer de mama e doença cardiovascular.
- Apresentam sintomas associados ao climatério.
- Terapias como bisfosfonatos ou denosumabe não são apropriadas.[32]

O efeito benéfico do estrogênio sobre a massa óssea é dose-dependente. Evidências demonstram que ambas as vias, oral e não oral, determinam efeito benéfico no tecido ósseo. O efeito de preservação da DMO dissipa-se rapidamente após a descontinuação da TH, entretanto não parece ocorrer perda acelerada de massa óssea ou risco de fratura de rebote após a parada de sua utilização.[33]

TABELA 2 Tratamentos aprovados para mulheres

Categoria	Droga	Dosagem	Via de administração	Redução do risco de fratura			Indicação	Efeito adverso	Contraindicação
				Vertebral	Não vertebral	Quadril			
Agentes antirreabsortivos									
Terapia hormonal[30,32,33]	Estrogênio	Diversas dosagens/ regimes	Oral Transdérmica	36%	29%	35%	Prevenção	Mastalgia, cefaleia, edema, sangramento genital	Sangramento uterino não diagnosticado, câncer de mama, neoplasia estrógeno-dependente, tromboembolismo venoso ou arterial, insuficiência hepática
	Estrogênio + progestagênio	Diversas dosagens/ regimes	Oral Transdérmica	35%	22%	28%	Prevenção		
	Tibolona[34]	1,25 mg/dia 2,5 mg/dia	Via oral	45%	27%	28%	Prevenção		
SERM[30,35,36]	Raloxifeno	60 mg/dia	Oral	30%	NAA	NAA	Prevenção e tratamento em pacientes com risco aumentado de câncer de mama	Sintomas vasomotores, câibras musculares; tromboembolismo venoso	Tromboembolismo venoso
Bisfosfonato[30,35,37]	Alendronato	70 mg/semanal	Oral	35-65%	23%	45-55%	Prevenção e tratamento	Reações adversas do trato gastrointestinal, dor osteoarticular e mialgia, fratura atípica de fêmur, osteonecrose da mandíbula. Na primeira infusão poderá ter sintomas semelhante a gripe e febre	Hipersensibilidade, hipocalcemia; anormalidades esofágicas que retardam o esvaziamento, alteração da função renal (*clearance* de creatinina menor que 35 mL/minuto).
	Risedronato	35 mg/semanal 150 mg/mensal	Oral	41%	39%	30%			
	Ibandronato	150 mg/mensal	Oral	62%	*	NAA			
	Ácido zoledrônico	5 mg/anual	Endovenosa	70%	25%	41%			
Anticorpo monoclonal Inibidor do *rank* ligante[30,35,36]	Denosumabe	60 mg/ semestral	Subcutânea	68%	20%	40%	Prevenção e tratamento	Erupção cutânea; celulite, fratura atípica de fêmur, osteonecrose da mandíbula	Hipocalcemia, hipersensibilidade: múltiplas fraturas vertebrais podem ocorrer com a interrupção
Agentes anabólicos									
Agonista do receptor do PTH[30,36]	Teriparatida	20 mcg/dia	Subcutânea	65%	40%	NAA	Tratamento para pacientes com risco muito alto de fratura	Câibras, hipercalcemia, hipotensão ortostática	Hipersensibilidade, nefrolitíase; metástases ósseas, doenças ósseas metabólicas, distúrbios hipercalcêmicos; duração máxima da terapia é de 24 meses
Anticorpo monoclonal Inibidor da esclerostina[30,38]	Romosozumabe	210 mg/mensal	Subcutânea	73%	**	**	Tratamento para pacientes com risco muito alto de fratura		Doença cardiovascular (IAM)

NAA: não avaliado de forma adequada.
*Apenas em subconjuntos de pacientes (análise *post-hoc*).
* Redução de fraturas não vertebrais e de quadril foram observadas com 24° mês em pacientes que receberam romosozumabe por 12 meses seguidos de alendronato por 12 meses em comparação com pacientes que recebem 24 meses de alendronato.
Fonte: adaptada de Pedro et al.;[3] Camacho et al.;[29] NAMS.[31]

A dose estrogênica utilizada para proteção da massa óssea assume importância principalmente em mulheres com insuficiência ovariana prematura (IOP). Os resultados de estudos clínicos randomizados e controlados (ECRC) indicam que o tratamento com doses mais "fisiológicas" de 100 a 150 mcg transdérmica ou 2 mg de estradiol oral pode ser superior a 30 mcg de etonilestradiol para acúmulo de DMO da coluna vertebral.[34,35]

O manejo da saúde óssea em pacientes com IOP pode ser resumido da seguinte forma: avaliação da saúde óssea, incluindo fatores de risco clínicos, exames laboratoriais e de imagem (DXA); instituição imediata de terapia hormonal (a menos que seja contraindicado); intervenções apropriadas no estio de vida; educação em saúde e monitoramento contínuo. A terapia de reposição estrogênica deverá ser oferecida a todas as mulheres diagnosticadas com IOP, a menos que contraindicada. Tanto a TH como a contracepção oral combinada (COC) são adequadas, mas a COC pode ter efeitos menos favoráveis na densidade óssea. A TH deverá ser combinada com progesterona ou progestagênio para as mulheres com útero intacto. Deve-se considerar a preferência da paciente pela via e método de administração, bem como as necessidades contraceptivas. A TH deverá ser mantida, pelo menos, até a idade esperada da menopausa natural (aproximadamente 50 a 51 anos).[36]

Modulador seletivo do receptor de estrógeno (SERM)

Os SERM formam um grupo de moléculas com estruturas distintas e capacidade de ligação ao receptor estrogênico. Dependendo do tecido-alvo, podem ter ação agonista ou antagonista ao estrogênio. No Brasil, o raloxifeno é recomendado em pacientes na pós-menopausa com risco aumentado de fratura vertebral e câncer de mama e com baixo risco de tromboembolismo venoso e sem sintomas vasomotores significativos.[11,59] Agindo como um agonista de estrogênio no osso, reduz a reabsorção óssea. Ensaios clínicos randomizados demonstraram a ação do raloxifeno na redução significativa do risco de fraturas vertebrais (RR 0,59; 95% IC 0,46-0,76), porém nenhum efeito foi demonstrado em fraturas não vertebrais ou de quadril.[30,32,37-40]

Bisfosfonatos (BF)

Os BF são análogos estáveis do pirofosfato endógeno que se ligam à hidroxiapatita óssea e inibem a atividade dos osteoclastos. Estes possuem alta afinidade para o osso mineralizado, localizando-se preferencialmente nos sítios de alta remodelação, sendo internalizados durante o processo de reabsorção óssea pela atividade endocítica dos osteoclastos. Assim, os BF diminuem a reabsorção óssea, aumentam a densidade mineral dos ossos e reduzem as taxas de fraturas por fragilidade.

Quatro bisfosfonatos são aprovados para uso: alendronato, risedronato, ibandronato e ácido zoledrônico. Os bisfosfonatos diferem em afinidade de ligação, frequência de dose e via de administração. São pouco absorvidos por via oral, portanto terapias orais precisam ser tomadas no início da manhã, em jejum, com água e 30 a 60 minutos antes de se alimentar, e as pacientes precisam ficar em pé para evitar irritação esofágica.[32]

Os bisfosfonatos geralmente são contraindicados em pacientes com insuficiência renal aguda ou função renal reduzida, ou seja, taxa de filtração glomerular estimada inferior a 35 mL/minuto para ácido zoledrônico e alendronato ou inferior a 30 mL/minuto para risedronato e ibandronato.[32]

O conceito de pausa do medicamento, ou seja, parar os bisfosfonatos e reiniciar a terapia após um período de pausa, se necessário, foi desenvolvido devido à incerteza sobre os benefícios antifratura do uso prolongado de bisfosfonatos após 5 anos e à preocupação de que a persistência dos bisfosfonatos no osso possa aumentar o risco de fratura atípica do fêmur e osteonecrose da mandíbula.[41]

Com base nas evidências disponíveis sobre eficácia e segurança a longo prazo, e de acordo com algumas diretrizes de tratamento da osteoporose, uma pausa no uso dos bisfosfonatos deve ser considerada para pacientes de baixo a moderado risco de fratura por fragilidade após 5 anos de tratamento com bisfosfonatos orais ou após 3 anos de tratamento com ácido zoledrônico intravenoso, conforme o algoritmo apresentado na Figura 4.[1,11,24,40,46] O reinício do tratamento deve ser considerado em pacientes com novas fraturas, fatores de risco adicionais para fraturas, ou diminuições significativas na DMO.[29,32,41,42] Pacientes na pré-menopausa que estão considerando o uso de bisfosfonatos para o tratamento da osteoporose secundária devem ser aconselhadas sobre a falta de conhecimento dos efeitos em longo prazo no osso e o potencial efeito de teratogenicidade. A terapia antirreabsortiva não deve ser iniciada em mulheres que planejam engravidar nos próximos 12 meses.

Denosumabe (Dmab)

O Dmab é um anticorpo monoclonal humano (IgG2) com grande afinidade e especificidade ao ligante do fator do ativador do fator nuclear kappa B (RANK-L), citocina pertencente à família dos fatores de necrose tumoral (TNF). O Dmab mimetiza a osteoprotegerina (OPG), inibidor natural do RANK-L, bloqueando a ligação do RANK-L com o RANK, seu receptor natural na superfície dos osteoclastos e seus precursores, e dessa forma diminui a reabsorção óssea por meio da inibição da formação, ativação e sobrevivência dos osteoclastos, antes de alcançarem a matriz óssea. O Dmab, portanto, reduz a reabsorção óssea e aumenta a densidade e a resistência dos ossos corticais e trabeculares. Uma metanálise sobre denosumabe mostrou uma redução significativa de fratura vertebral (RR 0,32; 95% IC 0,22-0,45) e não vertebral (RR 0,80; 95% IC 0,67-0,96), bem como fratura de qua-

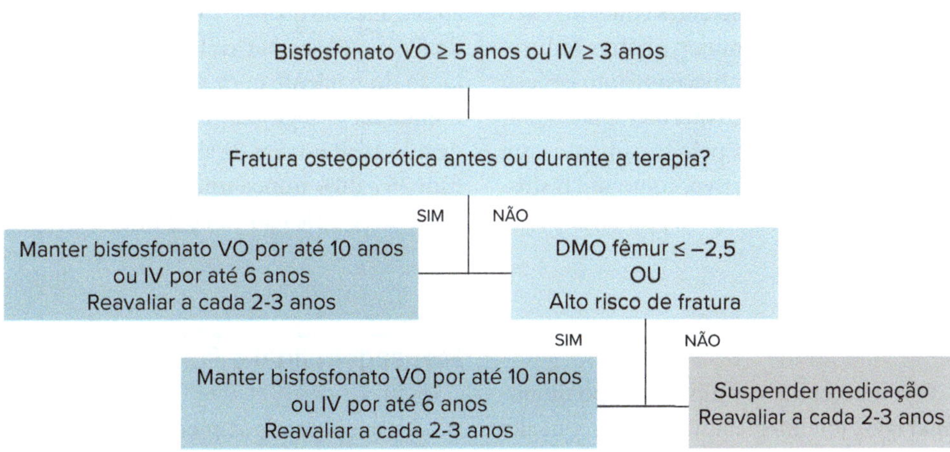

FIGURA 4 Algoritmo de recomendação sobre o uso prolongado de bisfosfonatos.
DMO: densidade mineral óssea; IV: intravenoso; VO: via oral.
Fonte: adaptada de Adler et al.[41]

dril (RR 0,56; 95% IC 0,35-0,90) em comparação com placebo.[32]

Foi observada uma melhora contínua na DMO e uma redução sustentada da fratura com o uso em longo prazo de até 10 anos. Quando há descontinuidade do uso do denosumabe, é recomendado o tratamento em sequência com outro agente antirreabsortivo para manter o benefício alcançado. Ao contrário dos bisfosfonatos, não é recomendada uma pausa do denosumabe devido ao aumento do risco de uma rápida perda óssea e de fraturas vertebrais dentro de alguns meses após a interrupção do tratamento.[40,42,43]

Teriparatida

A teriparatida é um composto recombinante sintético formado pela sequência dos primeiros 34 aminoácidos que compõem a cadeia do hormônio da paratireoide (fragmento 1-34 N-terminal do PTH). É um agente com propriedades anabólicas, cujos principais efeitos ocorrem por meio de sua ação em receptores específicos encontrados na membrana dos osteoblastos. É recomendada para o tratamento da osteoporose na pós-menopausa por até 2 anos em pacientes com alto risco de fratura ou que continuam a sofrer fraturas ou perda óssea significativa enquanto em uso de terapia antirreabsortiva. A terapia anabólica precisa ser seguida pelo tratamento com um agente antirreabsortivo, como um bisfosfonato ou denosumabe, para preservar os ganhos da DMO.[32]

Romosozumabe

O romosozumabe é um anticorpo monoclonal IgG2 totalmente humanizado com alta especificidade para a esclerostina humana. Trata-se de um potente agente anabólico que promove intenso ganho de massa óssea e reduz significativamente o risco de novas fraturas. É recomendado para o tratamento da osteoporose pós-menopausa por até 1 ano em pacientes que não apresentam um risco aumentado de doença cardiovascular ou acidente vascular cerebral e por ter um risco muito elevado de fratura ou para quem outros tratamentos não têm sido eficazes.

Após o tratamento com romosozumabe, é recomendado na sequência o uso de um antirreabsortivo para manter os efeitos terapêuticos. Romosozumabe é contraindicado em pacientes com história recente de eventos cardiovasculares, e recomenda-se cautela para uso em pacientes com outros fatores de risco cardiovascular. A administração de romosozumabe é contraindicada em pacientes com hipocalcemia, que deve ser corrigida antes do uso.[44]

Seguimento

A osteoporose é uma condição crônica, e uma estratégia importante é acompanhar a adesão ao tratamento em longo prazo. É necessário um monitoramento rigoroso para evitar a fratura. Após o início da terapia farmacológica, uma DMO deverá ser realizada após 2 anos ou quando clinicamente apropriado. Pelo menos uma avaliação anual da satisfação do paciente com o tratamento é recomendada. O seguimento deve ser realizado devido às altas taxas de abandono da medicação: 25 a 30% nunca iniciaram a medicação prescrita, e 50% não dão continuidade após 1 ano.[45]

Mensagem final e fluxograma[45]

- A osteoporose pós-menopausa e as fraturas dela decorrentes representam um importante problema de saúde pública, afetando uma grande proporção de mulheres na pós-menopausa.

Mulheres:
- Pré-menopausa (< 50 anos) com fratura por fragilidade ou com doença crônica ou exposição a medicação que aumenta o risco de perda óssea e de fratura.
- Pós-menopausa com fatores de risco para osteoporose e fratura ou com história de fratura por fragilidade.

Avaliação inicial

Avaliação de comorbidades e uso de medicação:

- Presença de doença crônica.
- Presença de doença crônica renal ou hepática.
- Gonadectomia ou medicações que suprimem a função gonadal.
- Irradiação de crânio ou pélvica.
- Uso de medicações que aumentam risco: GnRH, glicocorticoides equivalente a ≥ 5 mg/dia de prednisona por ≥ 3 meses, drogas antiepiléticas, inibidor de aromatase, quimioterapia, inibidor da bomba de prótons.

Avaliação dos fatores de risco tradicionais:

- Tabagismo.
- Álcool > 2 doses diárias.
- Baixo IMC (< 19 kg/m²);
- Antecedente de baixo IMC ou perda de peso significativo na adolescência ou em adulto jovem.
- Antecedente ou presença de amenorreia.
- Antecedente de pais com fratura de quadril.
- História de osteoporose em parentes de primeiro grau.

Investigação:

- Avaliação hormonal e bioquímica para rastreamento de causas secundárias de osteoporose.
- FRAX (instrumento de avaliação de risco de fratura) para mulheres ≥ 40 anos.
- Densitometria óssea de coluna lombar e fêmur proximal.

Diagnóstico de osteoporose

Fratura por fragilidade vertebral ou de quadril ou
DMO: Z-escore ≤ −2 em mulheres na pré-menopausa, com doença crônica/medicação com impacto negativo sobre a massa óssea.
T-escore ≤ −2,5 em mulheres na pós-menopausa.
T-escore entre −1,0 e −2,5 e fratura por fragilidade de úmero proximal, pelve ou antebraço distal.
Risco elevado de fratura calculado pelo FRAX (aplicável para adultos > 40 anos).

Abordagem inicial

Adequação nutricional de cálcio entre 1 e 1,2 g/dia por meio da orientação dietética ou, se necessário, suplementação.
Cessar o tabagismo e moderar o consumo de álcool.
Atividade física regular, de acordo com a capacidade individual e com o adequado perfil de fragilidade óssea.
Investigar e tratar doenças crônicas subjacentes.
Considerar a terapia hormonal, na ausência de contraindicação.
Individualizar a terapia baseada na doença crônica subjacente.

Estratificação de risco para fratura e abordagem farmacológica

MUITO ALTO RISCO:

Identificação
Fratura por fragilidade em um sítio maior (quadril, vértebra, úmero).
Múltiplas fraturas por fragilidade.
Fratura por fragilidade apesar do uso de terapia antirreabsortiva por > 12 meses.

Abordagem
Terapia anabólica, na ausência de contraindicação, seguida de um antirreabsortivo.

ALTO RISCO:

Identificação
Fratura por fragilidade.
Z-escore ≤ −2e com GIO com exposição a dose moderada a alta de glicocorticoide ou.
Doença crônica com piora da DMO.

Abordagem
Terapia antirreabsortiva ou anabólica na ausência de contraindicação.

BAIXO RISCO:

Identificação
DMO Z-score ≤ −2 na presença de doença crônica, sem fratura por fragilidade ou uso de glicocorticoide.

Abordagem
Igual à abordagem inicial.

Seguimento

Avaliar a adesão ao tratamento e os efeitos adversos.
Densitometria óssea após 2 anos para monitorar a resposta terapêutica.
Considerar a continuidade ou mudança de tratamento:
Bisfosfonato após 3 anos (EV) ou 5 anos (VO)
Presença de fratura durante o tratamento: continuidade do tratamento.
Pacientes de alto risco: continuidade do tratamento.
Pacientes de baixo risco: descontinuação por 2 anos e reavaliação.
Descontinuação do denosumabe: pode estar associado a múltiplas fraturas vertebrais, considerar o uso de bisfosfonato por 1-2 anos.

FIGURA 5 Fluxograma da abordagem da osteoporose.
Fonte: adaptada de: Camacho et al.;[29] Herath et al.[46]

- Os ginecologistas têm uma oportunidade singular para identificar as pacientes com risco de fraturas e atuar para modificar a história natural dessa patologia.
- O manejo da saúde óssea em mulheres na pós-menopausa envolve a avaliação de fatores de risco para perda de massa óssea e fratura, incentivando hábitos de vida saudáveis para reduzir os fatores de risco e, se indicado, terapia farmacológica.
- A estratificação de risco de fratura promove eficiência terapêutica ao permitir tratamento precoce e adequado ao risco do paciente, com individualização da terapia e uso de estratégias terapêuticas racionais.

RESUMO

A osteoporose é a doença do metabolismo ósseo mais comum, afetando cerca de 200 milhões de pessoas em todo o mundo. As fraturas por fragilidade, sua consequência mais temida, são a maior causa da diminuição da qualidade de vida, morbidade e mortalidade feminina na pós-menopausa. Para uma saúde esquelética saudável é importante alcançar um bom pico de massa óssea, e para isso os cuidados e atitudes específicos devem ser iniciados desde a infância. As fraturas por fragilidade, entretanto, apresentam maior prevalência a partir da quinta década de vida, e identificar as mulheres com risco aumentado e que se beneficiarão do tratamento farmacológico é desafiador. Metodologias de seleção são falhas, sendo intenso o debate atual sobre o tratamento excessivo versus deficiente. A definição da probabilidade de fratura em termos absolutos, utilizando fatores de risco clínicos e avaliação da densidade óssea, com auxílio de ferramentas clínicas, é a forma utilizada atualmente na seleção de indivíduos para tratamento. O ginecologista precisa conhecer e dominar essa abordagem para realizar uma boa assistência a mulheres com osteoporose.

Referências

1. NIH Consensus Development Panel on Osteoporosis Prevention D and T. Osteoporosis Prevention, Diagnosis, and Therapy. JAMA. 2001 Feb 14;285(6):785-95.
2. Cooper C, Ferrari S. IOF compendium of osteoporosis [Internet]. Second. Harvey N, Dennison E (ed.). 2019. Disponível em: www.ioonehealth.org
3. Pedro AO, Plapler PG, Szejnfeld VL. Manual brasileiro de osteoporose: oreintações práticas para osprofissionais de saúde [Internet]. Second. São Paulo: Clannad; 2021.
4. Clark P, Cons-Molina F, Deleze M, Ragi S, Haddock L, Zanchetta JR, et al. The prevalence of radiographic vertebral fractures in Latin American countries: the Latin American Vertebral Osteoporosis Study (Lavos). Osteoporosis International. 2009 Feb 26;20(2):275-82.
5. Aziziyeh R, Amin M, Habib M, Garcia Perlaza J, Szafranski K, McTavish RK, et al. The burden of osteoporosis in four Latin American countries: Brazil, Mexico, Colombia, and Argentina. J Med Econ. 2019 Jul 3;22(7):638-44.
6. Colangelo L, Biamonte F, Pepe J, Cipriani C, Minisola S. Understanding and managing secondary osteoporosis.Expert Rev Endocrinol Metab. 2019 Mar 4;14(2):111-22.
7. Weaver CM, Gordon CM, Janz KF, Kalkwarf HJ, Lappe JM, Lewis R, et al. The National Osteoporosis Foundation's position statement on peak bone mass development and lifestyle factors: a systematic review and implementation recommendations. Osteoporosis International. 2016 Apr 8;27(4):1281-386.
8. Rizzoli R. Nutritional aspects of bone health. Best Pract Res Clin Endocrinol Metab. 2014 Dec;28(6):795-808.
9. Al-Bashaireh AM, Haddad LG, Weaver M, Chengguo X, Kelly DL, Yoon S. The effect of tobacco smoking on bone mass: an overview of pathophysiologic mechanisms. J Osteoporos. 2018 Dec 2; 2018:1-17.
10. Swanson C. Sleep disruption and bone health. Curr Osteoporos Rep. 2022 Jun 30;20(3):202-12.

11. Kim JM, Lin C, Stavre Z, Greenbla MB, Shim JH. Osteoblast-osteoclast communication and bone homeostasis. Cells. 2020 Sep 10;9(9):2073.
12. Armas LAG, Recker RR. Pathophysiology of osteoporosis. Endocrinol Metab Clin North Am. 2012 Sep; 41(3):475-86.
13. Crocke JC, Rogers MJ, Coxon FP, Hocking LJ, Helfrich MH. Bone remodelling at a glance. J Cell Sci. 2011 Apr 1;124(7):991-8.
14. Khosla S, Monroe DG. Regulation of bone metabolism by sex steroids. Cold Spring Harb Perspect Med. 2018 Jan;8(1):a031211.
15. Reid IR. Short-term and long-term effects of osteoporosis therapies. Nat Rev Endocrinol. 2015 Jul 12;11(7): 418-28.
16. Bouxsein ML, Seeman E. Quantifying the material and structural determinants of bone strength. Best Pract Res Clin Rheumatol. 2009 Dec;23(6):741-53.
17. Kanis JA, Harvey NC, McCloskey E, Bruyère O, Veronese N, Lorentzon M, et al. Algorithm for the management of patients at low, high and very high risk of osteoporotic fractures. Osteoporosis International. 2020 Jan 1;31(1):1-12.
18. Lewiecki EM. Assessment of skeletal strength. Endocrinol Metab Clin North Am. 2021 Jun;50(2):299-317.
19. Kanis JA, Johnell O, Oden A, De Laet C, Dawson A, Jonsson B. Ten year probabilities of osteoporotic fractures according to BMD and diagnostic thresholds. Osteoporosis International. 2001 Dec 1;12(12):989-95.
20. The International Society for Clinical Densitometry. The International Society for Clinical Official Positions [Internet]. Disponível em: www.iscd.org.
21. Gourlay ML, Overman RA, Fine JP, Ensrud KE, Crandall CJ, Gass ML, et al. Baseline age and time to major fracture in younger postmenopausal women. Menopause. 2015 Jun;22(6):589-97.
22. De Laet C, Odén A, Johansson H, Johnell O, Jönsson B, Kanis JA. The impact of the use of multiple risk indicators for fracture on case-finding strategies: a mathematical approach. Osteoporosis International. 2005 Mar 6;16(3):313-8.
23. Kanis JA, Oden A, Johansson H, Borgström F, Ström O, McCloskey E. FRAX® and its applications to clinical practice. Bone. 2009;44:734-43.
24. Radominski SC, Bernardo W, Paula AP de Albergaria BH, Moreira C, Fernandes CE, et al. Diretrizes brasileiras para o diagnóstico e tratamento da osteoporose em mulheres na pós-menopausa. Rev Bras Reumatol. 2017;57:452-66.
25. Lewiecki EM. Evaluating patients for secondary causes of osteoporosis. Curr Osteoporos Rep. 2022 Feb 15;20(1):1-12.
26. Gopinath V. Osteoporosis. Medical Clinics of North America. 2023;107:213-25.
27. Muñoz M, Robinson K, Shibli-rahhal A. Bone health and osteoporosis prevention and treatment [Internet]. 2020. Disponível em: http://journals.lww.com/clinicalobgyn,
28. Howe TE, Shea B, Dawson LJ, Downie F, Murray A, Ross C, et al. Exercise for preventing and treating osteoporosis in postmenopausal women. Cochrane Database of Systematic Reviews. 2011 Jul 6,
29. Camacho PM, Petak SM, Binkley N, Diab DL, Eldeiry LS, Farooki A, et al. American Association of Clinical Endocrinologists / American College of Endocrinology Clinical Practice Guidelines for the Diagnosis and Treatment of Postmenopausal Osteoporosis: 2020 Update Executive Summary. Endocrine Practice. 2020 May 1;26(5):564-70.
30. Barrionuevo P, Kapoor E, Asi N, Alahdab F, Mohammed K, Benkhadra K, et al. Eficacy of pharmacological therapies for the prevention of fractures in postmenopausal women: a network meta-analysis. J Clin Endocrinol Metab. 2019 May 1;104(5):1623-30.
31. The North American Menopause Society (NAMS). Management of osteoporosis in postmenopausal women: the 2021 position statement of The North American Menopause Society. Menopause. 2021 Sep 1;28(9):973-97.
32. Eastell R, Rosen CJ, Black DM, Cheung AM, Murad MH, Shoback D. Pharmacological management of osteoporosis in postmenopausal women: an Endocrine Society clinical practice guideline. J Clin Endocrinol Metab. 2019 May 1;104(5):1595-622.
33. Flores VA, Pal L, Manson JE. Hormone therapy in menopause: concepts, controversies, and approach to treatment. Endocrine Reviews. Endocrine Society. 2021;42:720-52.
34. Sullivan SD, Sarrel PM, Nelson LM. Hormone replacement therapy in young women with primary ovarian insufciency and early menopause. Fertil Steril. 2016 Dec;106(7):1588-99.
35. Cartwright B, Robinson J, Seed PT, Fogelman I, Rymer J. Hormone replacement therapy versus the combined oral contraceptive pill in premature ovarian failure: a randomized controlled trial of the effects on bone mineral density. J Clin Endocrinol Metab. 2016 Sep;101(9): 3497-505.
36. Panay N, Anderson RA, Nappi RE, Vincent AJ, Vujovic S, Webber L, et al. Premature ovarian insufciency: an International Menopause Society White Paper. Climacteric. 2020 Sep 2;23(5):426-46.
37. Simpson EL, Martyn-St James M, Hamilton J, Wong R, Gittoes N, Selby P, et al. Clinical effectiveness of denosumab, raloxifene, romosozumab, and teriparatide for the prevention of osteoporotic fragility fractures: a systematic review and network meta-analysis. Bone. 2020 Jan; 130:115081.
38. Wu CH, Hung WC, Chang IL, Tsai TT, Chang YF, McCloskey EV, et al. Pharmacologic intervention for prevention of fractures in osteopenic and osteoporotic postmenopausal women: systemic review and meta-analysis. Bone Rep. 2020 Dec; 13:100729.

39. Raloxifene hydrochloride-raloxifene tablet Cipla USA Inc [Internet]. Disponível em: www.fda.gov/medwatch.
40. Yang L, Kang N, Yang J-C, Su Q-J, Liu YZ, Guan L, et al. Drug eficacies on bone mineral density and fracture rate for the treatment of postmenopausal osteoporosis: a network meta-analysis. Eur Rev Med Pharmacol Sci. 2019 Mar;23(6):2640-68.
41. Adler RA, El-Hajj Fuleihan G, Bauer DC, Camacho PM, Clarke BL, Clines GA, et al. Managing osteoporosis in patients on long-term bisphosphonate treatment: report of a Task Force of the American Society for Bone and Mineral Research. Journal of Bone and Mineral Research. 2016 Jan;31(1):16-35.
42. 42. Eriksen EF, Díez-Pérez A, Boonen S. Update on long-term treatment with bisphosphonates for postmenopausal osteoporosis: a systematic review. Bone. 2014 Jan; 58:126-35.
43. Cummings SR, Ferrari S, Eastell R, Gilchrist N, Jensen JEB, McClung M, et al. Vertebral fractures after discontinuation of denosumab: a post hoc analysis of the randomized placebo-controlled Freedom trial and its extension. Journal of Bone and Mineral Research. 2018 Feb;33(2):190-8.
44. Shoback D, Rosen CJ, Black DM, Cheung AM, Murad MH, Eastell R. Pharmacological management of osteoporosis in postmenopausal women: an Endocrine Society guideline update. Journal of Clinical Endocrinology and Metabolism. Endocrine Society. 2020;105.
45. LeBo MS, Greenspan SL, Insogna KL, Lewiecki EM, Saag KG, Singer AJ, et al. The clinician's guide to prevention and treatment of osteoporosis. Osteoporosis International. 2022 Oct 1;33(10):2049-102.
46. Herath M, Cohen A, Ebeling PR, Milat F. Dilemmas in the management of osteoporosis in younger adults. JBMR Plus. 2022 Jan 19;6(1).

Índice remissivo